(_Beauvais_ (de _St Gratien_) est le masque
du docteur Didier _Roth_.)

T. 3219.
J. h. d. 1.

CLINIQUE

HOMŒOPATHIQUE.

PARIS. — IMPRIMERIE DE COSSON,
9, Saint-Germain-des-Prés.

CLINIQUE

HOMŒOPATHIQUE,

OU

RECUEIL

DE TOUTES LES OBSERVATIONS PRATIQUES

PUBLIÉES JUSQU'A NOS JOURS,

PAR

LE DOCTEUR BEAUVAIS

(DE SAINT-GRATIEN).

Il y en a plusieurs qui errent d'autant plus
dangereusement, qu'ils prennent une vérité pour
le principe de leur erreur.　　PASCAL.

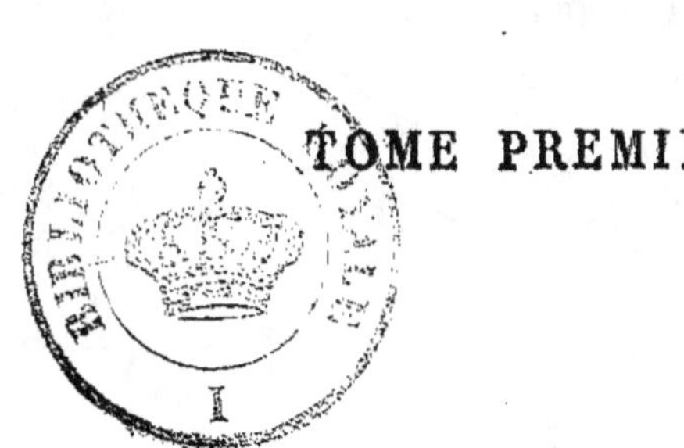

TOME PREMIER.

A PARIS,

J.-B. BAILLIÈRE,

LIBRAIRE DE L'ACADÉMIE ROYALE DE MÉDECINE,

RUE DE L'ÉCOLE DE MÉDECINE, N° 13 BIS.

A LONDRES, MÊME MAISON, 219 REGENT-STREET.

1836.

A

Messieurs les Docteurs

Dessaix,

A LYON,

Dufresne,

A GENÈVE,

et

Petroz,

A PARIS.

AVERTISSEMENT.

Nous croyons avoir entrepris une œuvre utile et même nécessaire au succès de l'homœopathie, en publiant cette Clinique. Tout ce qui se trouve disséminé dans les ouvrages et les journaux de l'Allemagne, de la France et de l'Italie, nous l'avons rassemblé et coordonné.

Nous avons adopté l'ordre alphabétique et chronologique comme le plus commode et le moins prétentieux, laissant ainsi chacun libre de faire entrer les maladies dans un cadre nosologique quelconque, ou d'établir soi-même une nouvelle classification.

Dans cet ouvrage, nous nous abstiendrons de toute remarque critique : nous nous bornerons à donner les faits tels que nous les aurons recueillis, sans aucun changement ni de forme ni de rédaction. A la fin seulement, nous les passerons en revue, et, armés d'une critique sévère, mais juste, nous chercherons à séparer le vrai du faux.

Débrouiller le chaos d'une immense quantité de matériaux jetés pêle-mêle, c'est une entreprise trop grande pour que nous puissions nous flatter de satisfaire tout le monde. Nous ne manquerons ni de zèle ni d'attention pour ne laisser aucune lacune; nous ne manquerons pas davantage de bonne volonté pour réparer, autant qu'il sera en nous, les erreurs qui pourraient se glisser inaperçues dans notre ouvrage, et qu'on voudrait bien nous signaler.

CLINIQUE

HOMŒOPATHIQUE.

ALIÉNATION MENTALE.

Iʳᵉ OBSERVATION, PAR LE DOCTEUR GROSS (1).

La fille d'un ouvrier, enfant de neuf ans, était malade depuis un an ; mais il y avait trois mois seulement qu'elle ne quittait plus le lit. Elle était réduite à un si triste état que tous les remèdes n'avaient produit aucun effet, et que chacun était convaincu de sa mort prochaine, lorsqu'on m'engagea à l'aller voir le 20 décembre 1819.

J'examinai la petite malade, j'interrogeai ses parens, qui me donnèrent avec empressement tous les détails que je désirais, et je trouvai les symptômes suivans :

Elle était dans un état voisin de l'imbécillité ; elle ne reconnaissait personne et ne faisait attention à rien.

Nuit et jour elle ne cessait de se plaindre, mais en paroles inarticulées, inintelligibles ; elle ne comprenait aucune question, gémissait et criait beaucoup plus fort dès qu'on la touchait.

Elle ne jouissait pas d'un véritable sommeil ; cependant ses yeux étaient presque toujours fermés.

Elle n'éprouvait pas d'autre besoin que celui de boire à tout moment, ce qu'elle donnait à entendre par pantomime.

La boisson ne consistait qu'en bière brune et en café ; tout autre était repoussée par elle avec violence dès qu'on l'approchait de ses lèvres.

(1) Archives homœopathiques de Leipzig, vol. I, cahier 2, page 49 ; 1822.

Elle ne prenait aucun aliment.

Elle laissait tout aller sous elle ; ses excrémens étaient durs et infects.

Souvent elle s'agitait beaucoup, prenait quelquefois une pièce de ses vêtemens, voulait la mettre, mais la mettait au rebours. En général elle ne faisait rien comme il fallait.

Elle était ordinairement couchée sur le côté, et tellement repliée sur elle-même que sa tête touchait ses genoux.

Son corps ressemblait à un squelette vivant.

Ses parens ne purent me dire d'où provenait cette maladie ; elle avait été autrefois très-bien portante et d'une humeur extrêmement enjouée.

Je leur demandai s'ils ne voulaient pas essayer de la guérir ; mais ils me répondirent qu'on avait déjà tout tenté inutilement ; qu'il serait même impossible de la soumettre alors à un traitement sérieux puisqu'elle ne voulait prendre que de la bière et du café, et repoussait ou vomissait tout le reste ; enfin qu'il était trop tard pour la guérir.

Je combattis cette idée et je leur demandai de me permettre de faire encore une tentative qui dans tous les cas ne pourrait pas lui nuire. Ils y consentirent, et je donnai une dose *bellad.* 18, dont les symptômes s'accordaient avec ceux de la maladie. On la mêla à un peu de bière, et on la fit boire à l'enfant. Je défendis absolument de lui donner du café.

Le 26 décembre, je la revis ; elle ne se plaignait plus depuis quelques jours. Mais par contre elle promenait sans cesse ses mains autour de sa tête comme pour prendre quelque chose.

Son regard était hébété et fixe. Les autres symptômes étaient restés les mêmes.

Aucun remède ne me paraissant plus convenable que la *jusquiame* contre cette espèce de folie stupide, et ce médicament répondant d'ailleurs à tout l'ensemble des symptômes, je lui en fis prendre de la même manière qu'auparavant une goutte 9.

Le 31, l'enfant jouissait de toute sa raison, reconnaissait tout le monde, répondait juste à toutes les questions, ne promenait plus ses mains autour de sa figure, ne buvait plus autant, mais avait par contre une faim insatiable. Elle ne laissait plus aller sous elle qu'autant qu'elle dormait d'un doux sommeil, et encore le 6 janvier 1820 fut-elle guérie de cette infirmité.

Le 7, je lui donnai une goutte *veratr. alb.* 12, contre la faim insatiable, et quelques jours après elle avait un appétit naturel.

En peu de temps l'enfant se rétablit tout-à-fait; elle redevint forte et fraîche, gaie et contente comme avant sa maladie. Elle n'éprouva plus dès-lors de douleurs, à l'exception d'un grand furoncle qui lui vint à la tête quelques semaines après, et qui se guérit sans suite funeste.

2ᵉ OBSERVATION, PAR LE DOCTEUR SCHWEIKERT (1).

A. L., âgé de vingt ans, d'un tempérament sanguin, d'une constitution saine, d'un teint frais, n'avait jamais encore été malade. Depuis deux ans il avait quitté sa ville natale pour apprendre le commerce, et, au dire de son patron, il s'était toujours bien comporté et l'avait satisfait en tout point. Le 2 novembre de cette année, sa mère et son frère étaient allés le voir, et l'avaient trouvé très-bien portant; cependant sa mère observa qu'il y avait quelque chose de décousu dans ses discours, et que souvent il oubliait ce qu'il voulait dire. Quoiqu'il eût obtenu de passer avec ses parens les dernières heures de leur séjour dans la ville; son patron le fit bientôt appeler et l'accabla à son retour de reproches et de dures paroles, ce dont le jeune homme fut très-chagriné. Il mangea immédiatement après et se sentit bientôt mal à son aise.

Le lendemain il montra dans toute sa conduite un manque de mémoire et une distraction qui ne lui étaient pas ordinaires, et qui, dès le 4, avaient dégénéré en une démence complète. Son patron se vit donc obligé d'écrire au père de venir rechercher son fils, ce qui eut lieu le 5.

Il arriva le soir, et quoique, pendant la route, tantôt il eût

(1) Archives homœop.; vol. IV, cah. 1, pag. 102; 1825.

parlé raisonnablement, tantôt il eût pleuré ou fait et dit des extravagances, il était cependant resté tranquille. Mais dès qu'il eut bu une tasse de thé dans une chambre chaude, il devint très-inquiet, se mit à divaguer, se livra à de violens emportemens, et se conduisit en tout comme un insensé, sans suite et sans but. Il disait, par exemple, qu'il deviendrait pape, parlait de cardinaux, gambadait, brisa en deux le couvercle d'un sucrier, etc. On le porta au lit, et comme il paraissait plus tranquille, on l'abandonna à lui-même. Mais cela ne dura pas long-temps. Il se releva bientôt, cassa la fenêtre d'un coup de chaise, et jeta dans la cour et la chaise et les débris de la croisée. Il finit cependant par s'apaiser et s'endormit, mais d'un sommeil très-agité.

Le 6, on me fit appeler de grand matin. Je le trouvai au lit, le regard sombre et fixe, la figure renversée, les pupilles très-dilatées. Il me reconnut à l'instant et me tendit la main vivement afin que je lui tâtasse le pouls, en répétant à plusieurs reprises : « Je ne me laisse pas abattre, je ne perds pas courage, etc. »

Je lui demandai s'il savait ce qu'il avait fait la veille le soir.

—Oh! oui; j'ai brisé la fenêtre et j'ai jeté la chaise dans la cour.

— Pourquoi?

— Parce que je ne pouvais trouver mon vase de nuit.

— Était-ce le moyen de le trouver ?

— Oui, tout cela ne sert de rien; — je ne perds pas courage.

En me parlant ainsi, il était assis dans son lit et s'agitait avec inquiétude. Ses réponses n'avaient souvent pas de suite, ses gestes étaient très-violens, et son ton très-élevé.

Je prescrivis de lui laver la tête avec de l'eau froide, et comme les symptômes de sa maladie avaient une grande analogie avec les symptômes du *stram.*, je lui en fis prendre aussitôt *une goutte* 1.

Le soir je le trouvai encore violemment agité; son imagination errait de tous côtés. Il avait été dans cet état pendant tout l'après-midi, avait beaucoup bu et presque rien mangé. Je lui donnai encore une *faible partie d'une goutte stram.* 9.

Jusque dans l'après-midi du 7, le malade fut tout aussi agité que la veille ; il avait dormi, mais s'était éveillé souvent. Il s'était éveillé à six heures du matin et avait continué à divaguer. Vers neuf heures, je le trouvai, il est vrai, un peu plus tranquille ; mais son état annonçait davantage la folie. Il faisait des grimaces, agitait ses mains d'une manière risible, et disait beaucoup de choses extravagantes. Cependant, la conversation que j'eus avec lui me prouva qu'il n'avait pas encore perdu la mémoire. Son état n'ayant point changé le soir, je lui fis prendre, un instant avant qu'il se couchât, *une petite partie d'une goutte hyosc.*

Le 8, j'appris qu'il avait passé une nuit très-agitée ; il ne s'était un peu endormi que vers le matin ; il avait lâché deux fois son urine dans le lit. Je le trouvai très-agité ; ses discours n'avaient pas de suite ; il continuait à faire des grimaces. Je lui fis une saignée d'une demi-livre de sang.

Le soir, il n'avait encore rien mangé. Toute la journée il avait été très-inquiet, avait fait un bruit infernal, des gestes risibles, avait chanté ou commandé l'exercice. A tout prendre, ce jour avait été un des plus mauvais.

Le 9, il s'endormit seulement deux heures après minuit. Après quatre heures d'un sommeil paisible, je le trouvai tout aussi agité qu'auparavant. Il continuait à divaguer et à faire des extravagances.

Je lui fis prendre, à une heure après midi, *une goutte veratr.* 1. Quelques heures après, pendant qu'il était assis ou se promenait un peu, en attendant qu'on eût refait son lit, il entra dans une fureur terrible, mais qui ne dura pas long-temps. Il devint plus tranquille le soir, et pour la première fois il commença à parler un peu plus raisonnablement. Il pleura, et se plaignit de l'état où il était réduit. Il s'endormit, à une heure de la nuit, d'un sommeil qui continua, presque sans interruption, jusqu'à six heures du matin. Le 10, je le trouvai beaucoup plus tranquille ; il parlai d'une manière plus suivie, mais extravaguait encore de temps temps.

Le 1, l'amélioration était frappante ; il parlait très-raisonnablement, et ne divaguait plus que rarement. Je prescrivis encore *une goutte veratr. 3*.

Dans l'après-dînée du 12, il se sentit très-fatigué, et dormit enfin trois heures et demie d'un doux sommeil. A son réveil, à six heures du soir, il eut un intervalle lucide, pendant lequel il parla à ses parens de sa maladie avec tristesse, mais raisonnablement. Il s'endormit vers dix heures, et dormit sans interruption jusqu'à six heures du matin. En s'éveillant, il était en possession de toute sa raison ; seulement il fit encore quelques questions singulières. A midi, il se rendormit pendant quelques heures, et dès lors toutes les traces de sa démence disparurent.

Le 14, je le trouvai dans la chambre de ses parens, parfaitement guéri. Le 20, je cessai de le voir, car il n'avait plus besoin de mes soins.

3ᵉ OBSERVATION, PAR M. RUCKERT, CHIRURGIEN (1).

L... de R..., âgé de cinquante-six ans, d'une constitution autrefois robuste, d'une taille élevée, avait été quinze ans postillon ; mais alors, par suite de plusieurs circonstances qui avaient blessé son point d'honneur, très-délicat d'ailleurs, et auxquelles il s'était montré très-sensible, il avait renoncé à son état, et vivait à la campagne dans une petite chambre très-étroite. Ce changement dans son genre de vie, cette réclusion, après l'habitude qu'il avait contractée de vivre en plein air, eurent les effets les plus funestes sur son esprit ; il tomba dans une espèce de mélancolie. Il s'adressa à un médecin allopathe en renom, mais sans succès. En octobre 1823, sa maladie ayant atteint un degré inquiétant, il eut recours à moi, et je trouvai les symptômes suivans :

Tous ses traits peignaient l'égarement ; ses yeux étaient rouges, quelquefois ternes, mais ils reprenaient bientôt une expression sauvage.

Il parlait peu, et ce qu'il disait prouvait une crainte maladive pour des bagatelles : il croyait, par exemple, qu'il gèlerait dans

(1) Archives homœop., vol. IV, cah. 2, pag. 53 ; 1825.

une chambre chaude, parce que le bois lui manquerait, ou bien que lui et les siens mourraient de faim. Il s'imaginait qu'il ne guérirait jamais, qu'il serait damné à cause de ses péchés, qu'il ne pourrait être sauvé. Lorsqu'une personne étrangère entrait dans sa chambre, il se figurait qu'elle venait le chercher pour le conduire devant la justice. Il éprouvait, en outre, des accès d'angoisse, s'en prenait à tout ce qui se trouvait autour de lui, était inquiet, voulait s'en aller, se plaignait d'une angoisse terrible qui le tuerait en peu de temps.

La nuit précédente, il avait eu un pareil accès ; il avait voulu fuir, et les efforts de plusieurs hommes robustes étaient parvenus à peine à le retenir.

Il n'éprouvait pas de douleurs physiques ; mais il ne mangeait pas, parce qu'il croyait que c'était inutile.

Il n'avait pas eu de selles depuis quelques jours. Lors de l'accès, il avait des battemens de cœur ; son pouls était bas et lent.

Insomnie.

Le remède le plus convenable était la *noix vomique*. Le soir même, lorsqu'il fut plus tranquille (car pendant ma visite il avait eu un accès), je lui en donnai une dose 15, en prescrivant une diète sévère.

Lorsque je le revis, le 3 novembre, on m'apprit qu'il n'avait plus eu de pareils accès d'angoisse, quoiqu'on en eût aperçu de légers indices. Depuis la veille, il s'était opéré les changemens suivans dans son état :

Il était assis, tranquille et silencieux, ne répondait à aucune question, ne reconnaissait ni sa femme ni ses enfans, demandait des choses singulières, regardait fixement devant lui, riait souvent sans cause, mais ne laissait plus rien apercevoir de ses craintes antérieures.

Dans les rares intervalles où il avait sa raison, il disait qu'il se sentait très-bien, mais qu'il ne savait au juste où il se trouvait.

Il avait eu une selle, et la veille au soir son front s'était couvert d'une sueur froide.

Ces changemens avaient été produits évidemment par la *nux*

vomica; elle avait opéré selon ses propriétés. Il était donc temps de lui donner un remède plus approprié à son état actuel. Ce remède ne pouvait être que *datur. stram.*, et le 3 novembre, dans l'après-dînée, je lui en fis prendre une dose 3.

La nuit même il se déclara une forte crise homœopathique, suite probable de la dose trop considérable qu'il avait prise. Il se manifesta de nouveau une grande agitation; il voulait à toute force s'en aller, et pour le retenir, il fallut l'attacher au mur et au plancher avec des sangles. Jusqu'au 6, son état resta le même; seulement l'accès diminua un peu de violence. Je lui donnai donc ce jour-là *veratr. alb.* 6. Le résultat couronna mes espérances. Son état s'améliora de jour en jour; il n'avait plus envie de fuir; il était ordinairement assis dans une espèce d'engourdissement, parlait peu, et seulement quand on l'interrogeait; se faisait quelquefois une idée nette de sa position, et en était très-inquiet; pouvait être souvent abandonné à lui-même, et demandait lui-même qu'on le liât, lorsqu'il sentait approcher un accès d'agitation et d'inquiétude. En outre, il mangeait et buvait bien, et dormait souvent quelques heures, ce qui ne lui était jamais arrivé auparavant.

De tous les remèdes, aucun ne me parut plus convenable que la *jusquiame*, dont je lui fis prendre le 12 au soir une dose 9.

Quelques jours après, je le trouvai parfaitement tranquille, et dans tout son bon sens. Il répondait juste à toutes les questions, et racontait ce qu'il avait éprouvé pendant sa maladie. Il se plaignait alors d'une grande langueur et de pensées tristes qui venaient le tourmenter la nuit, et qui l'empêchaient de dormir. Lorsqu'il dormait, il faisait des rêves effrayans. Il ne pouvait rester en repos, mais s'agitait sans cesse dans son lit. Du reste, il se sentait très-bien, mangeait et buvait comme avant de tomber malade.

Pour le guérir de ces agitations nocturnes, je lui donnai, le 22, *bellad.* 15. Au bout de peu de jours, sa santé était et resta excellente.

4ᵉ OBSERVATION, PAR LE DOCTEUR SONNENBERG (1).

M. Baumann, ayant éprouvé, le 15 janvier 1826, un violent chagrin et une frayeur qui avaient singulièrement affecté son esprit, tomba dans une démence furieuse caractérisée par les symptômes suivans:

Angoisse terrible; il voyait des spectres, le diable qui menaçait de le tuer.

Crainte de la mort.

Des chiens noirs voulaient le déchirer.

Il ne reconnaissait personne.

Tremblement par tout le corps.

Il essayait de s'arracher les dents avec ses doigts; il mordait, crachait, et frappait tout ce qui l'entourait.

Pénible agitation la nuit accompagnée d'insomnie.

Quatre hommes ne suffisaient pas pour le contenir et arrêter les effets de sa fureur.

Il lui semblait qu'on le tirait en l'air avec un fil.

Il voyait tout double.

Sa paupière droite supérieure retombait comme paralysée.

Jour et nuit il était inondé d'une sueur qui sentait l'empyreume, presque l'urine.

Sa famille le crut d'abord hydrophobe, quoiqu'il n'eût été mordu par aucun animal. La grande analogie qui existait entre ces symptômes et ceux de la *belladone* me décida à en faire prendre aussitôt au malade une dose 30, eu égard à la violence de sa démence. Furieux, inquiet, même en avalant le remède, un quart d'heure après il était plongé dans un doux sommeil qui devint de plus en plus profond et tranquille. Il ne se réveilla que six heures après en possession de toute sa raison. Il n'était pas encore complétement guéri cependant; car, quoiqu'il n'eût plus d'accès de fureur, il éprouvait encore de grandes frayeurs, tremblait devant la mort et était tourmenté par des fantômes de toute espèce.

(1) Archives homœop., vol. V, p. 97; 1826.

Cette anxiété, cette peur alternèrent pendant trois jours avec un état comateux pendant lequel il resta couché sans connaissance, insensible, respirant profondément, inondé de sueur. Cette somnolence, jointe aux idées extravagantes qu'il avait, m'engagea à lui donner de l'*opium* qui répondait homœopathiquement à ces symptômes. Je lui en fis donc prendre une dose 3. Douze heures après, sa tête était libre, il n'éprouvait plus de douleurs, et avait recouvré toute sa gaîté. Au bout de six jours, il fut en état de reprendre ses occupations.

5e OBSERVATION, PAR LE DOCTEUR SCHULER (1).

Un pasteur de cinquante ans, assez sujet à l'hypochondrie, et qui avait régulièrement chaque mois des hémorrhoïdes fluentes, fut atteint d'une espèce particulière de démence. Pasteur à W., il avait pris l'habitude de boire tous les jours plusieurs bouteilles d'eau, d'après le conseil de Thedens, qui lui faisait espérer qu'il se guérirait ainsi de son hypochondrie. Il changea de cure, et fut envoyé à B.; mais il n'en continua pas moins l'usage de l'eau, quoique celle de l'endroit qu'il habitait alors lui fût moins bonne que celle de W., dont un des principes constituans était l'antimoine. Ses hémorrhoïdes cessèrent tout-à-fait. L'hypochondrie reparut accompagnée de beaucoup d'agitation, d'angoisse, de flatulence et de constipation. On fit chercher à W. des tonneaux d'eau; mais ce fut en vain. L'hypochondrie poursuivit sa marche en triomphe, et dégénéra enfin en aliénation mentale. Je reçus un soir l'invitation de me transporter auprès de lui pour le soigner.

Je trouvai le pauvre malade revêtu de son costume complet d'ecclésiastique, la Bible sous le bras et le chapeau à la main. Je lui demandai s'il devait aller donner la communion à quelque personne dangereusement malade, à une heure aussi indue; il me répondit : Non; mais je veux et je dois aller à l'église; car les cloches ont déjà sonné pour la troisième fois; on m'attend;

(1) Correspondance de la société homœop., pag. 9; 1827.

mais on m'empêche de sortir. Je tirai ma montre, et, après lui avoir fait voir qu'il était minuit, je voulus lui persuader que son hypochondrie était la cause de son erreur. Tous mes efforts furent inutiles; et, pour mieux le convaincre, je priai le chantre, M. G., qui était présent, de l'accompagner jusqu'à l'église, située à quelque distance.

C'était une nuit de printemps chaude et silencieuse, mais l'obscurité était profonde. Le malade fit le tour du cimetière et de l'église, et, n'y apercevant personne, il s'écria : Que va dire le consistoire de N., s'il apprend cela ? Mes paroissiens se sont irrités de mon long retard, et ils sont retournés chez eux. Mais je dirai avec l'apôtre Paul : C'est peu de chose pour moi que d'être jugé par vous, car je suis innocent.

Nous quittâmes le cimetière, et, de retour à la cure, je fis prendre au malade *nux vom.* Je choisis ce puissant remède, parce que cette aliénation mentale avait plutôt son principe dans le bas-ventre. Ce qui me le prouvait, c'est que depuis quelques jours il se plaignait de douleurs dans le bas-ventre, de plénitude, jointe à beaucoup d'agitation et d'anxiété.

Le malade était assoupi, lorsque, quelques heures après, on l'entendit laisser échapper des vents par l'anus; présage de la victoire que remportait le remède sur la maladie. Il dormit jusqu'à dix heures du matin, et ne se leva que pressé par le besoin d'aller à la selle. A son réveil, ce ne fut pas sans peine qu'il put se rappeler confusément sa promenade nocturne. Dès lors, il n'eut plus d'accès de démence. Quelques désordres dans les organes du bas-ventre cédèrent à quelques doses de *sulphur.* et de *carbo.*

6ᵉ OBSERVATION, PAR LE DOCTEUR SPOHR (1).

Le 9 août 1835, je fus invité à me transporter à Garlebsen, à deux lieues et demie de chez moi, auprès du fils de la veuve Lages. Ce jeune homme était devenu fou depuis quelques jours; il maltraitait sa mère et sa sœur, se conduisait en tout comme un

(1) Correspondance de la société homœop., pag. 53 ; 1827.

furieux, et menaçait de mettre le feu à la maison. Je devais examiner le malade, et déclarer ensuite s'il restait quelque espoir de le guérir, ou s'il fallait le conduire à l'hospice des aliénés de Brunsweig.

J'allai le voir dès le lendemain. Il s'était bien porté jusqu'au 31 juillet; mais le soir et la nuit suivante, il avait beaucoup dansé, beaucoup bu de liqueurs fortes; il avait eu une querelle qui l'avait extrêmement irrité; et, pour dissiper son ivresse, il s'était allé coucher dans le jardin, sur le gazon humide. Il s'était réveillé furieux; et, depuis ce moment, il avait parfois de tels accès de rage, qu'on ne pouvait se rendre maître de lui. Ces accès n'avaient duré d'abord que quelques heures, mais peu à peu ils étaient devenus plus longs. Cependant ses nuits étaient tranquilles, et il dormait même quelques heures; mais depuis trois jours il ne s'était pas couché; il se promenait sans cesse dans la maison avec une lumière, et ne pouvait rester un quart d'heure en place. Du reste, sa maladie offrait les symptômes suivans :

Henri Lages, âgé de dix-huit ans, d'un tempérament colérico-sanguin, avait atteint la puberté, comme le prouvaient d'une part le poil qui entourait ses parties génitales et de l'autre sa barbe. Avant sa maladie, il avait été très-vif, très-gai, mais toujours soumis et obéissant envers sa mère. Il n'avait pas mené un genre de vie sédentaire; car il s'était occupé du pansement des chevaux, et, dans ses loisirs, du tissage de la toile. Son ivresse du 31 juillet avait été plutôt la suite de l'entraînement que de son goût pour les liqueurs fortes. Ce n'était pas lui non plus qui avait fait naître la dispute; aussi en avait-il été d'autant plus irrité, à en juger par le tremblement de tous ses membres.

J'employai la douceur pour l'apaiser, et j'y parvins, surtout en lui promettant de le faire reconduire chez lui, car il croyait ne pas être dans sa maison. Il ne paraissait pas non plus reconnaître sa mère ni d'autres personnes qu'il voyait très-souvent. Son teint était pâle; son regard sombre; ses yeux troubles et sans éclat; ses pupilles dilatées; sa langue très-chargée, jaune et sèche; aussi, éprouvait-il une soif ardente continuelle, et buvait-il beaucoup d'eau froide. Son haleine avait une odeur désagréable; son pouls était faible, inégal, mais continu, et donnait soixante-quinze à quatre-vingts pulsations par minute. Je ne pus savoir s'il éprouvait des douleurs quelque part; cependant, je fus porté à le croire, en le voyant se replier souvent sur lui-même et presser de ses mains son ventre au dessous de l'estomac. Depuis trois jours, il n'avait pas eu de selle, et, la dernière fois qu'il était allé à la garde-robe, il avait dû y rester long-temps, faisant d'inutiles efforts. Son ventre était tendu, comme je m'en assurai par le toucher. Il rendait souvent une urine de couleur pâle; sa peau était sèche.

Il ne parlait qu'en mots entrecoupés et presque toujours des mauvais traitemens qu'il avait soufferts, et de la vengeance qu'il en tirerait. Souvent, il appelait par leurs noms des personnes absentes; mais quelquefois aussi il se parlait à lui-même. Il n'avait pas un instant de repos, courait çà et là, et prenait tout ce qu'il apercevait. Il ne souffrait pas la moindre résistance, et sa force s'était tellement accrue, que deux hommes robustes avaient peine à le contenir. Il mangeait excessivement, et paraissait prendre ce qu'on lui offrait plutôt par curiosité que par besoin. Cependant, il accepta de moi une petite poudre de sucre de lait dans de l'eau que je lui présentai, afin de m'assurer si on pourrait lui faire avaler les remèdes. Ne voyant pas de remède plus convenable que *dat. stram.*, je lui en prescrivis une goutte 6, mêlée à quelques grains de sucre de lait; on devait la lui donner le lendemain matin dans un peu d'eau. Pour sa boisson, je recommandai de l'eau panée, afin qu'il prît au moins quelque chose d'un peu nourrissant, et je défendis, en outre, de lui donner ni café ni mets acides ou épicés. Deux hommes devaient, au reste, le surveiller jour et nuit, et ne pas le perdre un instant de vue, en lui laissant toutefois sa liberté autant que possible, et en se gardant surtout de le frapper. Le surlendemain matin, c'est-à-dire le 12, j'appris qu'il avait pris la poudre. Trois heures après environ, il était devenu plus tranquille, et, se sentant fatigué, il s'était assis et endormi. Il avait dormi plus d'une heure en ronflant, sans avoir fermé

l'œil la nuit précédente, ni pu être contenu dans son lit. En se
réveillant, il avait eu une forte selle. Le ton de sa voix n'avait
pas été aussi haut la veille après-midi que les jours précédens ; il
avait dit moins d'injures ; mais ce qui prouvait surtout de l'amélioration dans son état, c'est qu'il avait passé la nuit dans son lit,
bien que sans dormir. Je voulus laisser agir encore le remède, et
ne prescrivis rien de nouveau.

Le 13, au matin, j'allai voir le malade. La veille au soir il avait
eu une selle ; il avait passé toute la nuit au lit, avait dormi près
de trois heures sans interruption, et s'était rendormi pendant une
heure environ. Il ne buvait plus autant, avait un peu d'appétit,
ou au moins avait pris comme par instinct une tasse de lait chaud
et quelques bouchées d'une beurrée. Je le trouvai beaucoup plus
tranquille et plus silencieux ; il restait davantage assis ; se parlait
à lui-même à voix basse, mais toujours par mots entrecoupés. Il
paraissait reconnaître sa mère et sa sœur, et me reconnut aussi ;
au moins il me tendit la main, et n'attendit pas que je lui deman-
dasse de me montrer sa langue. Mais il croyait toujours ne pas
être chez lui. Son pouls était toujours faible et inégal ; son regard
égaré ; sa face pâle, presque jaunâtre, et sa peau semblable à du
parchemin, lorsqu'on la touchait. Plusieurs fois, pendant ma visite, il se leva brusquement de dessus sa chaise, et se mit à parcourir la chambre à grands pas, en se tordant les bras, en se plaignant qu'on ne pourrait lui pardonner son crime, et en versant
des larmes. Puis il se rasseyait, le visage tourné du côté opposé
au jour, et caché dans ses mains, et murmurait à part lui.

J'ordonnai contre ces nouveaux symptômes *une goutte atróp.
bellad.* 15, mêlée à un peu d'eau distillée. Je lui présentai
moi-même ce remède, qu'il prit sans difficulté. Je restai encore
deux heures auprès de lui sans apercevoir cependant de changement dans son état. Je le quittai donc en recommandant de suivre
religieusement les instructions que j'avais données auparavant.

Trois jours après, c'est-à-dire le 16, j'appris que son état s'é-
tait singulièrement amélioré : il était tranquille le jour, dormait
peu la nuit, il est vrai, mais restait au lit, mangeait de nouveau,

buvait rarement , et reconnaissait lui et les autres. Cependant, il divaguait souvent encore, pleurait fréquemment, était très-abattu, et désespérait du salut de son âme.

Peu satisfait de ce qu'on m'avait fait dire, j'allai le voir le même jour. Son pouls s'était relevé ; son visage était moins pâle ; ses yeux avaient plus d'éclat, mais il était facile d'y lire encore une espèce d'égarement. Précisément à mon arrivée, il était dans un intervalle lucide. Il me souhaita la bien-venue, et parut content de me voir. Il se plaignait que sa tête fût vide ; il ne pouvait rassembler ses idées, et sentait, surtout la nuit, une grande agitation dans tout son corps. Il voyait se présenter devant lui des fantômes horribles dès qu'il fermait les yeux. Je lui demandai s'il éprouvait des douleurs quelque part. Partout, me répondit-il. Tout à coup il se mit à pleurer et à extravaguer de nouveau. On voulait le jeter dans une prison où il ne verrait plus le soleil ni la lune. On ne lui pardonnerait jamais son crime. On allait lui infliger de cruelles tortures. Dieu n'aurait pas pitié de lui, etc.

Chaque jour il avait eu plusieurs selles , plutôt molles que dures. Son urine était encore pâle et sa peau rude et sèche ; il bâillait souvent, avait souvent des frissons, comme s'il eût eu froid, faisait des soubresauts, et se grattait tantôt ici, tantôt là, comme s'il avait senti partout des démangeaisons. A l'endroit où il s'était gratté, paraissait aussitôt une rougeur inaccoutumée.

Je lui envoyai, par un messager qui m'avait accompagné à mon retour, *une goutte solan. dulcam.* 18, dans du sucre de lait. On devait la lui faire prendre le lendemain matin, et comme sa mère trouvait que je ne lui donnais pas assez de remèdes, j'y joignis une petite bouteille d'une mixtion d'eau distillée et de sirop de coquelicots.

Je ne pus le revoir que le 22 ; mais dans l'intervalle on m'avait fait dire qu'aussitôt après avoir pris le dernier remède, il lui était survenu une douce transpiration, et qu'il donnait les meilleures espérances d'une guérison prompte et complète. Je le trouvai beaucoup plus gai que le 16 ; il mangeait avec appétit, et n'extravaguait plus. Il avait un peu transpiré la nuit du 17 au 18, ainsi que les nuits suivantes. Son pouls était haut et régulier, mais un peu fréquent. Il se plaignait de vertiges, d'angoisses au cœur, d'agitation, d'inquiétudes, qui ne le privaient pas cependant de l'usage de sa raison. Sa peau était humide, et çà et là se montrait une espèce d'efflorescences semblables à des taches rouges, grosses, irrégulières, tant au visage que sur les bras et la poitrine.

Dans ces circonstances, je ne crus pas nécessaire de prescrire sur-le-champ quelque chose : je préférai laisser agir encore la douce-amère. Je lui fis donc prendre, de temps à autre, du sirop de coquelicots dans de l'eau. Je pensai aussi qu'un seul gardien suffisait, et je permis de renvoyer l'autre, à condition que celui qui resterait ne perdrait de vue le malade ni jour ni nuit, qu'il surveillerait toutes ses actions, et qu'il le menerait promener en plein air pendant une heure, de temps en temps.

Le 25, on me fit dire que, depuis ma dernière visite, la guérison n'avait pas fait un pas, et que les plaintes du malade étaient toujours les mêmes. J'allai donc le voir le lendemain ; je le trouvai hors du village, qui venait à ma rencontre avec son gardien : il avait l'air riant, et parlait volontiers. Il se vantait de pouvoir manger et dormir ; les seules douleurs qu'il éprouvait encore, c'était une espèce de pression dans la tête, des accès d'angoisse, des vents déplacés, des maux de cœur, ainsi que de la pesanteur et de la faiblesse dans tout le corps. Il avait continué à transpirer un peu chaque nuit, et les taches rouges qu'il avait à ma dernière visite, quoique moins fortes, étaient encore visibles. Il sentait encore quelques démangeaisons. Je lui donnai *une goutte bellad. 24.*

Le 30, il vint me voir accompagné de son gardien, et m'assura qu'il était parfaitement guéri. Je l'ai revu depuis ; il était alors garçon de ferme. Sa santé était excellente, et son maître était content de sa conduite et de son travail.

7ᵉ OBSERVATION, PAR LE DOCTEUR SCHULER (1).

Un paysan colérique du Hartz avait battu et chassé sa femme, en lui défendant de jamais repasser le seuil de sa porte. Celle-ci, qui avait déjà éprouvé maintes fois la pesanteur du bras de son mari, se conforma religieusement à ses ordres. Cependant, ne pouvant résister plus long-temps à ses désirs amoureux et à l'ardeur de son tempérament, il l'engagea, six semaines après, à revenir, en lui promettant de ne plus la frapper jamais. Mais elle, qui savait quel cas il fallait faire de ses promesses, n'eut garde d'y consentir, et repoussa toutes ses avances. Ces refus le jetèrent dans la tristesse et la mélancolie. Une inquiétude, une agitation qui touchait au désespoir, s'emparèrent de lui. Depuis huit jours il était dans le délire ; il chantait, il riait, lorsqu'on m'appela pour le saigner.

Je lui fis prendre une dose un peu forte de *veratr. alb.*

Deux jours après, tous les symptômes s'affaiblirent : il devint plus tranquille ; son esprit fut moins inquiet ; il reconnut l'injustice de ses procédés envers sa femme.

Quatre jours après, je lui donnai une dose plus faible du même remède. Il fut parfaitement rétabli, et mon intercession parvint à réunir les deux époux.

8ᵉ OBSERVATION, PAR LE DOCTEUR N . . . G (2).

Une paysanne robuste, âgée de trente ans, d'un tempérament sanguin, avait toujours joui d'une santé excellente qui n'avait nullement été altérée par une couche qu'elle avait faite il y avait plusieurs années. Mais depuis deux ans elle était tombée dans une espèce de mélancolie ; je ne pus savoir d'une manière précise à propos de quoi. Un chirurgien, auquel elle s'était adressée pour se faire saigner, l'avait saignée plusieurs fois. Depuis cette époque, sa santé était devenue très-chancelante.

(1) Correspondance de la société homœop., pag. 79 ; 1828.
( )Archives homœop., vol. VIII, pag. 73 ; 1829.

Le 3 mai 1835, elle fut prise à l'improviste d'un accès de mélancolie qui durait encore le 4, jour où l'on m'appela. Je trouvai la malade dans l'état suivant :

Elle passait la nuit sans dormir, ne répondait à personne, mais se parlait à elle-même en mots inintelligibles. La seule chose dont elle se plaignait, c'était une violente angoisse de cœur. Une heure avant mon arrivée, elle était tombée le matin dans une espèce d'engourdissement, et ne reconnaissait plus personne. Souvent elle criait au secours d'une voix perçante. Craignant sa mort prochaine, on était allé chercher le prêtre qu'elle n'avait pas reconnu, et aux paroles de consolation duquel elle était restée sourde et insensible. Je la trouvai assise sur un banc, le dos appuyé contre sa sœur; elle était excessivement craintive, peureuse, et en me voyant, me prenant pour le diable, elle devint tremblante de tous ses membres. Face rouge, pouls faible et bas. Ni appétit, ni soif. Ce ne fut pas sans peine que je parvins à savoir d'elle qu'elle avait des battemens de cœur et des angoisses, ce qui se lisait d'ailleurs aisément sur ses traits. Les yeux lui roulaient dans la tête avec inquiétude; elle tremblait que le diable ne l'enlevât. Elle ne savait où elle se trouvait, et demandait souvent le nom de telle ou telle personne, ou celui du lieu où elle était.

Les parens, m'ayant demandé de la saigner, j'eus beaucoup de peine à leur persuader que je la guérirais sans recourir à ce moyen, tant ils étaient habitués à cette espèce de traitement.

Elle avait suivi jusque-là une diète simple, qui ne pouvait lui nuire; je n'y changeai donc rien, et le *platine* me paraissant le plus convenable de tous les remèdes, je lui en fis prendre aussitôt 1/3.

Dès le lendemain son état s'était beaucoup amélioré, et le 6 mai elle jouissait de toute sa raison, et se portait du reste parfaitement bien. Elle n'a plus éprouvé depuis le moindre accès de son ancienne maladie.

9ᵉ OBSERVATION, PAR LE DOCTEUR BETEMANN (1).

Une jeune femme, grande, forte, d'une santé florissante, âgée de 19 ans, et d'une humeur toujours vive, enjouée, douce, montrait un caractère tout autre depuis quelques semaines. Elle était enceinte de huit mois. Autant elle avait été ardente, ouverte, aimante, compatissante, autant elle était alors froide, sombre, méfiante et peu communicative. Les traits mêmes de son visage avaient quelque chose de troublé, de déchiré, pour ainsi dire.

Souvent elle restait silencieusement assise, les mains jointes sur son bas-ventre, et poussait de profonds soupirs. Son époux, qu'elle aimait et qui la chérissait tendrement, sa mère même, lui demandaient-ils si elle souffrait : Je n'ai rien, répondait-elle constamment.

Quelquefois visage brûlant, et soif.

Point d'appétit.

Beaucoup de faiblesse, et les jambes douloureuses.

Insomnie complète.

Souvent elle courait çà et là, et cherchait des objets où ils n'étaient pas. Elle ne savait pas elle-même où elle se trouvait.

Elle débitait des extravagances, la nuit surtout, et voulait fuir parce que des hommes noirs cherchaient à lui faire du mal.

L'accès était-il passé, elle ne se souvenait de rien. On avait déjà essayé maints remèdes domestiques, et l'on n'avait pas épargné les saignées.

Je lui donnai *bellad.* 3o. Elle fut tranquille pendant quarante-huit heures, dormit, et se sentit bien.

Du 3 au 6, elle eut de nouveaux accès, et sa santé continua à se détériorer.

Elle alla une fois chercher son lit dans la cour ; une autre fois elle se cacha dans un coin, et même sous son lit, pour échapper à un horrible petit homme qui voulait lui arracher une jambe, etc.

(1) Archives homœop., vol. IX, cahier 1, pag. 113 ; 1830.

Comme il n'y avait plus rien à attendre de la belladone, je lui fis prendre *une goutte pulsat.* 15.

Quelques heures après, elle revit les hommes noirs et voulut fuir; mais elle se tranquillisa bientôt, et, pendant le reste de sa grossesse, non plus qu'après ses couches, elle n'éprouva aucun accès.

Comme je retournai souvent dans la maison, j'eus l'occasion de m'assurer qu'elle avait recouvré non seulement la santé, mais même cet aimable babil qui l'avait distinguée auparavant, mais qu'elle avait perdu pendant sa maladie.

10ᵉ OBSERVATION, PAR LE DOCTEUR SCHRÆTER (1).

M. J. T., âgé de trente ans, avait joui d'une bonne santé jusqu'au moment où il était allé à l'université; mais alors le désir d'employer son temps le plus utilement possible, l'engagea à étudier nuit et jour sans trève ni repos. Le manque d'exercice, joint à la quantité de café qu'il buvait pour se tenir éveillé et à son genre de vie sédentaire, ne pouvait avoir qu'une influence funeste sur une constitution un peu délicate d'ailleurs; aussi ses amis remarquèrent-ils bientôt en lui une grande irritation et une contention d'esprit excessive.

De retour dans sa ville natale, il commença un tout autre genre de vie. Il habitait la campagne, travaillait beaucoup en plein air, surtout dans son jardin, et ne se livrait que modérément à des occupations intellectuelles. Son corps se renforça et il se trouva beaucoup mieux.

En novembre 1827, attaqué dans son honneur, il en ressentit un vif chagrin dont les suites furent des plus funestes. Il s'enferma dans son cabinet, était sans cesse au milieu de ses livres, dormit peu la nuit et eut de nouveau recours au café pour se tenir éveillé. Il écrivait alors quelques ouvrages. Son esprit devint de plus en plus malade, sans qu'on s'en doutât; ce ne fut que dans une nuit du mois de février 1828, que plusieurs signes non équi-

(1) Annales homœop., vol. I, pag. 48; 1830.

voques d'aliénation mentale ouvrirent les yeux sur son malheureux état.

Le premier mars je fus appelé auprès de lui. Il avait le corps
un peu maigre, blême, comme celui des savans de cabinet. Le
matin son air était sombre et hagard. Lorsqu'il réfléchissait profondément, il éprouvait des douleurs comme si sa tête allait se
briser. Il avait peu d'appétit et, après avoir mangé, de fortes
éructations. Soif fréquente ; constipation. Il n'avait de selle que
tous les trois ou quatre jours. Le matin il avait ordinairement des
érections et un violent désir de coït. Il avait, en outre, une humeur chagrine et querelleuse ; il voulait quitter sa famille, à laquelle il reprochait ses fautes avec aigreur, quoiqu'il se conduisît lui-même comme un homme grossier et malhabile. Il se
trompait aisément dans ses calculs, et écrivait souvent un mot
pour un autre. De temps en temps il se mettait à faire grand
bruit, il voulait s'enfuir, ce qui lui arriva même trois fois. Dans
d'autres momens il restait silencieux et répondait un mot à peine
à plusieurs questions qu'on lui adressait. Il n'estimait plus que
médiocrement son épouse qui lui avait été bien chère ; il se regardait comme de beaucoup supérieur à elle ; à tous ces symptômes se joignaient une activité incessante, un sentiment d'inquiétude et l'horreur de la mort.

Je lui fis prendre, le 3 mars, *nux* 3/30. Le remède réussit,
son air devint moins sombre., ses maux de tête cessèrent,
l'appétit lui revint un peu ; il eut des selles presque tous les deux
jours et avec moins de difficulté. Il n'éprouva plus d'érections ni
de désir de coït ; son humeur devint moins chagrine, moins querelleuse, ses manières furent moins grossières. Du reste, les autres
symptômes demeurèrent les mêmes.

Quatorze jours après, le 17 mars, le remède ne produisant
plus d'effet, je lui administrai une dose de *veratr.* 4/6. Douze
jours après il s'était opéré une amélioration sensible dans son
état ; mais au mal toujours existant s'était jointe une grande
faiblesse avec relâchement des muscles, en sorte que le malade
ne pouvait plus se remuer qu'avec peine. Cette faiblesse était la

suite indubitable de la dose trop forte de *veratrum*. Je lui fis donc prendre, le 29 mars, *ferr. acct. deuxième dilution*, et j'en obtins les résultats les plus satisfaisans, c'est-à-dire que le 6 avril la faiblesse avait disparu, la tête était plus libre, l'appétit était bon.

Mais il restait toujours les symptômes suivans à combattre. Il éprouvait, surtout le soir, des tranchées dans la région ombilicale. Il désirait aller à la selle, et cependant il n'avait pas encore de déjection journalière, malgré les étreintes fréquentes qu'il ressentait à l'anus. Il ne parvenait d'ailleurs à chasser les excrémens qu'au moyen des muscles abdominaux, encore ne les rendait-il que par morceaux, il était, en outre, oublieux et distrait, il écoutait attentivement une conversation et ne se rappelait finalement rien de ce qu'on avait dit; il était triste et rêveur; il continuait à s'estimer beaucoup plus que sa femme; enfin il redoutait singulièrement la mort.

Je jugeai que le *platine* était le remède convenable. Je lui en donnai donc *demi-grain troisième tritur.* Son état s'améliora tellement, que quatre semaines après il était parfaitement guéri. Dès lors il jouit d'une santé excellente et se livra à toutes ses occupations avec la plus grande ponctualité.

11ᵉ OBSERVATION, PAR LE DOCTEUR HARTLAUB (1).

F., jeune homme de quinze ans, fils d'un ouvrier, et un peu ambitieux de son naturel, prit tellement à cœur le refus de ses parens de lui laisser apprendre, aussitôt qu'il le désirait, l'état de charpentier, qu'il en tomba réellement malade.

Il était tout hébété, débitait des extravagances et faisait tout au rebours. Il se plaignait d'ailleurs de pesanteur dans la tête, de douleurs dans les reins et le ventre; il se sentait très-faible et ne pouvait rester debout. Son visage était alternativement rouge ou pâle avec le nez pincé; pouls agité; pas le moindre appétit.

Une dose *nux vomic.* 3o opéra en trente-six heures un chan-

(1) Annales homœop., vol. I, page 5o; 183o.

gement complet. Les symptômes d'hébétement et de folie disparurent, les douleurs physiques cessèrent avec les douleurs morales, et le jeune homme se soumit dès-lors à la volonté de ses parens sans que sa santé en fût altérée.

12ᵉ OBSERVATION, PAR LE DOCTEUR SPOHR (1).

P. R. à C., âgé de cinquante-huit ans, d'une constitution robuste, d'un tempérament colérique, souffrait périodiquement, depuis plusieurs années de ballonnement du bas-ventre, de constipation, de flatuosités, de pesanteur dans la tête, de lassitude dans les membres, de mauvaise humeur. Lorsque je le vis en mai 1823, je le trouvai d'une forte corpulence, plein de vigueur, mangeant avec appétit, dormant bien, et se plaignant seulement de ce que l'haleine lui manquait lorsqu'il marchait et surtout lorsqu'il gravissait des montagnes. Chaque matin aussi, en se levant, il était pris d'un court accès de toux avec expectoration de quelques glaires ; quelquefois cette toux était douloureuse et accompagnée d'envies de vomir, qui se passaient cependant aussitôt qu'il avait fumé sa pipe et bu sa tasse de café. Il en éprouvait aussi dans le jour, mais rarement, et jamais à un haut degré.

Au commencement du mois de juillet, il se plaignit de nouveau de douleurs dans le bas-ventre, douleurs accompagnées d'angoisses insupportables. Il avait la tête embarrassée ; il ne prenait aucun plaisir au travail ; il avait de fréquentes insomnies. Son appétit était toujours le même, il avait même augmenté ; mais le manger ne lui donnait pas de forces, et sa digestion se faisait si lentement qu'il restait plusieurs jours sans aller à la selle ; encore ses déjections étaient-elles peu copieuses, dures et extraordinairement sèches, et n'arrivaient-elles jamais sans de grands efforts. Son médecin lui avait prescrit des remèdes violens pour lui dégager le bas-ventre, des savons, des gommes, des

(1) Annales homœop., vol. I, pag. 51 ; 1830.

extraits, du mercure doux, des drastiques de toute espèce, tels que de l'aloès, de la gomme-gutte, de la coloquinte, et même pendant quelque temps des lavemens de *Kämpf*. Tout cela n'avait servi qu'à rendre le malade plus languissant, plus faible, plus inquiet, plus mélancolique. Il dépérit tellement qu'il perdit sa corpulence, et, ce qui pis est, qu'il sentit ses forces intellectuelles s'affaiblir singulièrement de jour en jour.

Invité par ses parens à lui donner mes secours, je proscrivis aussitôt tous les remèdes qu'il avait pris jusque-là. Je le laissai manger au gré de son vrai appétit, mais des mets légers et d'une digestion facile, et je le pris chez moi afin de mieux observer les symptômes de sa maladie. Nous arrivâmes dans ma demeure le 7 août, après un voyage de deux jours. Voici l'état où je le trouvai.

Le matin en se levant et quelque temps après, il éprouvait de la pesanteur dans la tête; ses idées se troublaient; il ressentait de l'angoisse, un vif désir de revoir sa famille; il redoutait l'avenir, et cette crainte menaçait de le conduire à un degré de découragement et même de désespoir tel qu'il était nécessaire d'éloigner de lui tout instrument meurtrier. Dès qu'il avait un peu mangé, plusieurs de ces symptômes s'affaiblissaient.

Tout le jour il était si distrait qu'il ne pouvait, pour ainsi dire, saisir aucune idée. Il lui semblait, disait-il, que son esprit était entouré d'un voile noir à travers lequel passaient seulement quelques faibles éclairs.

Quelquefois il se sentait pris d'une invincible envie de pleurer.

Un sentiment de faiblesse était répandu dans tout son corps; ses jambes refusaient de le porter; il était dans une inquiétude continuelle, au point qu'il ne pouvait presque jamais rester tranquillement assis pendant quelques minutes, mais qu'il parcourait des journées entières la chambre dans tous les sens, en se tordant les mains de temps à autre.

Son bas-ventre était tendu et ballonné. La nuit surtout, il lâchait beaucoup de vents d'une odeur très-désagréable, mais sans en éprouver de soulagement.

Il urinait souvent, mais en petite quantité; son urine était aussi claire que de l'eau.

Il ne dormait pas, quoiqu'il ressentît beaucoup de lassitude, excepté après minuit, où il dormait d'un sommeil non interrompu pendant quelques heures. Mais des rêves affreux le réveillaient bientôt. Alors d'innombrables idées se croisaient dans son cerveau. Aussi le matin était-il plus fatigué que la veille au soir.

Son appétit était extrême, il n'aurait pas cessé de manger.

Il éprouvait une soif ardente, le matin comme l'après-midi.

Il était constipé, depuis treize jours, à ce qu'il disait.

Je lui fis prendre *nux vomic.* 16, goutte 1.

Dans la nuit du 8 août il dormit d'un sommeil paisible; cependant il se réveilla avec l'aurore et ne put plus se rendormir. Son ventre n'était plus aussi tendu que la veille. Pendant la nuit il avait lâché des vents plus souvent et avec moins d'efforts. Il eut une forte selle, mais toujours dure et difficile. La tête était toujours embarrassée; mais dans le jour il se trouva mieux et prit une part active à la conversation en nous racontant diverses particularités sur sa famille.

Le 9 août la nuit fut moins bonne que la précédente. A son réveil, il se plaignit de pressions au sommet de la tête, lesquelles lui faisaient perdre la mémoire. Ses yeux voyaient trouble et étaient brûlans. Il avait froid, quoiqu'il fît chaud, et cependant ses joues étaient couvertes d'une rougeur inaccoutumée. Il ressentait dans le bas-ventre une pression douloureuse, et il fut obligé d'aller plusieurs fois à la selle jusqu'à ce qu'enfin il eût deux évacuations de suite. Ses déjections étaient un peu plus molles. Quant à ses souffrances morales, elles n'étaient plus aussi fortes que la veille, mais plus fortes cependant que deux jours auparavant. Il avait encore des idées noires. Après les selles, tout prit un autre aspect, et, vers le soir, il devint singulièrement gai et causeur.

Jusqu'au 14, les selles continuèrent régulièrement, une par jour, d'une consistance moins dure. Ces heureux résultats me décidèrent à laisser agir le remède. Mais ce jour-là les symptômes du 9 reparurent peu à peu. Il était donc temps de recourir à un autre moyen. Comme les symptômes offraient de l'analogie avec ceux du *veratrum album*, je lui en fis prendre vers midi une goutte 16ᵉ dilution.

Quelques heures après, plusieurs des symptômes avaient disparu. La tête était plus libre, les yeux avaient repris leur éclat. Le malade eut envie de faire une promenade; il voulut même lire quelque chose, ce à quoi il n'avait jamais pensé les jours précédens. Cependant la lecture ne lui plut pas long-temps. Il dormit paisiblement jusqu'à minuit, et si son sommeil ne se prolongea pas davantage, il faut l'attribuer sans doute à ce qu'il avait dormi une heure après dîner, et s'était couché de bonne heure. Dès le matin il alla à la selle, et se trouva mieux en général. Il fut beaucoup moins triste ce jour-là que les jours précédens.

Le mieux se soutint jusqu'au 20. Les nuits étaient beaucoup moins agitées; il en avait même dormi quelques unes sans s'éveiller. En se levant, il se plaignait encore de douleurs sourdes dans la tête, surtout d'une pression au vertex; mais elles cessaient aussitôt qu'il avait mangé ses trois tasses de cacao avec quelques petits biscuits. De jour en jour il devenait moins sombre et plus causeur. La faim canine diminuait même, et il mangeait beaucoup moins, à midi surtout.

Le 18, il avait écrit une lettre, et s'était rendu ensuite dans une société, où il s'était mêlé à la conversation. Chaque jour il avait une selle, quelquefois même deux; et à chaque déjection on pouvait remarquer qu'il devenait plus gai. Il buvait aussi beaucoup moins, et se contentait souvent d'un petit verre de bière, lui qui auparavant n'en avait pas assez d'un pot.

Le 21, le remède cessa d'agir. La nuit avait été agitée, son sommeil interrompu par de mauvais rêves. Il se plaignait d'une pression accompagnée d'une espèce de rongement dans l'estomac; le manger n'y apportait qu'un faible soulagement. Sa tête était embarrassée, et il craignait un coup de sang. Il éprouvait de temps en temps des frissons, était mécontent, avait peine à se décider à parler, cherchait la solitude, et se plaignait d'angoisses qui prenaient leur origine dans le cœur. Je lui fis prendre, avant qu'il se couchât, *aurum* 2ᵉ trit. gr. 1.

Le 22, je vis mon attente trompée. Les plaintes du malade continuèrent; son sommeil avait été aussi agité. Le soir seulement il devint un peu moins triste et prit quelque part à la conversation. Néanmoins je voulus attendre l'effet du remède pris la veille, espérant encore qu'il agirait.

Mais le lendemain, n'ayant remarqué aucun changement, et le malade souffrant toujours autant, j'en conclus ou que l'or n'était pas le remède convenable, ou que j'en avais donné une trop faible dose. Après avoir comparé de nouveau les symptômes, je m'arrêtai à cette dernière supposition; et, avant midi, je lui en fis prendre la centième partie d'un grain dans du sucre de lait.

Le 24, je vis que je ne m'étais pas trompé. Le malade avait dormi toute la nuit sans se réveiller. Il se leva plus content; il n'éprouvait plus de maux de tête; il eut bientôt deux selles, et mangea son déjeuner avec le plus grand appétit. Il eut envie de prendre un peu de mouvement, et je l'accompagnai dans une longue promenade matinale de deux heures, pendant laquelle je n'observai en lui aucun signe de lassitude. Il fumait sa pipe, qu'il avait négligée quelques jours, en me parlant de toutes sortes de choses. A midi, il mangea avec plaisir, et, après dîner, il se mit à lire et à écrire. Chacun l'aurait pris pour un homme parfaitement bien portant. Mais le soir les vents le firent de nouveau un peu souffrir.

Le mieux se soutint ainsi pendant plusieurs jours. Le 28, après une excellente nuit, il lui vint tout à coup l'idée de s'en retourner chez lui, et je ne parvins à l'en détourner qu'avec beaucoup de peine. Je laissai le remède agir encore quelques jours; et, le 1ᵉʳ septembre, je lui fis prendre, le soir, une nouvelle dose. Restauré par un paisible sommeil, il vint me trouver le lendemain matin, et me protesta qu'il se sentait parfaitement guéri, et que son unique désir était de retourner le plus tôt possible dans sa famille, afin de reprendre ses occupations.

Je me vis donc forcé de consentir à son départ, en lui recommandant toutefois de continuer, pendant quelques semaines, non seulement la diète, mais encore le traitement, parce que je craignais une rechute ; il me le promit. Je parvins aussi à le décider à retarder son départ jusqu'au 4 septembre, jour où je le ferais reconduire, par un homme sûr, jusque dans sa demeure, éloignée de dix milles de la mienne.

En attendant, sa guérison marchait. Il se levait le matin, causait, était joyeux, lisait et écrivait assidument, et allait se promener après midi. Il mangeait et buvait comme un homme bien portant ; il avait tous les jours une selle, et ne se plaignait plus que des flatuosités qui l'incommodaient toujours, principalement le soir ; mais c'était un mal auquel il était sujet depuis plusieurs années.

Je lui donnai par écrit une instruction sur la manière dont il devait se conduire. J'y joignis deux petites poudres avec une goutte *nux vomic.* 18 et 24, deux autres poudres avec une goutte 9 *pulsatille*, et une cinquième avec un centième de grain *or*. Il devait prendre cette dernière le sixième jour après son retour, dans le cas où il se sentirait de nouveau des distractions, de l'abattement, de la pesanteur dans la tête, ou même le vertige.

Si aucun dérangement ne se montrait dans ses facultés intellectuelles, s'il ressentait seulement de l'irritation dans le bas-ventre, de l'obstruction, il devait prendre la première poudre, et huit jours après, la seconde. Il ne devait faire usage de la pulsatille que dans le cas où, après avoir pris les deux poudres, il éprouverait de la pression dans la tête et de l'excitation. Je le priai aussi de tenir un journal de tout ce qu'il sentirait, et de me l'envoyer de temps en temps.

Il partit le 4 septembre ; et, deux jours après, il était heureusement rendu chez lui. Pendant la route, il s'était assez bien porté, quoiqu'il n'eût pas observé strictement le régime que je lui avais prescrit. Il est vrai qu'au lieu de café, il avait bu quelques tasses de lait ; mais il n'avait pas voulu s'abstenir de vin, pensant qu'il en supporterait plus facilement les incommodités du voyage. Cependant il en avait peu bu. Arrivé chez lui, il avait annoncé son projet d'observer une diète sévère.

Dix-huit jours après, je reçus son journal, qui allait jusqu'au 17 septembre. Son corps ne l'avait pas fait souffrir, mais c'était son esprit. Le matin surtout, avant d'avoir mangé, il était redevenu misanthrope et craintif. L'*or* avait produit peu d'effet; la poudre *nux vom.*, prise le 14, et plus encore la *pulsatille*, prise quelques jours après, avaient eu des résultats bien plus satisfaisans.

Je lui envoyai donc deux nouvelles poudres avec une goutte 12 *pulsatille*, et une autre avec une goutte *belladonne*. Je lui recommandai de prendre cette dernière six jours après le dernier paquet de *nux vom.*, qu'il avait encore en réserve, dans le cas où son état ne s'améliorerait pas, et de ne faire usage de la pulsatille qu'autant qu'il n'apercevrait pas de changement sensible.

Le second journal que je reçus allait jusqu'au 4 octobre. Ce malade était rentré dans ses fonctions à la Saint-Michel. Avant même la réception de ma dernière lettre, il s'était trouvé beaucoup mieux. Cependant il prit encore les poudres que je lui avais envoyées. Le 21 octobre, il me demanda de nouveau deux paquets de pulsatille, remède dont il éprouvait le plus de bien. Enfin, le 9 novembre, j'appris qu'il était, pour ainsi dire, parfaitement rétabli; cependant, il ne pouvait encore manger des légumes difficiles à digérer, parce qu'ils lui donnaient des vents. Dès lors il se porta bien pendant une année entière; mais, ayant eu une attaque d'apoplexie, il mourut au bout de trois semaines, après avoir eu vainement recours à la médecine allopathique.

13ᵉ OBSERVATION, PAR LE DOCTEUR SPOHR (1).

Le fils d'un pauvre journalier d'Ahlshausen était tombé malade depuis plusieurs jours, lorsque, le 2 novembre 1826, je fus appelé pour le soigner. J'allai le voir le lendemain et, en partie

____

(1) Annales homœop., vol. I, pag. 58; 1830.

par ce que me dirent ses parens et le pasteur, en partie par mes propres observations, je reconnus à sa maladie les caractères suivans :

Frédéric Th. était âgé de seize ans; c'était un petit jeune homme rabougri, d'un tempérament colérico-sanguin; son teint était jaune, ses cheveux noirs. Il avait toujours été d'un caractère vif et gai, s'était montré un écolier obéissant et studieux, et plus tard avait été fort assidu à son travail. Mais tout à coup, vers la fin d'octobre, il était devenu triste sans qu'on sût pourquoi. Il laissait sa tête penchée sur sa poitrine, restait à côté de son rouet sans rien faire, malgré les réprimandes de ses parens, ce qui ne lui était jamais arrivé auparavant. Il ne parlait plus, en sorte que ses parens craignaient qu'il n'eût perdu la parole, il pleurait souvent, avait le regard fixe comme un homme plongé dans de profondes rêveries et paraissait lire sans cesse dans une Bible qu'il avait sur les genoux. Il mangeait, mais sans grand appétit; buvait souvent, mais peu à la fois, et avait à peine une selle en trois jours. Le soir il se sentait fatigué de bonne heure; mais, une fois au lit, il s'agitait en tous sens sans trouver le sommeil; le matin seulement il avait quelques heures d'un sommeil profond.

Lorsque je lui fis quelques questions, il se mit à pleurer à sanglots, mais ne répondit pas un mot. Cependant il paraissait comprendre ce que je lui demandais, car de temps à autre il faisait un signe de tête. Il me montra aussi sa langue et me donna son pouls à tâter, mais non pas sans laisser percer de la défiance. J'eus à vaincre une résistance opiniâtre de sa part pour déboutonner son pantalon et examiner ses parties génitales. Je n'y trouvai rien d'extraordinaire, si ce n'est qu'il n'était point encore arrivé à la puberté. Je lui tâtai le bas-ventre, le creux de l'estomac, la poitrine, sans qu'il donnât aucun signe de douleur. Il avait le pouls lent et faible, la langue pure, les mains et les pieds tout froids, et la peau rude comme lorsqu'on a la chair de poule. Je demandai à ses parens s'il n'avait pas fait quelque maladie grave dans son enfance, s'il n'avait pas eu la gale ou s'il n'avait pas souffert des vers. Ils m'assurèrent qu'il n'avait jamais eu ni éruptions cutanées, ni même la gourme. Je l'avais vacciné moi-même et le vaccin avait parfaitement pris. Il avait rejeté quelquefois des lombrics, mais sans avoir été malade.

J'avais sur moi quelques remèdes homœopathiques dont aucun ne me parut plus convenable que la *belladonne*. J'en fis donc tomber une *goutte* 18 sur un morceau de sucre que je voulus faire prendre au malade. Mais il ferma la bouche et se défendit de toutes ses forces. Le pasteur, qui l'aimait et qui avait d'ailleurs toute sa confiance, essaya de l'y décider par la douceur, mais sa défiance était telle que tout ce qu'il put lui dire fut inutile. Il fallut donc recourir à la force, et ce fut bien pis encore. Quatre hommes furent à peine en état de le contenir et de lui ouvrir la bouche; encore coupa-t-il presque le doigt du pasteur et rejeta-t-il la plus grande partie du morceau de sucre. Cette lutte le mit tellement hors de lui qu'il se roula à terre en poussant les hauts cris.

J'appris le lendemain, par le pasteur, qu'après mon départ il était devenu plus tranquille et qu'il avait même mangé quelques cuillerées de soupe à l'eau. Au grand étonnement de chacun, il s'était endormi d'un sommeil paisible, dès qu'il avait été au lit, et ne s'était éveillé que le lendemain matin à quatre heures. Pendant la nuit il avait un peu transpiré. Mais il avait recommencé alors à s'agiter, à pleurer, à gémir. Lorsque le pasteur l'était allé voir à huit heures, il l'avait encore trouvé dans son lit et il ne paraissait pas disposé à le quitter. Il lui avait semblé qu'il avait envie de vomir; au moins l'eau lui montait-elle souvent à la bouche; mais il ne la rendait pas, il l'avalait de nouveau. Il se repliait aussi sur lui-même, comme s'il eût eu des coliques. Il continuait à transpirer un peu; mais sa transpiration était froide et visqueuse, ses pieds et ses mains étaient également froids, quoiqu'il fût au lit. Au reste il le croyait moins capricieux et il espérait parvenir à lui faire prendre les remèdes. Sa taciturnité était toujours la même, et il était facile de s'apercevoir que s'il ne parlait point, c'est qu'il ne pouvait pas; car il faisait d'inutiles efforts pour cela.

Je lui envoyai une petite dose de sucre de lait avec une *goutte 6 cina*, en lui recommandant de la faire prendre aussitôt au malade ; pour nourriture, je prescrivis une soupe au lait.

Le 5 novembre, c'est-à-dire le lendemain du jour où il avait pris la poudre, de meilleures nouvelles me parvinrent déjà. Le malade s'était levé à midi ; il était toujours aussi mélancolique, il avait même pleuré ; mais on ne s'apercevait pas qu'il souffrît. La nuit il avait eu un sommeil paisible. Eveillé à trois heures, il avait demandé à voix basse, mais intelligible cependant, qu'on le conduisît à la selle, et il avait eu une forte déjection qui fourmillait d'ascarides. Il se plaignait encore de temps en temps de douleurs dans le ventre, mais il n'avait plus envie de vomir et l'eau ne lui montait plus à la bouche. Les anciens symptômes étaient toujours les mêmes. Il s'asseyait tout replié sur lui-même, pleurait souvent, parlait, il est vrai, mais à voix basse, encore cela paraissait-il lui coûter de grands efforts. Cependant sa langue ne semblait pas plus épaisse. Ses pieds et ses mains étaient toujours froids ; il avait toujours la chair de poule. Il se plaignait de sourdes douleurs dans la tête, surtout dans le cerveau ; ses yeux, les muscles de son visage, ses bras étaient agités alternativement de mouvemens convulsifs. Il restait presque toujours assis plongé dans une espèce d'assoupissement, et était tellement craintif qu'au moindre bruit il tressaillait. Enfin il avait de fréquentes tranchées, sans pouvoir aller à la selle.

Je crus devoir laisser agir encore le remède. Cependant j'envoyai au pasteur une nouvelle dose de sucre de lait avec une *goutte hyosc. 18*, en lui recommandant de ne la faire prendre au malade que dans le cas où le lendemain matin les symptômes seraient encore les mêmes, ou même si les convulsions augmentaient. Je le priai aussi de ne m'écrire qu'au bout de cinq jours, à moins qu'un changement sensible ne s'opérât de suite dans l'état du malade.

Le 10, je reçus une lettre de lui. Dès le 6, il avait donné la poudre que je lui avais envoyée, parce que les symptômes étaient les mêmes que la veille et que les convulsions avaient même augmenté. Le remède avait fait merveille. Aussitôt les maux de ventre et les convulsions avaient cessé, la tête s'était dégagée, le froid des pieds et des mains avait disparu, et le malade pouvait de nouveau parler à haute voix. Il ne lui restait donc plus qu'à recouvrer son ancienne gaîté.

Il s'était levé bien portant, s'était mis à son rouet et avait même un peu travaillé ; mais il lisait encore la Bible, qu'il ne voulait pas se laisser prendre, parlait de la mort, et était si triste qu'il était à craindre qu'il n'attentât à ses jours, si on ne le surveillait pas avec soin. On avait tâché de le distraire ; mais tout cela n'avait servi qu'à le rendre plus mélancolique. Au reste, son ancienne constipation avait été remplacée par une diarrhée accompagnée de violentes coliques quelques instans avant que d'aller à la selle.

A ces symptômes répondait *hellebor. nig.* J'en envoyai donc au pasteur une *goutte* 6 dans une dose de sucre de lait, en le priant de ne m'écrire l'effet du remède que huit jours après. En même temps je lui recommandai de faire surveiller attentivement le malade crainte d'accidens. Quant à la diète, je ne changeai rien à ma première prescription, seulement je permis de lui donner un bon verre de bière de houblon.

Dès lors le jeune homme alla de mieux en mieux. Le 20, j'appris avec plaisir qu'il prenait goût de nouveau à la société, qu'il fuyait la solitude, que sa gaîté revenait peu à peu et qu'il avait volontairement mis de côté la Bible. De temps à autre seulement il éprouvait encore des accès de mélancolie qu'on dissipait cependant avec plus ou moins de peine en lui parlant et en l'amusant. La diarrhée et les coliques avaient cessé aussitôt qu'il avait pris la poudre. Il était de nouveau constipé, et se plaignait d'un grand abattement dans tout le corps et d'un tiraillement douloureux dans les membres.

Je lui envoyai une nouvelle poudre avec une *goutte veratr. alb.* 15. Il fut complétement guéri.

14ᵉ OBSERVATION, PAR M. RUCKERT (1).

Madame D. à St., âgée de quarante-cinq ans, d'un tempérament colérique, était adonnée aux boissons fortes. Souvent
déjà elle avait été prise d'une espèce de fièvre bilieuse qui se déclarait à la suite de violentes émotions, maladie que j'avais déjà
traitée homœopathiquement en 1823. Dès lors ses règles n'avaient
point reparu. Depuis quelques semaines elle éprouvait une grande
tristesse, à laquelle se joignit peu à peu de l'inquiétude. Le 5
mai 1824, la malade accourut chez moi tout en larmes, en me
priant de la guérir.

Elle avait des angoisses continuelles, des battemens de cœur ;
elle redoutait tout le monde, ne voulait se laisser voir de personne, regardait les autres comme ses ennemis. Tout la mettait au
désespoir ; elle pleurait aussitôt et ne supposait personne capable
de quelque bonne action.

Son teint était pâle, presque furieux ; son regard trouble, désespéré. Elle n'avait aucun appétit, mais une soif ardente. Ses
membres semblaient engourdis. Elle était très-épuisée et d'une
faiblesse extrême. La nuit, l'inquiétude, les angoisses l'empêchaient de dormir. Elle tremblait devant l'avenir.

Je lui fis prendre une dose *pulsat.* 12 ; quelques jours après
elle m'apprit qu'elle allait mieux. Dès lors elle jouit d'une bonne
santé.

15ᵉ OBSERVATION, PAR M. RUCKERT (2).

S. de T., en Bohême, d'une constitution délicate, sensible,
mais d'un caractère gai, âgée de trente-trois ans, toujours occupée des soins de son ménage, eut peur pendant sa menstruation,
en mars 1824, d'un gros chien enragé qui ne lui fit cependant
aucun mal. Ses règles s'arrêtèrent aussitôt, et elle eut recours
aux remèdes les plus violens pour les faire revenir. Tout à coup

(1) Annales homœop., vol. I, pag. 62 ; 1830.
(2) Annales homœp., vol. I, p. 63 ; 1830.

elle commença à enfler. Un nouveau remède allopathique fit disparaître l'enflure. On lui donna un onguent pour se frictionner le bas-ventre. Elle s'en frotta pendant un jour en ayant soin de s'approcher du feu afin que l'onguent s'absorbât plus vite. Mais il lui sembla que quelque chose lui montait à la tête et elle devint plus inquiète et plus triste d'heure en heure. Le 24 septembre on vint me consulter ; je remarquai les symptômes suivans :

C'était la femme d'un boucher un peu brutal, sans éducation et enclin à l'avarice, qui était de beaucoup plus grand qu'elle. Pendant longues années elle avait supporté avec une patience silencieuse les emportemens et la rudesse de son mari, sans cesser de se livrer aux soins nombreux de son ménage, dont elle seule était chargée. Cependant on ne peut pas dire qu'ils aient été malheureux ensemble, ils avaient même eu deux enfans. Mais alors sa sensibilité surexcitée par la maladie, lui rendait bien plus pénible la rudesse de son mari. En général, la crainte et la méfiance dominaient chez elle ; elle redoutait non seulement son mari, mais même ses connaissances et les étrangers, et rien ne pouvait lui faire entendre raison, surtout lorsque le soir arrivait. Il fut impossible de lui persuader de venir me voir ; elle s'était imaginé que ma maison était un coupe-gorge où elle serait infailliblement tuée.

Il y avait quatre semaines qu'elle s'était mise à courir autour d'un étang par la plus grande chaleur d'une journée d'août, et lorsque son mari avait voulu la faire rentrer à la maison, elle avait eu une telle frayeur qu'elle s'était précipitée dans l'eau dont on était parvenu heureusement à la retirer. Pour la punir de cette escapade, son imprudent mari l'avait liée et battue.

Dès ce moment elle se sauvait chaque soir, allait chercher un asile dans des villages éloignés et ne dormait jamais deux nuits de suite chez la même personne. Elle craignait sérieusement d'être empoisonnée ou vendue par ceux qui l'entouraient, et prétendait avoir été ensorcelée par son mari.

La nuit elle avait des rêves effrayans.

Elle se plaignait d'ailleurs d'élancemens dans la tête, surtout au front, de gonflement dans le ventre après avoir mangé. Souvent elle éprouvait des tressaillemens dans la jambe droite. Sa face devenait de plus en plus rouge et brûlante à mesure que la crainte ou l'inquiétude approchait.

Souvent elle jouissait pendant des heures de toute sa raison ; alors elle était très-tranquille.

Je lui fis prendre *bellad.* 21 ; mais, n'ayant encore remarqué aucune amélioration dans son état, le 4 octobre, je lui donnai *datur.* 6, et quatre ou cinq jours après, *hyosc.* 9.

Je la revis le 5 novembre. A tout prendre, elle était mieux ; elle n'avait presque plus de frayeurs ; elle dormait, mangeait, buvait, et vaquait aux soins de son ménage ; mais elle ne pouvait se livrer à certains travaux d'intérieur, parce qu'il lui semblait, disait-elle, qu'une voix le lui défendait. Elle écrivait beaucoup, même la nuit. Les picotemens et les élancemens dans la tête et le front étaient encore violens. Elle avait des frissons continuels et se sentait de grandes dispositions à pleurer et à s'attrister.

Je lui envoyai alors *pulsat.* 6, qu'elle devait prendre le lendemain matin à jeun, et dix jours après, *veratr. alb.* 6.

Elle fut parfaitement guérie ; ses règles reprirent leur cours, son esprit se rasséréna, et elle se porta bien jusqu'à l'automne de 1828, où elle retomba malade par suite de mauvais traitemens.

16ᵉ OBSERVATION, PAR M. RUCKERT (1).

D., maréchal-ferrant à S., âgé de trente-six ans, d'une constitution robuste, trapu, vigoureux, n'avait jamais été malade, si l'on en excepte les maladies d'enfance et une côte cassée qui avait bien été remise, mais qui cependant lui causait encore de temps en temps quelque douleur. Il avait eu aussi une hernie qui lui donnait souvent des tranchées lorsqu'il ne portait pas de bandage. Dans le courant de l'été de 1826, il voulut rebâtir sa maison, et pendant tout un hiver rigoureux il fut occupé à faire

(1) Annales homœop., vol. I, 64 ; 1830.

venir des pierres. Il eut beaucoup à souffrir de la fatigue et du froid. A cela se joignirent des inquiétudes de toute espèce, parce que les tracasseries de la police lui suscitèrent des difficultés sans nombre et le réduisirent presque à la misère.

Un soir qu'il se promenait, au mois de juin, sur le bord d'un étang, absorbé dans ses tristes pensées, il crut voir une apparition qui lui ordonnait de sauter dans l'étang, en ajoutant qu'il était perdu sans ressources, qu'il devait périr. Sa frayeur fut grande, et dès cet instant ses parens remarquèrent en lui une singulière inquiétude. Au mois d'août tout son corps se couvrit d'une espèce de pourpre très-rouge, sourtout dans les parties couvertes de vêtemens. Pendant trois semaines l'éruption parut et disparut alternativement, accompagnée de chaleurs, de frissons ; ses pieds et ses mains pelèrent ; sa transpiration était fétide. Tout à coup le pourpre cessa après une boisson froide ; plus de rougeurs, mais peau sèche et brûlante et de temps à autre de petits miliaires blanchâtres. Dès lors il fut en proie aux soucis et à l'inquiétude ; il croyait qu'il ne pourrait jamais achever sa maison, qu'il fallait cesser d'y travailler, qu'il ne pouvait rester où il était, et il méditait des projets de suicide.

Son inquiétude augmentait sans cesse ; les remèdes ne servaient de rien, jusqu'à ce qu'enfin j'entrepris sa cure le 20 octobre 1826. Il était dans l'état suivant :

C'était un homme très-charnu, avec un goître monstrueux, une figure bouffie, des yeux petits et un regard qui trahissait une grande inquiétude intérieure. Il ne pouvait rester en place, mais se promenait sans cesse dans la chambre.

Il se plaignait en outre d'une grande inquiétude qui ne lui laissait de repos ni nuit ni jour. Il fallait, répétait-il sans cesse, qu'il quittât sa maison alors terminée, il n'y serait jamais heureux, il voulait à toute force la vendre. A cette inquiétude terrible, qui provenait il ne savait d'où, se joignaient une chaleur et une rougeur brûlante au visage. Il s'imaginait, en craignant de l'avouer, quand ses inquiétudes le prenaient, il s'imaginait, dis-je, qu'il devait se tuer. Il avait donc peur et ne voulait jamais rester seul; il se faisait accompagner partout et priait sa famille de ne pas le perdre de vue un instant, de crainte qu'il n'attentât à ses jours. Malgré la surveillance active qu'on exerçait sur lui, il s'était jeté deux fois dans l'eau, et une autre fois on l'avait trouvé pendu à une corde qu'on n'avait eu que le temps de couper.

Du reste son corps n'était point malade, à l'exception d'un malaise dans le creux de l'estomac et d'un tiraillement dans la tête. Il buvait et mangeait avec appétit, allait régulièrement à la selle et s'endormait toujours à la même heure à peu près. Il ne pouvait supporter le feu de sa forge, sa vue s'obscurcissait en s'en approchant; il suait beaucoup lorsqu'il travaillait.

Je lui fis prendre *belladon.* 21, *gutt.* 1.

Le 2 novembre, j'appris que son état était absolument le même; le remède ne convenait donc pas, et je lui envoyai *une goutte arsen.* 24. Le résultat fut tel qu'on pouvait le désirer.

Le 11 novembre, j'appris que de suite après avoir pris le remède, il s'était trouvé beaucoup mieux. Son inquiétude, ses idées de suicide l'avaient quitté; il disait lui-même qu'il n'avait plus envie de se donner la mort. Il recommençait à fréquenter ses amis, et faisait seul des courses à pied d'une à deux heures. La nuit il avait un sommeil long et paisible, et se réveillait de bonne heure fortifié par le repos. Il avait du plaisir à manger et à boire. Il ne lui restait plus qu'une idée, c'est qu'il fallait qu'il abandonnât son métier, parce qu'il ne pouvait encore supporter le feu. Il se plaignait souvent de la tête, il lui semblait qu'on la lui serrait avec un instrument. Je crus devoir laisser le remède agir encore.

Le 21, les mêmes symptômes existaient toujours. Il sentait une pression douloureuse dans la région occipitale et frontale et était aussi très-sensible à l'air froid, qui lui donnait des coliques; mai son esprit était sain et gai. Je lui fis prendre encore *nux vom.*, *bellad.*, *ignat.*, et enfin *arsen.* à petites doses, et j'en obtins les plus heureux résultats.

17ᵉ OBSERVATION, PAR LE DOCTEUR MARTINI (1).

A. P., âgée de vingt-cinq ans, d'une humeur tranquille et pacifique, à qui de vives émotions causaient facilement des attaques d'épilepsie, et qui était enceinte pour la seconde fois, accoucha heureusement, et sans travail, d'une fille bien portante, le 3o mars 1828.

Elle se trouvait si bien que, dès le troisième jour, elle ne craignait pas de quitter son lit pour aller tricoter près de la fenêtre. Elle en agit de même le quatrième, et, dès le cinquième, elle quitta sa chambre, et mangea à dîner d'une soupe au lard. Tout s'était bien passé jusque-là : la sécrétion du lait était à l'état normal, et s'était opérée sans douleur; il en était de même de l'écoulement des lochies.

Mais le soir, 4 avril, elle devint tout à coup silencieuse et pensive, quoiqu'elle se fût entretenue à midi encore, avec une de ses amies, de la manière la plus agréable. Elle se plaignit de souffrir, devint pâle avec le regard fixe et les pupilles très-dilatées, et eut, dans la nuit, plusieurs violentes attaques d'épilepsie, après lesquelles, comme à l'ordinaire, elle tomba dans un profond sommeil. En se réveillant, elle se sentit de la pesanteur dans la tête et une grande faiblesse dans tout le corps. Elle alla assez bien dans la journée, mangea de quelques alimens légers, et donna plusieurs fois à téter à son enfant. Mais le soir, son état empira, et elle donna plusieurs signes d'aliénation mentale. Elle parla de la mort de son enfant, qui vivait, d'une fausse couche qu'elle aurait faite, et elle assura qu'elle mourrait elle-même à minuit. On parvint à la tranquilliser; et, en partie de gré, en partie de force, on la mit au lit. Quelques heures après, elle entra dans la plus violente fureur. Elle criait, elle se débattait d'une manière terrible; elle frappa son mari, et lui donna des coups de pied, à lui qu'elle avait tendrement aimé. Elle battit également ses parens, leur déchira leurs habits, brisa sa cruche à eau, cassa des cuillers,

(1) Annales homœp., vol. I, pag. 67; 1830.

répandit de l'eau sur elle, prétendant qu'on voulait la brûler, s'élança de son lit pour s'enfuir ; en un mot, elle fit tant de folies, que deux hommes avaient de la peine à la contenir.

Dès le commencement de sa maladie jusqu'au 13 avril, j'employai tous les remèdes allopathiques indiqués par la science ; mais tout ce que j'avais obtenu, ce fut un intervalle lucide d'environ dix-huit heures, le 10 avril, intervalle après lequel la fureur était revenue tout aussi violente. Ce jour-là, on m'adjoignit le docteur Spohr, avec qui je tombai bientôt d'accord de traiter la malade homœopathiquement.

Elle était alors dans l'état suivant : Elle éprouvait des accès de fureur terribles ; elle maltraitait ses parens, qui lui avaient été si chers, déchirait leurs habits et les siens ; mangeait du papier, de la paille, du lin et d'autres matières pareilles. Son regard était fixe et féroce ; ses pupilles très-dilatées ; elle se plaignait de sécheresse dans le cou, et ne buvait pas cependant, parce qu'elle craignait d'être empoisonnée. Elle crachait sur ceux qui la soignaient, et, autant que possible, au visage, ou bien elle leur jetait sa salive avec les doigts. Souvent elle ressentait de grandes inquiétudes ; elle avait des battemens de cœur si forts, qu'on pouvait les voir et les sentir ; elle avait peur ; elle poussait souvent des cris de détresse, comme, au feu ! au secours ! Elle voulait fuir ; elle chantait, elle sifflait, elle riait, elle pleurait tour à tour. Elle frappait des mains au dessus de sa tête, et se les baisait volontiers. Tantôt elle prétendait être enceinte, tantôt elle disait avoir accouché, ou avoir fait une fausse couche. Elle ne dormait ni nuit ni jour, tant elle était agitée et loquace. Elle employait souvent les expressions les plus lubriques, brisait les vitres, jetait son pot à eau. Elle reprochait aux autres leurs fautes et leurs faiblesses ; elle était méfiante, et ne voulait pas accepter à boire de chacun, parce qu'elle craignait d'être empoisonnée. La sécrétion du lait continuait toujours. Elle avait au sein droit un petit abcès. Depuis quelques jours, les lochies avaient cessé de couler. Les évacuations alvines étaient, du reste, à l'état normal.

Ces symptômes nous firent supposer que la *belladone* était le remède convenable, et nous lui en fîmes prendre une goutte 30 le soir même, assez tard.

Le lendemain matin, on nous fit dire que la malade, après avoir pris le remède, était entrée dans un accès de fureur inouï, qui continuait avec la même violence. C'était évidemment le remède homœopathique qui avait déterminé cette crise. Pour en combattre l'effet, nous prescrivîmes donc *hyosc.* 10, et les symptômes diminuèrent un peu.

Le 15, la malade n'était pas mieux. Nous pensâmes alors que les remèdes employés ne suffisaient pas, et qu'il fallait recourir à un plus énergique. Nous nous décidâmes pour le *veratr. alb.*

Nous en fîmes prendre aussitôt à la malade 12. L'effet en fut satisfaisant. Après s'être débattue pendant une heure encore, elle s'apaisa ; ses mouvemens devinrent moins violens ; elle traita avec plus de douceur les personnes qui l'entouraient, et on put la laisser sans surveillance. La nuit suivante, pour la première fois depuis sa maladie, elle dormit d'un doux et paisible sommeil, et le 16 tous les symptômes de fureur avaient disparu ; seulement elle était encore un peu loquace ; mais déjà on pouvait lui parler raisonnablement, et elle répondait assez juste aux questions qu'on lui adressait. Toute la journée le mieux se soutint ; seulement elle poussait de temps à autre un sauvage éclat de rire sans cause apparente, et laissait quelquefois aussi échapper des mots que la conversation n'amenait pas. Elle aimait toujours à parler des fautes et des défauts des autres.

Le soir, elle tomba dans un nouveau paroxysme de fureur, ce qui provenait sans doute de ce qu'elle n'avait pas observé strictement la diète que nous avions prescrite ; et de ce qu'elle avait mangé d'un mets préparé avec des baies de genièvre. Nous lui fîmes prendre une demi-goutte *veratr. tinctur.*, qui produisit un aussi heureux effet que la première fois.

Elle s'endormit immédiatement, et ne se réveilla que le lendemain matin, parfaitement tranquille et raisonnable. Le 17 et le 18 se passèrent sans accidens. La malade agit et parla comme

I.   4 si elle n'avait jamais perdu la raison ; la nuit avait été fort bonne. Le 18, au soir, nous lui permîmes d'aller se promener un peu dans le jardin. Plusieurs voisins vinrent la visiter, entre autres un qu'elle n'avait jamais pu souffrir. Son aspect l'agita de nouveau ; elle se fâcha, fut grossière envers lui, et il fut impossible de l'apaiser.

Le soir, elle traita aussi mal ses parens ; cependant, elle dormit tranquillement, et, les deux jours suivans, elle fut en possession de toute sa raison. Mais le 21, elle redevint silencieuse et pensive, comme si elle souffrait beaucoup, sans perdre toutefois son bon sens. Elle refusa de boire et de manger, et parla avec indifférence de sa mort prochaine.

Peut-être avions-nous donné une trop forte dose de *veratr. alb.* Nous lui fîmes donc prendre *aconit* 10, en partie comme antidote, en partie comme remède curatif. Bientôt elle devint moins triste ; elle but et mangea avec appétit.

Tout alla bien jusqu'au 24 ; mais, ce jour-là, une enflure s'étant déclarée dans les tibias, nous lui administrâmes une goutte *helleb. nig.* 18. Vingt-quatre heures après, l'enflure avait disparu. Elle se sentit même assez forte pour allaiter de nouveau son enfant.

Elle jouit, dès lors, d'une santé excellente jusqu'au 11 mai, où les symptômes suivans se montrèrent de nouveau.

Elle parlait avec une loquacité et une volubilité extraordinaires ; elle avait des inquiétudes qui l'empêchaient de rester en place ; souvent elle riait sans cause ; elle prétendait avoir proposé une énigme ; elle avait des insomnies et de grandes dispositions à pleurer. Elle déchirait des morceaux de vêtemens, et brisa son pot à eau ; enfin, elle se versait de l'eau sur la tête. Du reste, elle reconnaissait ses parens, et suivait ce qu'ils lui disaient.

Comme le *veratr. alb.* avait produit déjà des effets si prompts, nous lui en fîmes prendre le même jour une goutte 12. Son état empira un peu ; mais elle se trouva bientôt mieux, et, l'après-midi du 12, elle fut tranquille.

Elle mangea et but raisonnablement, donna plusieurs fois le

sein à son enfant, le caressa avec tendresse, et, en un mot, on put être content d'elle.

Le soir, à sept heures, la maladie offrait les symptômes suivans : Après avoir parlé à plusieurs reprises en méchans vers, elle fut prise d'une espèce de crampe de poitrine ; sa respiration devint courte, rapide, pénible ; ses traits inquiets ; et, quelques minutes après, elle tomba sans force à terre ; ses extrémités étaient froides et flasques.

Il est vrai qu'elle se releva bientôt ; mais l'oppression ne fit qu'augmenter ; il lui semblait qu'elle allait étouffer.

Nous lui donnâmes une goutte *bellad.* 18, après lui avoir fait prendre quelques morceaux de camphre comme antidote du *veratr. alb.* L'oppression cessa.

Le 13, les chants, les rires, les pleurs, les accès de la fureur la plus violente, les actions les plus insensées se succédèrent sans interruption.

Quoique la belladone eût fait cesser l'oppression et eût procuré à la malade une nuit paisible, et qu'elle correspondît parfaitement aux symptômes de fureur, elle ne nous parut pas cependant être le remède le plus convenable. Nous lui donnâmes donc une goutte *stram.* 12. Ce remède ne produisit aucun effet ; les symptômes restèrent les mêmes jusqu'au 16, où nous nous décidâmes pour l'*hyoscyamus.*

La malade était transportée de fureur, lorsqu'on l'empêchait de faire ce qu'elle voulait ; elle injuriait, elle battait tout le monde sans distinction ; elle parlait à tort et à travers, pleurait et riait tour à tour. Elle était inquiète ; ses membres tremblaient ; la sécrétion du lait était excessive.

Les remèdes homœopathiques produisirent ici encore un effet satisfaisant. Tous ces symptômes furent comme coupés. La malade devint bienveillante, aimante ; elle parla raisonnablement ; elle s'occupa avec plaisir de son ménage.

Le mieux se soutint. Elle racontait combien de fois, dans sa maladie, elle avait été prise d'une inquiétude qui la poussait, comme par une force irrésistible, à agir comme elle avait fait.

Cette inquiétude lui revenait bien de temps à autre; son visage devenait rouge et brûlant; et, dans le moment, elle ne savait où elle était; mais cela ne durait pas long-temps. Son corps s'acquittait parfaitement de toutes ses fonctions; seulement elle se sentait triste le matin ou lorsqu'elle avait dormi dans l'après-dînée. Une dose de *nux vom.* suffit pour la guérir complétement.

18ᵉ OBSERVATION, PAR LE DOCTEUR SCHWARZ (1).

D., âgé de quarante-sept ans et père d'une nombreuse famille, homme grand et d'une corpulence moyenne, avait été attaqué en 1813 de la fièvre nerveuse épidémique. Il se trouvait alors dans la position la plus défavorable, ce qui contribua sans doute en partie à ce que ses médecins le déclarassent un homme perdu. Il n'en guérit pas moins, bien que très-lentement.

Dès lors, il s'était toujours bien porté. Il vivait heureux et content de son sort.

Il y avait huit mois environ qu'il avait ressenti des douleurs qui portèrent la perturbation dans son organisation physique et morale. Il perdit non seulement l'appétit et le sommeil, mais ses digestions devinrent irrégulières, et ses traits altérés dénotèrent la mélancolie, le découragement, la misanthropie. Il se croyait incapable de continuer ses fonctions, ne voyait en perspective que l'avenir le plus misérable, tremblait sur le sort de ses enfans, et ces tristes pensées, qui ne le quittaient pas un instant, l'empêchaient de s'endormir. La nuit, il était agité de rêves effroyables, se relevait souvent; tous les jours il se sentait plus mal, et se plaignait surtout d'un sentiment douloureux qui lui montait du bas-ventre à la poitrine et à la tête.

Je pensai que le *rhus* était le remède le plus convenable, et le 30 décembre je lui en fis prendre une petite goutte 30. Quinze jours après, il s'était déjà opéré une amélioration sensible dans son état.

Jusqu'au 28 janvier il alla de mieux en mieux sous tous les

(1) Annales homœop., vol. I, pag. 89; 1830.

rapports. Mais alors il éprouva un chagrin dont je me hâtai de prévenir les suites par l'administration d'une dose d'*aconit.*

Quelques jours après, jugeant que le premier remède avait cessé d'agir, je lui donnai *baryt. ac.* 18.

Depuis la mi-février, cet homme, généralement estimé, se trouve guéri, à la grande joie de sa famille.

19ᵉ OBSERVATION, PAR LE DOCTEUR TRINKS (1).

Un homme de quarante-deux ans, d'une constitution robuste, avait eu la gale dans son enfance, et, devenu homme, il avait été attaqué souvent de la syphilis. Malgré le mercure qu'il avait pris à doses énormes et sous différentes formes, ces maladies avaient produit en lui de tels ravages que la partie osseuse de son palais était détruite, son nez enfoncé, et que toutes ses dents étaient tombées, sans parler de ses autres souffrances. Un refroidissement lui causa tout à coup un érysipèle, qui guérit naturellement, mais bientôt il lui fut absolument impossible de se procurer une selle, le sang lui montait à la tête, et les purgatifs ordinaires n'y pouvaient rien. Il était indifférent, agité, irritable, et le soir, au lit, après avoir un peu dormi, il se mit à divaguer, s'entretint avec des esprits qui s'approchaient de lui pour chasser le diable qui voulait l'enlever. Il passa ainsi la nuit, s'endormit un peu vers le matin, et à son réveil parla à sa femme raisonnablement mais avec feu. Je le trouvai dans cet état, et je remarquai, en outre, qu'il avait le visage très-rouge, les yeux brillans, une soif ardente, le ventre médiocrement gros, l'instinct sexuel porté à un haut degré et le pouls très-agité. Je lui fis prendre aussitôt une petite dose d'*hyoscyamus,* qui ne produisit pas cependant de grands effets. Le soir il eut de nouveau le délire, ainsi que le lendemain ; il voyait des apparitions de toute espèce. Des lavemens d'eau lui procurèrent une selle. Le quatrième soir, pendant un paroxysme, je lui administrai une petite dose de *stramo-*

(1) Annales homœop., vol. I, pag. 230 ; 1830.

nium ; une heure après il était tranquille, et dormit toute la nuit. Il se réveilla dans son bon sens, et se porte bien depuis huit mois.

20ᵉ OBSERVATION, PAR LE DOCTEUR BETHMANN (1).

Une paysanne forte, robuste, de vingt-six ans, d'un caractère doux et paisible, était accouchée, il y avait quelques années, d'un enfant illégitime.

Quoique ses couches eussent été heureuses du reste, elle éprouvait depuis cette époque de fréquens et violens accès d'angoisses qui la forçaient à courir sans cesse d'un lieu à un autre sans trève ni repos.

Règles irrégulières.

Maux de tête, étouffemens, douleurs de reins.

Mais, disait-elle, elle se soumettrait avec résignation à toutes ces souffrances, « si son cœur était tranquille ». Elle ne pouvait dormir la nuit, et, quoiqu'on ne lui eût fait aucun reproche au sujet de la faute qu'elle avait commise, son inquiétude était si grande, elle éprouvait une agitation indéfinissable dans la tête, si forte, qu'elle crut ne pouvoir se guérir qu'en gardant le lit. Elle n'éprouva cependant pas plus de soulagement de ce moyen que de la communion, malgré les promesses du pasteur qui avait même prié avec elle. Son inquiétude était telle quelquefois qu'elle se croyait damnée.

Son sang se portait souvent à sa tête et lui causait des chaleurs au visage et à la tête.

Tous ces symptômes disparurent devant une petite dose de *pulsatilla*. Dès le second jour, elle avait repris son ancienne gaîté, et son esprit était aussi sain que jamais. Ni son sommeil ni ses occupations n'ont été troublés de nouveau jusqu'ici par la maladie dont je l'ai guérie.

(1) Annales homœop., vol. II, pag. 243 ; 1831.

21ᵉ OBSERVATION, PAR LE DOCTEUR ATTOMYR (1).

Odéja, jeune fille de dix-huit ans, d'un tempérament sanguin, avait eu la chlorose quelques années auparavant, et avait pris contre cette maladie de fortes doses de fer. Du reste, elle s'était toujours bien portée, à l'exception d'une péripneumonie dont elle avait été attaquée à la fin de sa dix-septième année. J'étais trop peu versé alors dans l'homœopathie, pour oser traiter homœopathiquement cette maladie aiguë: je lui pratiquai donc une saignée. Sans autre remède elle guérit en peu de temps.

Après sa guérison, tous les mois elle eut *molimina ad menstrua* plus ou moins violens; mais ce qui était plus dangereux encore, c'était une hémoptysie accompagnée de picotemens dans le côté. De fortes doses de *borax* forcèrent deux fois les menstrues à paraître.

Vers cette époque, la malade se rendit à Presbourg, où pendant huit mois elle n'eut pas une seule fois ses règles, mais par contre elle était sujette à de violens maux de dents, à des crachemens de sang, à des picotemens dans le côté, à des enflures des pieds, etc., lesquels revenaient chaque mois et de plus en plus douloureux. Ces souffrances, jointes à l'inquiétude qu'elles lui causaient, la réduisirent à l'état suivant:

Souvent des maux de tête affreux, surtout au front.

Couleur terreuse de la face.

Cercle bleuâtre autour des yeux; les yeux eux-mêmes sans éclat.

Goût amer, fade dans la bouche.

Dégoût pour le pain et la viande. Depuis huit mois elle n'avait pas mangé de viande, se contentant de fruits et de café pour toute nourriture. Mais alors elle ne pouvait en manger non plus, et se plaignait de n'avoir pas d'appétit.

Maux de cœur, accompagnés de douleurs d'estomac, et quelquefois vomissemens d'une matière bilieuse et glaireuse.

(1) Archives homœop., vol. X, pag. 99; 1831.

Souvent de forts saignemens de nez.

Picotemens dans le côté lorsqu'elle toussait, avec d'abondans crachemens d'un sang écumeux, quelquefois en telle quantité qu'elle salissait plusieurs mouchoirs en quelques minutes ; après quoi elle se sentait très-abattue. Des battemens de cœur, une respiration difficile et un profond sommeil mettaient fin à l'accès.

Plus de règles depuis l'administration du borax, huit mois auparavant.

Selles rares et peu copieuses.

Souvent de violentes tranchées.

Les jambes si lourdes qu'on les eût dites de plomb.

Tous les membres comme roués de coups.

Les coudes pieds enflés.

Rêves dans le sommeil. Ces rêves l'agitaient ; elle parlait tout haut en rêvant et battait des mains.

Disposition d'esprit toute particulière. Elle pensait avec beaucoup de plaisir à se noyer, et dès qu'elle apercevait de l'eau, elle se sentait comme attirée vers elle ; mais en même temps elle avait peur, en sorte qu'elle n'osait pas aller seule sur les bords du Danube.

Triste, elle pleurait souvent, sans savoir pourquoi.

Elle était de mauvaise humeur, mécontente de tout.

La moindre bagatelle la mettait en colère.

Elle ne parlait pas volontiers, ne desserrait pas les dents, pour ainsi dire.

Excessivement craintive, son inquiétude était extrême lorsque sa pensée s'arrêtait sur des fantômes.

Très-indifférente à son état moral, il lui était égal d'être bien portante ou non. Dégoût de la vie.

Après une longue délibération, je crus que la *pulsatille* était le remède qui répondait le mieux homœopathiquement à l'ensemble de ces symptômes. J'en donnai donc à la malade une goutte, 15, à prendre le 26 avril 1829, en lui recommandant de s'abstenir de café et de mets épicés, et de ne se nourrir que de chocolat sans vanille.

La nuit même elle eut de violentes tranchées. Le jour suivant elle saigna beaucoup du nez. Les picotemens dans le côté et l'enflure des pieds augmentèrent.

Le troisième jour parurent de nouveaux symptômes, tandis que les anciens s'affaiblirent. Elle se sentit surtout de si grandes envies de pleurer qu'elle aurait pu passer la journée entière dans les larmes. Elle cracha du sang une fois, mais en très-petite quantité.

Le quatrième jour, dégoût, nausée, vomissement, pas le moindre appétit, mais diminution de l'enflure des pieds.

Le cinquième, crampes dans le bas-ventre, pression sur les parties génitales, maux de reins. Ceux-ci continuèrent les deux jours suivans, tandis que les autres symptômes s'affaiblirent et disparurent.

Le huitième parurent des règles très-abondantes, sans douleur, elles durèrent trois jours.

Deux jours après, la malade alla se promener dans la campagne; elle se sentait, disait-elle, comme une enfant nouvellement née. Elle se promena très-long-temps sans sentir l'abattement et la pesanteur des pieds qu'elle avait éprouvés auparavant; au contraire elle était si légère qu'elle aurait pu voler. Elle avait aussi mangé avec appétit de la viande et du pain qu'elle avait eu si long-temps en horreur. Elle dormait sans rêve et sans frayeur. Mais elle s'extasiait surtout sur le rapide changement qui s'était opéré dans son esprit alors serein, content et dégagé complétement de toute idée de se noyer.

Les premiers mois, les règles revinrent d'elles-mêmes; mais en petite quantité et avec quelque douleur, jusqu'à ce qu'il se fût formé pour elles une espèce d'état normal. Quant à ses souffrances psychiques, elle n'en éprouva plus depuis.

22ᵉ OBSERVATION, PAR LE DOCTEUR ATTOMYR (1).

K....ch, âgé de vingt et quelques années, d'un caractère patient, d'un tempérament sanguino-colérique, très-actif, amateur

(1) Archives homœop., vol. X, pag. 104; 1831.

passionné de la peinture et de la musique, jadis robuste, fort, avait éprouvé, à la fin de mars 1830, un vif chagrin par suite d'une injustice d'un de ses chefs, et quelques jours après d'une lettre de son oncle non moins injuste. Bientôt il eut un accès de fièvre, et fut obligé d'entrer dans un hôpital de W. pour se faire soigner. Bon gré, malgré, on déclara sa fièvre, fièvre gastrique; mais comme cette prétendue gastrite ne voulait pas se guérir, il quitta l'hôpital et vint, conduit par un de ses collègues, me demander de le traiter.

C'était au milieu d'avril. Il ressemblait à un spectre, tant sa maladie l'avait changé en si peu de temps, et il était tellement défiguré, que je me reculai vivement lorsque je l'entendis frapper et que je l'aperçus par les vitres de la porte. Ce ne fut pas sans peine que je parvins à lui cacher mon étonnement et mon horreur. Il s'approcha de moi à pas chancelans, lents, excessivement circonspects, pour ainsi dire; me salua d'une voix basse, tremblante, et se laissa aller sur le siége que je lui offris avec la circonspection inquiète et les efforts d'un vieillard de quatre-vingt-dix ans. Je lui demandai où il souffrait; il me répondit que depuis quinze jours il avait une fièvre qui l'avait réduit à l'état où je le voyais. S'apercevant de mon incrédulité, son compagnon me raconta l'histoire de sa maladie. Je l'examinai avec le plus grand soin, et je trouvai les symptômes suivans :

La tête lourde.

Faiblesse extrême de mémoire ; il oubliait tout à l'instant. Lorsque je lui dis ce qu'il pourrait manger, il ne savait déjà plus au second plat la soupe que je lui avais prescrite ; il lui fallut donc tout écrire.

Tous ses sens étaient affaiblis, mais surtout la vue et l'ouïe ; il entendait mal, ne voyait aucun objet qu'à travers une espèce de nuage.

Il restait assis, regardant silencieusement devant lui, et pensant toujours, et malgré lui, à l'injustice qu'on lui avait faite. Il était impossible de le distraire de cette idée, qui occupait tellement son imagination, qu'il n'était pas rare, à ce que me dit son ami, de le voir les yeux attachés des heures entières à la même place, la lettre de son oncle à la main. Le bruit le plus grand ne le troublait pas : c'était au point que lorsqu'on avait employé la force pour le tirer de cet état, il ne savait rien de ce qui s'était fait autour de lui.

Il aimait surtout à être seul.

L'idée qui l'occupait presque tout le jour, lui permettait rarement de s'endormir avant minuit ; il se réveillait déjà à quatre ou cinq heures du matin.

Sommeil très-agité ; souvent il tressaillait de frayeur.

Il faisait les songes les plus variés, mais son idée fixe y occupait toujours la première place ; tout le reste se groupait autour d'elle. Pendant les quelques heures de sommeil dont il jouissait, il rêvait plus de choses qu'il n'aurait pu en raconter.

Douleur au côté gauche de l'hypochondre. La rate paraissait enflée et dure. La pression, et une marche un peu trop longue et trop rapide, augmentaient la douleur.

Ses cheveux tombaient en abondance.

Face terreuse, maigre, avec des cercles bleus autour des yeux.

Voix tremblante, basse à chaque parole ; les muscles de son visage se tiraient d'une manière horrible, comme par suite d'une atroce douleur.

Il ne parlait pas volontiers ; on l'inquiétait en lui répétant une question.

Aucun désir de manger et de boire. Mangeait-il, il était aussitôt rassasié.

Les mets lui semblaient fades.

Il avait toujours froid, surtout le soir.

Il se sentait très-faible et très-abattu. Tous ses membres étaient rompus ; il ne marchait qu'en chancelant, et avec autant de précaution que s'il eût craint de briser quelque chose.

Il rendait plus d'excrémens et d'urine qu'avant sa maladie.

Il était aussi décharné que s'il était malade depuis des mois.

Tel était ce jeune homme si frais et si robuste quinze jours auparavant !

La grande confiance que j'avais en l'*ignat.* me décida à en donner 12 *gutt.* 1 à mon malade, dans lequel se réfléchissaient, pour ainsi dire, tous les symptômes qu'elle produit, et à en attendre les effets pendant quelques jours.

Le lendemain, j'appris qu'il avait eu une nuit très-agitée et des maux de cœur. J'allai le voir le jour suivant, et je le trouvai tenant encore en main la lettre de son oncle, qu'il mit de côté cependant à mon arrivée, de son propre mouvement, ce qui ne lui était jamais arrivé auparavant. Il se plaignait surtout d'affreux bâillemens et d'insomnies, ainsi que d'une espèce de douleurs d'écorchure au côté intérieur de la joue. Les maux de cœur continuaient à le tourmenter.

Les bâillemens dont se plaignait le malade étaient pour moi un signe évident que le remède avait été bien choisi; aussi en attendais-je les meilleurs effets pour le lendemain. Mais le troisième et le quatrième jour se passèrent sans apporter la moindre amélioration à son état. Les douleurs que j'avais prises le second jour pour le résultat d'une crise homœopathique, augmentèrent. La joue enfla beaucoup; les gencives du même côté de la bouche devinrent également grosses et douloureuses; les fréquens bâillemens, l'insomnie, continuèrent.

Comme je trouvais toutes ces douleurs parmi les symptômes de l'*ignatia*, et que je me croyais autorisé à les regarder comme l'effet de la dose trop forte du remède qu'il avait pris, je résolus d'attendre quelques jours, et de ne rien changer au traitement.

Le lendemain, c'est-à-dire le cinquième jour depuis que je lui avais donné le médicament, le malade me fit chercher de bonne heure, prétendant être fort mal. Je le trouvai inondé de sueur, tout abattu, la respiration accélérée, le cœur lui battant violemment. Enfin j'appris qu'il avait eu vers le matin de violens vomissemens. Les matières qu'il avait rendues étaient mêlées à beaucoup de bile; enfin il n'était plus arrivé que de la bile en fort grande quantité.

Ces nouveaux symptômes n'affaiblirent point ma conviction; ils m'affermirent au contraire dans l'idée qu'une grande partie des effets primitifs du remède avait dû se perdre par ces vomissemens, et qu'en conséquence l'état du malade cesserait d'empirer.

Et il en fut effectivement ainsi. Les deux jours suivans, c'est-à-dire le sixième et le septième du traitement homœopathique, l'état du malade changea d'une manière frappante. Tous les symptômes avaient disparu à moitié ; il avait de l'appétit, un sommeil plus paisible, rarement des rêves ; il pouvait éloigner plus facilement l'idée de l'injustice qu'on lui avait faite, trouvait du plaisir à la lecture, se promenait volontiers dans la campagne ; ses yeux avaient repris de l'éclat, son ouïe et sa figure avaient recouvré toute leur finesse ; il ne se sentait plus aussi abattu ; l'enflure de ses joues diminuait à vue d'œil depuis qu'il était sorti de ses gencives une petite quantité de pus.

Il alla de mieux en mieux, et le quinzième jour déjà j'étais tout aussi étonné de son prompt rétablissement que je l'avais été des ravages produits en si peu de temps dans son corps et son esprit par la maladie.

Son âme fut délivrée du ver qui la rongeait, et son corps, qui souffrait pour elle, reprit sa vigueur et son embonpoint tout aussi rapidement. Le chétif malade redevint un jeune homme bien portant et vigoureux, à l'âme libre et sereine, aux joues colorées et pleines. Tous ses sens se trouvaient à l'état normal, la douleur au côté gauche de l'hypochondre avait disparu, et sept jours après il ne se plaignait plus ni de la grosseur et de la dureté de sa rate, ni de ses maux de tête, ni de la faiblesse de sa mémoire. Sa voix était mâle, sonore ; l'appétit lui était revenu avec les forces, et, à l'exception de ses cheveux qui tombaient en quantité, il ne restait plus aucune trace de cette dangereuse maladie psychique. Depuis lors il est toujours bien portant.

23ᵉ OBSERVATION, PAR LE DOCTEUR ATTOMYR (1).

Une jeune fille de dix-huit à vingt ans, d'une santé florissante, tomba en démence en voyant approcher le jour qu'on lui avait pré-

(1) Archiveshomœp., vol. XI, cah. 2, pag. 109 ; 1831.

dit être celui de sa mort. Plus ce jour terrible s'avançait, plus
son inquiétude augmentait, et elle finit par avoir la fièvre accompagnée de délire. Transportée à l'hôpital, à la section de clinique,
elle y fut traitée allopathiquement. Le second jour, sa fièvre dé-
générant en fièvre synoque, on lui fit une saignée, que j'aurais
volontiers remplacée par une dose *aconit* 30, certain que j'étais
d'obtenir par là des résultats pour le moins aussi heureux ; mais
comme ce cas regardait la clinique, je n'employai pas les remèdes
homœopathiques. L'état de la malade ne s'améliora pas, et quelques jours après elle tomba dans le délire. Elle riait, elle pleurait, elle se levait la nuit, essayait de grimper le long du mur,
ou de se sauver. Le jour, elle paraissait sourde-muette ; on ne
pouvait en obtenir une réponse. Le médecin en chef Ringseis se
décida alors à la traiter homœopathiquement.

Je lui donnai donc de l'*aconit*.

Lorsque je la revis, elle pouvait déjà comprendre les questions
que je lui adressais, et répondit à plusieurs par des signes de tête.
Deux jours après, elle jouissait de tout son bon sens, mangeait,
parlait, dormait, mais était si faible, qu'elle ne pouvait soulever
la couverture pour la ramener sur elle. Bientôt se déclarèrent les
symptômes d'une fièvre nerveuse, heureuse suite de la saignée
qu'on lui avait faite si à propos !!! L'homœopathie nous fut inutile
contre cette nouvelle maladie, qui nous offrait, comme beaucoup
d'autres de la même espèce, un opiniâtre météorisme. Tantôt
l'*arnica*, tantôt le *mercure* paraissaient faire diminuer l'enflure
du bas-ventre. Nous essayâmes aussi les remèdes allopathiques, et
nous lui fîmes prendre du vin, des soupes au riz ; on lui appliqua
des sinapismes, etc. Le résultat de tout cela fut que la malade
resta maigre, maladive toute sa vie, mais en possession de toute
sa raison. Lorsqu'elle quitta l'hôpital, je lui demandai si elle savait pourquoi elle était tombée malade : « Pour une cause bien
sotte », me répondit-elle.

24ᵉ OBSERVATION, PAR LE DOCTEUR ATTOMYR (1).

Un jeune paysan de dix-sept ans n'avait pas fermé l'œil depuis cinq jours et cinq nuits. Au lieu de dormir, il passait sa nuit sur une chaise, tantôt pleurant, tantôt chantant. Des soldats, des généraux, des coursiers, tel était le thème favori de ses imaginations.

Souvent le jour il accourait à la maison couvert de sueur et hors d'haleine, et se plaignait avec une inquiétude visible d'avoir été poursuivi soit par des soldats, soit par un taureau.

Souvent la crainte le faisait se cacher si bien qu'on passait des demi-journées à le chercher.

Le derrière de son chapeau, sa poitrine, sa flûte de pan, il avait tout orné de fleurs des champs qu'il appelait toutes romarin, celles même dont il savait le nom auparavant. Il avait coutume aussi de porter à lire aux personnes qu'il rencontrait, des feuilles et des chiffons de papier écrit roulés dans des morceaux de toile.

Il se tenait gravement dans la position militaire, son bâton passé dans sa ceinture ou dans la tige de ses bottes, l'en retirait tout aussi gravement et faisait mine de faire feu sur les personnes qui l'entouraient.

Souvent il marchait tout tordu, sans motif.

Lui demandait-on la cause de ce clochement subit, il prétendait que cela provenait d'une légère blessure qu'il s'était faite au pied à l'âge de six ans.

Il se querellait avec ses parens et battait ses frères et sœurs.

Pupilles très-dilatées.

Il mangeait peu, ne travaillait pas du tout. Son regard était trouble, sa face paraissait enflée, très-jaune. En marchant il enfonçait son chapeau sur ses yeux.

Je lui fis prendre trois doses *bellad.* $\frac{2}{30}$ dans l'espace de huit jours. Cela suffit pour le guérir d'une maladie de quatre semaines.

(1) Archives homœop., vol. XII, cah. 3, pag. 79; 1832.

25ᵉ OBSERVATION, PAR M. SEIDEL, CHIRURGIEN MILITAIRE (1).

L'*aurum* me rendit des services dans une mélancolie religieuse, suite de remords, caractérisée par une grande angoisse de cœur, de l'inquiétude, des pleurs, des prières, des rêves inquiets et effrayans, un grand sentiment de faiblesse, l'amaigrissement, des sueurs le matin, une menstruation très-douloureuse.

26ᵉ OBSERVATION, PAR M. TIETZE, CHIRURGIEN-ACCOUCHEUR (2).

La femme Hennigs, à Ober-Ebersbach, brune aux yeux bleus, âgée d'environ quarante ans, grande et maigre, avait déjà eu quelquefois des accès de mélancolie qui duraient six ou huit jours et cessaient le plus souvent sans qu'elle eût rien pris.

Depuis la Pentecôte de 1831, elle n'avait plus ses règles, ce qui était d'autant plus remarquable qu'elle n'avait alors que quarante-cinq ans et que dès lors sa mélancolie la reprit. On ne lui donna aucun remède, jusqu'à ce que, son état étant fort empiré au bout de quelques semaines, on vint me consulter.

Je la trouvai occupée, en apparence, de légers travaux d'intérieur. Tous ses traits portaient l'empreinte de la mélancolie. Sa figure était pâle, ses yeux languissans. Elle se plaignait de violens maux de tête accompagnés d'une espèce de pression; il lui semblait, disait-elle, qu'elle avait la tête entre quatre murailles. Elle ressentait aussi une pression dans le creux de l'estomac. Son appétit était bon, ses selles le plus souvent dures; mais elle avait de grandes dispositions à l'inquiétude et redoutait singulièrement de se mettre au lit. Elle s'était imaginée qu'elle mourrait de faim; comme elle ne pouvait travailler, elle craignait la ruine complète de son ménage, et se promenait souvent dans sa chambre en se tordant les bras. Maintes fois elle était prise d'une horrible an-

(1) Archives homœop., vol. XII, cah. 3, pag. 141; 1832.
(2) Annales homœop., vol. III, pag. 156; 1832.

goisse qui la poussait à s'enfuir, mais elle n'avait pu y parvenir encore, grâce aux soins de son mari et de ses enfans déjà grands. Elle se plaignait souvent du froid. Ses règles n'avaient point reparu depuis la Pentecôte.

Le 20 octobre 1831, je fis prendre à la malade *pulsat.* 7/12. Au bout de quatre jours, ce remède n'ayant produit aucun effet, je lui donnai, le 24, *sulphur* 7/15.

Je la revis le 2 novembre. Sa mélancolie avait disparu, elle était gaie et contente ; rarement elle éprouvait encore de l'inquiétude. Elle avait une selle régulièrement chaque jour ; mais ses règles n'étaient point encore revenues. Elle continuait à se plaindre de violens maux de tête.

Le remède paraissait devoir agir long-temps encore, je lui fis prendre quelque chose pour la forme.

Le lendemain elle fut plus mal. Elle n'eut une selle qu'avec peine ; elle redevint inquiète et soucieuse. Je crus que c'était le remède qui agissait, et je ne lui fis rien prendre.

Le 19, je la trouvai gaie et bien portante ; elle n'éprouvait plus aucune douleur ; les maux de tête avaient cessé.

Le 23, ses règles reparurent accompagnées de douleurs dans la tête et les reins ; elles coulèrent pendant quatre jours. Elle était d'une humeur très-enjouée ; avec l'écoulement des menstrues cessèrent la constipation et les maux de tête.

Le 10 décembre le mieux se soutenait ; son esprit était rentré dans son assiette naturelle ; la constipation et les maux de tête n'avaient point reparu.

Je lui donnai néanmoins le 11 *calcar. carb.* 3/24.

Ce remède ne produisit aucune crise homœopathique. Les règles arrivèrent à époque fixe, et la malade n'eut pas de rechute.

Vers la fin du mois, j'eus l'occasion de lui parler. Elle était enchantée d'être guérie, et voulait à toute force continuer la cure, quoiqu'il n'y eût pas le moindre motif à cela. Je cessai donc le traitement.

27ᵉ **OBSERVATION, PAR LE DOCTEUR BETHMANN** (1).

Un jeune homme de vingt-deux ans, d'une conduite légère, avait eu en un an trois accès d'une espèce de démence caractérisée par une grande agitation et des attaques asthmatiques. Ses parens ne s'inquiétèrent pas beaucoup d'abord de son état, et furent ravis de voir leur fils, devenu plus tranquille au bout de quinze jours, retourner à son travail. Mais, les deux derniers accès ayant été plus violens, ils se décidèrent à parler à un médecin allopathe.

Les saignées ne furent pas épargnées, à ce que j'appris plus tard, non plus que le nitre, le tartre stibié, etc. La maladie céda à ces remèdes, la première fois au bout de cinq semaines, et la seconde au bout de huit. Mais chaque guérison fut suivie d'une convalescence de plusieurs semaines, pendant lesquelles le malade était de la plus grande faiblesse.

Lorsqu'il fut pris du quatrième accès, on s'adressa à moi, et je le trouvai dans l'état suivant :

Grande agitation dans tout le corps ; mémoire tellement confuse qu'il ne pouvait se rendre clairement compte de rien.

Par momens, chaleurs au visage et froid à la tête, puis inquiétude et soif. — Le plus souvent, après que la soif avait cessé, il transpirait.

Souvent rougeur du visage, regard fixe, tristesse, pleurs, pensées de mort.

Les organes de la parole comme paralysés. Il bégayait et balbutiait long-temps avant de pouvoir prononcer une parole.

Les pieds toujours froids.

Sommeil toujours agité, inquiet, dont le tiraient à chaque instant les merveilleux tableaux de son imagination.

Pouls irrégulier, ordinairement rapide et bas.

Quelquefois frayeur de méchantes bêtes et de chiens noirs.

Je lui donnai *stram.* 15.

(1) Annales homœop., vol. III, pag. 270 ; 1832.

Après quelques heures de sommeil, il lui semblait, dit-il, que sa tête allait un peu mieux.

Le lendemain il était et resta guéri.

28ᵉ **OBSERVATION** (1).

J. Christian Frenzel, âgé de trente-quatre ans, potier d'étain, né à Geyer, mais établi et marié à Leipzig, avait eu, dans son enfance, la petite-vérole; à l'âge de quinze ans, la gale; avait servi plus tard, et avait été réformé à cause de douleurs de poitrine et d'hémorrhoïdes, qui le faisaient beaucoup souffrir.

Son mal actuel datait déjà de quelque temps, et se manifestait par un abattement général qui avait augmenté depuis trois semaines; il tremblait de tous ses membres, et était poursuivi par une idée fixe. Il n'en continuait pas moins à se livrer à ses occupations, lorsque tout à coup il se sentit très-mal, eut des vertiges, se plaignit d'oppression et de picotemens dans la poitrine; se coucha et se mit à divaguer. *Aconit* et *bryon.* diminuèrent un peu ces symptômes jusqu'au jour où il entra dans l'Institut homœopathique. Mais le matin et l'après-midi, reparurent les mouvemens spasmodiques dans tout le corps, un tremblement dans les membres et de fréquentes absences d'esprit, qui motivèrent son entrée dans l'Institut le 22 février. Il était alors dans l'état suivant :

Picotemens douloureux aux tempes.

Sentiment très-vif de froid à l'occiput.

Bourdonnement dans l'oreille droite, qui lui rendait l'ouïe dure.

Surdité de l'oreille gauche, avec écoulement purulent, déjà dès son enfance.

Picotemens douloureux au milieu de la poitrine, avec respiration difficile et toux brève sèche.

Chaleurs dans le bas-ventre.

(1) Annuaire de l'Institut homœop. de Leipzig, v. I, cha. 1, p. 145; 1833.

Hallucinations sur lesquelles il ne pouvait s'expliquer davantage.

Regard fixe.

Soif ardente.

Tremblement dans les membres.

Pouls rapide, plein et dur.

Divagations. Il ne se croyait pas malade ; voulait retourner à ses affaires ; parlait de beaucoup d'ouvrage qu'il devait finir, et qui l'empêchait de rester dans l'Institut ; se plaignait de personnes qui lui avaient fait beaucoup de mal.

Aucun remède ne parut plus convenable que la *bellad.* contre cette maladie causée par la congestion à la tête et à la poitrine. On lui en fit donc prendre aussitôt. Il ne tarda pas à s'endormir ; eut une sueur abondante ; et, à son réveil, il se sentit soulagé. Il répondit juste à toutes les questions qu'on lui adressa ; ne montra plus rien d'égaré, excepté lorsqu'on le ramena au chagrin qu'il avait éprouvé ; car alors son idée fixe s'empara de nouveau de lui.

Il dormit la nuit par intervalles ; parla raisonnablement de ses affaires domestiques ; transpira un peu ; se sentit, le matin, la tête plus libre et le corps plus léger. Pouls encore rapide, mais plus élevé ; tremblement moindre dans les membres.

Le troisième jour, son idée fixe ne le quitta pas : il croyait entendre mal parler de lui à travers la muraille ; appuyait son oreille contre le mur ; écoutait attentivement, et s'imaginait entendre parler et jouer du piano, etc. Lui parlait-on d'autre chose, il répondait très-juste, mais avec volubilité.

Il ne s'endormit pas avant minuit ; se leva plusieurs fois, et était tellement occupé de son idée fixe, qu'il en parla et en rit même pendant son sommeil. Le mal de tête avait disparu ; par contre, il se plaignait encore de pression et de picotement dans le creux de l'estomac. Jour et nuit, il remuait les mains. Soif moins vive ; appétit meilleur ; selles régulières ; pouls assez normal.

Le quatrième jour, le malade se trouva bien, et l'on ne remarqua pas qu'il fût occupé de son idée fixe ; seulement, après quel-

ques heures d'un sommeil tranquille avant minuit, son imagination s'égara de nouveau tout à coup : il s'imagina entendre travailler un fondeur de cloches, qui troublait ainsi son sommeil
par le bruit qu'il faisait. Cette idée le tint éveillé pendant deux
heures, qu'il passa soit dans son lit, soit levé, et l'occupa jusqu'à ce qu'il se fût figuré que le fondeur de cloches lui avait
donné, pour l'apaiser, une bouteille d'eau-de-vie. Appétit bon ;
selles régulières. Plus de douleurs dans la poitrine. Vers le matin, sommeil bon et paisible ; à son réveil, et lors de la visite du
médecin, il se montra en possession de tout son bon sens ; seulement, il fut impossible de le convaincre qu'il s'était seulement
imaginé entendre quelque chose pendant la nuit.

Dans la journée, cette idée ne se présenta qu'une seule fois à
son imagination, encore parvint-on à l'en guérir. La nuit, il dormit bien ; mais il se plaignit encore le cinquième jour de douleurs
physiques. Il ne parlait même plus avec autant de vivacité.

Le sixième jour, il ne dit et ne fit aucune extravagance ; il se
sentait aussi beaucoup mieux de corps. Seulement, la veille au
soir et la nuit, il avait eu le dévoiement, et était allé plusieurs
fois à la selle. On lui donna donc le matin *ipécacuanha* 2/18.

Il alla deux fois encore à la selle dans la journée, et trois fois
pendant la nuit ; néanmoins, il ne se sentait plus aussi mal. Le
septième jour, il n'eut pas de déjection jusqu'au soir ; et, comme
il n'était plus question d'ailleurs de l'idée fixe qui l'avait tant
tourmenté, on lui permit de retourner à ses occupations, toutefois sous la condition expresse qu'il suivrait pendant quelques
jours encore le régime homœopathique qu'on lui avait prescrit.

29ᵉ OBSERVATION, PAR LE DOCTEUR KRETZSCHMAR (1).

Une espèce de manie religieuse, dont un économe avait été
attaqué par suite d'excès en fait de boisson, fut guérie par le *veratrum*. Les accès de folie ne le prenaient que de deux jours l'un,
comme une fièvre intermittente. Pendant le paroxysme, il éprou-

(1) Gazette homœop., vol. II, pag. 113 ; 1833.

vait de grandes douleurs dans les reins, au point qu'il pouvait à peine marcher. Deux doses de *veratr. alb.* 12, *gutt.* 1, suffirent pour le guérir. Il est vrai qu'entre deux doses, je lui fis prendre aussi *sulphur* 30 ; mais je ne puis dire que le soufre ait agi sur la folie. Je lui avais donné la première dose de *veratr.*, afin d'agir avec plus d'énergie contre la fièvre ; mais ce fut seulement la seconde qui fit disparaître la folie. Il fallut plus de temps sans doute pour le guérir de sa misanthropie et de la faiblesse de sa tête ; mais au moins la folie ne reparut plus. Il a repris ses fonctions d'employé dans les fermes. Il avait été réduit à ce misérable état par les saignées, les vomitifs et les bains.

30ᵉ OBSERVATION, PAR LE DOCTEUR KRETZSCHMAR (1).

Dans les aliénations mentales caractérisées par des discours et des actes obscènes, c'est le *veratr. alb.* qui rend le plus de services. Dernièrement encore, une veuve attaquée de cette espèce de folie a été promptement guérie par une seule goutte de *veratr. alb.* 12, après qu'on eut employé inutilement, pendant huit jours, les saignées, les vésicatoires, et, intérieurement, le tartre stibié. Ces remèdes avaient augmenté la folie, loin de la diminuer, tandis que le *veratrum* la fit disparaître comme par enchantement. Cette femme s'est mariée depuis, et se porte bien.

31ᵉ OBSERVATION, PAR LE DOCTEUR KRETZSCHMAR (2).

Le *stramonium* rend les plus grands services dans les démences causées par l'ivresse. Les symptômes de cette maladie sont aussi en tout conformes à ceux du médicament. Ils ressemblent beaucoup aux rêveries des malades attaqués d'une fièvre nerveuse. Un aliéné de cette espèce, qu'une agitation continuelle poussait çà et là, voyait des hommes s'avancer de tous les coins de la chambre, pour venir le complimenter et le haranguer. Il faisait de singuliers mouvemens des pieds et des mains ; et, lorsque je lui deman-

(1) Gazette homœop., vol. II, pag. 113 ; 1833.
(2) Gazette homœop., vol. II, pag. 114 ; 1833.

dai pourquoi, il me répondit qu'il déployait une étoffe de soie. C'était toujours de la soie bleue. *Stram.* 9, *gutt.* 1, fit bientôt disparaître la maladie. Mais, dès qu'il buvait trop d'eau-de-vie, elle revenait, et se guérissait chaque fois par le même remède. La misère l'empêche de boire maintenant, et il jouit de toute sa raison.

Un autre buveur, qui était sujet à des accès d'une pareille démence, fut aussi guéri chaque fois par une ou plusieurs doses de *stram.* Il se portait bien, tant qu'il ne buvait pas ou qu'il buvait modérément.

D'autres fièvres même prenaient facilement chez cet homme, qui ne put jamais se déshabituer de boire, les caractères de cette espèce de démence. Le *stramonium* les guérissait également, quelque impression qu'elles eussent faite déjà sur son cerveau.

Je lui avais donné d'abord, comme allopathe, toutes les quatre ou six heures, *opium, gr.* 1. Ce remède le guérissait également, mais pas aussi promptement ni d'une manière aussi complète ; il restait long-temps convalescent. Cependant j'ai guéri quelquefois une semblable maladie par quelques doses *opium* 6, *gutt.* 1, administrées toutes les quatre ou six heures. Seulement le *stram.* me paraît bien préférable.

32ᵉ OBSERVATION, PAR LE DOCTEUR KRETZSCHMAR (1).

Une accouchée qui n'avait pas eu de lochies assez abondantes, mais chez laquelle la sécrétion du lait était par contre trop considérable, ce qui au reste était loin de nuire à l'enfant, ses autres fonctions naturelles étaient à l'état normal, tomba dans une démence complète. Elle disait les plus grandes bêtises, auxquelles personne ne comprenait rien. *Stramon.* 9, administré matin et soir pendant plusieurs jours de suite, la guérit radicalement. Elle est maintenant parfaitement bien portante, et son enfant devient gros et fort. Pendant sa maladie elle avait toujours eu

(1) Gazette homœop., vol. II, pag. 114; 1833.

froid, n'avait jamais été tranquille, et avait eu toutes sortes d'apparitions.

33e OBSERVATION, PAR M. TIETZE, CHIRURGIEN-ACCOUCHEUR (1).

La femme Vunderlich à Durrhennersdorf, âgée de vingt-six ans, d'une constitution robuste, avec des cheveux bruns (son mari ne put me dire la couleur de ses yeux), d'une humeur paisible et patiente, était heureusement accouchée depuis cinq semaines de son troisième enfant qu'elle nourrissait.

Depuis trois semaines, sans qu'on sût pourquoi, elle éprouvait les douleurs suivantes :

Elle restait presque toujours assise, silencieuse, triste, absorbée en elle-même ; elle ne parlait pas, répondait à peine aux questions qu'on lui adressait, et encore fallait-il qu'elle y fût absolument forcée. Son humeur était devenue grondeuse et maussade.

Quelquefois elle se mettait à pleurer et à se plaindre ; elle était très-inquiète, très-agitée.

Elle n'avait que des blasphèmes en pensée ; elle ne pouvait s'en défaire, et sans cesse elle médisait dans son cœur de la Providence. Aussi éprouvait-elle souvent des craintes sur le salut de son âme ; mais bientôt elle se rasseyait et cessait de parler et de pleurer.

Sa figure pâle trahissait une grande agitation et une violente angoisse intérieure. Dès qu'elle était un peu mieux et que son esprit était plus libre, ses traits se rassérénaient bientôt.

Elle se plaignait souvent de maux de tête. Elle avait un bon appétit, mais une horreur insurmontable pour le travail. Elle ne s'occupait plus de son ménage et négligeait même les travaux qui lui plaisaient le plus auparavant. Du reste, elle prenait toujours grand soin de son enfant, qu'elle continuait à nourrir.

Un vieux chirurgien lui avait fait prendre un remède qui contenait vraisemblablement de l'opium ; car, après l'avoir pris, elle

(1) Annales homœop., vol. IV, pag. 46 ; 1833.

s'était trouvée constipée, tandis qu'elle avait eu auparavant une selle par jour.

Elle ne paraissait pas avoir assez de lait pour nourrir son enfant; même avant sa maladie, son sein droit n'en avait contenu que fort peu.

Elle se plaignait d'une grande langueur.

Elle dormait bien.

Avant d'être malade, elle ronflait beaucoup en dormant, mais ce n'était plus le cas.

Elle avait éprouvé du chagrin, et s'était même mise en colère contre sa coutume, lorsque sa maladie avait commencé.

Je lui fis prendre, le 17 décembre, une demi-goutte *bellad.* 30.

Le 21, elle était un peu mieux; son humeur était plus enjouée.

Je lui administrai alors *veratr.* 5/12, qui ne produisit aucun effet favorable.

Le 25, je lui donnai *sulphur.* 5/15.

Le 2 janvier, elle se trouva beaucoup mieux; elle était plus gaie, prenait plus de part aux travaux du ménage, et s'occupait moins de son état moral.

Le 21, elle vint me voir avec son mari. C'était une brune vive, vigoureuse, aux yeux bleus, parlant fort et vite, le regard hardi, le tempérament sanguino-colérique.

Souvent les symptômes disparaissaient des journées entières, mais ils revenaient toujours. Elle se plaignait aussi de crampes dans le bas-ventre.

Le 22, elle prit *coccul.* 5/12.

Le 30, il y avait peu d'amélioration encore dans son état.

Je lui donnai *lycopod.* 5/18.

Elle alla bien pendant quinze jours, mais elle eut une rechute, son esprit se troubla de nouveau; cependant elle ne souffrait pas aussi long-temps, et les intervalles de bonne humeur duraient la plus grande partie du jour.

Le 11 mars, elle prit *acid. nitr.* 3/30, qui produisit quelque amélioration jusqu'au 20, où je renouvelai la dose, ainsi que le 23, le 26 et le 30.

Le 12 avril, son état était resté le même depuis environ huit jours. Elle ne parlait plus de ses dispositions d'esprit ; mais elle restait le plus souvent plongée dans de profondes méditations, et si on lui en demandait la cause, elle l'attribuait à son inquiétude.

Dès le commencement de sa maladie, elle n'avait eu aucune confiance au traitement médical, elle croyait que rien ne pourrait la guérir.

Le 13, le 16 et le 19 avril, je lui fis prendre encore *sulphur*. 3/30.

Ce remède opéra promptement ; le 17, elle cessa le traitement, elle se sentait parfaitement guérie.

Quelque temps après, je vis son mari qui m'assura que sa femme allait fort bien, et qu'il ne restait plus de traces de sa maladie ; son esprit était aussi serein que jamais.

34e OBSERVATION, PAR M. TIETZE, CHIRURGIEN-ACCOUCHEUR (1).

Charles Gottlieb W—r de S., jeune homme de dix-neuf ans, blond, aux yeux bleus, d'une constitution robuste, d'un tempérament colérico-phlegmatique, était malade depuis quelque temps.

Le matin en s'éveillant il se sentait énervé, mou, incapable de s'aider ; il marchait comme un homme qui rêve, et ne pouvait se tirer de cette somnolence ; il se recouchait souvent et s'endormait. Il était difficile de le réveiller alors ; ses extrémités étaient froides et agitées de mouvemens convulsifs. Lorsque cet état se prolongeait, son esprit en souffrait ; il ne pouvait rien expliquer, rien comprendre. Lui parlait-on, il croyait qu'on se moquait de lui, et vous regardait d'un air hébété et avec un niais sourire.

Il se plaignait aussi d'un sentiment d'inquiétude, de maux de tête qu'il ne pouvait décrire autrement, de vertiges. Lui donnait-on quelque travail à faire, il était tout inquiet, tout soucieux. Il avait le regard timide, les paupières rouges au bord libre, les yeux vitreux. Souvent il restait assis sans bouger, sans rien dire,

(1) Annales homœop. vol. IV, pag. 46 ; 1833.

regardant devant lui sans penser, répondant à peine à ce qu'on lui demandait. La crise passée , il ne ressentait plus que de l'inquiétude et de la perplexité lorsqu'il travaillait.

Les accès duraient huit jours et même plus , avec des intervalles d'une ou deux semaines.

L'*opium* et la *belladonne* , que le malade prit le 17 et le 18 décembre 1831 , ne produisirent aucun effet jusqu'au 22.

Je lui donnai le 23 un grain *sulphur*, 2e tritur.

Il n'eut pas d'accès jusqu'au 27, encore celui qu'il éprouva ce jour-là fut-il peu violent et ne dura-t-il que quatre jours.

Le 31 janvier 1832 , il prit *calcar. carbon.* 5/18.

La semaine suivante, il eut une rechute, mais très-faible , et jusqu'au mois d'août il n'eut plus d'accès. Dès lors son humeur redevint gaie et vive , et il put s'occuper sans trouble de son travail.

35e OBSERVATION , PAR LE DOCTEUR L. DE L. (1).

Dans l'été de 1824 , par suite de chagrins domestiques , le compagnon boulanger J. de L., âgé de vingt-quatre ans , partit à l'insu de ses parens pour l'Amérique du Sud , où il espérait trouver le bonheur qu'il avait rêvé. Arrivé heureusement dans la capitale du Brésil , il dut, hélas ! s'y enrôler afin de pouvoir payer le prix de sa traversée. Mais sa conduite étant meilleure que celle de ses camarades , il ne tarda pas à être nommé sous-officier. Il resta six mois à Rio-Janéiro, et fut ensuite envoyé à Fernambouc, où il demeura trois ans.

Déçu de ses espérances de fortune , il eut le mal du pays et conçut un projet hardi qu'il parvint à exécuter.

De retour parmi les siens à la fin de novembre 1827, après toutes les incommodités d'un long voyage sur mer, il apprit avec une grande peine que sa sœur, qui était mariée, était morte depuis un an, et que les affaires d'une succession avantageuse n'étaient pas encore terminées. Il prit tellement à cœur ce contre-

(1) Annales homœop.; vol. IV ; p. 183 ; 1833.

temps, qu'il fut attaqué bientôt d'une espèce d'aliénation mentale
qui se manifestait de la manière suivante.

Tous les jours il allait régulièrement visiter le tombeau de sa
sœur ; il l'appelait à haute voix par son nom , et s'entretenait
avec elle comme si elle eût encore vécu. Il retournait ensuite au
logis et continuait à se parler à lui-même en gesticulant tellement
que ses parens avaient peur de lui.

Un jour, après être allé seul au tombeau de sa sœur, et en être
revenu le soir, il entra tout à coup dans un accès de fureur terrible. On me fit aussitôt prier d'accourir promptement auprès de lui.

Je le trouvai étendu sur un sofa, sans connaissance, sans
pouls, le regard fixe, appelant sa sœur d'une voix basse d'abord,
mais qui s'élevait graduellement. « Christine, Christine, s'écriait-
il. Viens-tu ? Es-tu là ? Viens sur mon cœur. » De désespoir il
se donnait des coups de poing de toute sa force sur la poitrine ,
sur le ventre ; il frappait la muraille , et si quelqu'un s'approchait
de lui, il le battait sans pitié. L'écume lui sortait de la bouche ;
il se prenait à chaque instant à la gorge, il arracha sa cravate
comme s'il étouffait, il poussait des gémissemens , il se plaignait,
il frappait des pieds et des mains ce qui se trouvait autour de lui.

Je crus que la *belladonne* était le remède le plus convenable,
et je lui en fis prendre à l'instant 2/30. Quelques heures après, il
avait repris connaissance, et la fureur avait disparu. Depuis ce
moment, il n'en a plus éprouvé d'accès.

36ᵉ OBSERVATION, PAR LE DOCTEUR HARTLAUB (1).

La jeune S., grêle et robuste cependant, âgée de vingt-deux
ans, aux cheveux et aux yeux bruns, avait été élevée chez une
vieille dame dont elle était la demoiselle de compagnie. Son humeur vive et enjouée, son imagination active, beaucoup d'esprit naturel, l'avaient rendue chère à sa protectrice, qui ne pouvait se passer de sa société : aussi lui laissait-elle faire toutes ses vo-
lontés. La seule chose qu'elle ne lui permît pas, c'était de s'éloi-

(1) Annales homœop., vol. IV, pag. 310 ; 1833.

gner d'elle, ce qui, au reste, n'arrivait que fort rarement, et pour très-peu de temps.

Dès son enfance, elle avait pu boire et manger tout ce qui lui avait plu, beaucoup de café, de la bière, du vin, et même de l'eau-de-vie. Ces excès furent cause sans doute que son corps ne prit pas tout son développement, et que son système nerveux devint très-irritable. Le moindre effort la fatiguait, quoiqu'elle fît tout avec une certaine promptitude, et le plus léger travail suffisait pour la mettre en nage. Elle ne savait ce que c'était que pitié et compassion; elle avait un plaisir singulier à tuer des oiseaux et à contempler des cadavres : rien n'était trop horrible pour elle. Un grand penchant pour l'autre sexe s'était manifesté de bonne heure en elle; mais la retraite dans laquelle elle vivait l'avait empêchée de le satisfaire. Ses règles avaient paru le quatorzième anniversaire de sa naissance, et dès lors elle les avait toujours eues en quantité suffisante et régulièrement. Enfant, elle avait eu au sommet de la tête une eschare qui avait souvent été coupée, et plus tard quelques petits furoncles sur diverses parties du corps. D'ailleurs elle n'avait jamais été malade auparavant.

Il y avait trois mois (mars 1832) qu'elle avait été attaquée d'une fièvre intermittente, pour la guérison de laquelle son mé-decin lui avait fait prendre trente paquets de quinquina.

Le 9 juin, elle alla voir ses parens, qui habitaient à quelques milles, et ce fut chez eux qu'elle donna les premiers signes de folie. Elle pleurait beaucoup; elle ne faisait rien avec suite; elle n'agissait qu'avec nonchalance; elle tenait des discours absurdes, et donnait des réponses vides de sens.

Quatre jours après, sa mère la reconduisit chez sa protectrice, et dès son arrivée, le triste état de son esprit se manifesta par des signes moins équivoques encore. Elle disait, en accompagnant ses paroles des gestes les plus insensés, que le duc lui avait fait don de telle ou telle maison; qu'il fallait qu'elle retournât aus-sitôt à Brunswick. Elle parlait d'amans, dont un seul lui plaisait, celui qui était à Brunswick. (Pendant son séjour dans le sein de sa famille, elle avait effectivement vu plusieurs jeunes gens s'em-

presser autour d'elle.) Toutes ses actions, tous ses discours trahissaient son violent désir de satisfaire sa passion amoureuse. Dès
qu'elle en trouvait l'occasion, elle allait demander instinctivement
au premier homme qu'elle rencontrait, de lui prêter son ministère,
en ayant soin toutefois que personne ne pût l'apprendre. La force
seule pouvait l'empêcher de s'échapper de la maison, et plusieurs
personnes devaient la garder jour et nuit. Elle avait de temps en
temps des intervalles lucides, pendant lesquels elle s'écriait, en
soupirant : Ah! pourquoi suis-je allée chez mes parens? Ce sont eux
qui sont cause de ma maladie. Mon esprit est tout bouleversé!...
Elle mangeait, buvait, mais ne dormait pas.

On se rendit enfin à ses sollicitations pressantes, et on la conduisit à Brunswick. Ce fut alors qu'on me l'amena pour la soigner.

Ce ne fut pas sans peine que je parvins à en obtenir des réponses
à mes questions. Elle écoutait à peine, ne faisait attention à rien,
répondait tout de travers, et répétait sans cesse qu'elle était parfaitement bien portante, qu'elle n'avait besoin de rien, et qu'elle
ne savait vraiment pas pourquoi on l'avait amenée chez moi. La
tête seule, disait-elle, lui faisait quelquefois mal. Elle était affable
et très-gaie, et elle ne cessait de se promener en long et en large
dans ma chambre, sans la moindre gêne, regardant et prenant
tout avec la curiosité d'un enfant.

Je lui fis prendre *stramon.* 1/9, et je demandai qu'on me l'a-
menât de nouveau huit jours après. Elle retourna chez ses parens.

J'appris que la veille, 29 juin, elle avait réussi à s'échapper;
mais que, voulant retourner chez sa protectrice, elle s'était trompée de chemin. Le même jour, elle avait eu un violent saignement de nez. En général, elle se conduisait avec un peu plus de
raison; par intervalle, ses discours annonçaient qu'elle possédait tout son bon sens; elle dormait toujours très-peu. Natu-
-rellement on avait tenu éloignés d'elle tous les hommes.

Je lui envoyai *hyosc.* 1/9.

Dix jours après, j'appris qu'elle était beaucoup plus tranquille
-et plus raisonnable; qu'elle ne faisait plus que rarement d'aussi

grandes extravagances qu'autrefois ; mais que, depuis huit jours déjà, elle avait de nouveaux accès de fièvre intermittente qui la prenaient de deux jours l'un, et qui consistaient en des frissons, joints à une soif ardente ; puis en chaleurs, avec soif moins forte.

Le 10 juillet, je lui envoyai *car. veb.* 3/30.

Le 19, elle vint me voir elle-même. Sa conduite et ses discours annonçaient un esprit parfaitement sain. Elle savait tout ce qu'elle avait dit et fait lors de sa première visite chez moi, et s'en excusa. Elle éprouvait alors un tiraillement douloureux et continuel derrière la tête, à la racine des cheveux, comme si l'on y eût suspendu des masses de fer ; elle avait cru aussi que ma maison lui appartenait.

Le jour où elle vint chez moi, elle avait encore de la fièvre : elle éprouvait, lorsque l'accès la prenait, des picotemens qui montaient des doigts du pied ; elle avait ensuite des frissons qui duraient une heure ; et, pendant tout ce temps, ses mains et ses bras étaient bleus de froid ; elle avait soif ; il lui semblait qu'on lui tirait la tête par derrière, et elle devait involontairement la rejeter en arrière. Elle ressentait ensuite des tiraillemens dans les genoux et les talons, comme si on lui brisait les muscles, ainsi qu'un tressaillement, semblable à celui que pourrait produire une fraise qui monterait et descendrait sans cesse, au sommet de la tête à l'endroit même ou elle avait eu une eschare dans son enfance. Elle avait des maux de tête violens ; il lui semblait que sa tête allait se fendre ; de grandes inquiétudes ; et, enfin, au côté intérieur des avant-bras, précisément au milieu, une place de trois pouces de long sur un ou deux pouces de large, qui lui causait, au toucher, d'affreuses douleurs. Ses bras étaient paralysés, au point qu'elle ne pouvait soulever le moindre objet. Après le frisson, arrivait la chaleur, accompagnée aussitôt d'une sueur abondante. Pendant les deux heures environ que durait cette transpiration, la malade dormait ordinairement. Le jour de l'accès, une forte diarrhée l'obligeait d'aller plusieurs fois à la selle. Elle dormait bien alors, tandis que, dans les premiers temps de sa fièvre, elle avait souvent été quinze jours sans fermer l'œil, pour ainsi dire. Elle n'avait pas d'appétit. Ses cheveux continuaient à tomber en quantité.

Le 16, la fièvre était toujours aussi violente ; mais, le 18, elle avait déjà beaucoup diminué d'intensité, et ne lui causait presque plus de douleurs. Mais, depuis quelque temps, à chaque accès, il se faisait, autour de sa bouche, une éruption de petits boutons qui disparaissaient bientôt.

Je crus qu'il fallait laisser agir encore le dernier remède.

Le 20, l'accès de fièvre fut moins fort, et le 22 il n'y en eut plus.

Dès lors, cette jeune fille se porta bien de corps et d'esprit ; seulement, vers le 12 août, ses pieds enflèrent un peu ; mais une dose *bryon.* 10/30 fit bientôt cesser l'enflure.

Je l'ai revue depuis, et je l'ai trouvée parfaitement bien portante.

37ᵉ OBSERVATION, PAR LE DOCTEUR SCHULER (1).

Une veuve de cinquante ans était tombée en démence depuis plusieurs semaines, et sa maladie avait défié tous les remèdes allopathiques. Le médecin qui la soignait crut plus sage de la déclarer incurable, et de l'envoyer à la maison des fous de B. Les enfans de cette infortunée reçurent donc de l'autorité l'ordre de l'y faire transporter le jour qu'on leur indiquait. Mais, comme il fallait payer une pension de trois thalers par semaine, ils s'y refusèrent, et déclarèrent qu'ils voulaient consulter auparavant un médecin étranger. Si celui-ci déclarait également la maladie incurable, alors ils obéiraient sans délai. Leur choix tomba sur moi.

A mon arrivée à N., je reconnus la demeure de la malade par la foule rassemblée devant la maison. La pauvre folle venait de briser de nouveau toutes les vitres de sa chambre, et avait pris à cette œuvre de destruction un singulier plaisir. Lorsque j'entrai dans sa chambre, elle m'accueillit comme son fiancé, et m'invita

(1) Annales homœop., vol. IV, pag. 329 ; 1833.

aussitôt à prendre place à côté d'elle dans son lit. Elle avait le regard fixe ; les cheveux épars, en désordre ; et vomissait les malédictions les plus abominables. Elle déchirait tout ce qui lui tombait sous la main ; faisait un vacarme effroyable ; poussait des cris forcenés. Très-souvent elle crachait. Les coins de sa bouche étaient toujours souillés d'écume. Elle avait horreur de la boisson ; et, si elle buvait, le liquide ne paraissait descendre qu'avec difficulté ; quelquefois, elle le rejetait.

Je connaissais déjà les principes de l'homœopathie, sans en être toutefois un disciple. Je me rappelai que la *belladonne*, dans ses effets primaires, produit les mêmes symptômes que ceux que je voyais ; et, pour essayer aussitôt quelque chose de décisif, je choisis ce puissant remède. Mais, comme je n'avais pas sur moi de *belladonne* préparée homœopathiquement, je prescrivis huit poudres qui contenaient, outre le sucre, *deux grains herba bellad*. J'ordonnai d'en faire prendre deux par jour à la malade, en ayant soin d'éviter tout ce qui pourrait contrarier l'effet du remède. Les symptômes s'affaiblirent de jour en jour, et la malade recouvra sa raison, après avoir pris la dernière poudre.

38ᵉ OBSERVATION, PAR LE DOCTEUR SCHULER (1).

Une pauvre femme de trente-six ans, très-petite de taille, tomba, en décembre 1835, dans une espèce de démence, qui faisait qu'elle ne voulait pas sortir du lit.

Elle avait la figure rouge et brûlante, une grande inquiétude ; elle était découragée, désespérée ; elle gémissait ; elle criait sans cesse, sans savoir elle-même pourquoi. Elle ne buvait ni ne mangeait ; elle ne dormait pas. Pendant huit jours, on essaya en vain les saignées et les autres remèdes allopathiques. Enfin, on vint me consulter.

Je trouvai les symptômes encore dans toute leur force, et je supposai qu'il existait quelque dérangement dans le système de l'utérus, parce que le mari de cette femme, qui habitait à quel-

____

(1) Annales homœop.; vol. IV, pag. 330 ; 1833.

que distance, était venu la voir quelques jours auparavant, et qu'il s'était acquitté un peu trop souvent des devoirs du mariage.

Je fis préparer aussitôt quatre poudres contenant *deux gouttes veratr. alb.*, jointes à une drachme *sacch. lactis*. Elle prit la première le matin à huit heures, et la seconde à neuf heures du soir.

La nuit fut déjà plus tranquille; et le lendemain, après un sommeil de trois heures, le dérangement de l'organisme avait cessé. Je la trouvai parfaitement rétablie, lorsque j'allai la voir le matin. Elle ne savait rien de tout ce qui s'était passé; et, le lendemain déjà elle fut assez forte pour faire à pied un voyage de cinq milles. Jusqu'à présent, les symptômes n'ont point reparu.

39e OBSERVATION, PAR LE DOCTEUR SCHULER (1).

Un homme de quatre-vingt-quatre ans tomba, en avril 1824, dans une singulière espèce de démence. A l'exception de quelques dérangemens causés par les hémorrhoïdes, il s'était toujours bien porté jusque-là.

Tout à coup il s'imagina qu'il n'était pas chez lui, et il voulait absolument, quoi qu'on pût lui dire pour le détromper, retourner dans son logis. Il opposait la force à la force, et deux hommes ne suffisaient pas pour l'empêcher de s'échapper.

Depuis quelques jours déjà, il était constipé; il avait le bas-ventre enflé d'une manière prodigieuse; il avait le visage rouge, parce que son sang se portait à la tête; et il avait tellement perdu la mémoire, qu'il ne reconnaissait pas de suite ses amis. A cela, se joignaient une inquiétude continuelle, de la férocité et un grand penchant à dormir, sans qu'il pût, toutefois, trouver le sommeil. Il avait une rétention d'urine qui paraissait causée par un état spasmodique du col de la vessie. Il ne cessait de fumer sa pipe, qu'il avait toujours beaucoup aimée; seulement, il ou-

(1) Annales homœop., vol. IV, pag. 331; 1833.

bliait quelquefois d'aspirer. Ses nuits étaient très-agitées. Malgré son extrême envie de dormir, il était toujours d'une gaîté extra-ordinaire.

Sacrifiant encore sur les autels de l'allopathie, je demandai des remèdes à la thérapeutique de l'ancienne école. La rétention d'u-rine et quelques boutons d'hémorrhoïdes me firent croire que les hémorrhoïdes étaient la cause de l'aliénation mentale de cet homme, et je lui fis prendre des lavemens, du *kali tartaricum*, du *sulph. dep.* avec *elect. e senna*; le tout en vain. Loin de di-minuer, la folie augmentait, au contraire; car le malade en vint à croire non seulement qu'il n'était pas chez lui, mais même qu'il était dans une autre ville que sa ville natale; il s'imaginait être dans une auberge, à trois lieues de là. Tous ceux qui passaient sur la voie publique, il les arrêtait pour leur demander d'où ils venaient et où ils allaient. Celui qui ne lui répondait pas, il l'a-postrophaït en ces termes : Attends, je vais aller avec toi à Stoll-berg.

J'abandonnai donc les remèdes allopathiques, dont le malade en avait encore pris un la veille au soir, et je parvins à lui rendre un peu de tranquillité, en lui disant que moi aussi j'irais à Stollberg dès qu'il ferait beau, et que je lui tiendrais compa-gnie. Il n'oublia pas ma promesse; et, le soir à neuf heures, il voulut se mettre en route. Je l'en dissuadai, en lui assurant que nous partirions dès que la lune serait levée, et je lui fis prendre le remède le plus convenable à sa maladie. Je lui donnai donc cinq gouttes *tinct. opii,* dose qui contenait en dissolution 1/4 de grain d'*opium.* La nuit se passa plus tranquillement; le malade ne se réveilla pas à minuit. Lorsqu'il se réveilla, il jouissait de toute sa raison. Ses selles redevinrent régulières; son urine abondante; en un mot, tous les symptômes de la maladie s'évanouirent comme par enchantement. Il ne savait rien de tout ce qui s'était passé.

40ᵉ **OBSERVATION, PAR LE DOCTEUR DIEHL** (1).

Un jeune homme léger avait eu deux fois, dans le courant du printemps de l'année précédente, des accès de folie, d'agitation jointe à des suffocations, etc., et cela, par suite de sa manière de vivre. Les remèdes allopathiques n'avaient produit aucun effet, et, depuis six semaines, son état était le même. Le 14 mai de cette année, il eut un nouvel accès plus violent que tous les autres. Je lui fis prendre de la *jusquiame*, mais sans résultat. Au bout de quarante-cinq heures, j'observai les symptômes suivans :

Il avait une légèreté désolante dans la tête, et beaucoup de faiblesse ; un défaut de mémoire qui paraissait lié à une agitation intérieure, un sommeil inquiet ; des songes historiques qui agissaient vivement sur lui ; les pieds froids et cependant très-sensibles à l'impression de l'air froid. Pendant l'accès de fièvre, il éprouvait d'abord des chaleurs à la tête, puis des frissons par tout le corps. Pendant la chaleur, il dormait d'un sommeil agité ; et, à son réveil, il avait une soif tellement brûlante, qu'il éprouvait des picotemens dans le palais, jusqu'à ce qu'il eût bu. Puis il brûlait de nouveau ; tout son corps s'inondait de sueur ; il était assailli des pensées les plus lugubres, et pleurait à chaudes larmes. Souvent son visage devenait rouge et son regard fixe. Ses yeux étincelaient ; il trouvait pâles les rayons du soleil. Les organes de la parole étaient en quelque sorte paralysés. Il lui fallait les plus grands efforts pour prononcer un mot, encore ne faisait-il que bégayer et balbutier. Son pouls était rapide, faible, irrégulier. A cela se joignait une grande chaleur ; son visage devenait aussi rouge que du cinabre ; il avait la tête égarée ; il se formait les idées les plus extraordinaires. Dans des intervalles de demi-raison, il se rappelait bien les rêveries qu'il avait eues pendant l'accès, mais il ne se souvenait nullement de ce qu'il avait dit ou fait dans les intervalles lucides qui avaient précédé. Il ne goûtait aucun repos ; des rêves venaient l'effrayer, même les yeux

(1) Annales homœop., vol. IV, page 333 ; 1833.

ouverts. Il voyait toutes sortes d'êtres imaginaires qui lui apparaissaient sous la forme de chiens ou d'autres animaux terribles, tels qu'il en paraît sur la scène, dans le *Freischutz* (Robin des bois), pièce qu'ilavait vu jouer auparavant, et qui l'avait singulièrement épouvanté. Il avait des scrupules de conscience.

Je lui fis prendre, le 16 mai, à deux heures après midi, une goutte *stramon.* 3.

Ce remède détermina une crise homœopathique; et, à cinq heures, le malade s'écria : Ma tête est libre maintenant. Il dormit bien la nuit suivante; et, le lendemain, toutes les traces de sa maladie avaient disparu.

41ᵉ OBSERVATION, PAR LE DOCTEUR SONNENBERG (1).

Marguerite Gyurgjevich, veuve d'un lieutenant, âgée de trente-huit ans, au teint brun, au tempérament mélancolique, mais très-colérique, était malade depuis six ans. Après avoir pris toutes les mesures nécessaires pour la faire conduire dans un hospice d'aliénés, son père vint me consulter ; car il éprouvait une peine singulière à mettre sa fille unique dans un si triste lieu. Il me l'amena le 14 juin 1825. La maladie présentait les symptômes suivans :

Elle avait bon appétit ; le pouls un peu plus plein qu'à l'état normal ; une grande défiance ; de grandes inquiétudes jour et nuit ; pas de repos ; il lui semblait qu'elle devait s'enfuir, ce qu'elle ne manquait pas de faire dès qu'elle était seule. Son unique joie était de regarder le soleil le jour, et le feu le soir. Un jour qu'on l'avait laissée seule, elle s'était échappée, avait couru dans une forêt, et y avait allumé un grand feu, auprès duquel elle était restée assise quatre ou cinq jours, sans prendre de nourriture.

Elle était agitée la nuit ; elle se tournait et se retournait en tous sens ; elle se le levait cinq ou six fois de suite, et refaisait son lit, sans jamais le trouver à sa guise. Elle recherchait la solitude ;

(1) Annales homœop., vol. IV, pag. 340; 1833.

société lui était à charge. Dès qu'elle se voyait seule, elle faisait les tours les plus extravagans, et tordait sa bouche de toutes les manières. Avait-elle de l'argent, elle le jetait par la fenêtre. Elle n'aimait pas à parler, et il fallait souvent lui répéter deux ou trois fois une question pour en obtenir une réponse, encore témoignait-elle toute sa mauvaise humeur par des cris.

Comme elle n'avait encore rien mangé, je lui fis prendre le matin même *bellad.* 30. Quinze jours après, je renouvelai la dose. Depuis ce temps, j'ai le plaisir de la voir parfaitement guérie.

42ᵉ OBSERVATION (1).

Christiane Frédérique P., âgée de dix-neuf ans, fille d'un paysan de P. près de Leipzig, entra dans l'établissement homœo-pathique de cette ville le 15 mai.

Elle était née pendant la guerre, et sa mère pendant sa gros-sesse ayant eu bien des inquiétudes, bien des soucis et même une fièvre nerveuse, elle vint au monde très-faible et le resta pendant toute son enfance, sans faire cependant de maladie grave. Elle avait été vaccinée et avait eu la rougeole quelques années auparavant. Il y avait quatre ans qu'elle avait eu la teigne qui s'était changée plus tard en un grand furoncle au sommet de la tête, lequel avait suppuré pendant long-temps. Dès qu'elle en avait été guérie, elle avait été atteinte d'une longue fièvre intermittente. Trois ans s'étaient écoulés déjà depuis qu'elle avait donné les premières preuves d'aliénation mentale. Ces accès de démence avaient duré plus de six mois, malgré les soins et le traitement de deux médecins de Leipzig. Un charlatan cependant était parvenu à la guérir, et dès lors cette jeune fille si maladive était devenue forte et fraîche. Elle avait régulièrement ses menstrues depuis six mois.

Le 26 avril, on s'aperçut de nouveau que son esprit était dérangé, et bientôt elle tomba dans une démence complète. Elle ne cessait de parler de choses qui devaient lui être arrivées ou

(1) Annuaire de l'Institut homœop. de Leipzig, v. I, cah. 2, p. 112; 1834.

qui lui étaient arrivées réellement, et cela au milieu de rires, de chants, de danses, de pleurs, de grimaces, de gestes de toute espèce. Elle n'avait que de rares intervalles lucides ; en général, elle s'attachait avec force à ses idées, sans devenir cependant méchante ou furieuse. Elle se soumettait au contraire à la volonté des autres après quelques contestations, mais bientôt ses idées fixes venaient l'empêcher de faire ce qu'on voulait d'elle.

Son thème favori était ses anciennes connaissances ; aussi parlai-t-elle souvent des jeunes gens qu'elle avait connus, d'inconstance, de son maître d'école, du temps qu'elle avait passé à l'école. Souvent elle exprimait ses pensées par le chant ; ordinairement elle s'imaginait voir les personnes auxquelles elle parlait.

Ses traits étaient tout renversés, ses yeux hagards. Elle n'avait envie ni de boire ni de manger. Lui offrait-on quelque chose, elle le dévorait, pour ainsi dire, mais elle cessait bientôt d'en manger.

Elle prit *ignatia*.

Elle n'avait pas dormi la nuit précédente, mais la nuit du troisième jour elle jouit d'un peu de sommeil ; du reste, son état était toujours le même.

Pensant non sans raison que cette démence avait sa source dans le système utérin, nous lui donnâmes *platina*.

Son état s'améliora beaucoup ; elle divaguait encore, mais les intervalles lucides étaient plus nombreux. Elle répondait juste alors, et reconnaissait ses connaissances. Elle dormait bien et paisiblement.

Le huitième jour, après un sommeil paisible, la malade se remit à parler de différentes choses qui lui étaient arrivées, souvent en vers improvisés. Cependant elle pleurait moins et faisait des réponses justes, quelquefois très-naïves, aux questions qu'on lui adressait. Elle avait d'ailleurs un grand appétit. Nous donnâmes une nouvelle dose de *platine*.

Les deux jours suivans, elle continua à divaguer, mais elle jouit d'un plus grand nombre d'intervalles lucides pendant lesquels elle répondait avec justesse. Le onzième jour déjà, elle parla surtout très-raisonnablement et suivit le fil de la conversation. Ses idées ne s'embrouillèrent que rarement.

Toute la nuit elle dormit d'un sommeil tranquille, mais le jour elle se plaignit à plusieurs reprises de lassitude et de maux de tête et s'endormit.

Son état changea complétement dès lors. Elle parla très-raisonnablement, devint sérieuse, réfléchie, de loquace et gaie qu'elle était; se contentant de répondre de la manière la plus précise à ce qu'on lui demandait. Son regard était serein et ouvert; cependant elle se plaignait quelquefois encore de maux de tête dans le front, de douleurs de reins, de pesanteur dans les jambes. Elle dormait plusieurs heures dans le jour et depuis sept heures du soir jusqu'à six heures du matin, d'un sommeil paisible. Elle éprouvait un abattement physique général, de là son long sommeil. Appétit et selles à l'état normal. La menstruation ne paraissait pas régulièrement, mais était souvent en retard de plusieurs semaines.

Le dix-huitième jour, pas la moindre trace de démence. Cependant son silence, son recueillement, annonçaient encore du dérangement dans son esprit, puisque, lorqu'elle était bien portante, son humeur était vive et enjouée. Rarement elle prononçait une parole sans qu'on l'interrogeât; elle restait assise des heures entières à tricoter, répondait toujours juste, mais brièvement. Nous prescrivîmes *crocus*.

Le lendemain ses règles parurent; elles coulèrent modérément et durèrent quatre jours. Du reste, pas d'autre changement dans son état, si ce n'est quelques éclairs de vivacité. Le plus souvent elle restait tranquille, silencieuse, sans faire attention à ce qui se passait autour d'elle.

Le vingt-neuvième jour, rien n'était changé, mais la malade possédait tout son bon sens. Nous lui fîmes prendre *sepia*.

Ce remède produisit les plus heureux effets. Dès le lendemain elle devint plus vive, n'eut plus la moindre idée extravagante, et l'amélioration fit de tels progrès qu'elle reprit plaisir à parler, ne ne sentit plus si abattue, si chagrine, et se remit avec joie au travail. En un mot, le trente-sixième jour elle se trouva assez bien pour ne plus avoir besoin de nos soins.

43ᵉ OBSERVATION (1).

Frédéric R., âgé de cinquante-six ans, tailleur à K., près de Dessau, entra à l'Institut homœopathique le 8 juin.

C'était un homme vigoureux et replet, qui n'avait jamais été malade dans son enfance, mais qui plus tard avait été sujet à des migraines et aux hémorrhoïdes fluentes. A l'âge de vingt ans, il avait eu deux fois la gale, et six ans auparavant il s'était fourvoyé, selon son expression, avait été alité pendant neuf mois, et avait eu ensuite la fièvre. Habitué aux liqueurs fortes, il buvait volontiers un petit verre de trop.

Depuis Noël, jour où il avait perdu sa femme, des chagrins de toute espèce l'avaient de nouveau rendu malade. Il se plaignait de vertiges, de pesanteur dans la tête, de lassitude dans les membres. Ces souffrances avaient augmenté depuis huit jours, et, même éveillé, il voyait des apparitions, entendait des voix, surtout celle de sa femme, qui ne lui laissaient aucun repos la nuit.

Nous trouvâmes les symptômes suivans :

Pesanteur dans la tête, comme si elle allait se détacher de dessus ses épaules.

Voile noir devant les yeux, regard fixe.

En marchant, étourdissement comme un homme ivre.

Souvent chaleur brûlante et tremblement par tout le corps.

Pesanteur dans les membres; ils lui semblaient de plomb.

Grande lassitude dans les jambes en montant les escaliers.

De singulières idées traversaient son cerveau d'ailleurs sain et libre. Il s'imaginait par exemple que l'âme de sa femme planait autour de lui; il entendait sa voix sortir de tous les objets qui lui avaient appartenu, de son lit, de sa commode, de son coffre, de son armoire, etc. Il croyait qu'elle venait lui demander de prier avec elle, et qu'il mourrait lui-même le mois suivant, etc.

(1) Annuaire de l'Institut homœop. de Leipzig, v. I, cah. 2, p. 120; 1834.

Insomnies fréquentes produites par ces idées.

Espèce de pourpre brûlant sur la poitrine.

Toutes les autres fonctions à l'état normal.

La *belladonne* étant le remède qui répondait le mieux à ces symptômes, on lui en fit prendre.

Il eut une nuit supportable, mais vers le matin ses idées lui revinrent; il crut entendre sa femme l'appeler et lui demander différentes choses. Le jour suivant il fut faible et endormi, parlait raisonnablement tant qu'il ne s'agissait pas de sa femme, et ne put se convaincre que tout n'était qu'une illusion. La nuit suivante ses imaginations l'empêchèrent de nouveau de dormir.

La nuit du quatrième jour, il dormit bien et n'eut d'hallucinations ni éveillé ni endormi. Il se sentait la tête et les membres plus libres et plus légers.

Dès lors il recouvra toute sa raison, vit lui-même que ce qu'il avait cru entendre et voir n'était que des fantômes de son imagination, se tranquillisa, se rétablit peu à peu, reprit des forces, et n'eut plus à se plaindre de ses maux de tête.

Le mieux continua pendant sept jours sans la moindre rechute, et nous lui permîmes au bout de ce temps de quitter l'établissement.

44ᵉ OBSERVATION (1).

Charles M., âgé de quarante-cinq ans, maître cordonnier, fut reçu dans l'établissement le 27 juin.

Compagnon, il avait eu la gale, et cinq ans auparavant la jaunisse, dont un médecin d'ici l'avait guéri; plus tard des vertiges, une ophthalmie, comme un voile devant les yeux avec diplopie, dont l'avait délivré le docteur Ritterich. Il y avait deux ans qu'il avait eu une seule fois les hémorrhoïdes fluentes, et deux mois après il avait ressenti des douleurs sur le devant du pied comme si on le lui eût scié. Ces douleurs revenaient périodiquement trois fois par jour, et duraient cinq minutes. Il avait em-

(1) Annuaire de l'Institut homœop. de Leipzig, vol. I, cah. 3, p. 38; 1834.

ployé toutes sortes de remèdes intérieurs et extérieurs sans parvenir à les faire cesser. Enfin les vertiges lui affaiblirent les facultés intellectuelles; il devint lourd, stupide, perdit la mémoire, et dut entrer en conséquence à l'hôpital de St-Jacques où on le guérit de ses douleurs aux pieds, mais où son esprit devint encore plus malade. Il témoigna le désir d'entrer à l'Institut homœopathique, et y fut reçu aussitôt. Sa maladie présentait les caractères suivans :

Stupidité. Il ne parlait pas, restait assis ou debout à l'endroit où on le conduisait; du reste, il était très-doux et aussi facile à mener qu'un enfant.

Manque de mémoire. Le plus souvent il ne répondait que oui ou non, mais à propos.

Barycoïe périodique.

Il portait parfois la main au pied qui l'avait fait souffrir jadis.

Appétit bon, selles dures.

Le matin, après avoir dormi, il avait l'esprit plus sain.

Pression lorsqu'il devait uriner.

Depuis un an ses érections étaient devenues insuffisantes lorsqu'il essayait de connaître une femme.

Regard fixe, stupide; constitution replète et vigoureuse.

Il prit *anacard.* 3o.

Son état parut un peu s'améliorer, mais il retomba bientôt dans sa stupidité. Il lâcha même une fois involontairement son urine et ses excrémens dans sa culotte, son lit, sa chambre, etc.

On renouvela la dose trois fois en quinze jours, mais sans apercevoir le moindre changement favorable. Le malade quitta l'établissement.

45ᵉ OBSERVATION (1).

Goltfield B., jeune homme de dix-sept ans, fils d'un paysan de M., fut amené dans l'établissement le 28 juin.

D'une constitution assez robuste, il n'avait pas été malade dans

(1) Annuaire de l'Institut homœop. de Leipzig, vol. I, cah. 3, p. 4o; 1834.

son enfance, à l'exception d'une fièvre aiguë qu'il avait eue à l'âge de neuf ans. Il apprenait difficilement à l'école. Plus tard, il entra dans une maison comme valet d'écurie, et devint mélancolique par suite de nombreux chagrins et d'un coup de pied d'un cheval au front. Il pleurait beaucoup, recherchait la solitude, et négligeait son travail.

Depuis six mois, son état était entièrement changé. Il était plus gai, plus folâtre; n'avait aucun goût pour le travail; faisait tantôt une chose, tantôt une autre; déraisonnait quelquefois; insultait les personnes âgées. Lui parlait-on avec sévérité, il ne pouvait se justifier, et se mettait aussitôt à pleurer. Il répondait juste aux questions qu'on lui adressait. Toutes ses fonctions physiques étaient à l'état normal.

On lui prescrivit *veratrum*; et, huit jours après, on renouvela la dose, sans apercevoir de changement.

Cependant l'observation fit découvrir en lui une grande méchanceté; beaucoup de légèreté dans sa conduite; de la grossièreté; il se permettait souvent les actes les plus répréhensibles.

Le dix-huitième jour et le vingt-quatrième, on lui fit prendre *arnica*.

Toutes les traces de démence disparurent. B. montra alors plus d'esprit qu'auparavant; seulement il était encore malicieux et méchant. Ce fut dans cet état qu'il sortit de l'Institut le trente-deuxième jour.

46ᵉ OBSERVATION, PAR LE DOCTEUR GROSS (1).

Un jeune homme, dont l'application trop soutenue avait dérangé l'esprit, était tombé dans une loquacité qui contrastait singulièrement avec son tempérament. Il ne cessait de parler en employant les expressions les plus énergiques, et passait souvent d'un sujet à un autre, traitant ainsi les sujets les plus hétérogènes, prenant un air de supériorité avec les personnes qui l'entouraient, et leur témoignant la plus grande méfiance.

(1) Archives homœop., vol. XIV, p. 7; 1834.

Je lui donnai *lachesis* 2/30. Il cessa de bavarder, et rentra dans les bornes que sa démence lui avait fait franchir. Il ne lui restait plus qu'un grand appétit et une irritabilité extraordinaire, qui ne souffrait pas la contradiction, ainsi qu'un certaine pédanterie dans ses rapports avec les autres.

Quoique la maladie dont je vais parler n'ait pas eu un résultat satisfaisant, on peut en conclure cependant que les remèdes homœopathiques sont capables de produire d'heureux effets, même dans les cas les plus opiniâtres. Quant au traitement du malade objet de cet article, il offrait de grandes difficultés dès le principe, puisqu'il était impossible de se faire une idée exacte de sa maladie, et qu'on ne pouvait en saisir que quelques symptômes isolés qui étaient loin de suffire. En effet, le malade ne pouvait s'expliquer sur ses souffrances physiques et morales, tant il était descendu à un profond degré d'imbécillité.

47ᵉ OBSERVATION, PAR LE DOCTEUR GRIESSELICH (1).

M. N., homme d'une quarantaine d'années, était tombé, depuis six semaines, dans une démence furieuse, par suite de vives affections psychiques dont je ne pus apprendre exactement la cause. Pendant des années, on avait employé toutes sortes de remèdes, mais sans apporter la moindre amélioration à son état; en sorte qu'on désespérait de sa guérison. Comme il arrive toujours, ne sachant plus à qui s'adresser, on s'adressa à l'homœopathie. J'ai pour principe de ne jamais rien promettre; je ne promis donc rien, mais j'entrepris la cure.

Le malade était tout décharné, tout cassé, et offrait l'image d'un homme qui aurait usé sa vie dans les rigueurs d'un couvent de trappistes. Il ne parlait guère que de religion, de la rémission des péchés, des joies de l'autre monde, etc. Il se rappelait parfaitement tout ce qui lui était arrivé avant sa maladie, mais il ne se souvenait pas du tout de ce qui s'était passé depuis dix ans. Il ne se plaignait du reste d'aucune douleur ni d'aucun malaise.

(1) Hygea, vol. I, pag. 276; 1834.

Lorsque je lui demandai s'il allait à la selle : Non, me répondit-
il, tous mes excrémens sortent par les urines. Cette idée fixe
(le temps me convainquit que c'en était une) le faisait courir à
son vase de nuit, quoique le plus souvent il ne rendît absolument rien. Sentait-il quelque pression, éprouvait-il quelque
douleur? c'est ce qu'il ne put me dire ; cependant, il était vraisemblable qu'il ressentait quelquefois une pression à la vessie,
puisque son domestique me dit qu'il lâchait assez souvent son
urine dans sa culotte, ce qui, au reste, pouvait venir aussi de
ce qu'il ne se rendait pas compte du besoin qu'il éprouvait ou bien
d'une incontinence périodique.

Il fallait donc s'en tenir purement aux symptômes objectifs,
comme il arrive souvent avec les aliénés, les enfans ou les malades qui ne peuvent pas parler. S'il était vrai que les renseigne-
mens que nous donnent les malades fussent notre seule règle pour
l'administration de nos remèdes, nous nous trouverions souvent
dans une position fort embarrassante. L'extérieur du malade,
dans ce cas, révélait la plupart des symptômes, et toute sa conduite en était l'interprète. Ses yeux avaient quelque chose d'é-
garé et de fixe qui trahissait un dérangement intérieur. Il ne pouvait tenir aucun discours suivi, même sur les affaires ordinaires
de la vie. Il se montrait indifférent à tout, faisait des digressions
dans la conversation, etc. Il ne travaillait jamais, mais passait sa
journée plongé dans une espèce de léthargie et couché soit sur
un canapé, soit sur son lit ; ses seules occupations étaient de manger, de dormir et d'être assis sur son vase de nuit. Depuis long-
temps, il ne savait plus ce que c'était que lire ou écrire. Il ne
pouvait se résoudre non plus ni à se promener, ni à peindre. Il
était d'ailleurs très-faible ; pouvait à peine se tenir sur ses jambes ; vacillait, chancelait comme un homme qui n'aurait pas de
colonne vertébrale. Son état, c'était, en un mot, l'état d'un enfant à la mamelle.

Il avait la langue épaisse, les dents mal rangées, et devait,
dans les derniers temps, avoir été sujet à des attaques d'apoplexie. Son sommeil devait être bon ; mais, de même qu'éveillé,

il recourait sans cesse à son vase de nuit. On avait beau lui faire des remontrances ; il promettait de ne plus le faire, et recommençait aussitôt. Il n'existait aucune trace de pollution. Tout discours concernant l'autre sexe lui déplaisait.

Ces symptômes, joints à quelques autres circonstances, me firent penser que l'*or* était le remède convenable, et je lui en donnai, à compter du 6 août 1832, une dose 12 tous les six jours. Après en avoir pris trois, il parut moins indifférent à sa famille ; mais, à tout prendre, le résultat fut nul ; aussi, huit jours après, lui fis-je prendre *caustic.* 3/30, parce que, depuis quelque temps, il s'était déclaré à l'avant-bras gauche une efflorescence qui ressemblait à une petite fleur, épaisse, brûlante, à la chaleur surtout ; ce dont le malade n'avait jamais souffert auparavant.

Cette efflorescence dura long-temps ; et, ne m'étant pas aperçu que les remèdes produisissent sur elle le moindre effet favorable, je ne m'en occupai plus ; elle finit par disparaître d'elle-même.

Dès le commencement de la cure, j'avais prévenu le malade et sa famille que, s'il paraissait une pareille efflorescence, ce serait un bon signe ; aussi, le premier sentit-il redoubler sa confiance en moi, dès qu'il l'aperçut. Je suis sain de corps et d'âme, me répétait-il cent fois à chacune de mes visites ; vous pouvez m'aider, docteur.

Quinze jours après le *caustic.*, je lui donnai *sepia* dans l'espoir qu'elle produirait quelques uns de ses effets primitifs. Il en prit trois doses 3/30, 5/30, 8/30, de deux en deux jours, mais sans résultat. Il était évident toutefois que le malade était moins indifférent, et qu'il pouvait mieux se tenir sur ses jambes qu'auparavant. Il aimait alors à faire un tour dans le jardin ; mais il chancelait toujours, et montrait une agitation singulière.

Le 2 et le 9 octobre, je lui fis prendre *bellad.* 3/30 ; le 18, ainsi que le 6, le 16 et le 27 novembre, *natrum muriat.* 1/30.

Le malade fut en état de faire, sans se sentir fatigué, des promenades d'une lieue. Il travaillait aussi, et parlait assez sensément. Il lisait alors Schiller, apprenait par cœur, écrivait des lettres. Je me rappelle encore avec plaisir le jour où il me dit qu'il avait envoyé à sa sœur une description de ma pharmacie portative. Il avait eu auparavant une belle écriture coulée, mais alors il écrivait absolument comme un écolier; on le voyait en quelque sorte sortir de l'enfance. Il avait, au reste, toujours son idée fixe.

Le 22 janvier 1833, je lui donnai *bellad.* 4/30; et, à dater du 4 février, plusieurs doses *stram.* 12, à plusieurs jours d'intervalle.

Jusqu'au 22 janvier, l'amélioration avait été sensible, quoique ses nuits fussent encore agitées, et qu'il dût uriner souvent, symptômes qui avaient décidé l'administration de la belladonne. Elle continua même tant qu'il prit *stram.*

Le 11 mars, il se plaignit d'un petit abcès sous la paupière gauche, d'une légère rougeur dans la conjonctive, et de démangeaisons à la tête. Je lui fis donc prendre *sulphur* 3/30; et, douze jours après, *sulphur* 1/30, remèdes qui opérèrent d'heureux résultats. Le malade se remit au dessin, qu'il avait si long-temps négligé; mais il dut recommencer l'étude de son art par les élémens. Si jamais cet article lui tombait sous les yeux, il se rappellerait sans doute cette bizarre esquisse qu'il me montra, et dont il dut rire lui-même.

Dès lors, je cessai le traitement, à l'exception de quelques remèdes que je lui donnai contre de légères indispositions, des maux de dents, des enflures du nez, etc. On pouvait dire alors qu'il était redevenu un homme; il travaillait d'une manière suivie, et ne vivait plus aussi retiré. L'état de son esprit, il est vrai, laissait encore beaucoup à désirer; son idée fixe lui revenait de temps à autre; mais, à tout prendre, on pouvait être content. Je n'avais d'ailleurs plus rien à attendre des remèdes.

48ᵉ OBSERVATION, PAR LE DOCTEUR WIEDNMANN (1).

Le fils d'un cordonnier, jeune homme de vingt-un ans, s'était toujours bien porté dès son enfance. Désigné par le sort, il était parti avec les autres ; mais, trop petit de taille, on l'avait renvoyé chez lui.

Dès son retour, on remarqua bientôt en lui des symptômes de démence, dont le plus frappant fut qu'il se précipita un jour sur son père, qu'il aimait beaucoup auparavant, pour le frapper avec une bûche. Aussitôt on le mit sous une surveillance active, et on appela pour le traiter le chirurgien du lieu.

Celui-ci ne put m'apprendre la cause vraie de cet accès de démence ; il supposait seulement qu'elle provenait des moqueries des camarades du malade sur sa petite taille, ou peut-être aussi d'un excès de boisson. En un mot, on traita sa maladie comme une inflammation du cerveau, avec tout l'ancien appareil anti-phlogistique, c'est-à-dire par les saignées, les sangsues, le nitre, les bains froids, l'arnica, les lavemens, les laxatifs, les antispas-modiques, etc. Mais, au bout de cinq à six mois, tous ces remèdes n'avaient rien produit. En passant par le village, j'allai voir le malade que le chirurgien avait pris chez lui pour le mieux soigner, et je le trouvai dans l'état suivant :

Il était au lit, tranquille, éveillé, et me regarda d'un air stupide lorsque je m'approchai de lui en le saluant. Tantôt il me faisait une mine aimable, tantôt il regardait fixement devant lui. Il ne pouvait prononcer une seule parole ; du reste, il ne paraissait pas malade. Quelquefois il soupirait, d'autrefois il bâillait. Sa respiration était tantôt haletante, tantôt pénible. Ses pupilles se dilataient et se rétrécissaient alternativement. Souvent il portait les mains à son front, qui se plissait. Son bas-ventre était tendu et dur, les selles difficiles, son urine peu copieuse et d'un rouge foncé. Il fallait lui donner à manger, car il n'avait aucun appétit. Son pouls était faible, mais non fréquent. Bref, je le trouvai dans

____

(1) Gazette homœop., vol. IV, pag. 316 ; 1834.

un état semblable à celui d'un homme qui aurait reçu un coup à la tête, ce qui me fit supposer avec raison quelque extravasation sanguine ou séreuse.

Contre cet affaiblissement et cette insensibilité générale, je lui fis prendre une goutte *stram.* 9. Son état resta le même pendant six jours, quoique le chirurgien, de son autorité privée, lui eût donné, trois jours après, un *lavement* composé d'une infusion d'arnic., fel. taur. et extrait aloès, à la suite duquel il avait rendu des matières dures et noires.

Le septième jour, le malade recommença à dire quelques mots, mais cela ne dura pas, et le 14, tous les symptômes étaient redevenus les mêmes qu'auparavant. Je lui fis prendre dix globules *bellad.* 30. Ce remède ne lui ayant procuré aucune selle, je prescrivis un lavement d'eau froide; et dès le lendemain il eut une déjection d'excrémens solides. Son état moral n'en éprouva cependant aucune amélioration; et, quatre jours après, je lui fis administrer un second lavement d'eau froide, qui amena une transpiration, mais pas de selle. Huit jours se passèrent ainsi, pendant lesquels les pupilles se dilatèrent ou se rétrécirent extrêmement. Ce fut surtout le cas le huitième jour depuis qu'il avait pris la belladonne; ses pupilles étaient ouvertes à peine de la largeur d'une tête d'épingle. Ce même jour, le chirurgien fit lever et habiller le malade. Je le trouvai dans l'état suivant :

Désordre extrême.

Le blanc des yeux sale et trouble.

Haleine mauvaise.

Fréquens bâillemens.

Pouls fréquent et bas.

Il mangea tout seul sa soupe; mais il était si distrait qu'il puisa dans son assiette long-temps encore après qu'il n'y eut plus rien.

Comme il n'avait pas eu de selle depuis sept jours, malgré les lavemens d'eau froide, le chirurgien, sans me consulter (je logeais à huit lieues de là), jugea à propos de lui faire prendre des pilules *sap. antim., extr. arnic., calomel., camphor., croc. et thériac.*, quatre de deux grains chacune, matin et soir. Le second

jour ces remèdes lui procurèrent une déjection copieuse de couleur brunâtre, et le troisième une déjection glaireuse, bien qu'ils
ne possédassent aucune propriété laxative et apéritive. En effet,
l'extrait d'*arnic. et theriac.* étaient à dose égale avec *calomel et
sap. antim.* Au reste, ces deux selles n'avaient produit aucun
changement dans l'état du malade depuis quatre jours, lorsque
le lendemain, entendant les cloches sonner, il demanda tout à
coup, d'une voix basse, ce que cela signifiait. Mais, bientôt après,
il plissa de nouveau son front, y reporta ses mains ; sa respiration
devint faible et pénible. Un instant après, il demanda l'heure qu'il
était ; et, au même moment, pour ainsi dire, il renversa les yeux
d'une manière terrible et enfonça sa tête dans son coussin. Cet
accès ne dura pas long-temps cependant ; il ne tarda pas à revenir
à lui, comprit même le soir ce qu'on disait à voix basse, y fit des
réponses entrecoupées, sans suite, et se plaignit du bruit du vent.
Le lendemain et les six jours suivans son état empira, et on ne
put plus lui arracher une syllabe. Il y avait alors seize ou dix-
sept jours qu'il avait pris la *bellad.* Je prescrivis alors quatre
doses *opium* 3/6, dont on devait lui faire prendre une matin et soir,
et je défendis au chirurgien de lui administrer de ses remèdes.

Trois jours après, j'appris que le malade n'avait pas joui un
instant de son bon sens ni de l'usage de la parole pendant les deux
jours qu'il avait pris le remède ; que le troisième jour, à sept
heures du matin, en mangeant sa soupe, il avait porté souvent sa
main à son visage et à son front, avait examiné le bout de ses
doigts, les avait frottés avec son pouce ; mais qu'à onze heures il
s'était mis à parler, avait paru très-content, et avait écouté avec
plaisir un conte intéressant. Le chirurgien avait engagé le malade
à m'écrire lui-même, ce qu'il avait fait ou essayé de faire. Il avait
pris la plume, l'avait long-temps tenue entre ses doigts sans
écrire, avait souvent plissé son front, et n'avait tracé aucun
mot, malgré tout ce qu'on avait pu lui dire. Mais lorsque le chirurgien avait commencé à écrire son nom, il avait écrit rapidement et d'un air riant, en lettres assez bien faites : Sébastien
Zellermaïer.

Mais ce mieux ne se soutint pas long-temps; et, dès le lende-main, il était retombé dans sa stupidité. Au bout de six jours, l'opium ne lui ayant pas procuré de selle, le chirurgien lui donna de nouveau un *lavement* d'eau seulement; une déjection en fut la suite. Je lui fis prendre alors *nux vom.* 30, gutt. 1 ; et, treize jours après, j'appris que, pendant cinq jours, tout était resté dans le même état, mais que le sixième, après une mauvaise matinée, le malade avait recommencé à parler dans l'après-midi, et que le septième il avait rendu une quantité considérable d'ex-crémeus. Dès lors il avait continué à parler chaque jour un peu plus ; le onzième, il avait eu une nouvelle déjection d'excrémens durs ; et, l'après-dînée, il était si serein qu'il s'était levé, s'était habillé et avait parlé de tout raisonnablement. Mais le soir sa gaîté était allée si loin, qu'elle s'était changée en divagation. Le chirurgien lui-même ne présageait rien de bon de cette conduite singulière. On ne m'apprit pas comment la nuit s'était passée ; le lendemain matin, l'état du malade avait empiré de nou-veau ; il avait bien voulu parler et se lever ; il l'avait même fait ; mais, lorsqu'il avait été sur ses jambes, il avait été pris d'un vertige, avait chancelé, et serait tombé sans le chirurgien. A cela s'étaient joints du malaise et des vomissemens, en sorte qu'on avait été obligé de le remettre au lit, et il était redevenu tout aussi stupide. Quand il était dans son bon sens, il se plaignait de vertiges, d'un sentiment vague de douleur dans le bras gauche et dans la région du diaphragme.

Je lui envoyai encore deux doses *nux vom.*, dont il devait prendre la première aussitôt, et la seconde dix jours après. Un mois s'était à peine écoulé, que je reçus l'agréable nouvelle du rétablissement de notre malade. Depuis quinze jours, c'est-à-dire aussitôt après avoir pris la seconde dose, il était retourné chez ses parens, et se sentait assez bien pour ne plus avoir besoin de re-mède. Sa mémoire seule était encore un peu faible.

49ᵉ OBSERVATION, PAR M. TIETZE, CHIRURGIEN-ACCOUCHEUR (1).

Caroline Kretschmar, âgée de vingt-quatre ans, brune avec des yeux bruns, bien constituée, d'une humeur paisible et d'un caractère assez taciturne, était sujette, depuis douze jours, à une espèce de mélancolie dont la cause vraisemblable était le refus de ses parens, qui s'opposaient à son mariage avec un jeune ouvrier actif et rangé. Dès son enfance, elle s'était montrée très-capricieuse, et l'éducation vicieuse qu'elle reçut ne contribua pas peu à la faire regarder comme une personne originale lorsqu'elle eut atteint l'âge de seize à dix-huit ans. Elle avait un frère cadet muet et d'un esprit faible. Enfant, elle s'était toujours bien portée.

Elle avait antérieurement déjà reçu d'un homœopathe laïc, *acon.*, *pulsat.* et *jusquiame ;* mais, la maladie prenant un caractère grave, on m'appela, et je trouvai les symptômes suivans :

Sur ses traits se lisaient alternativement la crainte, l'angoisse intérieure ; son esprit était inquiet, troublé, triste ; elle éprouvait des battemens de cœur si forts qu'on pouvait les entendre et que sa poitrine en était ébranlée. En même temps elle ressentait une inquiétude extraordinaire, tombait à genoux d'un air désespéré, se tordait les mains, pleurait, priait, désespérait du salut de son âme. Au bout de quelques instans, ces battemens s'affaiblissaient au milieu de gargouillemens dans le bas-ventre, et son esprit se rassérénait. Les accès étaient très-fréquens. Dans les intervalles, elle était plus tranquille, mais très-abattue. Elle ne s'occupait de rien, ne travaillait jamais, était triste, inquiète. Face très-pâle et souffrante, yeux ternes, pupilles rétrécies. Du reste, elle ne se plaignait d'aucune autre souffrance. Ses selles étaient à l'état normal, son appétit moindre qu'avant sa maladie.

Le 13 novembre 1832, je lui fis prendre *bellad.* 5/30.

Le 18, son état s'était déjà beaucoup amélioré ; cependant elle avait encore parfois de faibles battemens de cœur, des accès d'inquiétude, etc. Je lui donnai *veratr.* 5/12.

(1) Observations pratiques de Thorer, vol. I, pag. 208 ; 1834.

La guérison continua à marcher ; les battemens de cœur cessèrent presque entièrement ; son esprit était toujours très-malade ;
mais on apercevait déjà du changement ; car la plus légère contrariété la mettait hors d'elle , ce qui était toujours suivi d'une
grande angoisse.

Le 28 , je lui donnai donc *nux vomic.* 5/30.

Le 2 décembre, la malade ayant mangé d'une pâtisserie aux
épices, l'effet du remède fut détruit. L'esprit redevint malade,
l'angoisse et les envies de pleurer reparurent.

Le 3 , elle prit *sulphur* 2/30 ainsi que le 9.

Le 14 seulement parurent les menstrues , qui avaient toujours
été régulières jusque-là. Ce retard de quatre ou cinq jours était
vraisemblablement un effet primitif du soufre. Elles coulèrent
jusqu'au 16 , et devinrent moins abondantes.

Le 17 et le 23 , je lui donnai encore du soufre à petites doses.

Après la première déjà , il s'opéra une amélioration frappante ,
qui fit des progrès bien plus rapides encore après la seconde. Les
battemens de cœur, l'angoisse antérieure, etc., disparurent ; et
le 29, la malade était aussi bien portante et aussi gaie que jamais.

Au mois d'août 1833 , elle continuait à jouir d'une bonne
santé.

50ᵉ OBSERVATION , PAR LE DOCTEUR NEUMANN (1).

Je pourrais appeler mélancolie nerveuse la maladie dont une
dame fut attaquée à la suite d'une frayeur. Aux manœuvres d'ar-
tillerie de 1833 , une bombe de 12 éclata en trois morceaux ,
chacun de dix à douze quintaux pesant ; plusieurs personnes furent blessées , quelques unes tuées. Le mari de cette dame fut
chargé de surveiller le pansement des blessés ; ce qui ne lui permit de retourner que tard chez lui. Quoiqu'on eût envoyé un
officier pour la rassurer , elle demeura convaincue que son mari
était au nombre des victimes. La frayeur qu'elle éprouva à la
nouvelle de l'explosion et l'inquiétude qui l'agitait déterminèrent

(1) Observations pratiques de Thorer , vol. II, pag. 146 ; 1835.

une attaque du tétanos, en sorte qu'elle resta une heure à sa fenêtre, immobile et ne paraissant ni voir ni entendre. Dès cet instant se développèrent les symptômes suivans :

Maux de tête insupportables.

Après ces maux de tête, démangeaison au cuir chevelu.

Sentiment de faiblesse dans le bas-ventre et respiration difficile.

Tressaillement dans le bas-ventre et par tout le corps.

Règles tous les quinze jours ; sang coagulé et noir.

Obstruction du bas-ventre.

Envies de pleurer ; pleurs sans motif.

Elle recherchait la solitude et ne pouvait se décider à sortir.

Sensation de faiblesse ; lorsqu'elle voulait s'occuper, les bras lui tombaient.

Elle n'avait pas d'enfans, quoique mariée depuis quatre ans, et était robuste ; mais son système nerveux était resté très-irritable depuis une maladie qu'elle avait faite auparavant, et plus encore depuis le traitement héroïque auquel elle avait été soumise.

Comme c'était la peur et l'inquiétude qui lui avaient donné sa maladie, je lui fis prendre *ignat. amar.* 3/30. Ce remède fit disparaître au bout de six jours les envies de pleurer, le sentiment de faiblesse dans le bas-ventre, la disposition à s'effrayer d'un rien et les maux de tête. Je lui donnai ensuite, avec succès, *platina* contre le retour trop fréquent des règles.

Elle prit deux doses *ignat.* et une seule *platin.* Si la peur et l'inquiétude n'avaient pas été la cause de la maladie, j'aurais choisi *stram.*

51ᵉ OBSERVATION, PAR LE DOCTEUR FIELITZ (1).

Charles Tsch., enfant de quatorze ans, avait joui d'une bonne santé dès sa naissance. Il y avait quelques années qu'il avait eu la fièvre scarlatine, et celle-ci n'ayant pas suivi régulièrement sa marche, il lui en était resté un mal d'oreilles qui avait été promp-

(1) Observations pratiques de Thorer, vol. II, pag. 151 ; 1835.

tement guéri. Il avait été atteint ensuite d'une maladie plus grave dont il triompha cependant, et dès lors il avait toujours été gai et bien portant.

Au mois d'avril de cette année, il retourna un jour à la maison tout désolé d'avoir jeté une pierre à un enfant sur la promenade, ce qu'il n'avait nullement fait. Maintes fois, depuis cette époque, il rentra ainsi plein de tristesse, croyant avoir fait du mal aux personnes qu'il avait rencontrées. Il s'imaginait le plus souvent qu'il les avait blessées, quoiqu'il n'eût sur lui ni couteau ni autre instrument pareil. Jusque-là il s'était contenté de gémir en silence, et avait fini toujours par oublier les prétendus malheurs qu'il avait causés.

Le 28 juin, on vint me consulter.

Depuis huit jours son état était empiré. Dès qu'il apercevait quelque passant dans la rue, il devenait inquiet et s'imaginait l'avoir blessé.

Il retournait à la maison ; et, tout préoccupé de cette idée, il restait les yeux tristement fixés devant lui. L'interrogeait-on, il se lamentait sur les blessures qu'il croyait avoir faites, et se mettait à pleurer si on essayait de le dissuader. Le soir, il était plus gai ; le matin était le moment où il se trouvait le plus mal. Son visage était rouge, ses yeux fixes. Il avait des angoisses au cœur. Le matin il se plaignait d'une pression dans la région de l'estomac. Depuis quelque temps ses selles étaient difficiles. Souvent il rendait des ascarides. Autrefois il avait été gai et éveillé.

Le même jour, je lui donnai *nux vom.* 3/24, qui lui fit avoir une selle naturelle ; mais tout se borna à cela.

Le 16 juillet, je lui fis prendre *bellad.* 3/30.

A peine une heure s'était-elle écoulée, que l'enfant redevint joyeux et content. Il était guéri de sa monomanie.

52ᵉ OBSERVATION, PAR LE DOCTEUR FIELITZ (1).

La femme Müller, en Silésie, âgée de quarante-deux ans, d'une constitution faible, d'un caractère taciturne, n'avait jamais eu d'autre maladie que la gale, dans sa jeunesse. Ses menstrues avaient toujours été régulières, et ses trois premières couches des plus heureuses.

Elle venait d'accoucher, sans grandes douleurs, pour la quatrième fois, deux mois auparavant; mais, huit jours après, elle avait perdu son enfant. La sécrétion du lait cessa tout à coup, et la mère éprouva bientôt de violentes douleurs dans le bas-ventre; elle avait la tête embarrassée; elle perdait souvent connaissance; elle devint folle, et cherchait sans cesse à se sauver de son lit. Pendant sept semaines, elle fut traitée sans résultat par un médecin allopathe du voisinage.

Le 21 novembre 1832, son mari vint me consulter. Voici ce qu'il me dit sur l'état de sa femme.

Elle se plaignait d'avoir constamment la tête embarrassée; son regard était fixe; une chaleur de plus en plus ardente lui montait périodiquement au visage. Elle manquait d'appétit et avait la bouche amère. Son bas-ventre était dur et tendu. Elle éprouvait d'abord dans le flanc gauche des élancemens qui se faisaient sentir ensuite dans le droit, puis s'étendaient jusqu'au creux de l'estomac.

Depuis qu'elle était tombée malade, elle avait toujours été constipée; les évacuations que lui procuraient les clystères étaient dures et grenues. Fréquentes démangeaisons à l'anus, tranchées, douleur qui remonte et descend. Le bras et la jambe alternativement froids et insensibles.

Elle était faible et amaigrie; elle ne pouvait quitter le lit. Sommeil excessivement agité; pas de repos au lit; songes effrayans et horribles. A chaque instant elle était prise d'une inquiétude insurmontable qui la mettait hors d'elle-même; elle voulait partir;

______

(1) Gazette homœop., vol. VI, pag. 208; 1835.

elle s'imaginait qu'elle allait courir, et ne voulait pas rester au lit. Puis elle s'asseyait, un moment après, sur son séant, toute pensive ; elle croyait que personne ne pourrait la guérir.

Elle ne prenait intérêt à rien.

Son mari ayant ajouté que son état empirait lorsqu'il y avait long-temps qu'elle n'était allée à la selle, je lui ordonnai *nux vomic.* 4/15, à prendre le lendemain matin seulement, parce que, la veille encore, on lui avait administré un remède allopathique.

Le 27, le mari vint me dire qu'à son retour il avait trouvé sa femme plus tranquille par suite d'une déjection que lui avait procurée le remède. Mais le lendemain elle se retrouvait aussi mal qu'auparavant. Il lui avait donc fait prendre la poudre, sans qu'elle eût encore produit de résultat. Elle n'avait plus eu de selle ; elle était froide par tout le corps, était agitée d'une horrible inquiétude, et voulait s'en aller ; on avait peine à la retenir. Vraisemblablement *nux vomic.* n'avait pu agir à cause du remède allopathique. Je lui donnai *veratr.* 3/12.

Le 10 décembre, j'appris que le lendemain du jour où elle avait pris le *veratr.*, elle avait été très-agitée.

Elle avait, depuis vingt ans, sous le coude du bras gauche, une petite excroissance causée par un coup de corne d'une vache. Elle prétendait que c'était cela qui la rendait malade ; voici pourquoi : six semaines auparavant, son mari faisant un cercueil, elle y avait pris un copeau, l'avait pressé sur l'excroissance, et l'avait rejeté dans le cercueil. Elle ne pouvait recouvrer sa santé, disait-elle, qu'autant qu'on l'en retirerait. En vain avait-on cherché à lui ôter cette idée ; elle s'était échappée la nuit suivante, et était allée dans le cimetière creuser autour de la fosse pour déterrer le cercueil. Cette idée fixe et l'agitation qui en était la suite durèrent du 13 au 16 décembre. Dès lors elle fut plus tranquille, quoiqu'elle eût toujours de grandes angoisses. Sécheresse de la langue, impossibilité d'avaler ; selle régulièrement chaque jour. Écoulement sanguinolent d'une odeur détestable par les parties génitales. Mains et pieds froids ; frissons et chaleurs alternativement. Elle recommença à s'occuper de son ménage ; mais elle avait souvent encore des serremens de cœur et des envies de fuir. Je lui donnai *bellad.* 3/30.

Le 14 juin 1833, toutes les douleurs avaient beaucoup diminué. Ses déjections étaient de nouveau dures, mais régulières. L'écoulement par les parties génitales n'était plus sanguinolent, mais blanc, pituiteux et âcre. Elle se plaignait encore de froid aux pieds et aux mains. Le soir elle avait toujours des frayeurs, et son sommeil était agité par des songes. Elle était triste, avait des envies de pleurer, était chagrine, et ne voulait rien avoir à faire avec personne. Je lui fis prendre *conium* 3/30.

Le 12 février, son état s'était beaucoup amélioré. Elle avait un bon appétit, des selles régulières. Depuis quinze jours ses règles étaient revenues, bien qu'en petite quantité. Froid aux pieds et aux mains. Sommeil plus tranquille, esprit moins agité.

Le 17 mars, j'appris que le 12 ses menstrues avaient reparu à l'état normal. Depuis cette époque la malade se porte bien, s'occupe des affaires de son ménage, et recouvre ses forces tous les jours.

53ᵉ OBSERVATION, PAR LE DOCTEUR FIELITZ (1).

Mademoiselle S. de L., âgée de trente-huit ans, d'une constitution grêle, d'un tempérament irritable, se portait presque toujours bien ; elle ne se souvenait pas d'avoir jamais été sérieusement malade. Elle avait toujours été parfaitement réglée.

Au commencement de 1835, elle fut prise de fréquens accès de mélancolie, de dégoût pour la vie, sans qu'on sût d'où provenait ce changement dans son caractère. On la conduisit dans sa ville natale, et on la remit entre les mains d'un médecin allopathe pour qu'il la guérît de violens maux de tête. Celui-ci employa inutilement les remèdes intérieurs et extérieurs, les bains, les frictions d'onguent de tartre stibié, les vésicatoires, etc.

(1) Gazette homœop., vol. VI, pag. 212 ; 1835.

Le 16 avril, on me fit appeler. Je trouvai la malade dans l'état suivant :

Elle était au lit et pouvait à peine se remuer, à cause de ses violens maux de tête. Elle se plaignait de ressentir dans la tête de terribles secousses, jointes à des élancemens qui lui traversaient rapidement le front et menaçaient de la faire éclater. Elle ne cessait de répéter qu'elle allait mourir, qu'elle ne pouvait plus vivre, qu'elle devait partir et s'ôter la vie.

Son visage était maigre, ses yeux rouges et fixes. Pas d'appétit, soif médiocre ; selles régulières. Ses règles n'avaient point paru depuis six semaines. La nuit, grande agitation, maux de tête, pas de sommeil. Pouls accéléré, faible.

Je lui fis prendre *bellad.* 3/30.

Le mal de tête disparut peu à peu ; et, le cinquième jour, elle ne se plaignait plus que d'avoir la tête vide et sans idées. L'état de son esprit était toujours le même, et avait même empiré.

Elle se promenait dans la chambre en se tordant les bras, et répétant sans cesse qu'elle devait se tuer, se jeter à l'eau, qu'on lui permît seulement de sortir, qu'elle était inutile au monde, qu'elle voulait mourir. L'envie de s'enfuir ne la quittait pas un instant ; elle y réussit même une nuit et courut à la rivière pour s'y précipiter. Si quelque personne étrangère était présente, elle se tenait tranquille. Elle ne travaillait jamais ; mais elle avait un très-grand appétit. Jamais elle ne jouissait d'un sommeil tranquille.

Depuis le 25 avril, je lui fis prendre *veratrum, arsenic., pulsat., graphit., coffea, aurum, nux vomic., bellad., secale cornut., hyosc., sepia.*

Ce traitement, continué jusqu'au mois d'octobre, parvint à ramener ses règles à différentes reprises ; son humeur devint plus gaie ; sa figure se remplit ; l'appétit était bon, et elle s'occupait à coudre. Mais elle avait toujours des accès de mélancolie noire.

Depuis le mois de novembre, elle est entrée à l'Institut homœopathique de Leipzig, et nous apprendrons avec le temps le résultat du traitement qu'elle y suit.

54ᵉ OBSERVATION, PAR LE DOCTEUR FIELITZ (1).

Dans l'automne de 1832, un enfant de treize ans devint subitement pensif, chagrin ; souvent il s'asseyait dans un coin, où il restait à pleurer. Ses joues devinrent pâles, son appétit disparut, ses digestions se firent mal.

Lorsqu'on me confia le soin de le guérir, j'appris ce qui suit sur les changemens qui s'étaient opérés dans son esprit.

Voyait-il quelqu'un passer dans la rue, un désir invincible de se précipiter sur lui et de le frapper de son couteau s'emparait de lui. Mais dès qu'il s'approchait, il se sentait pris d'une horrible angoisse et courait à la maison, s'asseyait dans son coin, et pleurait amèrement de ce qu'il avait blessé des passans avec son couteau. Tel était son état depuis quinze jours, lorsque j'entrepris sa cure.

Une dose de *bellad.* 2/30, et, huit jours après, une dose de *nux vomic.* 2/30 suffirent non seulement pour remettre son esprit dans son assiette naturelle, mais même pour lui donner une santé plus forte et une humeur plus gaie qu'auparavant.

55ᵉ OBSERVATION, PAR LE DOCTEUR FIELITZ (2).

O. W., âgé de dix ans, né d'une mère phthisique, enfant d'un caractère vif, enthousiaste, doué d'heureuses dispositions, d'un système nerveux très-irritable, plein d'ardeur et de zèle, montra de bonne heure du penchant pour la poésie. Depuis sa naissance, il était faible et souffrait de constipation. Il y avait un an qu'il était dans un pensionnat, où on lui donnait à manger beaucoup d'alimens lourds, lorsqu'il commença à ne plus aller que très-rarement à la selle. A l'en croire, il resta souvent un mois sans avoir une seule déjection. Quoique ce soit difficile à admettre, il n'en est pas moins certain qu'il resta plus d'une fois constipé

(1) Gazette homœop., vol. VI, pag. 213 ; 1835.
(2) Gazette homœop., vol. VI, pag. 213 ; 1835.

pendant quinze jours, et que, quand avec de violens efforts il
était parvenu à rendre quelques excrémens, ils étaient tout durs
et comme brûlés. Lorsqu'on l'eut retiré de son pensionnat pour
le mettre dans une maison plus convenable à sa santé, il continua à avoir des obstructions, qui duraient ordinairement de
cinq à sept jours, ce qui lui causait souvent des embarras dans la
tête.

A la fin du mois d'août (1835), il se passa en lui des choses
singulières. Un jour qu'il était à l'école, ses yeux devinrent tout
à coup de plus en plus gros, et son visage prit l'expression de
celui d'une personne qui se trouve mal. On l'envoya dans le jardin. Il se mit alors à parler et à agir comme un homme qui rêve;
il parlait de sa mère morte qui venait auprès de son lit; il ne
voulait pas se laisser approcher, et on eut beaucoup de peine à
le maîtriser. S'étant un peu apaisé, il se laissa conduire, et sortit
enfin de son rêve. Il ne savait rien de ce qui s'était passé. Ces
accès le reprirent quatre fois par jour jusqu'au 29 août, mais
chaque fois deux heures plus tôt que la dernière. On lui fit
prendre une dose de belladonne qui n'opéra aucun effet.

Le 30, je fus appelé auprès de lui, et j'eus l'occasion d'observer par moi-même un accès pareil.

Il était six heures du matin lorsque l'enfant se mit à courir çà
et là, plein d'inquiétude; on eût dit qu'il sentait le besoin d'aller
à la garde-robe; souvent il lâchait de l'urine. Cela dura un quart
d'heure, et le paroxysme arriva. Il resta debout, son visage devint d'un rouge foncé; les yeux lui sortaient de la tête, ils étaient
étincelans. Il poussa un cri et se mit à frapper autour de lui des
pieds et des mains. Il hurlait, l'écume entourait sa bouche, et
il fallait employer la force pour l'empêcher de se précipiter sur
les personnes qui étaient dans la chambre ou de se blesser lui-
même. Il brisait tout ce qu'il pouvait saisir. A peine un homme
robuste pouvait-il le contenir, tant il était furieux. Sa figure était
horriblement renversée; il écumait; sa respiration sifflait dans sa
poitrine; il luttait de toutes ses forces contre les bras qui l'étrei-
gnaient. Il ne cessait de mordre, d'égratigner, de frapper du

poing celui qui le contenait ; il donnait des coups de pieds aux personnes ou aux meubles dont il était entouré. Puis il s'écriait à chaque instant : Meurtre ! poignard ! prison ! mort ! Il resta tranquille une minute, les yeux écarquillés, et se mit à déclamer : Entends-tu retentir la cloche des morts ? Mais son accès de fureur le reprit bientôt avec une nouvelle force. Lâche-moi ! s'écria-t-il d'une voix terrible ; et, parvenant à se dégager, il se précipita sur les objets qui l'entouraient, arracha la clef d'une armoire, un clou de la muraille, et les foula aux pieds. Il mordit la pomme d'une canne qu'on lui avait présentée, et fit sauter un verre d'eau de la main qui le lui offrait. Il continua ainsi à frapper et à crier jusqu'à ce qu'il fût épuisé ; puis il se reposa de nouveau pour recommencer un instant après. Cet accès dura une bonne demi-heure. Tout à coup il recouvra la raison, regarda autour de lui avec de grands yeux, et, se précipitant au bas des escaliers, il s'élança dans le jardin avec une rapidité extraordinaire. On n'essaya pas de l'arrêter, et il se mit à courir autour du jardin pendant un quart d'heure au moins, si vite qu'on aurait eu peine à le suivre. Lorsqu'on lui demanda pourquoi il courait ainsi, il répondit qu'il le fallait. Sa course achevée, il resta tranquille. Mais tout à coup une idée lui passa par la tête. Il remonta rapidement dans la chambre où il avait fait tout ce vacarme, et, saisissant la canne au pommeau, il voulut la briser parce qu'il ne pouvait la souffrir. Il l'aurait fait effectivement si on ne l'en eût empêché. Il fut difficile de l'apaiser. Il demanda alors la clef et quelques autres objets contre lesquels sa fureur s'était également exercée ; il voulait les détruire par le même motif. Il les prit donc, et courut avec eux dans le jardin. Au reste, il ne se souvenait de rien, et, une heure après le commencement du paroxysme, il était parfaitement tranquille. Il avait un grand appétit, et était toute la journée paisible et content. Je lui donnai *veratr.* 3/12.

Le 31, pour la première fois depuis sa maladie, l'accès, au lieu d'arriver plus tôt que celui de la veille, n'eut lieu qu'à neuf heures du matin, mais de la même manière et avec les mêmes symptômes. Il ne dura toutefois que de huit à dix minutes. Comme la veille, l'enfant chercha d'abord la garde-robe, mais sans avoir de selle complète. Pendant l'accès, il déclama quelques couplets d'une chanson. Sa course autour du jardin ne fut pas aussi longue. Il se sentit ensuite affaibli et fut de mauvaise humeur. Il demanda de nouveau un forêt, un clou et un ferrement de fenêtre pour les détruire. Il mangea du pain avec grand appétit.

Le 1er septembre, l'accès recula encore d'une heure. Ce jour-là il fut pris de sentimens religieux, et se mit à déclamer quelques cantiques avec une expression attendrissante. Il s'entretenait aussi avec sa mère défunte, tantôt à voix basse, tantôt à haute voix. Il demanda de nouveau un couteau, des boucles d'oreilles et d'autres objets en métal. L'accès dura vingt minutes et la course un quart d'heure. Je lui fis prendre *veratr.* 3/30.

Le 2, l'accès n'arriva qu'à une heure après midi. Il dura de nouveau une demi-heure, et fut accompagné en grande partie des mêmes symptômes que la veille. Il poussa de grands éclats de rire, et se mit à danser comme un vrai danseur de corde ; il semblait ne se tenir que sur la pointe des pieds. Il ne courut qu'une seule fois autour du jardin, et fut de nouveau de mauvaise humeur, comme quelqu'un qui n'aurait pas dormi.

La veille au soir, il avait eu une selle sans douleurs, la première depuis quatre jours. Je lui donnai *stramon.* 3/18.

Le 3, il n'eut pas d'accès ; mais, à quatre heures après midi, il fut pris d'un vertige qui cessa bientôt cependant, et qui fut suivi d'un accès de gaîté et de joyeuses gambades.

Cet accès de gaîté se renouvela le 4 ; le 5, il était bien, et se disposait à faire un petit voyage à pied.

Le 8, il était parfaitement gai et content ; seulement il était de nouveau constipé. Je lui donnai donc *nux vomic.* 3/18.

Pendant quelques jours il eut des selles régulières ; mais, le 13, l'obstruction reparut. Une portion considérable du rectum était sortie. *Nux vomic.* 3/30.

Du 14 au 17, il eut des selles naturelles, ainsi que le 20.

Le 25, constipation. Son humeur fut ce jour-là plus violente et plus passionnée. *Lycopod.* 2/30.

Quinze jours après avoir pris le lycopode, il se déclara une diarrhée. Depuis ce temps, ses digestions se font très-régulièrement, il se trouve très-bien portant.

56ᵉ OBSERVATION, PAR M. WAHLE (1).

Madame W., âgée d'une cinquantaine d'années, d'un tempérament plein de vivacité, n'avait plus ses règles depuis plusieurs années. Toujours souffrante, elle avait eu recours, pour se guérir, à tous les remèdes, et s'était fait saigner plusieurs fois. Elle se plaignait alors d'une prostration générale et de tiraillemens tantôt dans une partie du corps, tantôt dans une autre. Je l'en délivrai bientôt.

Un an après, elle ressentit de si fortes démangeaisons aux pieds, qu'elle se les écorchait à force de gratter. Ils suintaient sans cesse, et il s'y formait de monstrueuses croûtes. Comme j'habitais à quatre lieues de distance, sa famille, croyant d'ailleurs que ce n'était qu'un mal extérieur, fit venir un médecin de campagne, qui lui pratiqua aussitôt une nouvelle saignée, et mit sur les croûtes de ses pieds un onguent qui les dessécha en peu de temps. Mais cette dame perdit le sommeil, et commença à tout faire au rebours. Elle ne pouvait se tenir dans un endroit; elle ne voulait pas rester seule; elle voulait sans cesse travailler; et dès qu'elle avait entrepris quelque chose, ou même dès qu'elle tenait un objet, elle le rejetait sans s'inquiéter où il tombait. Elle ne cessait de parler de la mort, quoiqu'elle tremblât en même temps devant elle. Les traits de son visage, qui exprimaient la bienveillance lorsqu'elle était en bonne santé, étaient alors tout bouleversés; elle soupirait et gémissait sans cesse en silence, et s'inquiétait fort sur son avenir, bien qu'elle fût convaincue d'avoir toutes choses en abondance. Elle ne dormait qu'une ou deux heures avant minuit; elle était malicieuse; elle

(1) Gazette homœop., vol. VII, pag. 248; 1835.

avait une soif ardente, mais peu d'appétit. Ce qu'elle mangeait,
elle le dévorait avec une prodigieuse activité. Ses jambes étaient
redevenues humides et douloureuses ; elle se plaignait beaucoup,
mais les souffrances morales étaient toujours les mêmes. Rarement
elle avait des selles. Elle avait jadis un teint fleuri ; elle avait
donné le jour à dix enfans, les avait tous nourris, et avait déjà
perdu beaucoup de ses forces vitales, grâce aux nombreuses saignées qu'on lui avait faites ; enfin, dans une maladie qu'elle avait
eue auparavant, elle avait pris beaucoup de quinquina.

Je lui donnai d'abord une dose de *nux vomic.* 3o, uniquement
ment afin de la préparer à prendre autre chose (?) ; aussi ce remède resta-t-il sans effet. Elle prit ensuite *sulphur* 3o, également
ment sans résultat ; enfin je prescrivis *silic., lycop., mezer., veratr.*
et plusieurs nouvelles doses de *sulphur* 3o, mais sans m'apercevoir du moindre changement favorable.

Six mois après, j'allai la voir, et je la trouvai toujours dans le
même état. Le même jour, je lui donnai *sulphur* 3g, en demandant à son mari de me faire savoir de ses nouvelles sept jours
après. Son fils vint me dire que sa mère dormait bien, que le
jour elle était plus tranquille, que son appétit était meilleur,
qu'elle n'avalait plus les alimens avec autant d'avidité ; mais que,
depuis la veille, elle était plus agitée. Je lui donnai *sulphur*
3/8o, en lui recommandant de revenir au bout de huit jours.

Je l'attendis en vain ; mais j'appris plus tard, un jour que je
me trouvai dans le voisinage, de la bouche même du mari,
que la dernière dose de soufre avait guéri sa femme. Long-temps
après, je la trouvai elle-même gaie et contente. Ses pieds mêmes
étaient guéris, et elle ne s'était jamais mieux portée, disait-
elle.

57ᵉ OBSERVATION, PAR LE DOCTEUR FIELITZ (1).

La femme d'un meunier de Silésie, qui était tombée dans une
mélancolie *puerperalis* trois jours après être accouchée, était

(1) Archives homœop., vol. XV, cah. I, p. 127 ; 1835.

traitée depuis trois semaines par des médecins allopathes, qui avaient employé, sans succès, tous les médicamens les plus dif-férens, les frictions, les saignées, etc.

Constipation depuis six jours.

Pression douloureuse dans le bas-ventre, revenant périodiquement.

Pression sur les parties génitales.

Accès de fièvre accompagnés de grande chaleur dans différentes parties du corps.

Angoisse et inquiétude avec de violens battemens de cœur.

Idées de suicide.

Deux doses *nux vomic.* 4/30 firent disparaître en moins de douze heures la plupart de ces symptômes.

Le lendemain, je lui fis prendre, avec succès, *bellad.* 3/30, pour combattre un violent délire, des accès de rage et d'impudicité.

Quelque temps après, je lui administrai *veratrum* et *conium*, et j'eus le plaisir de la voir parfaitement guérie au bout de huit jours.

58e OBSERVATION, PAR LE DOCTEUR SCHINDLER (1).

Marthe-Élisabeth Gohring, âgée de vingt-huit ans, débile, irritable, accoucha heureusement pour la première fois. Cinq jours après, lorsque la sécrétion du lait était déjà en pleine activité, elle éprouva, au moment de se mettre à table, une grande frayeur, par suite de la chute du pétrin. Ce fut une sensation pareille à celle qu'aurait pu lui causer une souris en lui courant sur le dos. La sécrétion du lait cessa aussitôt, ainsi que l'écoulement des lochies, et elle fut prise à l'instant d'une fièvre accompagnée du plus violent délire. Quatre hommes pouvaient à peine la retenir dans son lit.

Les médecins allopathes qui la traitèrent la crurent attaquée

______

(1) Archives homœop., vol. XV, cahier 1, pag. 128; 1835.

d'une fièvre nerveuse. Pendant *quatre semaines*, tous leurs soins furent inutiles.

Lorsque j'allai voir la malade, je la trouvai dans l'état suivant : Regard fixe.

Agitation extrême. Elle ne cessait de porter ses mains à sa tête, criait quelquefois, et était sur le point de s'élancer du lit.

Au sommet de la tête, l'application d'un onguent de tartre stibié lui avait enlevé la peau d'une partie du crâne. Cette dénudation avait la largeur d'une assiette et donnait un pus infect.

La sécrétion du lait ne se faisait plus ; les mamelles étaient flasques. Élancemens au côté, constipation.

Elle parlait avec volubilité, s'informait parfois de son enfant, mais ne voulait pas le prendre.

Insomnie complète. Quelquefois elle s'assoupissait, mais se réveillait à l'instant pour délirer de nouveau. Cependant son délire n'était plus aussi violent qu'auparavant.

Je lui donnai, dans l'après-dînée à quatre heures, *bellad.* 3/30.

Une heure après, elle s'endormit d'un sommeil paisible, sans avoir éprouvé de crise dans l'intervalle, à l'exception de quelques mots inarticulés que personne ne comprit, et qui se perdirent dans le sommeil.

Elle reposa assez bien la nuit, et ne se réveilla que rarement pour demander à boire.

Le second jour, elle éprouva une chaleur ardente ; la langue était blanche, sa soif violente ; elle manquait d'appétit. Une douleur cuisante se déclara à l'utérus. Je lui donnai *bryon.* 3/18.

Transpiration ; plus de délire. La malade jouissait de toute sa raison, et se plaignait alors de la douleur que lui faisait éprouver la plaie qu'elle avait à la tête, douleur si forte quelquefois qu'elle ne savait ce qu'elle disait.

Je lui fis donc prendre, pour combattre *bryon.*, qui avait augmenté la douleur, et pour faire disparaître la faiblesse nerveuse qu'elle ressentait, *rhus* 3/30. Ce remède devait en outre servir d'antidote au *tart. emetic.* Je lui donnai plus tard aussi *arnica* et *pulsat.*, et j'eus bientôt le plaisir de voir la malade non seulement parfaitement rétablie, mais même guérie de sa plaie à la tête. Quinze jours après, elle était en état de retourner à l'église.

59ᵉ OBSERVATION, PAR LE DOCTEUR EMMRICH (1).

Francisca C., âgée de trente ans, brune, délicate, avec un goître, avait eu dans son enfance une maladie d'yeux. A l'âge de quinze ans, elle tomba dans l'eau pendant sa menstruation ; celle-ci cessa et ne reparut de long-temps. Lorsque ses règles revinrent, elles arrivaient régulièrement toutes les trois semaines et coulaient de trois à quatre jours, mais en petite quantité. Mais depuis cette époque elle éprouvait de violentes douleurs dans le bas-ventre, surtout dans la région du foie, lesquelles atteignaient souvent le plus haut degré. Elle avait d'ailleurs de fortes congestions à la tête ; son visage devenait rouge et brûlant, et elle sentait d'insupportables pressions, des douleurs cuisantes surtout dans la partie antérieure de la tête ; quelquefois elle avait toute la tête prise, et elle éprouvait alors de tels vertiges qu'elle pouvait à peine se tenir debout. C'était surtout avant et après la menstruation qu'elle était le plus mal. Son ouïe avait aussi souffert, et il fallait lui parler très-fort pour se faire comprendre. Quelquefois bourdonnement, musique et son de cloches dans les oreilles. Cet état l'inquiétait beaucoup, elle était misanthrope, et plus tard elle devint distraite, même méchante et paresseuse.

Depuis six mois, elle était tombée dans cette mélancolie et ne disait plus une parole. Souvent des gestes manifestaient sa colère. Appétit bon, selles régulières, mais de jour en jour elle maigrissait. Le 9 et le 16 novembre, je lui fis prendre *aurum* 2/30. Le 23, elle éprouva de violentes douleurs dans les dents molaires du côté gauche et de grands maux de tête ; cependant elle était mieux et reparla pour la première fois. La cause de son silence était, à ce qu'elle dit elle-même, que le logis ne lui plaisait pas. Le 22 décembre, son état était plus que satisfaisant. Elle avait pris huit jours auparavant une nouvelle dose d'*or*.

(1) Archives homœop., vol. XV, cah. 2, pag. 121 ; 1835.

60° OBSERVATION, PAR LE DOCTEUR CLAYVAZ (1).

J.-C. Valet, agriculteur, âgé de trente-sept ans, homme fort, robuste, actif, devient, pendant le mois de février 1835, triste, rêveur, indifférent à ses propres intérêts ; il fuit le monde et sa famille, cherche toujours à être seul, et affirme se bien porter.

Cet état s'empire jusqu'au premier mars, où Valet présente des symptômes d'une aliénation mentale qui finit par avoir ses accès. Etourdissement avec grande confusion d'idées, congestion vers la tête, vertiges avec anxiété, manie facétieuse, il parle beaucoup, plaisante avec chacun, offre à boire et à manger, se croit assez riche pour être libéral envers tout le monde ; puis cette loquacité délirante se change tout à coup en tristesse, l'anxiété augmente, la respiration est oppressée, des visions l'effraient ; menace de suffocation, envie de vomir. Je prescris le 4 mars trois globules *belladonne*, eau froide pour boisson. Le 5 et le 6, peu de changement ; cependant la tête est moins prise, le malade parle moins. Le 7, *stramonium* 4 globules dissous dans deux cuillerées d'eau. Quatre heures après la prise du remède, la femme Valet accourt chez moi, me demande si je n'ai point donné quelque poison à son mari, qui n'a jamais été aussi mal. Il est furieux, me dit-elle, il a jeté ses habits et s'est mis à courir les champs : plusieurs personnes sont à sa poursuite. Je tranquillisai cette pauvre femme sur l'idée qu'elle avait du poison, en lui promettant que son mari se calmerait bientôt. En effet, Valet fut reconduit chez lui et placé sur un lit, où, fatigué, il tomba dans un profond sommeil, pendant lequel d'abondantes sueurs coulèrent de son corps. Le lendemain, parut un nouvel accès, mais faible et de peu de durée, qui fut le dernier. La convalescence fut prononcée ; le malade reprit peu à peu ses occupations habituelles, et tout s'amenda au point que cet homme, si nécessaire à sa nombreuse famille, put reprendre entièrement le cours de ses affaires domestiques.

(1) Bibliothèque homœop., vol. VI, pag. 159; 1835.

61e OBSERVATION, PAR LE DOCTEUR MALAISE (1).

Marie Joassard, brodeuse, séjourne à l'hôpital depuis long-temps, sans être soumise à aucune espèce de traitement. Le moral de cette femme est dérangé depuis plusieurs années, à la suite de longs chagrins; dans le début de sa maladie elle voulut se noyer, et pour ce motif elle a été renfermée dans une maison d'aliénées, d'où elle est sortie sans être guérie. La malade présente actuellement les symptômes suivans : douleurs de constriction à l'estomac, s'étendant au pourtour de la base de la poitrine, avec respiration difficile; pesanteur de tête, céphalalgie constrictive avec battement; sommeil troublé par des rêves effrayans; des idées sombres occupent la malade : elle croit toujours qu'on veut et qu'on doit l'étrangler ou la pendre; caractère mélancolique, pleurs involontaires, plaintes continuelles sur ses souffrances; les règles ont cessé de couler depuis dix mois. — Le 7 septembre 1834, la malade est soumise au traitement homœopathique; elle prend plusieurs doses de *platine* et *d'or*. A l'aide de ce traitement, cette femme retrouve la santé et une sérénité d'esprit dont elle était privée depuis long-temps; les règles apparaissent le 7 du mois suivant et durent quatre jours; chaque époque menstruelle était ordinairement accompagnée d'un grand état de fureur, de pleurs involontaires, et d'une profonde mélancolie : tous ces symptômes ne se sont point montrés; la malade est restée calme et fort raisonnable.

62e OBSERVATION, PAR LE DOCTEUR ELWERT (2).

La femme du forgeron Grobe, à Almstedt, âgée de trente-sept ans, très-maladive, ayant eu la gale dans sa jeunesse, souffrait depuis plus de six semaines d'une espèce d'aliénation mentale qui allait toujours en augmentant.

Grande agitation et angoisse; elle ne pouvait rester en place, encore moins au lit; il fallait qu'elle allât et vînt sans cesse.

(1) Bibliothèque homœop., vol. VI, pag. 336; 1835.
(2) Gazette homœop., vol. VIII, pag. 121; 1836.

Elle tenait les discours les plus déraisonnables, tantôt gais, tantôt tristes, quelquefois obscènes; pendant ce temps les yeux lui roulaient horriblement dans la tête.

Elle riait parfois toute seule, et son rire, d'autres fois, allait jusqu'aux éclats. Un instant après avoir chanté un cantique, elle vomissait les injures les plus grossières et frappait les croisées et la muraille, cherchant à les enfoncer.

Elle avait envie de sauter par la fenêtre, crachait quelquefois autour d'elle et avait déchiré une partie de ses vêtemens.

De temps en temps elle expectorait quelques glaires et souvent paraissait étrangler.

Un médecin allopathe, le docteur L. de B., avait déjà essayé de toutes sortes de remèdes contre cette maladie, mais sans le moindre succès; il avait donc conseillé de faire conduire cette femme à l'hospice des aliénés. Les parens s'y refusèrent, et ils eurent recours à l'homœopathie, le 5 juin 1834.

Je fis prendre à la malade *bellad.* 7/15, trois jours de suite, le matin.

Sa folie diminua, et elle put s'occuper de nouveau de légers travaux.

Je lui donnai trois nouvelles doses du même remède à prendre tous les trois jours.

La malade babillant encore un peu trop et se plaisant quelquefois à une conversation obscène, je lui administrai *stram.* 6 gutt. 1 tous les quatre jours. A cette heure elle est parfaitement guérie.

63ᵉ OBSERVATION, PAR LE DOCTEUR GRIESSELICH (1).

On croit souvent avoir fait un chef-d'œuvre, et quelque temps après, on apprend qu'on s'est trompé. L'aliéné dont j'ai parlé, et que j'avais presque entièrement guéri par des remèdes homœopathiques (*voy*. Clinique homœop. p. 93, obs. 47), est retombé dans son ancienne folie. Serait-ce parce que le traitement n'a pas été continué assez long-temps, et qu'il eût eu vraiment quelque

(1) Hygea, vol. IV, pag. 314; 1836.

chose encore à attendre des remèdes? Ou bien serait-ce que le dernier point auquel on pouvait parvenir, eût été atteint? Dans tous les cas, de pareilles rechutes doivent nous rendre extrêmement attentifs aux suites de notre traitement; elles doivent nous imposer une grande circonspection dans nos pronostics, et nous tenir toujours dans un degré de modestie qui corrige un peu la suffisance que nous inspire le bonnet de docteur.

AMBLYOPIE.

64ᵉ OBSERVATION , PAR LE DOCTEUR CASPARI (1).

Un homme d'une cinquantaine d'années, d'une constitution robuste, sentant ses forces épuisées par suite de ses excès avec les femmes, avait essayé de les réparer en buvant du vin et finalement de l'eau-de-vie, et lorsque la nature s'était refusée plus tard à satisfaire ses passions, il avait poussé ce dernier vice à un degré incroyable. Peu à peu se déclara chez lui une amblyopie amaurotique. Cette maladie offrait les symptômes suivans :

Le malade ne voyait rien distinctement à une distance de six pas ; il ne distinguait que les contours les plus marqués.

Il lui était impossible de lire ; car les lettres semblaient fuir devant ses yeux et étaient toutes pâles ; selon ses expressions, il ne voyait que du noir bordé de blanc.

Pupilles très-dilatées et très-peu semsibles , même à un vif et subit éclat de lumière.

Le fond de l'œil comme enfumé.

Cornée sans éclat, mais très-bombée , comme chez presque tous les buveurs d'eau-de-vie.

Il voyait mieux en se levant que quelques heures après.

Prostration.

Tremblement dans les mains.

Digestion moins facile.

Sommeil agité.

Une amaurose complète était imminente , et le corps était d'ailleur si faible, qu'il n'y avait pas de temps à perdre. Lorsque je lui prescrivis la diète qu'il avait à suivre , il consentit volontiers

(1) Archives homœop., vol. III , cah. 3, pag. 74 ; 1824.

à renoncer au café ; mais il me fut impossible de le décider à ne plus boire d'eau-de-vie, quoique je lui conseillasse de ne se défaire de cette habitude que graduellement. Je commençai donc la cure, très-incertain du résultat, et lui prescrivis *china* 3, gut. 1, à prendre le soir.

La nuit fut un peu plus agitée que de coutume, il se réveilla plusieurs fois et eut vers le matin une abondante transpiration. Le lendemain matin il se trouva mieux, et eut une nuit plus tranquille.

Le quatrième jour, les pupilles se montrèrent plus sensibles à l'éclat de la lumière, et la cornée commença à redevenir brillante. Il m'assura aussi qu'il distinguait assez bien ce qui l'entourait.

Le huitième, il voyait tout très-distinctement, seulement il ne pouvait pas encore lire, et le fond de l'œil était toujours noir. Il me témoigna toute sa joie de ce que l'eau-de-vie ne contrariait pas le traitement.

Quinze jours après, son état étant resté le même, je lui fis prendre de nouveau *china* 3, gut. 1.

Une semaine s'était écoulée à peine, qu'il pouvait lire l'impression ordinaire sans aucune difficulté, et au bout d'un mois sa vue était assez bonne et son corps assez fort pour qu'il n'eût plus besoin de remèdes.

65ᵉ OBSERVATION, PAR LE DOCTEUR CASPARI (1).

Madame R., âgée de trente-six ans, grande, maigre, au teint jaune pâle, d'un tempérament colérique, emporté, chagrin, souffrait de chaleurs extraordinaires à la peau, en sorte que les mains se couvraient souvent de sueur à l'air froid quoique les fibres fussent sèches. Dans son enfance elle avait eu, par suite de la petite-vérole naturelle, une maladie d'yeux assez douloureuse, et plus tard un mouchoir de poche lui avait communiqué une ophthalmie apparemment syphilitique dont elle n'avait été gué-

(1) Archives homœop., vol. III, cah. 3, pag. 69 ; 1824.

rie que depuis trois mois. Mais il lui en était resté une faiblesse de l'organe de la vue qui offrait tous les caractères de la pres-byopie.

Elle voyait parfaitement des objets éloignés, mais de près elle ne pouvait distinguer les fils d'une étoffe un peu fine.

Lorsqu'elle lisait, ses yeux défaillaient, elle voyait trouble, les lettres semblaient fuir ; il lui fallait regarder ailleurs pour se remettre et pouvoir reprendre sa lecture pour quelques minutes encore. Le soir elle tenait le livre derrière la lumière et ne pouvait cependant distinguer les lettres.

Le feu l'aveuglait, ainsi que la lumière du jour le matin en se réveillant, mais pour peu de temps.

Lors de sa menstruation, ses yeux se fermaient comme pour dormir, quand elle regardait le feu.

Yeux toujours secs, point de chassie le matin.

Point de mucus nasal, et quand elle s'enrhumait, coryza sec.

Après qu'elle eut observé quelques jours la diète nécessaire, je lui fis prendre *drosera, rorella, rosolis* 27, gut. 1. Au bout de quatre jours, elle fut en état de distinguer les fils d'une étoffe, et même de lire quelque temps sans être obligée de reposer le livre.

Le sixième jour, la lumière ne l'aveuglait plus autant le matin.

Le huitième, elle pouvait tricoter, ce qui lui avait été impos-sible auparavant.

Le dixième, elle n'éprouvait plus d'éblouissement.

Le douzième, aucune amélioration nouvelle ne se faisant re-marquer, je lui donnai *jusquiame* 9, gut. 1.

Le dix-huitième, elle lisait sans ressentir la moindre douleur et travaillait sans peine aux ouvrages les plus fins. Elle m'assura que depuis que je la traitais, elle sentait plus d'humidité dans ses yeux.

66ᵉ OBSERVATION, PAR LE DOCTEUR GROSS. (1).

C. H., femme de trente et quelques années, d'une constitution délicate, d'un caractère doux, remarquait depuis un an que sa vue s'affaiblissait d'une manière étonnante. C'était surtout l'œil droit qui était dans le plus mauvais état. Je trouvai les symptômes suivans :

Ses yeux, surtout le droit, étaient continuellement remplis de larmes, qu'ils fussent fatigués ou non, qu'elle se trouvât elle-même en plein air ou dans une chambre.

Voulait-elle regarder fixement un objet, elle ressentait dans les yeux, surtout dans le droit, une sensation douloureuse, quelquefois une pression. Elle ne pouvait supporter la vue du feu.

Quelquefois aussi elle ne voyait plus rien de l'œil droit ; si ce n'était pas pour long-temps, ce n'était pas non plus parce que l'œil était fatigué.

Des points noirs, semblables à des mouches, lui voltigeaient presque sans cesse devant les yeux, surtout devant le droit ; quelquefois aussi un nuage lui obscurcissait la vue et ne lui permettait pas de voir distinctement les objets.

Souvent elle était inquiète comme si quelque malheur la menaçait ; il fallait qu'elle pleurât.

Aucun remède ne me parut plus convenable que le *mercure* ; aussi ne tardai-je pas à lui en faire prendre le 4 juin 1 goutte 12. Je lui prescrivis en outre une diète conforme aux préceptes de l'homœopathie.

Quatorze semaines après j'eus le plaisir de la voir guérie, à l'exception des larmes qui lui sortaient toujours des yeux aussi abondamment qu'auparavant. Je choisis donc un autre remède et je lui fis prendre *euphraise;* quinze jours après, ce dernier symptôme avait aussi disparu et sa vue était aussi bonne que jamais.

(1) Archives homœp., vol. V, cah. 1, pag. 113; 1826.

67ᵉ OBSERVATION , PAR LE DOCTEUR GROSS (1).

G., paysan de trente et quelques années , d'une constitution robuste , d'un tempérament sanguin , qui avait toujours joui de la santé la plus parfaite , fut atteint subitement , sans savoir pourquoi , au mois d'avril de cette année , d'une maladie de l'œil droit qui l'inquiétait beaucoup. Quatre semaines après il vint me consulter.

Son œil droit ne laissait rien voir d'anormal ; seulement il avait moins d'éclat que le gauche.

Il n'éprouvait aucune espèce de douleur.

Il voyait tout comme à travers un nuage ou un voile ; quelquefois les objets lui paraissaient doubles.

Des taches noires semblaient quelquefois lui voltiger devant l'œil droit.

Le soir et le matin , dans l'obscurité , il ne voyait absolument rien de cet œil. Lorsqu'il le fatiguait , tout lui paraissait sombre.

La pupille de l'œil malade était toujours un peu dilatée.

Du reste il se portait fort bien ; seulement l'état de son œil le tourmentait un peu , il craignait de perdre la vue.

Je lui fis prendre *bellad.* 15 , gut. 1 , le soir du 12 mai.

Le 22 , il revint me voir et me raconta , plein de joie , qu'il voyait beaucoup mieux et qu'il pouvait même distinguer sans grande peine les objets dans l'obscurité. Cependant sa vue se troublait encore pour quelques instans pendant le jour , et le soir la flamme de la chandelle lui paraissait comme entourée d'une couronne d'étoiles. La lumière artificielle lui faisait encore mal dans l'œil droit.

Je lui donnai , pour prendre le lendemain matin à jeun , une heure avant que de déjeuner , *pulsat.* 12 , gut. 1.

Huit jours après tous les symptômes avaient disparu. Il voyait fort bien de l'œil droit, aussi bien que du gauche qui n'avait ja-

(1) Archives homœp., vol. V , cah. 2 , p. 66 ; 1826.

mais été malade, et dès-lors sa vue ne s'est plus affaiblie, comme je l'ai appris récemment.

68ᵉ OBSERVATION, PAR LE DOCTEUR HAUPTMANN (1).

Joseph Kropatschek, tailleur de profession, âgé de plus de cinquante ans, grand, maigre, d'une constitution phthisique, éprouva quelques semaines avant Noël, et cela sans cause commune, des maux de tête assez forts et un malaise général qui fut suivi d'une violente inflammation de l'œil gauche. Il employa divers remèdes qui diminuèrent bien la douleur et l'inflammation, mais en même temps sa vue s'affaiblit, et il voyait souvent des cercles et des boules de feu s'agiter devant ses yeux. Le 20 janvier, il vint me consulter, et je trouvai les symptômes suivans :

Il ne se plaignait d'aucune douleur physique, seulement il était presque aveugle de l'œil gauche et ne voyait pas très-bien du droit. Les yeux d'ailleurs se remplissaient souvent de larmes, surtout lorsqu'il avait été exposé quelque temps au vent ou à une vive lumière. Il ne pouvait plus enfiler son aiguille. Cornée de l'œil gauche terne, trouble; pupille d'un gris blanchâtre. Du reste toutes les fonctions du corps à l'état normal. Humeur un peu triste.

Je crus reconnaître la plus grande analogie entre ces symptômes et ceux de la *pulsatille*. Je lui en fis donc prendre une dose 3, en l'engageant à revenir me voir dans dix jours.

Il revint le 31 m'annoncer, plein de joie, qu'il voyait de nouveau parfaitement bien de l'œil droit, mais qu'il avait sur le gauche comme un voile épais, et qui ne l'empêchait pas cependant d'enfiler une aiguille et même de coudre un peu. Il n'apercevait plus autant de cercles en forme d'arcs-en-ciel qu'auparavant. Son œil malade pleurait toujours en plein air ou lorsqu'il était exposé au vent ou à une lumière un peu forte.

Je lui fis prendre 1 goutte *euphraise*. Je le revis en mai. Quel-

(1) Archives homœop., vol. VII, cah. 1, pag. 29; 1828.

que temps après avoir employé le remède , toutes les traces de sa maladie avaient disparu et il se sentait alors parfaitement rétabli.

69ᵉ OBSERVATION , PAR LE DOCTEUR BETHMANN (1).

Un tisserand , âgé de vingt-neuf ans , souffrait depuis quelque temps d'un affaiblissement de la vue , qui était devenu tel, dans les dernières semaines, qu'il ne distinguait plus qu'imparfaitement les fils de sa trame , et qu'il lui était impossible de lire. Il avait toujours un nuage devant les yeux , nuage qui s'épaississait en proportion de la distance de l'objet. Du reste il se portait fort bien et n'éprouvait aucune douleur dans les yeux.

Je lui fis prendre 1 goutte *ruta*.

Il revint me voir huit jours après , pour m'annoncer, plein de joie , qu'il pouvait lire de nouveau son livre de cantiques. Au bout de huit jours encore , on n'apercevait plus la moindre trace de sa maladie.

70ᵉ OBSERVATION , PAR LE DOCTEUR SCHWARZ (2).

Le jeune Richter, petit garçon de neuf ans aux cheveux blonds, avait eu dès son enfance la vue si faible qu'il ne pouvait reconnaître les objets que de très-près. Cette myopie avait paru toute naturelle à ses parens qui l'envoyaient à l'école depuis deux ans. Mais son maître remarqua que sa vue s'affaiblissait de plus en plus , et que pour lire il était obligé de rapprocher de plus en plus le livre de ses yeux , il en était de même quand il lui fallait écrire. Enfin cette myopie atteignit un tel degré qu'elle dégénéra en commencement d'amaurose , dans l'œil gauche surtout.

Quelque près qu'il approchât alors de ses yeux un livre écrit en grosses lettres , il lui était à peine possible d'y lire une seule syllabe. Il ne distinguait pas mieux les autres objets.

Après avoir recommandé une diète homœopathique sévère , je

(1) Correspondance de la société homœop., pag. 23; 1828.
(2) Annales homœop., vol. I , pag. 79 ; 1830.

lui donnai, le 13 février, une petite partie d'une goutte *phosphor.* 10, en promettant d'aller le voir dans dix ou douze jours.

Le 14, il commença à sentir au dessus des sourcils des douleurs cuisantes, qui s'étendaient jusque derrière la tête et qui le forcèrent bientôt à se mettre au lit. Le lendemain, après une bonne nuit, elles avaient disparu. Je lui avais défendu expressément tout effort des yeux, et j'avais prié ses parens d'avoir soin qu'ils ne fussent pas frappés de l'éclat des bougies. Le 18, l'enfant, qui le matin déjà avait été tout surpris de la manière dont sa vue s'était renforcée, se mit à une fenêtre qui donnait sur une rue voisine et aperçut non seulement l'enseigne d'un cordonnier, mais en distingua même toutes les lettres. Il courut plein de joie le dire à son père qui voulut s'en assurer par lui-même, et qui, à son grand contentement, remarqua que son fils pouvait lire déjà un livre imprimé en gros caractères. L'amélioration fit des progrès rapides, et l'enfant, qui peut de nouveau lire et écrire à une distance convenable, affirme que sa vue est meilleure qu'elle ait jamais été.

71ᵉ OBSERVATION, PAR LE DOCTEUR BETHMANN (1).

N. W., femme de quarante-huit ans qui, vingt-quatre ans auparavant avait eu la gale, souffrait depuis quatre mois de violens tiraillemens dans le front, surtout du côté gauche. Cependant depuis huit jours ces tiraillemens avaient diminué, mais d'un autre côté il lui semblait toujours avoir de petites plumes suspendues à la paupière supérieure ; en vain s'efforçait-elle de les ôter. Il y avait quatre jours qu'elle n'éprouvait plus rien de pareil ; par contre, son œil était devenu tout trouble, et, le 18 janvier 1829, elle ne pouvait plus distinguer que les plus gros objets, comme la table ou le poêle. Les tiraillemens dans le front avaient aussi cessé, ou plutôt avaient passé dans l'œil qui lui causait en outre des douleurs cuisantes, surtout lorsqu'elle voulait s'en servir.

La conjonctive était un peu rouge.

(1) Annales homœop., vol. I, page 80; 1830.

N'ayant rien trouvé à changer à son régime , je lui fis prendre le même jour une goutte *sulphur*. Trente-six heures après la douleur avait disparu , et sa vue s'était un peu renforcée.

Le troisième jour elle pouvait déjà distinguer de petits objets , tels que les couteaux , les cuillers ; et le dixième , la cornée avait repris tout son éclat. Au commencement de mars , j'eus l'occasion de lui parler. Elle n'avait plus éprouvé la moindre douleur et sa vue était restée aussi bonne.

72e OBSERVATION, PAR LE DOCTEUR HARTLAUB (1).

Mademoiselle B...n , âgée de près de cinquante ans , n'ayant plus ses règles , eut en 1828 , sans en connaître la cause , une inflammation violente de l'œil droit, et , un an plus tard , de l'œil gauche. Quinze jours après le commencement de l'inflammation de chaque œil , elle eut une douleur lancinante et continue dans le côté correspondant de la tête. La malade ne se souvenait pas d'avoir jamais eu d'éruption cutanée ; mais depuis sa maladie d'yeux elle avait éprouvé souvent des démangeaisons à la peau.

Mademoiselle B...n suivit d'abord pendant une année le traitement d'un médecin qui n'était pas de ce pays , et plus tard celui de M. P., docteur à Brunswick. Tous les deux regardaient la maladie comme une souffrance rhumatismale , mais ne la guérirent pas. Le docteur P...l , que l'on appelle ici médecin oculiste , lui fit raser une partie de la tête et y fit appliquer un onguent très-violent ; il introduisit dans les yeux une teinture très-énergique , appliqua un séton à la nuque, mit du taffetas ciré sur le front, etc., le tout sans succès ; au contraire , l'amaurose continua à se développer.

La malade demanda mon secours le 23 mai 1830.

Les yeux n'étaient que peu enflammés à cette époque ; il n'y avait que les paupières , surtout celles de l'œil droit , qui fussent un peu rouges et gonflées ; ces deux symptômes augmentaient quand il faisait un peu froid.

(1) Annales homœop., vol. III , p. 8 ; 1832.

L'œil droit sécrétait continuellement une mucosité sanieuse ; autrefois les paupières étaient collées le matin.

L'œil gauche était autrefois très-douloureux ; mais à cette époque la douleur avait cessé ; seulement à l'angle extérieur de l'œil droit la malade éprouvait souvent une douleur pulsative.

La vue , qui avait été très-bonne avant la maladie , s'était beaucoup affaiblie; l'œil gauche surtout ne voyait presque plus ; l'œil droit voyait comme à travers un brouillard épais. La pupille était nette. Quelquefois il y avait mal de tête sourd , mais toujours douleur dans l'une des dents canines , et aussi dans le côté droit de la mâchoire supérieure, quand elle mordait fortement. Souvent il y avait autour de l'œil droit tiraillement , chaleur et un léger gonflement. Le sommeil était irrégulier , l'appétit et les selles à l'état normal.

La malade reçut le 23 mai 1830 *calcar. carb.* 2/18.

Jusqu'au 3 juillet sa vue s'était assez améliorée pour qu'elle vît au moins un peu mieux pendant le crépuscule.

Elle reçut alors *silic.* 2/24.

Le 31 août. L'état de l'œil gauche s'était amélioré visiblement; celui de l'œil droit était stationnaire ; les paupières se trouvaient souvent collées le matin. La malade avait à cette époque un bourdonnement continuel dans la tête , comme si elle entendait le sifflement du vent. Ce bourdonnement s'étendait vers les joues et produisait un tiraillement au dessous de l'œil droit.

J'administrai *acid. nitr.* 2/24.

Le 12 octobre. La vue s'était encore améliorée ; cependant il y avait encore du bourdonnement et de la chaleur dans la tête. J'administrai *phosph.* 2/24.

Le 19 novembre. La vue ne s'était pas améliorée. Il n'y avait plus de bourdonnement ; mais , lors du vent d'est , un tiraillement dans toute la tête. J'administrai *petrol.* 6/12.

Le 6 janvier 1831. La vue ne s'était pas améliorée. Lors d'un changement de temps il y avait tiraillement et bourdonnement dans la tête. J'administrai *caustic.* 4/18.

Le 20 février. Le mal de tête était toujours le même ; mais la vue s'était améliorée. J'administrai *silic.* 3/18.

Le 12 avril. La vue s'était tellement améliorée depuis le mois de janvier, que la malade pouvait lire assez facilement de gros caractères, et qu'elle distinguait clairement à une distance de 200 à 300 pas des arbres ou des objets semblables. Le tiraillement dans la tête était encore très-pénible, surtout dans le côté droit, et lors d'un changement de temps.

Je ne donnai pas de nouveau médicament à la malade, mais le 13 mai j'administrai encore une fois *caustic.* 3/24. La vue s'améliora dès lors tellement, que maintenant (14 décembre 1831) la malade peut vaquer aux occupations de son intérieur, et qu'elle ne croit plus avoir besoin d'aucun secours médical.

73ᵉ OBSERVATION, PAR LE DOCTEUR DIEHL (1).

H. Sch. sentait depuis six ou sept mois sa vue s'affaiblir, au point que dans l'éloignement les objets ne lui apparaissaient plus qu'obscurs et incertains. Il souffrait souvent aussi de douleurs d'estomac et de bas-ventre. Le 29 novembre, sa vue était si faible qu'il ne distinguait plus à quelques pas, et que de près il voyait comme à travers un épais voile noir. Il lui était impossible de lire et d'écrire. Il eut recours à la médecine. Sa maladie offrait les symptômes suivans :

Vertiges comme s'il eût été ivre.

Pesanteur dans les paupières qui pendaient et ressemblaient à celles d'un homme assoupi.

Regard fixe.

Les pupilles dilatées et ayant l'éclat bleuâtre de l'acier.

Il voyait comme à travers un voile épais, ce qui l'empêchait de reconnaître les objets.

Étincelles devant les yeux, quand il les fermait.

La nuit, la lumière qui éclairait sa chambre lui paraissait beaucoup plus grosse et entourée d'une couronne rouge bleu.

(1) Annales homœop., vol. IV, pag. 334; 1833.

Face, rouge et tension comme si elle eût été enflée.

Tiraillemens dans les tempes , lorsqu'il était couché.

Souvent il lui semblait avoir quelque chose devant les oreilles.

Goût fade , pituiteux.

Plénitude et borborigmes dans le bas-ventre ; quelquefois diarrhée précédée de coliques et suivie d'une déjection.

Les pieds comme coupés.

Cardiagmes et éructations fréquentes à la suite desquelles il rendait beaucoup d'eau sans saveur et des glaires.

Douleurs hémorrhoïdales cuisantes à l'anus.

Sommeil agité ; rêves effrayans.

Soif ardente après minuit.

Douleurs cuisantes à la plante des pieds.

Le 1er décembre, je lui donnai *bellad.* 40.

Le lendemain matin il voyait plus distinctement, mais sa tête
était embarrassée comme après l'ivresse ; grand assoupissement.

La face et les mains très-enflées.

La bouche et le nez secs.

Le vertige et l'assoupissement le forcèrent à se recoucher.

Ces symptômes continuant le 3 , je lui permis de boire une tasse
de café, afin d'affaiblir l'effet de la belladonne.

Le 4, ils avaient disparu. Le malade pouvait de nouveau voir
distinctement et même lire et écrire, à sa grande satisfaction.

Le 9, il retourna à ses occupations ; mais il fut bientôt après
forcé de les abandonner. Ses yeux se couvrirent de nouveau d'un
nuage , et il vint me demander mes secours.

Je regardai cette espèce de rechute comme un reste d'effet du
remède , et j'attendis , avant de lui rien donner , jusqu'au 13. Sa
maladie offrait alors les symptômes suivans :

Pesanteur dans les paupières ; il était comme assoupi. Ses yeux
se fermaient souvent.

Goût bon , manque d'appétit.

Plénitude dans l'estomac le matin en se levant.

Il rendait souvent des vents , ce qui le soulageait.

Sentiment de froid et tiraillement dans les reins jusqu'à la nuque.

Tiraillement dans les mollets, au lit.

Douleurs cuisantes à la plante des pieds.

Sommeil agité, inquiet, après minuit; alternativement des frissons et de la chaleur accompagnée d'une soif ardente.

Il s'endormait vers le matin.

Il se sentait une grande envie de dormir qui passait cependant dès qu'il était levé.

Il s'allongeait et bâillait souvent.

Le matin, les yeux pleins de larmes.

Lorsqu'il sortait en plein air, un nuage devant les yeux, lequel disparaissait bientôt cependant.

En lisant, il lui semblait voir fuir les lettres.

Démangeaison dans les coins des yeux; toux le matin, qui cessait par une expectoration de glaires.

Le lendemain je lui donnai *nux vom.* 12.

Le 15, tous les symptômes avaient disparu à l'exception de la toux, et il se porte maintenant parfaitement bien.

74ᵉ OBSERVATION, PAR LE DOCTEUR HARTLAUB (1).

Kr., femme de cinquante-deux ans, non mariée, aux cheveux bruns, d'un caractère tranquille et sans souci, avait été presque pendant toute sa vie servante ou cuisinière. Les seules maladies qu'elle eût eues, c'était la petite-vérole dans sa jeunesse, et la jaunisse, il y avait plus de vingt ans, époque depuis laquelle elle éprouvait un léger malaise qui consistait surtout en élancemens dans la poitrine et la région du cœur, accompagnés de palpitations et d'asthme. Les règles avaient toujours été régulières, mais elles ne coulaient plus depuis deux ans et demi, et depuis ce temps aussi elle sentait sa vue s'affaiblir. Je la vis, le 24 septembre 1832. Elle se plaignait des douleurs suivantes :

Souvent elle avait comme un voile devant les yeux, y éprou-

(1) Annales homœop., vol. IV, pag. 166; 1833.

vait des élancemens, voyait quelquefois les objets doubles et colorés.

Sa vue était surtout très-faible, ce qui la gênait beaucoup pour coudre, car elle devait gagner sa vie en cousant ; cependant ce n'était pas toujours le cas.

Dans l'obscurité, les pupilles se dilataient beaucoup, mais lentement.

Appétit bon, ainsi que les digestions ; quelquefois néanmoins crampes d'estomac, moins violentes toutefois qu'auparavant. Ces crampes l'avaient forcée de quitter le service depuis plusieurs années.

Je lui donnai, le 25 au matin, *bellad.* 2/30.

Le 2 octobre, sa vue s'était beaucoup améliorée. Je lui fis prendre une seconde dose de *bellad.* 2/30. Une semaine après, c'est-à-dire le 9, elle refusa de continuer la cure, en me disant : si cela reste ainsi, c'est bien, je suis contente. Elle pouvait effectivement coudre aussi facilement qu'elle cousait plusieurs années auparavant.

Au milieu de février 1833, elle se portait encore parfaitement bien.

75ᵉ OBSERVATION, PAR LE DOCTEUR TRINKS (1).

Il y a quelque temps que j'ai eu à traiter deux cas d'amaurose dont l'incurabilité doit être mise vraisemblablement sur le compte du traitement allopathique. Après avoir cherché la source du mal dans le bas-ventre et avoir essayé de le guérir par les curatifs et purgatifs, on avait administré aux deux individus de la *bella-donne* à fortes doses. Dès qu'ils eurent pris ce remède, ils éprouvèrent les douleurs suivantes :

Le sang se portait violemment à la tête.

Douleurs perçantes au dessus des sourcils.

Élancemens dans l'intérieur de l'œil.

Éblouissemens, surtout le soir ; tellement forts qu'ils croyaient

____

(2) Gazette homœop., vol. II, pag. 56; 1833.

avoir deux boules de feu dans les yeux, et que la vue s'affaiblissait de jour en jour.

Le remède fut néanmoins continué pendant six mois à doses
de plus en plus grandes, jusqu'à ce qu'enfin ils perdissent entièrement la vue et que les deux médecins oculistes les déclarassent
incurables. Ils le restèrent en effet, car aucun remède homœopathique ne fut plus en état d'exercer la moindre influence salutaire sur la maladie.

Mes observations m'ont convaincu qu'il est peu d'amauroses
qui puissent se guérir par la belladonne, et qu'on s'expose à
causer des malheurs irréparables en employant à doses trop fortes
dans les amauroses ce remède vraiment divin dans d'autres maladies d'yeux.

76ᵉ OBSERVATION, PAR LE DOCTEUR EMMRICH (1).

Mershel, ouvrier ferblantier, âgé de 20 ans, avait eu dix-huit
mois auparavant la gale à un degré remarquable. Elle avait cédé
aux remèdes allopathiques qu'on lui avait administrés à l'intérieur
et à l'extérieur; le malade la regardait comme guérie, mais elle
était restée dans le sang et continuait ses ravages. Une fièvre intermittente se déclara, il la fit cesser à force d'eau-de-vie et de
poivre. Souvent il sentait de violens tiraillemens dans l'œil gauche et de légères demangeaisons de peau, mais il n'y faisait pas
attention. Un jour qu'il se boucha l'œil droit, afin d'essayer la
force du gauche, il s'aperçut avec terreur qu'il ne voyait absolument rien de cet œil-là. Dans son inquiétude, il eut recours à
moi, le 2 avril 1833. Il offrait les symptômes suivans :

Teint jaunâtre, trouble.

A l'exception des yeux, il n'était pas malade.

L'œil gauche n'apercevait rien, pupille dilatée et immobile.

Au milieu de la lentille quelque chose de trouble, comme si
elle eût été percée avec une épingle.

Les paupières et les conjonctives un peu rouges.

(1) Archives homœop., vol. XIV, cah. 3, pag. 105 ; 1834.

Il ne pouvait apercevoir confusément les doigts qu'autant qu'on approchait la main tout près de ses yeux.

La vue presque complétement perdue, car les deux maladies d'yeux les plus dangereuses se trouvaient réunies, la cataracte et la goutte sereine.

Je n'avais aucun espoir de le guérir ; cependant je lui fis prendre *sulphur* 2/6. A neuf heures du soir, son visage se couvrit d'une multitude d'efflorescences, ainsi que ses bras, et en même temps sa vue s'améliora tellement qu'il pouvait distinguer de nouveau les grosses lettres.

Le 9, le 19, le 26, le 29 août, le 3 et le 23 septembre, je renouvelai la dose de soufre. Le 13 septembre quelques furoncles assez gros lui vinrent aux bras, ils durèrent jusqu'au 23. Ce fut la dernière éruption. La peau devint pure, l'œil clair, la pupille belle, et il put se servir de son œil gauche aussi bien qu'auparavant. Jusqu'à présent il n'a plus eu à s'en plaindre.

AMÉNORRHÉE.*

77ᵉ OBSERVATION, PAR LE DOCTEUR WISLICENUS (1).

L., femme de quarante-quatre ans, d'une constitution délicate, mais bien portante en général, mère de plusieurs enfans, tomba malade à la fin de 1823 par suite de suppression de ses règles. Malgré tous les remèdes qu'elle put prendre, sa maladie ne cessa d'augmenter jusqu'à ce que son mari, craignant pour ses jours, vînt s'adresser à moi en avril 1824.

Toux, expectoration presque nulle, accompagnée d'étranglemens et de vomissemens de quelques glaires amères, surtout la nuit vers le matin, rarement le jour. Pendant la toux et les vomissemens, de forts battemens de cœur.

Oppression périodique, manque d'air après la toux, elle ouvrait portes et fenêtres.

Chaleur brûlante au visage et dans les yeux, accompagnée de frissons par tout le corps, et d'une soif très-modérée.

Battemens et pressions douloureuses dans le front.

Tremblement inquiet dans les membres.

Manque absolu d'appétit; après avoir bu ou mangé, un goût fade dans la bouche; amer le matin à jeun.

Grande maigreur.

Grande faiblesse; elle ne marchait qu'avec peine par la chambre.

Esprit troublé, mais résigné.

Cette maladie avait un rapport évident avec la suppression des règles, et la maladie était d'autant plus grave que les forces de la malade étaient très-abattues. Comme elle n'avait pas pris de remède depuis long-temps, et que son régime avait été des plus simples, je lui donnai *pulsat.* 15, gut. 1, le matin même.

(1) Archives homœop., vol. V, cah. 1, pag. 76; 1826.

Le résultat fut extrêmement favorable. Le remède ne détermina aucune crise sensible, et les symptômes diminuèrent à l'instant. Quelques jours après, ils avaient entièrement disparu, l'appétit lui revint, et je la trouvai un soir dans la rue au milieu de ses amies aussi bien portante que moi.

78e OBSERVATION, PAR LE DOCTEUR BIGEL (1).

Madame...., âgée de vingt-six ans, mariée depuis huit ans, n'avait point encore montré le premier signe de la puberté des femmes, Le flux menstruel était à venir. Je n'ai pas besoin d'observer que tout l'espace de quatorze ans à vingt-six n'avait été pour cette personne qu'un long espace de maladie. Ses parens la marièrent nonobstant, ne doutant pas que le mariage serait le remède le plus sûr et le plus doux, tout à la fois, à son mal. Leur attente ne fut point remplie, et le mari, convaincu plus tard qu'il ne guérirait point sa femme, la remit entre les mains des médecins. Saignées générales, locales, préparations ferrugineuses à l'extérieur, à l'intérieur, bains, fumigations, tout fut employé par eux et sans succès. Le résultat en fut un affaiblissement général, qui ressemblait au marasme, et un écoulement abondant de flueurs blanches, qui l'épuisait. Le mari me chargea du traitement de cette maladie : en voici le tableau fidèle.

Pâleur du visage, maigreur générale, la tête habituellement douloureuse, des vertiges en se baissant et dans tous les mouvemens un peu vifs. Elle aimait à en faire, parce qu'ils la soulageaient. L'appétit faible, la digestion difficile, une prodigieuse quantité de vents qui tendaient le bas-ventre ; point de selles sans l'intermède d'un lavement ; des renvois continuels, la bouche pleine de colle, l'entre-deux des épaules, les reins douloureux ; un poids à la région de l'utérus, et de fréquentes envies d'uriner ; les urines pâles, aqueuses et déposant une matière blanche. Un écoulement blanc très-abondant, moindre la nuit

(1) Examen de la méthode curative nommée homœop., v. I, p. 190; 1827.

que le jour ; un sentiment de froid général ; le sommeil engourdi et long ; elle aurait pu dormir vingt-quatre heures sans être satis-faite. Le caractère doux, patient, angélique.

Voudra-t-on croire que cette affection profonde, cette lésion dans la fonction la plus importante de la vie d'une femme, a cédé à *pulsatilla* 12, gut. j ? Le choix de ce remède ressortait facilement du parallèle des symptômes ci-dessus décrits avec ceux qui sont propres à ce remède. La ressemblance était frappante, l'effet le fut également. Malgré l'exiguité de cette dose, la malade en fut affectée au point d'éprouver vingt-trois évacuations alvines dans l'espace de vingt-quatre heures. Elle pouvait le soutenir, c'est pour-quoi je ne pensai point à arrêter ses effets par un antidote. Disons-le ici en passant, non seulement l'homœopathie guérit doucement et promptement, mais elle sait encore remédier incontinent au mal qu'il peut lui arriver de faire. L'allopathie pourrait-elle en dire autant, elle, à qui sa sœur offre de si bonne grâce des anti-dotes sûrs, en reconnaissance desquels elle lui prodigue tant de dédain ? Le froid, dont le remède augmente aussi l'intensité, fut la deuxième aggravation dont la malade eut à se plaindre. Mais ces symptômes avaient disparu le deuxième jour. Depuis ce mo-ment, la malade n'eut qu'à se louer de la confiance accordée à l'homœopathie ; l'appétit et les digestions se rétablirent, le som-meil redevint naturel, les selles eurent lieu tous les jours, la chaleur remplaça le froid dans toute l'habitude du corps, et de toute la maladie il ne resta plus que l'écoulement blanc dont la quantité diminua sensiblement de jour en jour. Le quatrième jour, époque de la cessation d'action du remède, je fis un nouveau relevé des symptômes, et je trouvai le tableau suivant.

Un peu de gonflement du bas-ventre, après avoir mangé ; il y a de la pression dans l'estomac et des renvois d'air pur. Les selles sont régulières tous les jours, mais tantôt difficiles à cause de la dureté des excrémens, tantôt fluides et glaireuses. Il y a des pressions partant du nombril, et se rendant à la matrice, semblables à des douleurs d'accouchement. L'urine est chaude, et cause de la douleur dans son expulsion. Il y a un peu de soif, et mauvais goût à la bouche ; les reins font du mal.

En comparant ces deux états morbifiques de la même personne, on voit que les choses ont bien changé de face. L'état nerveux a fait place à l'humoral, pour parler le langage ordinaire. De chronique qu'elle était, l'affection à passé à l'état d'acuité. C'est toujours ainsi que la nature, et l'art, son fidèle imitateur, ont procédé à la curation des maladies chroniques. L'homœopathie n'a donc fait qu'imiter la nature et l'art lui-même ; mais quelle différence dans les frais ! Elle va compléter cette cure avec la même simplicité ; il suffit pour cela d'un remède spécifique, que j'ai trouvé dans *cocculus*. Une goutte 24 de ce remède a fait disparaître en quelques jours tous les symptômes qui avaient résisté à la *pulsatilla*. Cependant il n'y avait point encore santé parfaite ; il ne peut en exister pour les femmes que dans la régularité du flux menstruel, et il manquait encore. Quoique cette jeune dame n'eût jamais éprouvé ce flux, j'ai cru devoir la considérer comme se trouvant en état de suppression de cette fonction. On sait que généralement les personnes du sexe, affectées de flueurs blanches abondantes, sont médiocrement réglées, cet écoulement tenant, en quelque sorte, lieu du flux menstruel. L'écoulement ayant cedé au traitement et la malade continuant à éprouver un poids dans le fond du bassin, accompagné de mouvement de pression vers la matrice, je le regardai comme un effort curateur de la nature, et ces symptômes répondant à ceux de la pulsatille, ce remède fut administré de nouveau, et à deux reprises différentes, avec les intervalles voulus par sa durée d'action. Les effets en furent si heureux, que le sang menstruel se fit jour à la fin de l'action de la seconde dose du médicament.

En tout, cette cure a duré sept semaines, et l'allopathie y avait employé huit années, sans obtenir le moindre succès.

79ᵉ OBSERVATION, PAR LE DOCTEUR HARTLAUB (1).

Une fille de vingt-quatre ans se plaignait depuis long-temps des douleurs suivantes :

Les règles, autrefois copieuses et régulières, ne paraissaient plus depuis quatre ans qu'en très-petite quantité, et étaient accompagnées chaque fois de coliques, de tiraillemens dans tous membres et d'abattement. Chaque jour, sourtout après avoir mangé, elle sentait dans l'épigastre des contractions douloureuses, auxquelles succédaient des éructations d'un mauvais goût.

Pas d'appétit.

Lassitude quelquefois le matin en se levant.

Le 10 juin, je lui fis prendre *baryt. carb.* 12. Les contractions de l'épigastre cessèrent, mais du reste son état resta le même.

Le 25 juillet, je lui donnai *graphit.* 30; ses règles parurent, plus abondantes qu'auparaannt, et elle fut guérie.

80ᵉ OBSERVATION, PAR LE DOCTEUR SCHULER (2).

W., jeune cuisinière de vingt-deux ans, avait lavé presque tous les jours depuis plusieurs années ses pieds dans l'eau froide, sans faire attention à la disposition bonne ou mauvaise de son corps. En dépit du froid rigoureux qu'il faisait cette année au mois de février, et malgré ses règles, elle avait pris un bain de pieds à l'eau toute froide. Quelques heures après, la menstruation avait cessé ; elle fut prise d'un violent frisson, et sentit dans l'estomac et la poitrine une pression douloureuse qui lui ôtait la respiration. Son bas-ventre enfla, des envies de vomir alternèrent pendant quelques heures avec des vomissemens.

Crampes, tant dans le bas-ventre que dans la poitrine, jointes à une oppression continuelle.

(1) Correspondance de la société homœop., pag. 87; 1828.
(2) Archives homœop., vol. VIII, cah. 2, pag. 78; 1829.

On fit appeler aussitôt le médecin ; pendant trois jours il la traita sans résultat. Le quatrième, on s'adressa à moi.

Les accès dont j'ai parlé avaient gagné en intensité, les crampes de la poitrine, et l'oppression surtout, s'étaient changées en étouffemens. On n'avait pu lui dégager le ventre, malgré les lavemens.

Angoisses mortelles, palpitations de cœur, commencement d'asthme.

Front et mains froides.

Je lui fis respirer à l'instant *pulsat.* 12, et une demi-heure après je lui en fis prendre une goutte ; quelques heures après le paroxysme était passé. Les crampes et l'oppression de la poitrine, les palpitations, la pression sur l'épigastre avaient beaucoup diminué.

Elle eut une selle ; une douce chaleur et une légère diaphorèse remplacèrent le froid des mains et du front. La nuit fut tranquille ; la malade dormit plusieurs heures à plusieurs reprises ; les crampes du bas-ventre et de la poitrine avaient cessé, et la menstruation avait reparu, quoiqu'en petite quantité. Quelques jours après, elle se sentait parfaitement bien sans avoir pris de nouveaux remèdes. Le 10 mars, ses règles furent à l'état normal.

81ᵉ OBSERVATION, PAR M. RUCKERT (1).

La femme H. de N., âgée de quarante-trois ans, avait toujours été bien portante, seulement depuis quelques années sa menstruation n'était pas régulière. Elle avait déjà pris inutilement beaucoup de remèdes, et cette irrégularité dans ses règles la faisait souffrir ; elle s'adressa à moi le 21 janvier 1823.

Froid à la tête, à la face, aux joues, surtout la nuit.

Tiraillemens et picotemens dans la tête comme si elle allait se briser.

Bruit dans les oreilles, semblable au cri du grillon.

Elle avait de l'appétit, mais ne pouvait supporter aucun ali-

____

(1) Annales homœop., vol. I, pag. 104 ; 1830.

ment; aussitôt qu'elle avait mangé, elle sentait des pressions dans l'estomac et le bas-ventre.

La nuit, souvent une faim violente.

Crampes dans le bas-ventre, pincemens, tiraillemens dans la vessie et les parties génitales.

Grande disposition à la constipation ; une selle difficile au bout de plusieurs jours.

Besoin continuel d'uriner ; elle urinait souvent, mais quelques gouttes seulement à fois.

Depuis novembre, les règles n'avaient point paru.

Les symptômes que je viens de décrire se manifestaient auparavant dès que la menstruation cessait.

Tout le côté gauche d'un froid glacial.

C'était le matin qu'elle se trouvait le mieux ; à deux heures après-midi, elle avait mal au cœur, des vertiges, se sentait inquiète, angoissée, éprouvait une chaleur de plus en plus grande ; mais c'était le soir qu'elle était le plus mal. Elle ne pouvait s'endormir avant minuit.

Violens tressaillemens, dès qu'elle dormait ; frissons continuels, envies de pleurer.

De tous les remèdes alors connus, aucun ne convenait mieux que *pulsatilla*. Elle en prit donc à deux heures après midi une goutte 6.

Le 1ᵉʳ février, je retournai la voir. Elle me dit qu'après avoir pris le remède, elle s'était trouvée plus mal pendant ving-quatre heures, mais qu'elle ne sentait plus alors ni picotemens ni tiraillemens dans la tête, ni chaleur cuisante, ni bourdonnement dans les oreilles, ni faim pendant la nuit, ni pression dans l'estomac après avoir mangé, ni frisson continuel. Elle était plutôt inquiète pendant le jour jusqu'au coucher du soleil. La nuit, elle pouvait dormir tranquille, sans qu'un soubresaut la réveillât.

Les autres symptômes étaient toujours les mêmes. Depuis quelques jours, elle ne remarquait pas que le mieux fît des progrès.

La pulsatille ayant produit tout l'effet qu'on pouvait en attendre, je lui fis prendre le matin à jeun, le 2 février, *bryon.* 6.

Je ne la revis que le 6 avril. Depuis qu'elle avait pris la *bryon.*, elle s'était très-bien trouvée ; ses règles même étaient revenues quelquefois, mais toutes les trois semaines, et plus abondantes qu'à l'ordinaire. Avant et pendant la menstruation se montraient les symptômes suivans :

Besoin violent, presque continuel, douloureux, d'uriner ; mais lorsqu'elle voulait uriner, il ne sortait presque rien. Souvent, pendant que ce besoin se faisait sentir, elle avait une selle. A cette pression se joignirent d'ailleurs des déchiremens et des élance-mens violens au côté gauche, sous l'aisselle et dans la jambe droite. Frisson du côté gauche, comme si on l'eût inondé d'eau froide, accompagné de tiraillemens dans le bras gauche et d'une faim violente. Ces symptômes ne se manifestaient pas à époque fixe ; mais ils revenaient cependant tous les jours une fois.

Rongement dans l'estomac, qui était comme vide et distendu ; bâillemens continuels.

Maux de tête dans le front comme s'il allait se briser ; chaleur dans la tête, bourdonnement dans les oreilles.

Grande faiblesse, abattement, affaiblissement général.

Je lui fis prendre *platina* 21 , gut. 1.

Son état s'améliora bientôt sensiblement. Le 21 avril, elle se plaignait encore d'un bruit dans les oreilles, de bâillemens violens, surtout le matin, de pression sur la vessie , d'élancemens avant d'uriner.

Ardeurs dans la hanche et le bas-ventre.

Le soir elle était long-temps avant de s'endormir.

Ses forces étaient moins abattues. Je lui donnai *nux vom.* 15.

Ce remède produisit peu d'effet, selon toute vraisemblance parce que la diète n'avait pas été sévèrement observée. Lorsque je la visitai le 7 juin, elle se plaignait d'une pression violente et d'élancemens à l'anus, de selles dures, de pression sur la vessie suivie de cuissons, d'une urine rouge foncé, de maux de tête aussitôt qu'elle se levait et plus forts après qu'elle avait mangé, d'une faim violente et de rongemens dans l'estomac. Je lui donnai encore *nux vom.* 12.

Le 23, elle était beaucoup mieux; sa menstruation était aussi plus régulière. Cependant elle se plaignait encore de frissons, d'une chaleur croissante, de picotemens dans les yeux, d'enflure du bas-ventre, surtout après midi, d'enflure très-douloureuse à l'extérieur, de violentes pressions sur la vessie suivies de cuissons, de froid aux pieds. Je lui fis prendre *arnica* 6.

Aucune amélioration ne s'étant déclarée jusqu'au 30, je lui donnai *capsicum* 7.

Elle vint me voir de nouveau le 22 juillet. Elle se plaignait encore d'accès subits d'une chaleur croissante suivie de transpiration, de pressions subites sur la vessie, mais beaucoup plus faibles qu'auparavant, et de douleurs cuisantes dans l'urètre, même sans uriner.

Tous les autres symptômes avaient disparu. Je lui donnai *pulsat.* 6, et huit ou dix jours après *capsic.* 6.

Je ne la revis plus, seulement j'appris long-temps après qu'elle jouissait d'une excellente santé, ce dont j'eus l'occasion de m'assurer par moi-même il y a six mois environ.

82ᵉ OBSERVATION, PAR LE DOCTEUR SCHWARZ (1).

Mademoiselle N., âgée de vingt-quatre ans, grande et grosse, avait eu heureusement toutes les maladies de l'enfance, et ses règles lui étaient venues sans douleur à l'âge de quinze ans. Elles avaient toujours reparu régulièrement, avaient coulé modérément pendant cinq jours, et jamais cette demoiselle ne s'était plainte d'aucune indisposition avant que ses règles s'arrêtassent sans motif apparent. Depuis neuf mois, elles n'étaient pas revenues, quoiqu'un médecin se fût efforcé pendant six mois de les faire reparaître. Son état n'ayant cessé d'empirer, N. perdit enfin l'espoir de se guérir, et se décida à ne plus prendre de remède. Cependant une dame qu'elle connaissait ayant été gué-

(1) Annales homœop., vol. I, pag. 107; 1830.

rie en trois jours par l'homœopathie d'une péripneumonie, elle prit la résolution de se faire traiter aussi homœopathiquement.

Je lui fis prendre *nux vom.* 10. Le sixième jour ses règles avaient reparu sans douleur. Elles coulèrent quatre jours en abondance; mais le sang était noirâtre comme de la poix. Elles cessèrent le cinquième, et dès lors elle se porte parfaitement bien.

83e OBSERVATION, PAR LE DOCTEUR HARTMANN (1).

Une servante d'une vingtaine d'années souffrait depuis quelque temps d'une ménostasie et de flueurs blanches dont la cuisson l'empêchait de marcher et qui l'affaiblissait beaucoup. Elle s'adressa au médecin de la maison où elle était en service et prit des pillules qui, contenant neuf remèdes des plus violens, devaient naturellement diminuer l'écoulement des flueurs blanches; ses forces augmentèrent même, mais les règles ne parurent point. C'est assez ordinare que les domestiques regardent de pareilles maladies comme peu de chose et qu'elles ne se décident à consulter un médecin que sur l'invitation de leurs maîtres ou lorsque les souffrances les empêchent de faire leur service. Ce fut le cas. Aussitôt que la malade se sentait mieux, elle mettait de côté les pillules, mais dès qu'un nouvel accès se faisait sentir, elle en prenait de nouveau. Pendant deux ans le traitement ne produisit aucune amélioration sensible, ce qu'attribuant à l'inefficacité du remède, elle prit quelques pillules de plus à l'insu du médecin. Son état empira; elle renonça à se faire traiter et s'imagina guérir sans médecine; mais huit jours après elle était réduite à un si triste état qu'on me fit appeler. Je trouvai les symptômes suivans :

Depuis quelques jours, violens maux de tête, surtout dans le front, qui lui ôtaient la faculté de penser et la forçaient souvent à se coucher.

Ils avaient tellement augmenté depuis la veille au soir, qu'elle commençait à donner des signes d'aliénation mentale. Elle ne quittait pas le lit.

(1) Archives homœop., vol. IX, cah. 3, pag. 25; 1830.

Face enflée, yeux rouges, regard incertain, muscles du visage tirés ; sa bouche remuait comme pour parler.

Tout le corps en mouvement, les mains semblaient chercher quelque chose ou vouloir élargir la couverture ; efforts continuels pour se lever et fuir.

Les bonnes paroles de ceux qui l'entouraient l'apaisaient pour un instant seulement.

Elle ne reconnaissait personne, ne répondait à rien ; on ne pouvait en tirer qu'un bégaiement et un murmure incompréhensibles.

Elle ne désirait rien, avalait avec avidité les boissons qu'on lui présentait, repoussait les alimens.

Pas de elles depuis deux jours.

Sommeil rare, d'un quart d'heure au plus, troublé par des imaginations qui continuaient au réveil.

Chaleur brûlante par tout le corps, ses mains et ses pieds froids.

Avant de perdre la raison, elle s'était plainte de pression sur les parties génitales jointe à un écoulement purulent qui n'avait pas encore cessé, ainsi que de douleurs dans les reins.

Ces symptômes indiquaient évidemment la *belladonne*. Je lui en fis prendre le matin à neuf heures une goutte 3o. A cinq heures du soir, je trouvai la malade transpirant et pouvant trouver ses pensées et ses mots ; elle me raconta elle-même qu'elle s'était endormie après avoir pris le remède, d'un sommeil qui avait duré jusqu'à midi ; en s'éveillant elle s'était sentie comme nouvellement née et aurait pu prendre toutes ses souffrances pour un songe sans la faiblesse qu'elle éprouvait encore.

Le lendemain matin, je la trouvai toujours un peu abattue ; mais elle s'était levée ; ses règles avaient paru et durèrent quatre jours sans être accompagnées de pression ni de douleurs des reins. Ce fut ainsi que je la guéris, en moins de quarante-huit heures, d'une maladie aussi dangereuse.

84e OBSERVATION , PAR LE DOCTEUR WEBER (1).

Thérèse H., âgée de quinze ans et demi , vint me prier, le 20 octobre 1828, de la guérir de la maladie suivante , dont un autre médecin n'avait pu la délivrer :

Sommeil troublé par des palpitations de cœur ; quand elle n'en éprouvait pas , elle dormait bien.

Battemens douloureux dans le côté droit du front.

En marchant , quelquefois ses yeux se troublaient, elle avait des vertiges qui la forçaient à s'appuyer contre quelque objet ou même à s'asseoir.

Bourdonnemens et bruissemens presque continuels dans les oreilles.

Les yeux toujours pleins de larmes , surtout au grand air.

Le nez sans cesse humide.

Beaucoup de glaires dans la bouche , quoiqu'elle crachât sans discontinuer ; ces glaires avaient un goût fade.

Soif continuelle.

Goût pâteux, fade.

Toux sourde , plus forte tantôt le matin , tantôt le soir ; expectoration peu copieuse , d'un goût amer et putride. Cette toux cessait quelquefois plusieurs jours et reparaissait ensuite.

Le moindre mouvement l'oppressait , l'haleine lui manquait , elle devait se reposer.

Fréquentes palpitations de cœur.

Peu d'appétit.

Souvent des éructations d'air chaud qui lui causaient des démangeaisons dans le cou.

Selles toujours dures et accompagnées de battemens douloureux dans la tête. Elle devait faire de grands efforts pour rendre les excrémens.

Besoin continuel d'uriner ; urine trouble et en petite quantité.

Il y avait plus de six mois qu'elle avait eu deux fois fortement

(1) Archives homœop., vol. IX , cah. 3, pag. 127 ; 1839.

ses règles. La seconde fois elle s'était refroidie, la menstruation avait cessé tout à coup et n'avait point reparu. C'était de cette époque que datait la maladie.

Ses bras et ses mains, amaigris ainsi que ses jambes, n'étaient pas capables du moindre effort ; elle ne pouvait s'en servir dans les travaux qui demandaient quelque force.

Pieds toujours froids.

Souvent des frissons par tout le corps.

Peau sèche et pâle, face blême, tout l'extérieur d'une couleur cachectique.

Humeur triste, chagrine ; une bagatelle la faisait pleurer ; elle craignait de mourir.

Elle avait été sujette autrefois à des enflures de glandes et à des inflammations de la gorge.

Elle disait ne jamais avoir eu la teigne.

La *belladonne* et la *pulsatille* me parurent les remèdes les plus convenables dans ce cas. Je lui fis donc prendre alternativement de très-petites doses de ces deux remèdes. La suite surpassa mon attente ; car le 24 novembre elle avait tellement changé de corps et d'esprit, qu'elle semblait une tout autre personne. Joyeuse, contente, elle me dit qu'elle se sentait à peu près guérie et qu'elle ne souffrait plus que des bruissemens dans les oreilles, moins forts toutefois qu'auparavant. Ses règles n'avaient point encore paru. Je lui donnai les mêmes remèdes à la même dose. Le mieux continua à faire des progrès rapides, et le 26 janvier 1829, elle ne s'était jamais sentie si forte et si bien portante ; seulement les règles n'arrivaient pas. Je lui fis donc prendre *stram.* 3/9, et quelques jours après, elles avaient paru à l'état normal. Elle fut dès lors complétement guérie.

85ᵉ OBSERVATION, PAR LE DOCTEUR STEGEMANN [1].

Une jeune fille, sujette à la chlorose, avait une aménorrhée chronique pour laquelle je lui avais déjà fait prendre sans succès *pulsat.*, *sulphur*, *graphit.*, etc. Comme elle avait en même temps

[1] Archives homœop., vol. XI, cah. 1, pag. 47; 1831.

une constipation douloureuse, je lui donnai deux doses *opium* 6 ; mais, ce remède n'ayant également produit aucun effet, je lui administrai *sulphur.* 2/3o ; non seulement la constipation cessa, mais même ses règles, supprimées depuis long-temps, reparurent. La malade guérit promptement.

86ᵉ OBSERVATION, PAR LE DOCTEUR HOFFENDAHL (1).

Au mois de novembre 1829, je fus appelé chez le comte de Schwerin pour donner mes soins à la bonne, mademoiselle L.; qui souffrait depuis plusieurs mois de maux de tête et de dents. Sa menstruation était irrégulière, ce qui lui causait des crampes. Le comte me dit que la malade passait les nuits et les jours à crier, à se plaindre de douleurs horribles, et j'eus l'occasion de m'en convaincre par moi-même en l'entendant pousser un cri d'angoisse qui arriva jusqu'à moi à travers deux chambres. Je courus auprès d'elle; mais je dus attendre que les douleurs se fussent un peu apaisées avant de me livrer à l'examen nécessaire. Elle me dit que depuis que ses règles avaient cessé, tout son sang se portait à la tête et lui causait des battemens, des tiraillemens, des picotemens joints aux douleurs les plus violentes dans la tête et les dents. Les crampes ne tardaient pas à la prendre et la forçaient de sauter et de danser par la chambre; je fus témoin d'un pareil accès. Lorsqu'elle eut recouvré un peu de tranquillité, elle me supplia les larmes aux yeux de la délivrer de ces terribles souffrances.

Le docteur F...t, de St...g, médecin de la maison, l'avait traitée déjà long-temps. Il avait employé vainement et les plus puissans emménagogues, et le soufre, et la rhubarbe et d'autres remèdes drastiques pour faire venir les hémorrhoïdes. Il lui avait fait appliquer sans succès un grand nombre de sangsues à l'anus, au haut de la cuisse, à la tête. Le castoreum sibericum devait couronner la cure, et comme les remèdes héroïques n'avaient naturellement servi qu'à augmenter les douleurs, le docteur

(1) Archives homœop., vol. XII, cah. 2, pag. 173 ; 1832.

F... t avait déclaré que sa maladie était une nostalgie qui ne pourrait se guérir que par le retour de mademoiselle L. en Suisse. Tel était l'état des choses lorsque je fus appelé par le comte, qui, content de sa bonne, ne s'en serait pas séparé volontiers.

La malade n'ayant pas pris de remèdes depuis plusieurs jours, je lui fis prendre *aconit.* 18, en lui promettant de la guérir en peu de temps. Quelques heures après, elle fut moins agitée et dormit quatre heures ; mais en se réveillant elle recommença à se plaindre. Je m'approchai de son lit. Prenant un air riant, elle me remercia de quelques heures de tranquillité que je lui avais procurées. Je lui laissai *pulsat.* 6 qu'elle devait prendre à neuf heures du soir, c'est-à-dire après que l'aconit aurait agi pendant douze heures. Le lendemain, je reçus ce billet de la comtesse : « Je m'empresse de vous annoncer que la poudre a produit le meilleur effet. A peine étiez-vous parti que la malade s'est sentie plus tranquille ; elle n'a pas été agitée de toute la nuit. Quelle bénédiction ! Elle est encore au lit à cette heure, ravie des effets de la médecine, et ne désire plus que de vous voir pour vous remercier et vous demander de nouvelles poudres. »

Lorsque la pulsatille eut cessé d'agir, je continuai pendant un mois à lui administrer *ignat.* 12 et *nux vomic.* 30, remèdes qui produisirent des effets si heureux que jusqu'aujourd'hui, c'est-à-dire depuis plus de deux ans, la malade a joui d'une bonne santé, à l'exception de légères congestions à la tête, de légères obstructions jointes à un peu d'hypochondrie ; mais ces symptômes ont toujours bientôt cédé soit à *bryon. alb.*, soit à *antimon. crud.*

87e OBSERVATION, PAR LE DOCTEUR HARTLAUB (1).

Th. F., jeune fille de seize ans, pâle, faible, dont le sein ne s'était pas encore développé, était malade depuis plus d'un an.

Elle avait eu auparavant chaque année la teigne, et il y avait deux ans qu'elle avait été attaquée d'une fièvre nerveuse à la suite de laquelle elle avait conservé long-temps une raideur douloureuse dans les jambes.

(1) Annales homœop., vol. II, pag. 297; 1832.

Avant l'âge de 14 ans, elle avait eu une seule fois ses règles qui avaient coulé abondamment pendant huit jours, et n'avaient pas reparu depuis.

La maladie offrait les symptômes suivans :

Souvent, surtout après avoir bu du café, des tranchées si violentes qu'elles la faisaient pleurer.

Quelquefois en aspirant, de violens élancemens dans le côté gauche de la poitrine.

Palpitations de cœur au moindre mouvement.

Souvent, de jour, toux faible, sèche, picotemens dans le cou.

Le teint ordinairement pâle; quelquefois cependant, même lorsqu'elle était assise, son visage devenait brûlant et rouge, ainsi que ses oreilles.

Monter les escaliers la mettait hors d'haleine.

Elle se sentait faible et ne pouvait marcher long-temps.

Les mains toujours froides, couvertes d'une sueur froide lorsqu'elle travaillait.

Je lui donnai, le 22 juin 1830, *lodium* 1/18.

Le 30, les picotemens dans la poitrine avaient disparu; mais les autres symptômes étaient les mêmes. Le 7 juillet, la toux et les tranchées avaient cessé, et la malade se sentait moins faible. Le 21, tous les symptômes avaient disparu, et la sueur des mains n'était plus froide, mais chaude.

Je lui fis prendre alors *natr. mur.* 30, espérant amener par là ses règles, mais je ne réussis pas. La malade du reste ne voulait plus prendre de remède. Elle jouissait cependant encore d'une bonne santé en février 1831.

88ᵉ OBSERVATION, PAR M. TIETZE, CHIRURGIEN ACCOUCHEUR (1).

J.-C.-S. de L., âgée de vingt-sept ans, brune aux yeux bruns, d'un tempérament colérique, veuve depuis six mois, vint me consulter dans l'hiver de 1829 à 1830, au sujet des douleurs suivantes qu'elle éprouvait :

(1) Annales homœop., vol. II, pag. 298; 1832.

Tournoiement dans la tête , même assise ou couchée.

Tiraillemens dans le côté droit de la tête , dans l'oreille , dans les tempes et dans les dents , surtout la nuit , se faisant sentir également à l'air froid ou dans une chambre chaude.

Bourdonnement et tintement dans les oreilles.

Goût amer dans la bouche , continuel.

Vents et tranchées dans le bas-ventre matin et soir régulièrement.

Dans le côté gauche au dessus de la crête iliaque , élancemens dans le bas-ventre.

Tension du bas-ventre , après avoir mangé.

Pression et sentiment de plénitude dans le creux de l'estomac, continuels.

Selles dures , journalières , accompagnées de cuissons et de déchiremens à l'anus.

Urine claire comme de l'eau.

Menstruation régulière avant la maladie , accompagnée cependant de tranchées dans le bas-ventre , coulant très-abondamment pendant huit jours et donnant une quantité de sang en grumeaux, mais arrêtée depuis quatre mois sans motif connu.

Sommeil troublé la nuit par des tiraillemens dans la tête. Aussitôt que ces tiraillemens cessaient , elle sentait un frisson lui parcourir tout le corps.

Palpitations de cœur , angoisses.

Souvent elle perdait haleine ; il lui semblait alors qu'une boule lui montait dans le cou.

Je lui fis prendre , le 4 novembre 1829 , *pulsat.* 12 , gut. 13.

Les symptômes disparurent bientôt et elle eut ses règles quelques jours après.

89ᵉ OBSERVATION , PAR M. TIETZE , CHIRURGIEN-ACCOUCHEUR (1).

Anna D., servante à N. C.b., âgée de vingt-un ans , blonde , avait ses règles qu'un fort refroidissement vint arrêter. La maladie présentait les caractères suivans :

(1) Annales homœop., vol. II, pag. 298 ; 1832.

Vertiges.

Battemens douloureux dans le front.

Chaleur naissante à la face , rougeur des joues.

Sentiment de plénitude dans l'estomac , avec pression douloureuse dans cette région.

Sentiment de chaleur dans le bas-ventre , et pression , tiraillement au dessous comme dans l'utérus.

L'urine ne sortait que difficilement , au milieu de pressions et de démangeaisons dans les parties génitales.

Flueurs blanches.

Haleine courte , oppression en marchant.

Tremblement continuel dans les membres.

La chaleur brûlante qu'elle éprouvait par tout le corps l'empêchait de dormir la nuit.

Au grand air , frisson continuel alternant avec une chaleur brûlante.

Angoisse jointe à des palpitations de cœur.

Pouls plein , dur , un peu fréquent.

Je lui donnai *pulsat.* 12 , la petite partie d'une goutte.

Douze jours après tous les symptômes avaient disparu , le mieux s'était déclaré douze heures à peine après avoir pris le remède. Le mois suivant ses règles vinrent , coulèrent en abondance ; et elle fut guérie.

90ᵉ **OBSERVATION , PAR M. TIÉTZE , CHIRURGIEN-ACCOUCHEUR** (1).

La fille de S. à E. , âgée de dix-sept ans , d'une constitution grêle , brune aux yeux bruns , souffrait de la maladie suivante , pour laquelle elle vint me consulter :

Dispositions d'esprit chagrines , inquiètes , envies de pleurer. Lorsqu'elle se portait bien elle avait été tout le contraire.

Élancemens dans la tête.

Lorsqu'elle regardait en haut , il lui semblait qu'elle allait tomber et son cœur défaillait.

____

(1) Annales homœop.; vol. II , pag. 299 ; 1832.

Assise, elle avait des bâillemens, entendait des bourdonne-mens dans ses oreilles.

Dans le côté droit, la région de la parotide était enflée et lui causait des démangeaisons douloureuses, ce dont elle ne s'aperçut du reste que le 10 juin.

Langue chargée, jaune.

Beaucoup de salive dans la bouche.

Souvent après midi elle se sentait mal à son aise, elle éprouvait des tournoiemens dans le creux de l'estomac, et l'eau lui venait à la bouche.

Elle avait faim, mais aucun plaisir à manger, et était bientôt rassasiée.

Bas-ventre tendu et dur, surtout après avoir mangé.

Tranchées dans le bas-ventre.

Le 8 juin, jour où elle avait ses règles, elle avait dansé, s'était beaucoup échauffée et pour se rafraîchir avait bu de la bière froide, ce qui avait arrêté aussitôt la menstruation.

Flueurs blanches comme du lait.

Douleur dans la nuque au moindre mouvement, depuis le 10 juin, jour où la parotide aurait enflé.

Lassitude et pesanteur dans les jambes.

En marchant, il lui semblait que quelque chose lui coulait et lui tremblait sous la peau.

La nuit, douleurs dans les jambes; elle s'agitait de tous côtés.

Forte transpiration la nuit.

Sommeil bon la nuit; fréquens bâillemens le jour.

Crampe aux mollets.

Elle avait froid en plein air, même au soleil et quand il faisait chaud.

Une chaleur brûlante de la face succédait tout à coup au frisson.

Elle parlait vite, avec vivacité.

Inquiétude, mauvaise humeur.

Crainte de la mort.

Je lui donnai le matin du 17 juillet une demi-goutte *pulsat.* 12.

Deux jours après, presque tous les symptômes avaient disparu. Le 22, ses règles revinrent, coulèrent régulièrement et sans douleur, et dès-lors elle fut guérie.

91e OBSERVATION, PAR LE DOCTEUR HARTMANN (1).

Sabina 2 amena en quelques heures les menstrues d'une jeune fille qui avait déjà été réglée. Dès cet instant elles suivirent un cours régulier. Que ce remède produise les mêmes effets dans tous les cas, c'est ce que je n'oserais pas affirmer; cependant je crois que le traitement antipsorique employé auparavant pendant un temps considérable fut la cause pour laquelle la sabine n'agit pas ici comme palliatif, ainsi qu'on aurait dû s'y attendre si on l'avait administrée dès le commencement.

92e OBSERVATION, PAR LE DOCTEUR GASPARY (2).

La fille d'un paysan, âgée de 19 ans, qui avait joui d'une bonne santé dans son enfance, avait eu les maladies de cet âge sans en éprouver de suites fâcheuses. Elle ne se rappelait pas avoir jamais souffert de psore, de dartres ou de teigne. A l'âge de 15 ans, elle avait eu pour la première fois ses règles, qui furent accompagnées de douleurs intenses dans les reins et dans les cuisses; mais elles avaient été normales et étaient revenues régulièrement tous les mois. A Noël 1829, elle avait eu la fièvre tierce qui avait long-temps résisté à tous les remèdes vulgaires que l'on avait employés, et même à des doses très-fortes de quinquina; ce n'avait été qu'après Pâques 1820 que cette fièvre avait cessé peu à peu, après avoir excessivement affaibli la malade, qui se plaignait des souffrances suivantes :

Mal de tête accompagné d'éblouissemens le matin quand elle se levait, marchait ou se baissait. Pesanteur et douleur sourde de la

(1) Gazette homœop., vol. I, pag. 8; 1832.
(2) Annales homœop., vol. III, pag. 18; 1833.

tête. Le mouchoir qu'on lui mettait augmentait cette douleur et elle ne pouvait pas le supporter.

Chaleur à la tête, surtout vers le front ; congestion du sang à la tête et pulsations dans la tête.

Bourdonnement dans les oreilles quelquefois semblable au son des cloches. Manque d'appétit, sans que la bouche eût un goût désagréable.

Après avoir mangé, maux de cœur, rapports, soulèvemens fréquens d'estomac, quelquefois vomissemens.

Douleur pesante, plénitude et oppression dans le creux de l'estomac, accompagnées d'angoisses ; le lacet le plus lâche paraissait trop serré.

Gonflement du ventre, borborygmes, suppression des menstrues depuis l'invasion de la fièvre.

Vers l'époque des menstrues elle avait des douleurs intenses dans les reins, des douleurs lancinantes, aiguës et vagues dans le bas-ventre, dans les cuisses et dans les pieds. Elle sentait de la chaleur et de l'incommodité dans tout le corps, au point qu'elle craignait de s'évanouir, mais cette anxiété se dissipait et les règles ne paraissaient pas.

Faiblesse et pesanteur dans tous les membres. Paresse et dégoût du travail. Elle éprouvait de la somnolence et de la fatigue pendant toute la journée ; elle était irritable, avare de paroles, elle aurait consenti volontiers à ne pas ouvrir la bouche de toute la journée ; elle s'effrayait de la moindre chose ; elle était triste et morose.

Je lui donnai de suite *calcar . carb.* en lui prescrivant le régime nécessaire.

Au bout de quatre semaines je reçus de ses nouvelles. L'état de la malade avait paru empirer après l'administration du médicament ; mais douze jours plus tard de fortes tranchées s'étaient fait sentir et le sang des règles avait coulé abondamment pendant cinq jours. Depuis ce temps-là la malade était parfaitement guérie.

93e OBSERVATION, PAR LE DOCTEUR GASPARY (1).

Le 19 octobre 1829, mademoiselle A. L. H. se présente chez moi pour réclamer mes secours contre une maladie qui menaçait son existence.

La malade était âgée de vingt-sept ans et non mariée. Elle avait toujours été bien portante et assez grasse, de sorte qu'on l'appelait dans son village *la grosse fille*. Elle avait eu les maladies ordinaires de l'enfance sans suites fâcheuses, et à l'âge de quinze ans, sans aucun accident, ses règles avaient paru et avaient toujours été par la suite parfaitement normales. Dans sa vingt-quatrième année elle tomba très-grièvement malade, pendant la moisson, à la suite d'un refroidissement après un grand échauffement. Elle ne pouvait cependant donner des indications précises sur sa maladie. On me dit qu'elle avait, pendant sa maladie, souffert d'une chaleur continuelle, d'une soif ardente, de points dans la poitrine et de maux de tête. Elle avait été guérie par des saignées et d'autres remèdes allopathiques, au bout de six semaines. Mais depuis cette époque, elle n'avait jamais joui d'une santé parfaite, et elle se plaignait des souffrances que nous allons indiquer. Tous les remèdes vulgaires employés pendant trois années étaient restés sans effet, et deux médecins allopathes n'avaient pu la guérir. Voici quels étaient les symptômes : Mal de tête, sentiment de pression au front et aux tempes, douleurs supportables quand elle était couchée, mais qui augmentaient lorsqu'elle se mettait sur son séant ou quand elle sortait de sa chambre; des vertiges et des éblouissemens au point de tomber; manque de mémoire; figure pâle et joues creuses; vue trouble et faible; difficulté de parler, par excès de faiblesse; salivation très-abondante; elle avait de l'appétit pour le lait et d'autres alimens liquides; des soulèvemens d'estomac et des rapports d'une saveur très-fortement sucrée après toute espèce de nourriture; les rapports se continuaient avec des maux de cœur, une douleur,

(1) Annales homœop., vol. III, pag. 19, 1833.

un sentiment de pression et des angoisses dans le creux de l'estomac, jusqu'à ce qu'elle eût vomi, une heure ou une demi-heure
après, les alimens qu'elle avait pris. Elle avait ensuite un sentiment de vide et des tiraillemens dans l'estomac ; des borborygmes,
des tranchées, des chaleurs et des points dans le bas-ventre et dans
les instestins ; des obstructions : elle n'allait à la selle que tous les
trois ou quatre jours, et après beaucoup d'efforts elle rendait des
excrémens fort durs, blanchâtres et en petite quantité. Les menstrues étaient complétement supprimées depuis sa maladie, c'est-
à-dire depuis trois ans. Une toux sèche de temps en temps ; faiblesse dans tous les membres au point de pouvoir à peine se tenir
debout ; une grande maigreur, tout son corps était comme un
squelette recouvert d'une peau sèche et brème ; un fourmillement
surtout dans le corps ; inquiétude par tout le corps, accompagnée
d'angoisses et d'un sentiment de pression comme si on eût voulu
l'étouffer ; le sommeil était régulier et c'était, à ce qu'elle dit, la
seule chose qui la soutînt.

  J'administrai *aconitum* au commencement du traitement, et
après deux jours la douleur du front diminua beaucoup, et les
points du bas-ventre cessèrent tout-à-fait.

  Le 15 octobre j'administrai *calcarea carbonica*, et le 25, j'appris que les vomissemens ne se répétaient plus que de deux jours
l'un et que le mal de tête avait entièrement cessé. Espérant une
guérison complète, puisque le corps recevait quelque nourriture
par la diminution des vomissemens, je prescrivis de lui donner du
lait et d'autres alimens liquides, et de bien observer le régime
homœopathique ; je lui envoyai quelques doses de *sach. lact.*,
comptant encore sur l'effet salutaire de *calcarea* ; mais le 6 novembre j'appris que les vomissemens se renouvelaient depuis quelque temps plusieurs fois par jour, quelquefois avec, quelquefois
sans maux de cœur. Les autres symptômes étaient presque les
mêmes. La *calcarea* avait produit peu d'effet, et un nouveau
symptôme vint inquiéter la malade et ses parens. La malade avait
probablement éprouvé un refroidissement quelques jours auparavant ; elle souffrait depuis cet instant d'un tiraillement violent,

d'une douleur cuisante et d'élancemens continuels dans le côté gauche de la face; cette douleur s'étendait jusque derrière l'oreille en passant par la tempe, et avait envahi la moitié correspondante de la tête; la douleur lui arrachait des cris continuels, et la malade ne trouvait de calme dans aucune position; le moindre attouchement sur les parties malades lui causait la plus vive souffrance, ce qui l'empêchait de dormir la nuit.

J'avais plus d'une fois guéri par la *coloquinte* de semblables douleurs de la face et de la tête, qui se montrent souvent à la suite de refroidissemens et que l'on appelle *prosopalgies*; je n'hésitai pas à employer ce remède dans cette circonstance. Ce ne fut que le 11 décembre que je reçus de ses nouvelles; son état s'était généralement amélioré. La douleur de la tête s'était dissipée bientôt par l'effet de ce remède; elle ne vomissait plus que tous les trois ou quatre jours, une seule fois seulement quand elle avait pris des alimens solides ou flatueux; elle pouvait prendre sans inconvénient du lait, de la soupe et des pommes-de-terre; elle quittait le lit plusieurs heures par jour; sa peau, moins blême, avait repris sa couleur naturelle. Sa figure était plus calme et les selles plus régulières.

Cependant elle se plaignait encore de violentes douleurs d'estomac comme s'il y eût eu plénitude de l'estomac; pression dans le creux de l'estomac; elle avait des rapports, des aigreurs, de temps en temps des maux de cœur, suivis quelquefois de vomissemen ; elle éprouvait des angoisses et des serremens de cœur.

Souvent son ventre s'enflait beaucoup, et on entendait des borborygmes et un grand tumulte dans les intestins. Il n'y avait pas encore la moindre trace de règles.

La malade ne toussait pas , mais elle avait encore souvent des palpitations, des angoisses, de la pesanteur, de la faiblesse et de la fatigue dans tous les membres; elle ne pouvait supporter le grand air, et aussitôt qu'elle sortait, son état empirait. Elle reçut alors *sepia*, et je lui promis un prompt rétablissement.

Je ne restai pas long-temps sans nouvelles de ma malade; elle vint me voir elle-même le 4 avril 1830, elle s'excusa de sa négligence sur la rigueur extrême de cet hiver ; je ne la reconnus pas d'abord, car elle avait un air de santé, les joues pleines et roses ; elle était bien portante, grosse et grasse, joyeuse ; elle jouissait d'un bon appétit, ses digestions étaient faciles et elle avait assez de force pour vaquer aux travaux de la campagne ; elle avait fait à pied six lieues pour venir me voir ; elle observait encore le régime avec beaucoup d'exactitude. Sa santé était parfaite, seulement ses règles n'avaient pas encore reparu. Je lui administrai *graphit.*, et le 24 avril, les règles reparurent, à son grand contentement, sans aucune souffrance, et coulèrent trois jours ; depuis cette époque elles revinrent régulièrement tous les mois. Ainsi, cette même personne que l'on avait regardée comme dévouée à une mort certaine, recouvra une santé parfaite qui n'a pas été altérée depuis.

94ᵉ OBSERVATION, PAR M. TIETZE, CHIRURGIEN-ACCOUCHEUR (1).

J. D. Grunner, servante, âgée de dix-huit ans, blonde, d'un tempérament vif, vit ses règles s'arrêter après Pâques 1831, sans qu'elle sût pourquoi. Quoiqu'elle eût pris beaucoup de médicamens et qu'elle eût demandé plusieurs remèdes à des sages-femmes, elle n'avait pu se guérir. Aussitôt après la suppression des menstrues, cette demoiselle avait éprouvé des vertiges, des bourdonnemens dans les oreilles, des éblouissemens ; mais toutes ces incommodités s'étaient dissipées peu à peu. Plus tard, la maladie s'était aggravée par une complication de maux de ventre ; le bas-ventre se gonflait après les repas ; vers les nouvelles lunes, époques où elle avait auparavant ses règles, elle éprouvait dans le creux de l'estomac une douleur aiguë et lancinante qui durait de six à huit jours et qui se déclarait tous les matins quand elle venait de se lever ; quand elle était couchée, cette douleur diminuait. Cette douleur s'étendit d'abord vers le foie, mais plus tard elle gagna tout le bas-ventre ; ses règles avaient déjà paru auparavant, mais toujours quelques jours plus tard, et elles ne

____

(1) Annales homœop., vol. III, pag. 184 ; 1831.

coulaient que pendant trois ou quatre jours peu abondamment ;
elles étaient accompagnées de violentes tranchées dans le bas-
ventre et de lassitude dans les jambes. Le bas-ventre était doux
au toucher, et il n'y avait pas le moindre soupçon de grossesse.
Avant cette maladie, elle était sujette au rhume de cerveau, et
depuis elle n'en avait pas été atteinte, quoiqu'elle eût éprouvé
différens refroidissemens.

La malade reçut, le 30 novembre 1830, du *tr. sulph.* Quinze
jours après environ, ses règles reparurent sans souffrance, et elle
fut délivrée de toutes ses douleurs.

95ᵉ OBSERVATION, PAR LE DOCTEUR HARTLAUB (1).

W., jeune fille de dix-huit ans, d'une constitution molle,
réglée depuis sa quinzième année, avait vu ses règles supprimées depuis vingt semaines, sans cause connue. Seulement elles
avaient paru une quinzaine de jours avant ma consultation,
mais peu abondamment, et accompagnées de lassitudes et de
coliques. Depuis trois ans elle avait un écoulement considérable
de flueurs blanches ; elle se plaignait aussi d'un froid continuel
dans la partie inférieure du corps, qui était froid comme de la
glace jusqu'à la poitrine, et elle éprouvait toujours un sentiment
de froid. Elle avait aussi eu un mal de tête périodique, aigu, lan-
cinant, qui la tourmentait même souvent la nuit, et toujours du
côté gauche. Son sommeil était inquiet, et elle éprouvait des lassitudes ; sa poitrine était oppressée ; elle avait des palpitations
après avoir mangé vite ; elle avait peu d'appétit, et sa gorge était
souvent embarrassée de pituite. Elle n'allait à la selle que tous les
deux ou trois jours. Elle prit, le 16 février 1831, *graphit.* 3/30.

Le 26 février, les règles parurent, très-peu abondantes et accompagnées de coliques ; elles n'arrivèrent pas au mois de mars ;
cependant, dans le cours de ce mois, les flueurs blanches et le
sentiment de froid diminuèrent.

Le 31 mars, elle prit *sepia* 4/30.

____

(1) Annales homœop., vol. III, pag. 291 ; 1833.

Le 4 avril, les règles coulèrent à de longs intervalles pendant quatre jours, et elles furent accompagnées de coliques. Le 11 mai elles reparurent, mais encore peu abondantes.

Le sentiment de froid et le froid du corps disparurent pendant la période où la sépia opéra. Les autres souffrances restèrent les mêmes, mais moins intenses cependant.

Le 13 mai, je donnai *pulsat.* 8/12.

A partir de cette époque, la santé de la malade s'améliora plus rapidement; les règles reparurent le 10 juin et le 5 juillet plus abondantes qu'auparavant, sans aucune douleur, et plus tard elles revinrent à l'époque régulière. La malade recouvra l'appétit et les forces; l'oppression de la poitrine se dissipa; les palpitations et le mal de tête se firent rarement sentir; le sommeil seulement était encore inquiet.

Dans de telles circonstances beaucoup de malades se croient guéris et refusent de se soumettre à un traitement pour des souffrances si rares et si peu graves. La plupart des hommes ne se croient malades que quand ils souffrent continuellement, et voilà pourquoi l'on parvient si rarement à les guérir parfaitement.

96e OBSERVATION, PAR LE DOCTEUR KNORRE (1).

La *pulsatille* est un excellent remède contre l'aménorrhée. Elle a agi dans les mêmes circonstances que *graphit.*, c'est-à-dire que la malade éprouvait les symptômes suivans :

Suppression des règles.

Pâleur de la face.

Tension spasmodique de la poitrine.

A la moindre émotion, crampes de poitrine.

Frisson continuel.

Froid, quoique la chaleur fût brûlante et qu'elle fût chaudement vêtue.

(1) Gazette homœop., vol. V, pag. 310; 1834.

97ᵉ OBSERVATION, PAR LE DOCTEUR GROSS (1).

L'*urtica urens* est un remède qu'on peut employer avec avantage, surtout dans les aménorrhées; le peuple le connaît depuis
long-temps. Je m'en suis convaincu en en faisant prendre une
demi-goutte à une jeune fille qui n'avait pas eu ses règles depuis
plusieurs mois.

98ᶜ OBSERVATION, PAR LE DOCTEUR EMMRICH (2).

Madame W., âgée de trente-deux ans, grosse et grasse, brune,
toujours bien portante dans sa jeunesse, s'était refroidie en 1821,
pendant sa menstruation; elle s'était mouillé les pieds, et ses
règles s'étaient arrêtées. Pendant deux mois elle souffrit les plus
violentes douleurs, sans que les saignées et d'autres remèdes pussent la soulager. Il se déclara une inflammation du cerveau assez
grave qui l'enchaîna dans son lit pendant six semaines, et la mit
aux portes du tombeau. On la saigna plusieurs fois, on lui posa
des sangsues, et enfin on eut recours à l'onguent d'Autenrieth,
dont on lui frotta long-temps la tête. Lorsque cette inflammation
eut cessé, la menstruation reparut, faible d'abord, mais bientôt
plus abondante, et même tellement abondante, qu'elle durait ordinairement huit jours. Pendant et hors de la période, le changement de température, une émotion quelconque, lui causaient des
maux de tête des plus violens. Elle souffrait surtout du côté
droit; le point de concentration était au dessus de l'œil, d'où les
douleurs divergeaient dans le front, le devant de la tête, jusqu'à
la *sutura sagittalis*, et les tempes. Depuis quelques jours elle se
plaignait aussi de l'oreille droite. Lorsque les douleurs étaient le
plus violentes, elle avait quelquefois des vomissemens. Son extérieur n'indiquait nullement une personne malade. Elle avait fait
six enfans. Pendant ses grossesses, elle s'était fait saigner chaque

(1) Archives homœp., vol. XIV, pag. 7; 1834.
(2) Archives homœop., vol. XIV, cah. 3, pag. 110; 1834.

fois. Il y avait six ans que pendant onze mois elle avait eu mal au sein.

Le 12 novembre 1833 , je lui donnai *calcar. carb.* $\frac{2}{30}$.

Le 14, les règles parurent, mais peu copieuses. Elles ne durèrent que six jours. Le premier jour elle éprouva quelques maux de tête ; mais elle se sentait mieux cependant qu'elle ne l'avait été depuis treize ans. *Calcar. carb.* 2/30.

Le 27 janvier 1834 , les menstrues arrivèrent la quatrième semaine , et ne durèrent que cinq jours. Ce fut dès lors l'état normal. Quant aux maux de tête , ils disparurent entièrement.

99ᵉ OBSERVATION, PAR LE DOCTEUR WERBER (1).

Deux jeunes filles avaient une aménorrhée. Je leur fis prendre soir et matin une goutte *tinct. nux vom.*, en augmentant chaque jour d'une goutte. L'une d'elle eut ses règles au bout de huit jours, après une suppression de neuf mois ; l'autre le quatrième jour déjà, après une suppression de six. Chez l'une et l'autre, elles étaient abondantes.

100ᵉ OBSERVATION, PAR LE DOCTEUR KNORRE (2).

Une femme de quarante-six ans , sensible , qui avait toujours eu une menstruation excessivement abondante, souffrait d'une aménorrhée accompagnée de fièvre , de congestions à la tête , à la poitrine , à la rate , dans les vaisseaux de l'épine du dos et des reins.

Embarras, pesanteur dans la tête , étourdissemens , accompagnés d'une pression et d'une tension douloureuse , surtout dans le derrière de la tête, de raideur de la nuque et de pressions douloureuses non seulement dans cette partie ; mais encore dans tout le dos jusqu'aux reins.

Tension entre les omoplates.

Maux de reins.

(1) Hygea, vol. I, pag. 165 ; 1834.
(2) Gazette homœop., vol. VI , pag. 22 ; 1835.

Élancemens violens et continuels à l'anus ; gonflement hé-morrhoïdal , constipation.

Pression au dessus des yeux , horreur de la lumière.

Les joues rouges et brûlantes.

Sécheresse et ardeur de la bouche , du palais, du gosier ; enflure et contraction du gosier, douleur en avalant , quoiqu'on n'aperçût dans le cou ni enflure ni inflammation.

Soif ardente.

Cuissons , picotemens dans l'hypochondre gauche , accrus par le contact de la main ou l'aspiration. Il lui semblait avoir le côté plein et tendu.

Urine foncée , trouble , peu copieuse , brûlante.

Pression dans la poitrine , accompagnée d'oppression et de dif-ficulté de respirer , ainsi que de picotemens périodiques des deux côtés de la poitrine , surtout en respirant.

Les jambes , et quelquefois le haut de la cuisse , lourds, comme brisés ; raideur, pression et tiraillemens dans ces parties ; les muscles douloureux au moindre mouvement des jambes.

Tiraillemens dans tout le corps , faiblesse.

Chaleur brûlante par tout le corps ; pouls fort, accéléré ; bouil-lonnement du sang , insomnie , grande agitation , abattement.

Je lui fis prendre deux doses *sulphur. trit.* 1, en un seul jour. Il se déclara une crise ; elle dormit, transpira , et les règles repa-rurent.

101ᵉ OBSERVATION, PAR LE DOCTEUR PÉRUSSEL (1).

Mademoiselle A. Lar...., âgée de dix-neuf ans et demi, pâle et d'une constitution presque phthisique , malade depuis près de cinq ans, se décida à demander les secours de l'homœopathie, n'ayant rien obtenu de l'autre médecine. Voici le portrait de la malade.

Cheveux châtains , visage pâle , maigreur du corps ; souvent des céphalalgies et des maux de dents; pieds froids, toux fré-

(1) Bibliothèque homœop. , vol. VI , pag. 79 ; 1835.]

quente, avec odeur de sang à la bouche ; douleurs de poitrine et dans le dos, palpitations ; inappétence. Dégoût pour la viande, douleurs d'estomac, gastralgie après le repas et à jeun, coïncidant avec de violens maux de tête ; ordinairement constipée ; borborygmes ; suppression des menstrues depuis quatre ans ; perte blanche et continue ; nuit agitée, faiblesse excessive, sueurs abondantes.

De plus.... psore douteuse ; elle a eu des dartres muqueuses sous la plante des pieds, avec une grande démangeaison, qui ont disparu avec les menstrues ; elle a eu aussi un panaris ; réglée d'une manière foudroyante pour la première fois à quinze ans, elle n'a plus rien vu pendant deux mois ; puis les règles ont paru une fois pour ne plus se montrer.

Le premier jour que je vis cette malade, le 24 avril, elle était surtout fatiguée par de violens maux de tête, se plaignait d'un coup de sang, et désirait, ainsi que sa mère, que je lui fisse avant tout une saignée. Je refusai et donnai l'*aconit* 60/30 pour arriver au même but.

Le lendemain, la malade se trouvait tellement mieux, qu'elle n'avait pas ressenti ses maux de dents. Encouragé, je donnai *cocculus*, désirant, avant de songer à rappeler les règles, rétablir les fonctions digestives ; ce médicament produisit merveille ; car au bout de quinze jours, la mère de cette jeune malade vint m'annoncer que les règles avaient reparu, et se continuaient avec régularité. Quoiqu'un peu surpris de cet heureux changement, j'appuyai sur l'importance de la continuation. On fut de mon avis, et la mère plus que jamais était décidée à continuer. Mais la jeune malade, ne pouvant attribuer cet heureux changement à ma petite dose, mais bien à un vœu qu'elle avait fait, refusa de prendre de nouveau mes globules, espérant qu'elle n'en aurait plus besoin. La médication fut donc ajournée. Les règles devaient revenir le 15 juin ; mais le mois de juin s'écoula tout entier sans apparition menstruelle.

On me consulta de nouveau : je donnai 3/30 *sepia*. La jeune malade, irritée d'être obligée d'en venir là, ne prit pas le petit pa-

quet, comme je l'avais ordonné, le soir en se couchant; elle attendit jusqu'au lendemain à six heures, où elle se décida enfin à
l'avaler.

Mais quelle ne fut pas notre surprise à tous de voir arriver une
menstruation abondante sur les neuf heures du matin! Et la
famille aussitôt de se réjouir, tout en conservant une espèce
d'incrédulité, et disant que ce n'était pas la poudre, qu'elle n'a-
vait pas eu le temps d'agir. Quoi qu'il en soit, la guérison s'est
très-heureusement maintenue sous ce rapport-là.

Cette jeune malade aurait eu besoin de prendre quelques antipsoriques pour rétablir entièrement sa santé; mais depuis cet
heureux changement, je ne l'ai plus revue.

Nota. Le premier effet de *cocculus* aurait certainement dû
m'engager à le répéter.

AMNÉSIE.

102ᵉ **OBSERVATION, PAR LE DOCTEUR GROSS** (1).

Un vieil instituteur, qui avait été sujet à des spasmes cloniques, éprouvait de temps en temps des douleurs indéfinissables qui lui ôtaient la mémoire et duraient une demi-heure. Il lui avait semblé d'abord être transporté dans un autre monde; il ne déraisonnait pas, mais ne parlait pas cependant d'une manière suivie ; et ne se souvenait en aucune façon du passé. Assis ou couché, il se mettait lourdement en mouvement , sans avoir perdu toutefois la faculté de se mouvoir , et pouvait même faire en cet état des promenades assez longues. Un jour qu'il sentait avec chagrin qu'un pareil accès allait le prendre, je lui donnai *lachesis* 3/3o. Il n'en eut pas, mais le lendemain il reparut , quoique moins long.

Tous les huit jours je lui administrai une pareille dose, et chaque fois il avait un court paroxysme assez faible. Dès la sixième, il n'éprouva plus d'accès ; mais, quelques mois après , les spasmes reparurent.

(1) Archives homœop., vol. XV , cah. 2 , pag. 133 ; 1835.

AMYGDALITE.

103ᶜ **OBSERVATION, PAR LE DOCTEUR SCHUBERT** (1).

T., cordonnier à L., âgé de cinquante-neuf ans, d'une constitution robuste, tomba malade le 18 octobre 1820, par suite d'un refroidissement. Les deux premiers jours, il n'eut à se plaindre que d'une grande faiblesse, de la toux, et d'une douleur dans les extrémités, comme si elles eussent été brisées; mais le troisième, il s'y joignit une légère inflammation de gorge. Il eut alors recours aux sudorifiques, surtout au thé et au sirop de sureau; mais, n'en ayant obtenu aucun soulagement, il pensa que des gargarismes de mauve et de sauge mêlés à du vinaigre de rose, lui feraient plus de bien. Il en prit donc, et se mit en même temps des cataplasmes de plantes sèches, et plus tard de camphre. Tout cela ne servit à rien : son état ne fit qu'empirer, et sa famille, craignant qu'il ne mourût, me fit enfin appeler à neuf heures du soir. Je trouvai les symptômes suivans :

Chaleur brûlante par tout le corps; transpiration douce. Il ne pouvait souffrir d'être couvert, ne savait que faire pour se rafraîchir, et avait sans cesse les extrémités supérieures collées à la muraille.

Pouls dur, plein, fort, rapide.

Embarras dans la tête.

Yeux étincelans, rouges, sortant de la tête.

Face rouge, enflammée.

Soif ardente, insatiable.

Forte inflammation et enflure de la langue, des parties molles du palais, de la luette, des amygdales, du pharynx et du larynx;

(1) Archives homœop., vol. I, cah. 3, pag. 155; 1822.

il indiquait toujours ces parties, et cherchait à exprimer par des gestes les douleurs qu'il y éprouvait.

Voix sifflante.

Lorsqu'il respirait, et surtout lorsqu'il parlait, de même que quand il se touchait le larynx, ou lorsqu'il toussait, il faisait des gestes qui exprimaient l'angoisse et la douleur.

La langue et le palais couverts d'une quantité de glaires visqueuses.

Une quantité inouïe de glaires visqueuses dans le pharynx et le larynx : il lui semblait, disait-il, avoir un corps étranger dans le cou, ce qui l'obligeait à se le râcler ; s'il parvenait ainsi à en expectorer quelques unes, il se sentait soulagé pour un moment.

Insomnie.

Bourru et violent dans tous ses mouvemens.

Ces symptômes se trouvant au nombre des effets primitifs de la *belladonne*, je lui en donnai aussitôt une goutte 30, dose bien faible relativement à la violence de la maladie. Je défendis tout autre remède, et, pour boisson, je prescrivis de l'eau panée, dont on devait lui faire avaler une cuillerée de temps à autre.

Trois heures après, c'est-à-dire à minuit, on apercevait déjà un peu d'amélioration. Il fut pris d'un violent accès de toux, et expectora à plusieurs reprises, au milieu de grandes douleurs, de gros grumeaux de glaires visqueuses, ce qui le soulagea à l'instant. Au bout de quelques heures, la toux et l'expectoration se renouvelèrent, et les douleurs diminuèrent d'autant. La chaleur brûlante par tout le corps, la soif, en un mot tous les symptômes s'affaiblirent d'heure en heure, et, le lendemain matin, le malade était dans l'état suivant :

Les douleurs dans le palais, le pharynx et le larynx avaient beaucoup diminué, ainsi que l'enflure ; la respiration était plus libre, la voix moins faible ; il pouvait avaler, sans beaucoup souffrir, de la soupe épaisse ; la soif était moins violente, le palais, etc., n'était plus aussi rempli de glaires, la chaleur générale plus modérée, le pouls presque naturel, la toux et l'expectoration continuaient, et, ce qu'on n'aurait pu prévoir, le malade fut

déjà en état de quitter le lit à huit heures du matin. Il ne se re-
coucha qu'assez tard dans l'après-dînée, et se releva le lendemain à sept heures. Ce jour-là, il ne se mit au lit qu'à neuf
heures. Le troisième jour, il n'existait plus de traces d'inflammation, et, au bout de six jours, le malade était parfaitement
guéri.

104ᵉ OBSERVATION, PAR LE DOCTEUR BAUDIS (1).

Anna Schuster, femme d'un chasseur, âgée de trente-six ans,
d'une constitution forte, d'un tempérament sanguin, fut atteinte,
le 20 octobre 1824, d'un mal de gorge subit. Je l'allai voir dans
l'après-midi, et je trouvai les symptômes suivans :

Maux de tête, comme si son front allait éclater.

Rétrécissement des pupilles ; le blanc de l'œil tout jaune.

Pression et tiraillement dans les oreilles.

Odeur putride du nez.

Rougeur et chaleur brûlante de la face.

Paralysie des organes de la parole.

Picotemens dans le gosier.

Grandes douleurs en avalant.

Sentiment dans le cou comme s'il était rétréci.

Les parties intérieures du gosier enflées.

Pas d'appétit, tout lui répugnait.

Goût fade dans la bouche.

Eructations fétides.

Pression dans le creux de l'estomac.

Tiraillemens dans l'aisselle droite.

Urine rouge foncé.

Sommeil mauvais, agitation, rêves.

Chaleur sèche par tout le corps.

Fièvre ; alternativement des frissons et de la chaleur.

Terreurs, envies de pleurer.

Je lui fis prendre *bellad.* 30, gut. 1.

(1) Archives homœop., vol. V, cah. 3, pag. 18; 1826.

Je la revis le matin du 21. Elle me dit que, trois heures après avoir pris le remède, elle avait éprouvé plus de difficultés encore à avaler, mais bientôt ces douleurs avaient diminué, et les picotemens dans le gosier étaient devenus plus rares. N'ayant pas dormi la nuit précédente, elle s'était mise au lit de bonne heure, et avait dormi quelques heures d'un sommeil paisible. Les tiraillemens dans l'aisselle avait disparu, ainsi que la fièvre. Forte déjection. Appétit meilleur. Elle se trouvait mieux en général. Son esprit était tranquille.

Le 22, presque tous les symptômes avaient disparu : seulement elle avait encore un peu de peine à avaler. Elle avait un bon appétit et plus de fièvre.

Le 23, elle était parfaitement guérie, et a joui depuis d'une excellente santé.

105ᵉ OBSERVATION, PAR LE DOCTEUR BIGEL (1).

Une fille âgée de vingt-quatre ans, d'une constitution robuste, avec les membres athlétiques et le visage coloré, prit, sans doute à la suite d'un refroidissement, une esquinancie dont elle ne parla point à ses maîtres pendant deux jours. Le troisième, elle resta au lit, et la nuit suivante, elle eut une fièvre forte avec délire. Appelé pour la soigner, je la trouvai dans l'état suivant :

La tête était douloureuse, les yeux brûlans, ainsi que la soif; mais la malade se privait de boire, à cause des douleurs violentes que causait la déglutition. L'ouverture de la bouche me fit voir une langue humide, mais couverte de saburres jaunes et épaisses. Le voile du palais, la luette, les amygdales, étaient gonflés et d'un rouge tirant sur le brun. Les oreilles éprouvaient des élancemens, surtout en avalant. La fièvre était continue, la chaleur vive, incommode, surtout à la face. Le ventre libre, les urines rouges et bourbeuses. C'était le quatrième jour depuis l'invasion du mal. Aucun remède n'avait été administré; l'eau panée formait sa boisson. L'insomnie était complète, et la disposition de l'esprit très-chagrine.

(1) Examen de l'homœopathie, vol. I, pag. 236; 1827.

Qui a lu le tableau des symptômes de la belladonne sur l'homme sain, les reconnaît sans peine dans le récit que je viens de faire. Prenant en considération le haut degré de l'irritabilité, je ne pouvais attaquer la maladie qu'avec une dose infiniment petite du remède. À cet effet, après avoir fait broyer pendant une heure un quart de grain de l'extrait de *belladonne* avec un gros de sucre de lait, je fis dissoudre le produit dans quatre onces d'eau distillée. La malade prit à six heures du soir dix gouttes de ce mélange, et comme à dix heures aucun changement ne s'était fait remarquer, la même dose lui fut renouvelée. Le lendemain matin, j'appris que la nuit avait été orageuse, la fièvre et le délire augmentés ; mais qu'à quatre heures du matin, la malade était tombée dans un sommeil de plusieurs heures, pendant lequel une sueur générale avait calmé tous les symptômes.

Je trouvai la malade sans fièvre, avalant presque sans douleur, et même avec plaisir, son eau panée, qu'auparavant elle redoutait de boire. Cette humectation, souvent répétée, lui fit expulser du fond de la gorge une grande quantité de matières épaisses et sanguinolentes, dont l'excrétion était suivie d'une amélioration marquée de la gorge. La nuit suivante ramena un peu de fièvre, qui se termina de même par d'abondantes sueurs, auxquelles la maladie céda complétement. Le troisième jour, je permis des alimens désirés par la malade, qui, le quatrième jour, reprit les occupations du ménage.

106ᵉ OBSERVATION, PAR LE DOCTEUR BIGEL (1).

Une jeune femme de vingt-six ans s'échauffa tellement en soignant nuit et jour son enfant gravement malade d'une fièvre ardente, qu'elle tomba malade elle-même, aussitôt après l'entrée de son fils en convalescence. Son tempérament est pituiteux, débile, enclin aux flueurs blanches ; son estomac mauvais, et sa menstrua-

(1) Examen de la méthode curative nommée homœopathique ; vol. I, pag. 185 ; 1827.

tion trop abondante, ce qui débilite ses nerfs et entretient sa maigreur.

Une forte esquinancie, dont elle souffrait depuis deux jours,
rendait la déglutition presque impossible. Elle éprouvait des
élancemens dans le gosier et les deux oreilles. La tête était douloureuse, la face brûlante et les joues très-rouges ; une fièvre
continue avec exacerbation vers le soir, et du délire une partie
de la nuit ; la soif vive, le pouls raide, et la peau chaude et
sèche. Le ventre constipé, les urines rouges ; quand je la vis, les
parotides commençaient à être douloureuses et à se gonfler.

La belladonne m'offrait dans ses effets sur le corps sain une
image aussi parfaite que possible des symptômes ci-dessus énon-
cés ; dans la disette où je me trouvais de médicamens préparés
avec le soin qu'exige Hahnemann, je fus obligé de me servir de
l'extrait de la *belladonne*, tel qu'il existe dans toutes les pharma-
cies. Je fis broyer pendant une heure un grain de cet extrait avec
un gros de sucre de lait.

Cette poudre fut dissoute dans deux onces d'eau distillée, et la
malade en prit une cuiller à thé deux heures après midi. A trois
heures, sans éprouver le moindre accroissement de son mal, elle
s'endormit et se réveilla à huit heures du soir, couverte d'une
moiteur générale, sans fièvre, et presque sans douleur à la gorge ;
elle but beaucoup d'eau sucrée jusqu'à onze heures, qu'elle s'endormit de nouveau, et le lendemain elle vaquait aux soins de son
ménage.

107ᵉ **OBSERVATION, PAR LE DOCTEUR MALY** (1).

Une femme de trente ans fut atteinte, pendant ses règles,
d'une violente inflammation de gorge. On me fit appeler le troisième jour. Je lui trouvai la gorge tellement enflée et rouge,
qu'elle ne pouvait avaler sa salive, quoiqu'elle se sentît un besoin
continuel d'avaler. Elle parlait du nez.

Je lui fis prendre aussitôt, à neuf heures du matin, *bellad.* 9.

____

(1) Correspondance de la société homœop., pag. 4 ; 1827.

A sept heures du soir, il s'était opéré une amélioration sensible, et le lendemain matin, étant allé la voir à neuf heures, je la trouvai assise dans son lit, prenant son déjeuner comme à l'ordinaire, au grand étonnement de tous les assistans.

108ᵉ OBSERVATION, PAR LE DOCTEUR ROEHL (1).

Mademoiselle W., d'une constitution robuste, était venue au marché pour y acheter du lin, et y était tombée malade. Le 13 décembre, c'est-à-dire le troisième jour de la maladie, elle offrait les symptômes suivans :

Vertiges en se levant.

Horribles maux de tête, surtout du côté de la tempe gauche.

Violens picotemens dans les tonsilles et les glandes sous-maxillaires, surtout en avalant.

Besoins fréquens d'avaler.

Manque d'appétit.

Soif.

Langue blanchâtre, chargée.

Tirallemens horribles dans la nuque du cou et le dos.

Frissons, chaleurs, transpiration, grande agitation, rêves pénibles.

Je lui donnai *bellad.* 30. Au bout de douze heures, pas d'amélioration.

Merc. sol. 6 la guérit si promptement, que le 16 elle put déjà se remettre en route.

109ᵉ OBSERVATION, PAR LE DOCTEUR SCHWARTZ (2).

La jeune P., d'une stature petite et trapue, fut attaquée, le 9 décembre, d'une angine tonsillaire qui, malgré tous les remèdes domestiques, atteignit le 11 un tel degré, qu'il lui était absolument impossible d'avaler quoi que ce fût. L'inflammation, qui était accompagnée d'une fièvre assez forte, s'était étendue

(1) Correspondance de la société homœop., pag. 72 ; 1827.
(2) Annales homœop., vol. I, pag. 17 ; 1830.

pendant la nuit précédente jusqu'à l'uvule et à la partie supérieure du palais.

Je lui fis prendre une petite goutte *bellad.* 30 , à neuf heures du matin. Lorsque je la revis à six heures du soir, elle avait mangé sans douleur une soupe de gruau d'avoine, et l'inflammation avait disparu en grande partie. Le lendemain, elle courait joyeusement par la chambre sans ressentir la moindre douleur, et le troisième jour déjà , elle était parfaitement rétablie.

Je traitai de la même manière dans le courant du même mois, et du mois suivant, neuf autres inflammations de gorge, et toujours avec le même succès.

110ᵉ OBSERVATION , PAR LE DOCTEUR TRINKS (1).

Madame Weber, âgée de trente ans, avait joui d'une bonne santé jusqu'à son mariage, à l'exception des maladies de l'enfance. Elle avait eu ses règles à l'âge de quinze ans, et dès-lors leur marche avait toujours été régulière. Mais deux accouchemens des plus pénibles altérèrent sa santé. Elle éprouva des douleurs dans le bas-ventre, que ne purent faire cesser les purgatifs qu'elle prit pendant des années. En même temps se déclara un grand refroidissement de la peau, à la suite duquel un refroidissement des pieds lui causa une inflammation des glandes, qui dura huit jours. On la traita allopathiquement par l'*ammoniac*, l'*esprit de Mindererus*, les *sangsues* et les *gargarismes* émolliens et astringens. Il y avait deux ans de cela.

Au milieu de février, elle se refroidit de nouveau en sortant par le dégel. Après midi elle éprouva un violent frisson, accompagné d'abattement et de tiraillemens dans le dos et les membres. A ce frisson succéda de la chaleur, jointe à une pression dans le front ; le sang lui monta à la tête ; elle sentit des élancemens et une pression douloureuse dans les glandes, surtout du côté gauche, lorsqu'elle avalait ou parlait. Sécheresse de la bouche et du gosier, soif, langue visqueuse et chargée, goût pituiteux, éructations

(1) Annales homœop.; vol. II , pag. 204; 1831,

d'air, pas d'appétit, urine brûlante, pouls dur et plein, peau brûlante.

Je lui donnai le soir même assez tard *bellad.* 30. La nuit fut agitée, sans sommeil. Seulement, vers le matin, quelques heures d'un sommeil non réparateur, pendant lequel tout son corps se couvrit d'une douce sueur. La fièvre était coupée, la douleur de cou diminua d'heure en heure, la déglutition devint de plus en plus facile. L'abattement, la faiblesse disparurent, et, après une nuit tranquille, elle se réveilla le lendemain matin, délivrée de toutes ses souffrances.

111ᵉ OBSERVATION, PAR LE DOCTEUR GASPARY (1).

Z., femme de cinquante-six ans, n'avait jamais fait de maladie grave, et ne se souvenait pas d'avoir jamais eu ni teigne ni efflorescences. Elle était mère de plusieurs enfans, tous maladifs, il est vrai, et d'une constitution phthisique, et en la voyant si bien portante, si forte, si grosse, si active, on avait peine à croire qu'elle eût mis au monde des êtres aussi chétifs.

Depuis quelques semaines, elle souffrait de maux de gorge qui l'avaient prise elle ne savait comment. Après avoir épuisé sans succès tous les remèdes domestiques, elle se décida enfin à me consulter. La maladie offrait les symptômes suivans :

Pression et sécheresse dans la bouché, le palais, les glandes et la luette légèrement rouges et couverts d'une matière gluante. Ces parties lui semblaient enflées, quoiqu'elles ne le fussent pas en effet. Mal de gorge ; le cou comme en chair vive. Avaler, parler, aspirer, ne lui causaient aucune douleur. Le matin, elle se sentait parfaitement bien, avant midi elle éprouvait de légères douleurs qui devenaient de plus en plus fortes jusqu'au soir, où elles atteignaient le plus haut degré.

Pas de fièvre, du reste ; soif modérée ; seulement elle devait s'humecter de temps en temps la bouche pour en diminuer la sécheresse ; appétit et goût bons, et lorsqu'elle se couchait en proie

(1) Annales homœop., vol. II, pag. 208 ; 1832.

aux plus vives douleurs, elle ne tardait pas à s'endormir et dormait bien toute la nuit. Je lui donnai *pulsat.* 12. Vingt-quatre heures après, le mal avait disparu. Mais sa joie ne fut pas de longue durée; car cinq jours après (n'aurait-elle pas observé une diète sévère?) sa maladie reparut tout aussi violente. Je lui fis prendre le même remède, qui la guérit en moins de six heures.

Cependant quelques jours après, elle eut une nouvelle rechute, et cette fois se montrèrent de nouveaux symptômes : de sourds picotemens des deux côtes du cou, et un fréquent besoin d'avaler.

Je lui donnai *mangan. acet.* 3, onze jours après qu'elle eut pris la dernière dose de pulsatille. La maladie s'affaiblit et avait disparu au bout de deux jours. Elle n'a plus éprouvé de rechute depuis.

112ᵉ OBSERVATION, PAR M. TIETZE, CHIRURGIEN-ACCOUCHEUR (1).

Rosalie R., de N. G., âgée de onze ans, brune, était malade depuis huit jours ; tous les remèdes domestiques possibles ne l'avaient pu soulager. On s'adressa à moi, et je trouvai les symptômes suivans :

Les tonsilles très-gonflées, enflammées, avec plusieurs petits abcès pleins de pus.

Tout le palais rouge, enflammé.

La langue chargée d'une humeur gluante, blanche.

Goût fade, insipide, dans la bouche ; haleine fétide.

Élancemens douloureux dans la gorge, en avalant ou sans avaler, mais surtout dans le premier cas.

Elancemens jusque dans l'oreille en avalant.

Les commissures des lèvres et les lèvres couvertes de petites eschares et de boutons.

La parotide enflée, dure au toucher, mais non douloureuse.

Quelques picotemens dans cette glande, lorsqu'elle se tenait tranquille.

(1) Annales homœop., vol. II, pag. 419; 1832.

Selles normales, cependant un peu plus dures qu'à l'ordinaire.

Urine aussi trouble que l'eau d'une mare.

Frisson presque continuel, surtout dans les pieds.

Après midi, chaleur, joues rouges, frisson et froid des pieds en même temps.

Visage décharné.

Vertiges.

Tiraillemens dans le front.

Tristesse, abattement, envies de pleurer.

Sommeil agité, interrompu.

C'était ordinairement l'après-midi qu'elle se sentait le mieux.

Je lui fis prendre, le 8 février 1830, *ignat.* 3/18.

Le lendemain matin, elle était déjà mieux, et, trois jours après, elle était guérie.

113ᵉ OBSERVATION, PAR LE DOCTEUR HARTLAUB (1).

Le jeune Germain St...n, âgé de dix ans, d'une constitution faible, était toujours affecté d'une esquinancie au moindre refroidissement, et il avait eu la fièvre miliaire cinq semaines avant l'époque dont je parle. Depuis la fièvre miliaire, les tonsilles étaient enflammées, gonflées et dures. D'après l'avis du docteur D...e, le gonflement ne devait pas se résoudre, et il fallait couper les amygdales. A l'époque où le malade se présenta chez moi, le gonflement ne lui causait que de l'incommodité. En outre, le malade se plaignait d'un toux brève et fréquente; quand il courait, il toussait, et éprouvait une douleur lancinante aux deux côtés de la poitrine; en respirant profondément, il éprouvait un tiraillement dans la poitrine. Il suait très-facilement, et ces sueurs revenaient chaque nuit; il ressentait en même temps une douleur pesante dans les tempes. Il avait de temps en temps mal au ventre; il mouchait quelquefois une mucosité séreuse d'une odeur désagréable. Il était pâle; son appétit, ses selles et son sommeil étaient réguliers. Le 1ᵉʳ août 1830, il reçut *bellad.* 5/30.

(1) Annales homœop., vol. III, pag. 12, 1832.

Vers le 15 août, la rougeur des tonsilles avait un peu diminué ; mais, du reste, il n'y avait aucun autre changement. Il reçut alors *sulph.*

Les différens symptômes diminuèrent, et même les tonsilles revinrent presque à leur grosseur naturelle.

L'emploi de *sepia* 2/30, le 19 septembre, et de 1 gr. 1/2 *aurum*, le 24 octobre, dissipèrent le reste du gonflement et de l'inflammation, de sorte que les tonsilles, que l'on avait voulu réciser, ne présentèrent plus rien d'irrégulier, et, depuis cette époque jusqu'à présent (quinze mois après), il n'y a pas eu de rechute.

114ᵉ OBSERVATION, PAR M. TIETZE, CHIRURGIEN-ACCOUCHEUR (1).

Maître Liesche eut, il y a quatre jours, un enrouement par suite de refroidissement, de sorte qu'il pouvait à peine prononcer à haute voix une seule parole ; et, comme il était en voyage, il prit le soir un grog, ayant déjà, par ce remède, réussi plusieurs fois à dissiper ces affections catarrhales. Le lendemain matin l'enrouement était en effet dissipé ; mais cette incommodité avait été remplacée par un mal de gorge. On appela un médecin allopathe du voisinage, qui prescrivit plusieurs mixtions de sels, des gargarismes, diverses infusions et un vomitif ; mais, trois jours après, la maladie était encore dans le même état. Comme cette indisposition contrariait beaucoup ses affaires, le malade me fit appeler. Je le trouvai au lit. Il se plaignait de frissons alternatifs avec des chaleurs. L'isthme du pharynx, le voile du palais et les tonsilles étaient très-enflammées des deux côtés, et les tonsilles surtout étaient fortement gonflées. La déglutition était très-difficile, très-douloureuse ; le malade ne pouvait avaler que des liquides, et encore n'était-ce qu'avec peine et à petites gorgées. La langue était fortement chargée et d'un jaune sale ; l'appétit et le goût manquaient presque tout-à-fait. La sécrétion de la muqueuse de l'arrière-bouche était très-abondante. Le malade éprouvait des vertiges, un tintement d'oreilles, une prédisposition à la consti-

(1) Annales homœop., vol. III, pag. 152 ; 1832.

pation, et son sommeil était inquiet. Il délirait dans son sommeil, la peau était sèche et très-chaude, la face rouge.

Le malade reçut de suite *bellad.* 6/30, quoiqu'il n'y eût que quatre heures qu'il eût pris de la mixtion allopathique.

Quarante-huit heures après, on m'écrivit que le mal de gorge avait entièrement disparu, et qu'il ne restait de la maladie qu'un peu de vertige et le tintement dans les oreilles. Dans les vingt-quatre heures suivantes, ces derniers symptômes disparurent; et le malade fut guéri de son angine tonsillaire par une seule dose de *belladonna*, trois jours après le commencement du traitement homœopathique.

115e OBSERVATION, PAR M. TIETZE, CHIRURGIEN-ACCOUCHEUR (1).

Charles G., âgé de 21 ans, d'un tempérament sanguino-bilieux, étant en voyage, éprouva un refroidissement après s'être échauffé par une marche active pendant une matinée de printemps, et être monté en voiture légèrement vêtu. Le soir même il éprouvait des frissons, un mal de tête et une sorte de suffocation. Le lendemain matin, il ne put déjeuner qu'en partie, avec beaucoup de peine; et encore éprouva-t-il, en avalant, une douleur très-aiguë. Il ressentait de la lassitude et un mal de tète violent. Le malade me consulta, et comme il avait pris, quinze jours auparavant, un remède antipsorique à cause d'une souffrance chronique, je lui fis respirer *bellad.* 6/30, pour ne pas contrarier l'effet du premier remède. Le lendemain matin la rougeur du palais avait cessé, et il n'y avait plus que du gonflement à l'amygdale droite. Le malade pouvait avaler, presque sans douleur, toute espèce de nourriture, et, quarante-huit heures après l'invasion de la maladie, tous les symptômes avaient disparu.

(1) Annales homœop., vol. III, pag. 153; 1832.

116ᵉ OBSERVATION, PAR M. TIETZE, CHIRURGIEN-ACCOUCHEUR (1).

P., jeune homme de vingt-cinq ans, d'une constitution athlétique, d'un tempérament sanguin, avait éprouvé un refroidissement très-grave. La nuit suivante, il eut de violens frissons, suivis de chaleur; il dormit très-peu et d'un sommeil inquiet; il ressentit des douleurs intenses dans le gosier lors de la déglutition. Des boissons chaudes, telles que le lait chaud, le café, le faisaient peu souffrir; mais quand il exécutait le mouvement de déglutition sans la présence d'un liquide, ce dont il éprouvait fréquemment le besoin, alors la douleur était très-intense. Il sentait dans le front un mal de tête semblable à une pression, souffrait d'une soif ardente et manquait d'appétit. La soif augmentait encore. Il y avait constipation; pouls dur, plein et lent.

Toute l'arrière-bouche était très-rouge; les amygdales des deux côtés étaient enflammées et fortement gonflées. Il reçut *belladonna* 2/30.

Le lendemain matin, toutes les douleurs avaient disparu; la déglutition était facile, et le surlendemain le malade put faire un petit voyage en voiture pour ses affaires. Il but un verre de bière froide sans en éprouver de suites fâcheuses, et une pipe de tabac, qu'il fuma en revenant dans sa voiture, ne lui fit aucun mal.

117ᵉ OBSERVATION, PAR M. TIETZE, CHIRURGIEN-ACCOUCHEUR (2).

N., jeune homme de vingt ans, avait éprouvé un grand refroidissement en voyage; il tomba malade, fut obligé de garder le lit, et eut une violente inflammation de la gorge. Le médecin allopathe que l'on appela fit appliquer six sangsues, ordonna du *nitre*, du *sel de Glauber* avec *senna*, des gargarismes, des infusions, un vésicatoire à la nuque, et tourmenta ainsi le malade pendant neuf jours.

Les trois derniers jours, le malade ne pouvait pas avaler une

(1) Annales homœop., vol. III, pag. 154; 1832.
(2) Annales homœop., vol. III, pag. 154; 1832.

seule goutte d'eau. Le huitième jour, un abcès s'ouvrit ; le malade
en éprouva un soulagement de quelques heures ; mais ensuite son
état empira.

Je trouvai l'amygdale droite détruite par la suppuration , et
elle était remplacée par l'ouverture de l'abcès, qui avait un pouce
de long. Toute l'arrière-bouche était gonflée et très-enflammée ;
l'amygdale gauche, présentant la grosseur d'un petit œuf de poule,
remplissait presque toute la cavité de l'arrière-bouche , et était
dure au toucher. Le malade avait une fièvre violente, presque
toujours une grande chaleur accompagnée de frissons vagues et
momentanés, la peau très-chaude , des sueurs abondantes , une
soif ardente , une grande faim , la langue fortement chargée et de
couleur brun-jaunâtre ; un goût très-désagréable dans la bouche,
et son haleine avait une odeur de chair putréfiée ; il ne pouvait
avaler qu'avec peine un peu de lait, et encore ce liquide s'écou-
lait en partie par les narines ; il avait mal au ventre , de la constipation , des douleurs aiguës dans le front. Le pouls était fréquent,
dur et petit ; le malade ne dormait pas pendant la nuit.

Je fis éloigner tous les médicamens allopathiques , et j'administrai *bellad.* 3/30 , après que le malade se fut rincé la bouche
avec de l'eau chaude.

Il ne pouvait manger ; je lui ordonnai pour boisson de l'eau
panée bouillie , ou du lait.

Dès la nuit suivante , il dormit plus tranquillement , et éprouva
moins de douleurs. Dès le lendemain matin , il put boire quelques
tasses de lait avec moins de douleur. A midi , il prit un peu de
bouillon. Le soir, il alla à la selle , et la douleur de la gorge l'empêcha peu d'avaler. Le surlendemain matin , trente-six heures
après le commencement du traitement homœopathique , le malade fut entièrement guéri. L'amygdale gauche n'entra pas en
suppuration.

Une servante, âgée de vingt ans, d'une constitution robuste et d'un tempérament pléthorique, eut de violens frissons suivis d'une chaleur générale; ses joues étaient rouges et brûlantes; elle éprouvait, en avalant, une douleur aiguë. Les amygdales étaient fortement gonflées et rouges, ainsi que le voile du palais; elle avait la tête lourde, un affaissement général, une soif fréquente, point d'appétit; la langue était chargée et de couleur jaune-sale; il y avait des maux de cœur et des envies de vomir. Le pouls était plein et dur.

Elle reçut *bellad.* 2/30.

Le lendemain, elle se trouvait incomparablement mieux, et le mal de gorge avait presque entièrement disparu; elle passa presque toute la journée hors de la chambre par un vent froid, et s'occupa long-temps d'une lessive à l'eau froide; cependant, quarante-huit heures après avoir pris la belladonne, il n'y avait plus la moindre trace de la maladie.

Je pourrais citer un grand nombre de cas où il y a eu guérison parfaite des maux de gorge par le traitement homœopathique, ayant en cela une expérience de trois années; mais je ne choisis que les cas les plus intéressans, pour démontrer combien la méthode homœopathique réussit à guérir d'une manière prompte et agréable des inflammations intenses et compliquées où échoue la méthode allopathique; car, malgré ce traitement affaiblissant et douloureux, le mal parcourt toutes ses périodes. Il me paraît intéressant de faire observer que, parmi les maux de gorge que j'ai traités, il y en a eu très-peu contre lesquels l'*ignatia* ou quelque autre remède fût indiqué.

Je vais encore citer un cas d'inflammation des tonsilles chez un jeune homme robuste, non marié; la belladonne, qui était indiquée, fut administrée à la dose d'une demi-goutte 30; après seize heures, elle n'avait produit aucun effet, quoique son action ne

(1) Annales homœop., vol. III, pag. 155; 1832.

fût contrariée par aucun autre remède. Après avoir administré belladonne 15 à la dose d'une goutte entière, il y eut guérison complète de l'inflammation, sans que la maladie eût empiré homœopathiquement. Si l'inflammatipn de la gorge était la suite d'un refroidissement et qu'elle ne se manifestât que par une légère douleur lors de la déglutition, on ferait disparaître le mal, dès son invasion, dans l'espace de quelques heures seulement, en donnant à respirer *nux vomica* 7/30.

119ᵉ OBSERVATION, PAR LE DOCTEUR PANTHIN (1).

Le 10 juillet 1832, je fus appelé à donner des soins à un des enfans du nommé Fleutret, demeurant aux Mouilles. Le malade, âgé de six ans, était alité depuis quelques jours, et dans l'état suivant :

Mal de tête frontal avec élancemens; yeux saillans et comme s'ils voulaient sortir de leurs orbites ; figure animée ; obstruction complète des narines, déterminée par le gonflement de la membrane pituitaire, qui sécrète un mucus puriforme ; haleine extrêmement fétide, soif brûlante, besoin continuel d'avaler pour ne pas étouffer; grande difficulté dans la déglutition; quelques gouttes de liquide ne franchissaient l'isthme du gosier que péniblement, et toujours en déterminant de vives douleurs qui répondaient dans les deux oreilles. La bouche était sèche, et en abaissant la base de la langue, on voyait les amygdales gonflées et d'un rouge brun; leur gonflement formait, à l'intérieur des parties latérales du cou, une tumeur sensible au toucher et même à la vue, tandis qu'à l'intérieur elles se touchaient dans toute leur surface correspondante, excepté dans leur partie supérieure, où était une petite ouverture qu'obstruait momentanément la luette; en avant, elles présentaient une plaque d'un blanc grisâtre, de plusieurs lignes d'étendue. La respiration, extrêmement pénible, était tantôt sifflante, tantôt croupale ; il y avait angoisses, agitation; l'enfant ne pouvait se tenir que debout ou assis, et semblait près de suffoquer ; chaleur générale, fièvre ardente.

(1) Bibliothèque homœop.; vol. II, pag. 111; 1833.

Il était sept heures du soir : j'administrai *aconit.* 4/24 ; puis, vers minuit, *bellad.* 2/24.

Le lendemain matin , moins d'anxiété ; yeux plus naturels, respiration moins gênée ; le mal de tête, la rougeur de la face et la soif, ont disparu ; inflammation des tonsilles nulle ; commencement de résolution ; déjà un intervalle de deux lignes environ sépare les deux glandes ; déglutition plus facile et moins douloureuse ; peu de fièvre.

Je laissai aux parens *bellad.* 2/24, pour faire prendre à la nuit tombante, si le mieux ne se soutenait pas. Elle fut administrée.

Le 12. L'enfant est, pendant toute la nuit, dans une agitation continuelle ; il ne trouve aucune situation bonne. Cependant le mal de gorge a diminué ; la respiration est plus libre , et l'air commence à passer par les narines ; la fétidité de l'haleine est moins prononcée , et les couennes se détachent.

Le 13. Le jeune malade paraît bien ; néanmoins la mère me fait observer qu'il a été beaucoup plus agité cette nuit que la précédente , et qu'elle craint une affection du cerveau. L'angine est à peu près détruite ; il ne reste de la maladie qu'un léger gonflement des amygdales et fort peu de couenne.

Le 14. Il me fut impossible de voir le malade.

Le 15. L'enfant est dans une espèce de délire furieux ; il crie, chante, tempête, insulte tout le monde, même ses parens qu'il méconnaît ; il dit qu'on le laisse mourir de faim , qu'il n'est pas chez lui ; il se lève, sort et court tout nu dans le chemin, etc., etc.

Reconnaissant alors les effets pathogénéthiques de la belladonne donnée à trop forte dose , je songeai à un antidote. N'ayant point de jusquiame, ce fut le camphre que je choisis. Je pris un grain de cette substance , que je fis dissoudre dans cent gouttes d'alcool ; huit gouttes de cette teinture, avec lesquelles j'humectai un peu de sucre de lait, que je divisai en quatre poudres, furent données au jeune malade de cinq en cinq minutes.

Quel n'est pas mon étonnement quand, six heures après, le père vient m'annoncer que son enfant avait cessé de délirer après l'administration de deux poudres ; que cependant il lui avait donné, pour plus de sûreté, les deux qui restaient encore ; et que, s'il n'était pas venu plus tôt me prévenir de la cure qu'il venait de voir s'opérer avec autant de promptitude, c'est que, son fils s'étant endormi, il s'était bien gardé de le réveiller.

Je vis encore l'enfant le lendemain. Il était bien, nullement souffrant, mais affaibli et accablé, ce qui se dissipa progressivement.

120⁰ OBSERVATION, PAR LE DOCTEUR CROSERIO (1).

M. B....d, négociant, âgé de trente ans, maigre, pâle, vif, pétulant, colère, tempérament nerveux, a eu aussi la gale à la même époque que sa femme.

Le 25 avril, mal de gorge depuis deux jours, précédé de frissons ; tête lourde, difficulté d'avaler. Amygdales enflées, constipation, urines rouges, soif, pas d'appétit, peau sèche, chaude ; pouls plein, fréquent.

Belladonne 3/30 le matin de bonne heure. Six heures après, à la suite d'un sommeil d'une heure et d'un peu de moiteur, il était entièrement guéri, sauf un peu de faiblesse dans les jambes.

121⁰ OBSERVATION, PAR LE DOCTEUR CROSERIO (2).

M. L., ouvrier, âgé de trente-huit ans ; tempérament sanguin, fort, grand, bien constitué ; depuis deux jours il a eu des frissons dans le dos et de la fièvre ; ensuite mal de gorge. Il offrait, le 22 juin, les symptômes suivans :

Mal de tête sur le front, les yeux, derrière les oreilles et à l'occiput ; gonflement des paupières, gosier rouge, brûlant ; amygdales enflées ; il sent quelque chose d'étranger qui l'empêche d'avaler ; le côté droit du cou enflé ; la bouche amère, toujours soif, pas d'appétit, selles dures, constipation, urines rouges ; quand il remue le cou ou relève la tête, il éprouve des élancemens dans le derrière du cou et à la nuque, comme si les muscles étaient trop courts.

(1) Bibliothèque homœop., vol. II, p. 413 ; 1833.
(2) Bibliothèque homœop., vol. II, pag. 414 ; 1833.

Insomnie, caractère vif, impatient, emporté. *Bellad.* 3/30 à midi : les symptômes se dissipent peu à peu. Le troisième jour, il avait repris son ouvrage.

122ᵉ OBSERVATION, PAR LE DOCTEUR CROSERIO (1).

Mademoiselle J....e, blonde, yeux bleus, âgée de vingt-deux ans, vive, gaie, jouissant ordinairement d'une bonne santé.

Le 1ᵉʳ juin, mal de gorge depuis deux jours, difficulté d'avaler, amygdales enflées, les glandes sous-maxillaires engorgées, soif, peu d'appétit, mal de tête, constipation ; règles ordinairement très-peu abondantes (un jour) précédées de coliques.

Bellad. 2/30, le matin à sept heures. Le 2, elle a éprouvé toute la journée des vertiges et un malaise ; la nuit bonne. Ce matin le gosier est libre, elle n'éprouve qu'un peu de douleur à tourner le cou ; elle est pâle et faible ; appétit.

Cinq jours après, à leur époque, les règles viennent avec une abondance inaccoutumée, durent quatre jours, sans coliques, et la santé se rétablit des plus florissantes.

123ᵉ OBSERVATION, PAR LE DOCTEUR CROSERIO (2).

Madame V....e, âgée de trente ans, grande, forte, tempérament sanguin, est atteinte, le 12 mai, dans l'après-dînée, de frissons, suivis de chaleur ; la nuit, mal de gorge qui augmente successivement. Le 14, le cou, les amygdales très-enflés ; fièvre forte, mal de tête. La malade ne voulant pas se confier à l'homœopathie, je lui fis appliquer quarante sangsues sur les côtés du cou, cataplasme, pédiluve, etc. Ce traitement antiphlogistique très-actif fut continué jusqu'au 16. Le gonflement du cou avait bien diminué ; mais la fièvre, l'inappétence, la douleur en avalant, etc., persistaient toujours. Ma conscience ne me permettant pas de persévérer dans cette voie inefficace, je proposai de me retirer si la malade ne voulait pas prendre la poudre homœopa-

<hr>

(1) Bibliothèque homœop., vol. II, pag. 415 ; 1833.
(2) Bibliothèque homœop., vol. II, pag. 416 ; 1833.

thique. Elle se soumit, et prit *bellad.* 2/3o. Le lendemain, la déglutition était libre, la fièvre avait cessé ; il ne lui restait qu'un peu de chaleur dans le gosier, de l'inappétence. Elle avait craché dans la nuit quelque chose (selon ses expressions) de dur, comme des graviers qui semblaient se détacher du gosier. En deux ou trois jours, elle fut en état de vaquer à ses affaires, sans autre médicament.

124ᵉ OBSERVATION, PAR LE DOCTEUR CROSERIO (1).

M. J....n, menuisier, âgé de trente-quatre ans, grand et ordinairement bien portant quoique maigre, yeux et cheveux noirs, colère, violent, méchant, était mal à son aise depuis plusieurs jours. Le 29 avril, le soir, frissons, mal à la gorge, difficulté d'avaler, enchifrenement ; la nuit, il s'y joint un mal de tête, insomnie, chaleur, soif.

Le matin 3o, je le vois de bonne heure. Déglutition impossible, cou gonflé en dehors, ainsi que les amygdales ; visage rouge, animé ; céphalalgie sus-orbitaire, vertiges, nausées, fièvre forte.

Bellad. 3/3o *illicò.*

Trois heures après, le mal de gorge et la fièvre augmentent. Il prend de l'eau et du vinaigre dans la bouche pour se gargariser. Quelques instans après, le mal de tête devient horrible ; il a comme une rage ; il se frappe la tête ; les sens excessivement vifs et irritables ; il ne peut pas absolument supporter la lumière ni le bruit. Je lui fais respirer le *camphre.* Une heure après il s'endort pour ne se réveiller que le lendemain, sain et dispos, sauf un peu de faiblesse.

125ᵉ OBSERVATION, PAR LE DOCTEUR CURIE (2).

Un ouvrier tisseur me fit appeler dans le courant du mois d'avril dernier. Il avait une fièvre très-forte, la face très-rouge, le cou raide, la déglutition très-difficile ; il éprouvait une altération considérable que rien ne pouvait satisfaire. La parole était gênée,

____

(1) Bibliothèque homœop., vol. II, pag. 418 ; 1833.

(2) Journal de la médecine homœop., pag. 23 ; 1833.

la voix altérée, nasillarde. Je cherchai en vain à bien voir la partie postérieure du pharynx ; la bouche ne put être assez ouverte ; mais les parties que l'œil pouvait apercevoir étaient rouges et gonflées ; en palpant le cou, on sentait un gonflement bien évident à la région qui correspond aux amygdales.

La maladie était à son troisième jour ; le malade avait fait usage de gargarismes et de cataplasmes émolliens., quinze sangsues avaient été appliquées au dessous de l'angle des mâchoires. Malgré tous ces moyens, la maladie faisait des progrès manifestes pour tous les assistans et pour le malade lui-même. Je suspendis le traitement antiphlogistique, et donnai immédiatement *aconit* 3/30. Le médicament fut répété six heures après. J'avais remis à la mère du malade trois globules de *belladonne* pour être pris le lendemain de bonne heure. A ma visite, je fus heureux de voir tous les symptômes sensiblement améliorés ; la fièvre était tombée : il me fut possible de voir l'arrière-bouche, la rougeur y était vive, les amygdales très-gonflées. Je fis répéter la belladonne le lendemain matin. Je ne vis le malade que dans l'après-dinée : la voix était redevenue naturelle, la déglutition facile ; il y avait peu de douleur ; le gonflement des amygdales avait sensiblement diminué, la soif était apaisée ; le malade venait de manger un potage.

Je ne prescrivis rien pour le lendemain, désirant m'assurer si le mal avait continué à décroître. A mon arrivée, la mère me dit que son fils allait beaucoup mieux, qu'il était retourné au travail. Malgré cette imprudence, il n'eut point de rechute.

126ᵉ OBSERVATION, PAR LE DOCTEUR CURIE (1).

Le jeune R., de Mulhouse, enfant de dix ans, fut pris, au printemps dernier, d'une esquinancie assez intense. Elle était caractérisée par du gonflement aux amygdales avec rougeur très-vive, de la douleur surtout en avalant. La voix était évidemment altérée, la fièvre assez considérable. Je fis appliquer six sangsues au cou du petit malade, puis des cataplasmes de farine de lin. Le

(1) Journal de la médecine homœop., pag. 24 ; 1833.

mal ne s'amenda pas. Néanmoins j'attendis encore un jour, pendant lequel je me bornai à faire usage de cataplasmes et de gargarismes adoucissans. Vingt-quatre heures plus tard, l'enfant allant de plus mal en plus mal, la fièvre ayant pris plus d'intensité, je prescrivis *aconit* 2/30, et pour l'après-midi, deux globules de belladonne également à la trentième dilution; l'aggravation fut très-sensible pendant la nuit. Non seulement les symptômes du cou s'aggravèrent un instant, mais il y eut du délire. Je ne prescrivis rien ce jour-là, vu que l'aggravation continuait, et que le délire reprit encore pendant la nuit; le lendemain, le mieux était déjà marqué : il n'y avait presque plus de fièvre, la déglutition était plus facile, mais encore douloureuse; la voix avait plus de netteté. Je prescrivis pour le jour suivant un seul globule de *belladonne* ; le médicament fit éprouver quelques sensations pénibles dans la gorge et à la tête, mais il n'y eut plus d'autres douleurs. Le malade se leva après, prit quelque peu de nourriture, et recouvra promptement ses forces.

A peine fut-il rétabli, que son frère aîné contracta la même maladie avec beaucoup plus d'intensité : les mêmes médicamens furent couronnés d'un égal succès, et tout aussi promptement que chez le premier malade.

127ᵉ OBSERVATION , PAR LE DOCTEUR DEZAUCHE (1).

M. P.-N., âgé de vingt-cinq ans, tempérament nervoso-sanguin, malade depuis deux jours, s'est fait saigner sans obtenir aucune amélioration dans son état. Il présente les symptômes suivans : visage enflammé, voix rauque nasale, douleurs de tête, langue saburrale, salive visqueuse, soif ardente et impossibilité d'avaler. Une grande tuméfaction et une vive rougeur occupent les deux glandes amygdales, le voile palatin et la base de la langue. Tintemens d'oreilles, haleine brûlante, respiration oppressée; pouls plein, fort, vibrant, fréquent et irrégulier, chaleur cutanée et sueur légère sur la région guttu-

____

(1) Mémoire sur la méthode curative dite homœop., pag. 19; 1833.

rale. Le 24 décembre 1832, une goutte de *belladonna* trentième est administrée dans une once d'eau; mais le malade ne peut l'avaler, et elle revient par le nez; on en donne une goutte sur la langue.

Le soir, légère exacerbation, qui n'est que passagère : la nuit est assez bonne. Le lendemain 25, il y a un mieux bien prononcé; le malade boit de l'eau sucrée. Le soir, la fièvre tombe. Le 26 au matin, la langue est nette, les amygdales presque entièrement dégonflées. Le même jour, le malade demande à manger; la guérison n'est suivie d'aucune rechute.

128e OBSERVATION, PAR LE DOCTEUR KRETSCHMAR (1).

Dans les inflammations de gosier de différentes espèces, accompagnées les unes de picotemens et de pressions, les autres de picotemens seulement, l'*ignatia* m'a rendu souvent des services, soit en résolvant la tumeur, soit en la faisant venir à suppuration. Dans tous les cas, elle a constamment adouci promptement les douleurs.

129e OBSERVATION, PAR LE DOCTEUR RUMMEL (2).

La *belladonne* ou la *douce-amère* guérissent rarement l'angine catarrhale, à moins qu'on n'en ait fait précéder l'administration d'une dose de *mercure;* elles agissent alors promptement dans la plupart des cas. Quelquefois il est nécessaire de répéter la dose et d'alterner les remèdes. La belladonne mérite la préférence s'il existe une vive rougeur dans le gosier, si les glaires sont peu abondantes, si le gosier lui-même est sec. Lorsqu'il y a une grande irritation inflammatoire, il est bon d'administrer d'abord une ou deux doses d'*aconit*. C'est ainsi que j'ai guéri une inflammation des tonsilles que des remèdes violens allopathiques et homœopathiques avaient amenée à suppuration, et qui causait au malade les plus cruelles douleurs depuis plusieurs jours. Je lui fis

(1) Gazette homœop., vol. II, pag. 113; 1833.
(2) Gazette homœop., vol. III, pag. 26; 1833.

prendre alternativement, selon le besoin, *mercur.* et *bellad.* Je ne puis encore préciser les cas où l'on doit préférer *baryta*, *argentum*, *cocculus*, *acid. phosphor.*, qui m'ont quelquefois été utiles. *Sepia* a souvent aussi guéri une disposition prononcée à l'angine. Vraisemblablement il y a d'autres remèdes encore qui agissent plus long-temps.

130e OBSERVATION, PAR LE DOCTEUR KNORRE (1).

La *belladonne* a été employée par moi avec succès dans une angine phlegmoneuse qui présentait les caractères suivans :

Enflure du palais, de la luette, des tonsilles, etc., obstruant plus ou moins l'entrée du gosier. Les parties enflées paraissaient écartées et étaient ou sèches, brillantes, sans glaires, ou couvertes de glaires blanches, jaunâtres, gluantes.

Douleurs incessantes, cuissons, picotemens ; pression de l'extérieur sur les côtés du cou, accrus par le mouvement, mais surtout par la déglutition.

Souvent impossibilité d'avaler ; la moindre quantité de liquide ressortait aussitôt par le nez.

Fréquent besoin d'avaler ; toux légère et vomissement ou expectoration volontaire de glaires gluantes mêlées de salive.

Voix enrouée, parler incompréhensible par le nez, pénible ainsi que la respiration.

La langue sèche, brûlante, ou couverte de glaires.

Les douleurs s'étendaient souvent jusque dans les oreilles, où elles causaient des élancemens ; les côtés du cou enflés à l'extérieur, douloureux, ainsi que les glandes salivaires de l'oreille, et les glandes submaxillaires.

Fièvre violente, chaleur par tout le corps, peau brûlante, pouls plein, accéléré, soif insatiable, pour ainsi dire ; urine peu copieuse, de couleur sombre ; le sang se portant à la tête, maux de tête ou plénitude sourde et embarras dans cette partie ; face

(1) Gazette homœop., vol. V, pag. 65 ; 1834.

enflée, rouge, brûlante ; yeux brillans, grande agitation, quelquefois délire.

J'ai souvent eu l'occasion d'administrer la *belladonne* dans de pareils cas, et j'ai trouvé qu'elle valait mieux et agissait plus promptement que tous les autres remèdes. La maladie durait-elle depuis long-temps, ou bien le malade y était-il sujet, la belladonne faisait venir à suppuration l'abcès déjà formé dans les tonsilles ou le tissu cellulaire du gosier. Je l'ai administrée aussi quelquefois avec succès, afin de prévenir le retour de la maladie chez les personnes qui y étaient sujettes. Pour cet effet, j'en donnais plusieurs doses, mais à de longs intervalles.

L'inflammation locale et la fièvre étaient-elles moins violentes, la première avait-elle atteint plus tôt la membrane pituitaire ou les tonsilles, l'intérieur de la bouche était-il moins rouge et par contre plein de glaires plus nombreuses et plus épaisses ; ou les tonsilles étaient-elles fortement enflées, mais peu douloureuses relativement à l'enflure, couvertes de glaires blanches en grumeaux ; la langue était-elle chargée d'un dépôt glaireux, blanc par devant, jaune par derrière, et sortait-il de la bouche une odeur particulière, très-désagréable, semblable à celle de la mercuriale ; les glandes salivaires de l'oreille étaient-elles enflées, douloureuses, y avait-il salivation, tiraillemens dans les membres : *mercur. solub.* me rendait d'excellens services.

131ᵉ OBSERVATION, PAR LE DOCTEUR MULLER (1).

Une femme de trente-six ans, d'un tempérament sanguino-colérique, d'une constitution excellente, tomba malade le 14 mai 1833.

Inflammation des amygdales.

Embarras dans la tête.

Face rouge foncé.

Albugine rouge.

Horreur de la lumière.

(1) Hygea, vol. I, pag. 40 ; 1834.

Tiraillemens douloureux au côté droit du visage.

Maux d'oreilles.

Langue chargée, blanche.

Toux.

Fièvre.

Je lui donnai aussitôt *bellad.* 2/30.

La nuit, les maux de tête augmentèrent ; elle eut comme des étourdissemens et des vertiges. Vers le matin, elle s'endormit d'un doux sommeil, et, en se réveillant, elle était guérie. Elle se leva à midi, et n'a pas eu de rechute depuis.

132e OBSERVATION, PAR LE DOCTEUR MULLER (1).

Un jeune homme de vingt-deux ans tomba malade le 26 mai 1833.

Inflammation et enflure des amygdales et du palais.

Embarras dans la tête.

Oppression de la poitrine et élancemens au côté gauche.

Toux sèche et enrouement, au point de l'empêcher de parler à haute voix.

Chaleur, agitation et fièvre.

Je lui fis prendre *aconit* 3/30. La nuit suivante, la poitrine fut libre, les élancemens au côté cessèrent ; mais l'enrouement et l'embarras dans la tête existaient toujours. Je lui donnai donc, le lendemain matin, *spong. tost.* 2/30. A midi, l'enrouement avait disparu, et le malade pouvait parler à haute voix. Le soir, sa maladie offrait les symptômes suivans :

La tête embarrassée, brûlante, lourde ; battemens dans la tête.

Yeux rouges et redoutant l'éclat de la lumière.

Fièvre forte.

Agitation dans le lit.

J'aurais dû lui donner de la *belladonne* ; mais, peu exercé encore à traiter mes malades homœopathiquement, je ne l'osai pas, et je le guéris par des remèdes allopathiques.

(1) Hygea, vol. I, pag. 40 ; 1835.

133ᵉ OBSERVATION, PAR LE DOCTEUR KRAMER (1).

Les angines de toute espèce, qui exigent un si grand appareil allopathique, cèdent promptement à quelques doses de *bellad.*, et ensuite de *merc. solub*. Les plus violentes ont toujours été guéries en quatre ou six jours au plus.

134ᵉ OBSERVATION, PAR LE DOCTEUR GUEYRARD (2).

Un pharmacien de Lyon, de trente ans, blond, fort, et bien constitué, éprouve, dans la nuit du 29 au 30 janvier 1832, un sentiment de brisure et de malaise général, avec insomnie et excitation fébrile. Le 30 au matin, vers neuf heures, gonflement inflammatoire des tonsilles, avec rougeur qui se répand sur le voile du palais, douleur pongitive dans la déglutition, besoin factice d'avaler, salivation visqueuse, raucité de la voix, etc. Le malade, sur le point de boire une infusion théiforme, la repousse et accepte, sans grande confiance dans son résultat, une dose de belladonne 3/30.

A dix heures, irritation visiblement augmentée, avec douleur faciale et sensation contusive aux genoux; à midi, tout a disparu, gorge libre; bien-être et appétit.... A trois heures le malade a dîné, et (grande surprise pour nous) est descendu dans son laboratoire.... Incrédule la veille, ce pharmacien s'est voué, depuis cette époque, à la préparation des médicamens homœopathiques.

135ᵉ OBSERVATION, PAR LE DOCTEUR GUEYRARD (3).

Une dame de vingt-cinq ans, maigre, brune, grande, ordinairement bien portante, affectée de la maladie précédente, mais avec trois jours de plus d'invasion, avec un développement plus complet de l'amygdalite, et une dysphagie absolue, prend le même remède (*belladonne*) le matin du 25 juillet 1832. Deux

(1) Hygea, vol. I; page 267; 1834.
(2) Doctrine homœop.; pag. 139; 1834.
(3) *Ibid.*, page 140; 1834.

heures après , sensible aggravation, suivie d'un mieux qui permet d'avaler un bouillon de bœuf; le lendemain , guérison.

136e OBSERVATION, PAR LE DOCTEUR GUEYRARD (1).

Un jeune homme de vingt-sept ans, brun et fort , éprouve
depuis deux jours un malaise , de la céphalalgie , alternatives de
frissons et de chaleur, lassitudes spontanées ; douleurs de brisure
dans les bras et les lombes... Il s'alite le 17 mai 1832 , avec des
symptômes d'angine ; l'arrière-bouche est chaude , brûlante ,
douloureuse ; la membrane tuméfiée çà et là ; les amygdales gonflées , avec sensation de chatouillement, d'écorchure , de pression;
langue enduite de blanc ; fièvre le soir, avec chaleur sèche à la
peau , aridité , mucus guttural ; les trompes d'Eustache et les
oreilles sont le siége de douleurs progressives et d'espèces de secousses. Ces derniers symptômes font pencher pour le choix de
pulsatille 1/12. Le malade , sans aggravation sensible , se trouve
guéri dès le lendemain.

137e OBSERVATION , PAR LE DOCTEUR GUEYRARD (2).

Un enfant de onze ans , atteint d'une amygdalité intense depuis trois jours , avec formation de pus dans la tonsille gauche ,
prend , le 9 août 1832 , *bellad.* 1/30 ; le ro , au matin , l'abcès
s'est ouvert et évacué ; mais les amygdales sont encore très-en-
gorgées. Une deuxième dose de *bellad.* amène la guérison.

138e OBSERVATION , PAR LE DOCTEUR GUEYRARD (3).

Une dame , artiste dramatique , âgée de quarante ans , forte ,
brune , pléthorique , affectée , depuis huit années , d'une pha-
ryngo-amygdalite rebelle à tous les moyens allopathiques, et pour
laquelle on lui propose la résection des amygdales engorgées , se
confie à l'homœopathie le 1er août 1832 , et prend le matin de ce

(1) Doctrine homœop., pag. 140 ; 1834.
(2) *Ibid.*, pag. 141 ; 1834.
(3) *Ibid.*, pag. 141 ; 1834.

jour *bellad*. 1/30. La malade, prévenue d'une exacerbation possible, ne la ressent que dans la nuit suivante, mais très-violemment. La maladie s'élève rapidement à l'état aigu, avec menace de suffocation, dysphagie complète, ptyalisme, fièvre, élancemens vifs dans les amygdales, etc.; effrayée, elle mande le docteur, qui ne peut s'y rendre que dans la journée suivante. Elle le reçoit en riant, et en lui annonçant sa guérison; à peine, en effet, pouvait-on distinguer, en inspectant l'arrière-bouche, une trace de rougeur et un reste de gonflement tonsillaire.

139e OBSERVATION, PAR LE DOCTEUR GUEYRARD (1).

Un jeune homme de quinze ans, fort, bien constitué, à la suite d'une gastro-entérite aiguë qui le tint alité pendant deux semaines, avait conservé une extrême sensibilité du pharynx, avec rougeur et difficulté de la déglutition. Cet état chronique dure depuis six mois, lorsqu'il s'y joint un engorgement des tonsilles, avec douleur cuisante et brûlante, plus forte quand il s'agit d'avaler; le voile du palais présente une vive rougeur; les amygdales se rapprochent au point de se toucher; la bouche est garnie d'une salive visqueuse; le malade éprouve un léger mouvement fébrile; la rougeur est très-peu saburrale. 31 janvier, *bellad*. 2/30. 2 février. Changement complet; amygdales presque à l'état normal; teinte rose du pharynx; le malade avale librement et recouvre promptement la santé.

140e OBSERVATION, PAR LE DOCTEUR PESCHIER (2).

Mademoiselle Anne D., très-sujette depuis plusieurs années aux esquinancies les plus violentes et les plus prolongées, en avait été atteinte pendant le courant de l'été; traitée allopathiquement, cette maladie avait duré six semaines, et avait été suivie d'une longue convalescence. Peu de temps après, mademoiselle Anne fut de nouveau saisie d'une douleur à la gorge, qui, faible d'a-

(1) Doctrine homœop., pag. 239; 1834.
(2) Bibliothèque homœop., vol. IV, pag. 149; 1834.

bord, la fit résister pendant deux jours aux instances pour se confier à mes soins ; mais, la douleur croissant, elle s'y décida enfin ;
elle y fut d'ailleurs déterminée par une considération de la plus
haute importance ; elle devait aller au bal huit jours après ; elle
ne me permit donc de la guérir qu'à condition que je la mettrais
en état d'aller au bal, saine et sans risque ; j'étais trop galant pour
ne pas le lui promettre, et trop sûr du remède pour ne pas y
compter. Comme la maladie avait déjà deux jours entiers de durée, j'annonçai qu'elle serait certainement plus longue que si
j'avais été appelé la veille. Je donnai *bellad.*, et, deux jours
après, la malade allant mieux, se crut guérie ; mais je n'osai pas
y croire ; une recrudescence eut lieu, contre laquelle je donnai
bellad. le matin, et *acon.* le soir. Au cinquième jour, la douleur
était très-forte, le jour du bal s'approchait, la demoiselle pleurait, se désolait ; seul j'avais courage et confiance. Je donnai
bellad. de nouveau ; demi-heure après, au plus fort de la douleur,
la guérison fut subite, pleine, entière ; la malade dormit toute la
nuit ; puis, au jour voulu, se rendit à son bal, où elle raconta son aventure, à laquelle, comme de raison, personne
n'ajouta foi.

141ᵉ OBSERVATION, PAR LE DOCTEUR PESCHIER (1).

Hauser fut saisi d'un violent mal de gorge, qu'il garda deux
jours, au bout desquels il me fit demander ; je le trouvai au lit,
dans l'impossibilité d'avaler ; la langue et le gosier du rouge le
plus foncé ; la face et les conjonctives très-rouges, le pouls plein,
dur et très-fréquent ; tout le corps brûlant. Je lui donnai une
dose *bellad.* Le lendemain matin, je le trouvai sans fièvre aucune, parlant et avalant avec la plus grande facilité, et demandant à manger ; il me raconta qu'à trois heures du matin, sa douleur, alors très-violente, avait subitement disparu, comme un
coup de pistolet ; et que depuis il avait très-bien dormi : il était
guéri.

(1) Bibliothèque homœop., vol. IV, pag. 159 ; 1834.

142ᵉ OBSERVATION, PAR LE DOCTEUR PESCHIER (1).

V.... imprimeur, était fort sujet à des esquinancies d'une violence telle, que la douleur lui causait de fortes convulsions, et
qu'il était obligé de se faire profondément inciser les amygdales
pour pouvoir respirer. Atteint de nouveau de la même affection,
il eut recours à mes soins; je l'assurai qu'il en serait promptement quitte, et que surtout il ne serait pas dans la nécessité de se
laisser inciser. Il reçut une dose *bellad.* Le lendemain, le mal alla
croissant, et le surlendemain, le malade se crut dans le plus grand
danger et près de suffoquer; alors je lui affirmai qu'il était sur le
point de guérir : je lui redonnai une dose *bellad.*, et la même nuit,
le mal se dissipa complétement; V.... put, deux jours après, retourner à son ouvrage, qu'il n'avait quitté que cinq jours, tandis
qu'ordinairement il en était privé deux ou trois semaines. Depuis
plusieurs mois il n'a pas, que je sache, été atteint de nouveau.

143ᵉ OBSERVATION, PAR LE DOCTEUR PESCHIER (2).

Me trouvant pour affaires chez madame Rh., jeune nourrice,
j'appris qu'elle était horriblement souffrante d'une esquinancie;
je m'approchai d'elle, et vis que la déglutition était presque impossible, ainsi que l'ouverture de la bouche et la protraction de
la langue; la malade, qui ne pouvait pas parler, me donna à entendre qu'elle était fort sujette à cette maladie, qui la faisait beaucoup souffrir, et qu'en dernier lieu elle avait exigé de son médecin
de lui inciser les amygdales; je lui proposai de la guérir en très-
peu de temps sans incision : elle accepta sans y croire, et sourit
de pitié en recevant un globule de *bellad.* Le lendemain, *elle me
dit* qu'elle n'était pas mieux; cependant, comme elle était en
état de me le dire, ce qu'elle n'aurait pu faire la veille, j'étais bien
assuré qu'elle se trompait; elle me demanda de réitérer le remède; j'y consentis, quoique je le crusse inutile. Le surlende-

(1) Bibliothèque homœop., vol. IV, p. 150; 1834.
(2) Bibliothèque homœop., vol. IV, pag. 151; 1834.

main, elle me dit, avec l'accent de la plus vive joie, qu'elle était totalement guérie; je n'ai pas besoin d'ajouter qu'il n'y a eu aucune convalescence; la malade a pu immédiatement sortir et vaquer à ses affaires.

144ᵉ OBSERVATION, COMMUNIQUÉE PAR M. LENORMAND.

Au mois de septembre dernier (1833) j'étais à la campagne, à trois lieues de Castres; notre servante fut subitement attaquée d'une esquinancie violente. Sa langue était devenue si épaisse, les glandes maxillaires droites et les amygdales si enflées, qu'elle ne pouvait plus parler ni avaler; nous craignîmes pour ses jours. Nous appelâmes le docteur Gachassin, qui, ayant deux opérations importantes à faire à Castres, ne put pas venir de suite. Il remit au valet une fiole qui contenait *aq. distill.* unc. v, *tinct. hyoscia-mi*, gutt. j, avec la prescription de lui en faire prendre une cuillerée à café de suite, et pareille dose toutes les deux heures. Le docteur n'arriva que le lendemain après midi. Aussitôt il monta auprès de la malade; qu'il examina et tranquillisa en lui assurant qu'elle serait bientôt guérie. Il lui administra *acon.* 4/24, et descendit pour dîner. Aussitôt après le repas, il monta auprès de la malade; je l'accompagnai. Nous fûmes agréablement surpris de l'entendre jaser avec sa garde, et nous dire, avec un ton d'assurance : « Je n'ai plus rien, je suis guérie. » Elle voulait se lever; le docteur s'y opposa, et deux heures après, il lui fit prendre un bouillon, et dit qu'on viendrait le lendemain matin. Aussitôt qu'il fut levé, il administra *tart. stib.* 6. La malade allait parfaitement bien. Il restait encore une forte tuméfaction sous la mâchoire du côté droit, qui commençait à décroître, et disparut bientôt en totalité, sans s'abcéder. Deux lavemens à l'eau stibiée aidèrent aussi.

(1) Bibliothèque homœop., vol. XV, cah. III, p. 296; 1834.

145e **OBSERVATION, PAR LE DOCTEUR MALAISE** (1).

M. T..., élève interne de l'hôpital, souffre d'un mal de gorge depuis trois jours. Le 1er octobre, la maladie offre les symptômes suivans : douleur pressive à la gorge, qui s'étend jusqu'aux oreilles, gonflement des glandes du cou, rougeur avec tuméfaction énorme de l'amygdale gauche, au point que le voile du palais est fortement refoulé en avant; déglutition pénible, voix douloureuse et nasillarde. La *belladonne* et le *mercure soluble* sont donnés successivement, sans produire aucun effet. Le 3, vers sept heures du soir, les symptômes avaient acquis un grand degré d'intensité; les douleurs des amygdales étaient pulsatives et faisaient croire à une terminaison par suppuration; je prescrivis un grain de *foie de soufre*. Le 4, le malade était beaucoup mieux. le 5, l'amygdale était diminuée des deux tiers de son volume; le 6, l'affection de la gorge était guérie.

M. T... est sujet aux maux de gorge, pour lesquels il a toujours recours aux applications de sangsues : son intention était de se servir encore du même moyen; ce ne fut que d'après l'avis et la surveillance du médecin de l'hospice, qu'il se décida à être traité par l'homœopathie. Je doute qu'il ait à se repentir d'en avoir fait usage.

146e **OBSERVATION, PAR LE DOCTEUR ROMANI** (2).

D. Bruno de Thouron, né en 1805, à Messine, d'un caractère doux et flegmatique, avait été atteint quinze fois d'une inflammation de gorge. Jusque-là on avait employé les saignées et les sangsues, les vomitifs, les purgatifs, les lavemens, les frictions, les cataplasmes sur le cou, les vésicatoires, les bains de pieds tièdes, etc.; mais jamais l'esquinancie n'avait duré moins de neuf ou dix jours, et jamais la convalescence n'avait été moins longue qu'une semaine. Attaqué d'une nouvelle inflamma-

(1) Biblioth. homœop., vol. IV, pag. 344; 1835.
(2) *Sulla homeopatia*, vol. I, pag. 188, 1835.

tion de gorge en août 1824, il fut confié au traitement homœopathique. Le docteur Necher, auquel il s'adressa, trouva les
symptômes suivans :

Maux de tête atroces, surtout dans les tempes et l'intérieur
des oreilles.

Bouche sèche ; langue chargée, jaune.

Diarrhée.

On lui administre la *bellad*.

Le soir il se déclara une forte fièvre, qui ne diminua que le
lendemain dans la journée. Le jeune homme tomba dans un long
assoupissement, qui ne fut troublé ni par le délire, comme c'est
quelquefois le cas, ni par des rêves pénibles. Les douleurs dans les
tempes s'affaiblirent et devinrent supportables.

Le lendemain, la fièvre fut moins forte, mais par contre les
douleurs des amygdales augmentèrent. Pesanteur dans la tête.
Vers le soir, les abcès s'ouvrirent d'eux-mêmes et rendirent un
pus abondant, fétide, qui parut au malade d'un goût plus désagréable que les autres fois. Au bout de quatre jours, il était parfaitement guéri.

Mais au mois de décembre de la même année, il retomba malade pour la dix-septième fois. Ce ne fut que le troisième jour
qu'on s'adressa à M. Necher, qui lui fit prendre de nouveau *bellad*. Léger redoublement de fièvre le soir. Le lendemain, un peu
de fièvre, mais violentes douleurs dans les parties enflammées,
lesquelles s'ouvrirent dès la nuit suivante et rendirent du pus peu
abondant et sans mauvaise odeur. Au bout de deux jours, le malade pouvait retourner à ses occupations.

Cependant il éprouva de nouvelles atteintes d'esquinancie aux
mois de janvier et de février 1835. Il se hâta de recourir chaque
fois à la *bellad.*, et chaque fois aussi il en obtint les plus heureux
résultats. Toutefois, dans ces deux derniers cas, les esquinancies
ne vinrent pas à suppuration.

147ᵉ **OBSERVATION**, **PAR LE DOCTEUR ROMANI** (1).

Dans l'automne de 1835, l'épouse de mon frère Michel-Ange, qui se trouvait dans le septième mois de sa grossesse, et était sujette à des inflammations de gorge, dont elle avait eu trois ou quatre les années précédentes, non sans courir de grands dangers, se plaignit d'une inflammation de la gorge qui lui causait des picotemens et des douleurs, qu'elle avalât ou non. A ce mal se joignait une fièvre gastrite. On lui donna la *fève d'Ignace*, excellent remède contre ces fièvres en général et les esquinancies en particulier ; elle fut guérie en trois jours.

148ᵉ **OBSERVATION**, **PAR LE DOCTEUR ROMANI** (2).

D. Andréa Zirl, jeune homme de dix-huit ans, d'un tempérament sanguin, sentit, le 3 janvier 1827, en se levant, les commencemens d'une inflammation de gorge. Vers le soir il éprouva des frissons, une chaleur générale, de fortes douleurs de tête. Voix altérée, rauque, nasale. Face d'un rouge ardent. Il ne put presque pas dormir de toute la nuit. Le matin du quatrième jour, j'allai le voir, et je trouvai les symptômes suivans :

Fièvre avec le visage rouge.

Tintemens dans les oreilles, accompagnés de picotemens.

Yeux brillans.

Sensation de cuissons et de démangeaisons dans le gosier et le larynx.

La membrane muqueuse de la gorge et les amygdales enflées et rouges.

La déglutition des alimens, et même de la salive et de l'eau, difficile et douloureuse.

Douleurs dans les oreilles en avalant.

Langue rouge.

(1) *Sulla homeopathia*, vol. I, pag. 188; 1835.
(2) *Ibid.*, pag. 186.

Salive visqueuse dans la bouche ; il en crachait une partie et avalait le reste.

Rares accès de toux.

Urine brûlante.

Crainte de suffoquer.

Je lui fis prendre aussitôt la quatrième partie d'une goutte *bellad*. 3o. Cinq heures après, tous les symptômes avaient diminué. Le soir il n'avait plus qu'un peu de fièvre, et put manger. Le lendemain il était guéri.

ANAPHTHIE.

149e **OBSERVATION, PAR LE DOCTEUR PESCHIER** (1).

La femme D., accouchée depuis neuf jours, et nourrice, à la suite de quelque émotion légère, a été prise hier de perte de la parole, suivie de perte de connaissance ; j'ai été appelé hier, et l'ai trouvée dans l'état qui suit.

Supination, perte absolue du mouvement volontaire et des sens ; les membres se laissent agiter, soulever, changer de place, sans qu'aucune contraction musculaire soit excitée ; les yeux sont clos, les paupières se laissent soulever et la lumière ne fait point contracter les pupilles, qui pourtant ne sont pas dilatées ; la langue se montre entre les dents, sa mâchoire inférieure se laisse abaisser ; les mouvemens imprimés à la tête de la malade sont inaperçus, ainsi que les cris prononcés à ses oreilles ; toutefois, l'aspersion de gouttes d'eau froide sur la face excite un léger froncement de sourcil ; la même eau, versée sur l'épigastre, n'occasione point de sensation ou de mouvement ; la face n'est ni pâle ni rouge ; les carotides battent avec une force prodigieuse.

(1) Bibliothèque homœop., vol. III, pag. 86 ; 1834.

La malade pouvant avaler, je lui donne plusieurs cuillerées d'eau froide, sans que son état change; je donne ensuite deux fois, à une heure de distance, une goutte *ipec.* 18; ce remède n'est suivi d'aucun effet appréciable; deux heures après, soit à minuit, je donne une goutte *bell.* 3o.

Aujourd'hui, au matin, la nuit n'a offert aucun changement perceptible; la face est très-rouge, le battement des carotides est beaucoup moins fort; la transpiration est assez abondante; la malade a ouvert les yeux; je lui fais donner de l'eau fraîche.

A midi, la connaissance est revenue, la malade tient les yeux ouverts; elle me connaît, me parle, ne se plaint que d'un peu de mal de tête et d'une grande faiblesse; elle accepte en riant un peu de café.

Je regarde ce traitement comme terminé, et vais lui donner *puls.*, pour détourner le lait des seins, la malade s'étant décidée à mettre son enfant en nourrice.

ANASARQUE.

150ᵉ OBSERVATION, PAR LE DOCTEUR MARTINI (1).

E. H., petite fille de deux ans et demi, d'un tempérament débile, scrofuleux, avait été atteinte, à la suite d'une fièvre miliaire, d'une anasarque à un haut degré. Les principaux symptômes de sa maladie étaient les suivans :

Tout le corps enflé par une infiltration du tissu cellulaire.

Elle ne pouvait rester levée, mais était constamment couchée et dans une espèce de somnolence. Impatience, mécontentement, lorsqu'on la dérangeait.

Pas d'appétit.

La sécrétion de l'urine beaucoup diminuée, presque nulle.

La face et tout le corps pâles.

Je prescrivis une diète homœopathique, et fis prendre à l'enfant une goutte *hellebor. nigr.* 12 dans un peu d'eau distillée.

Le lendemain, sa mère me dit qu'aussitôt après avoir pris le remède, elle avait beaucoup uriné à plusieurs reprises, et que l'enflure du corps avait considérablement diminué. Elle était d'ailleurs plus gaie qu'à l'ordinaire, et avait demandé à manger. Je me convainquis, par mes propres yeux, de la véracité de la mère. Deux jours après, je la trouvai bien portante et jouant gaîment : l'anasarque avait disparu.

151ᵉ OBSERVATION, PAR M. NESCHKE (2).

M. vint me consulter, le 9 février 1828, au sujet de son fils, enfant de dix-huit mois, qui avait eu, plusieurs semaines auparavant, une fièvre tierce, et qui alors commençait à enfler.

(1) Annales homœop., vol. I, pag. 163 ; 1830.
(2) Annales homœop., vol. I, pag. 350 ; 1830.

Face boursouflée, le corps et les membres enflés.

Grande agitation la nuit, causée par des chaleurs et des tressaillemens.

Urine peu copieuse, d'une mauvaise odeur.

Selles peu régulières.

Peu d'appétit, soif, éructations vides.

Il rejetait tout ce qu'il prenait.

Grande faiblesse.

Quoique ces explications ne me parussent pas assez complètes, je crus cependant que le remède le plus convenable indiqué par cette maladie était la *douce-amère*, et lui en donnai une demi-goutte 21. Bientôt après, l'enfant s'endormit et transpira. En se réveillant, il eut une forte selle, et le lendemain la face seule était encore enflée. Le mieux continua à faire, jusqu'au 14, des progrès tellement rapides, que je n'hésitai pas à déclarer l'enfant guéri. Toutes les fonctions de son corps se faisaient à l'état normal, et il n'y avait plus de trace de sa maladie.

152e OBSERVATION, PAR M. RUCKERT (1).

Le 26 août 1829, un paysan de Bellmansdorf vint à S. pour me consulter au sujet de sa femme, qui avait été condamnée déjà par quelques médecins, tandis que d'autres avaient refusé de la traiter. Voici à peu près tout ce que je pus comprendre à son récit imparfait.

La malade était âgée de trente-sept ans, et était mère de plusieurs enfans ; elle avait toujours joui auparavant d'une bonne santé. Depuis six mois, ses règles n'avaient point paru, son ventre était enflé et était devenu dur ; ses jambes avaient enflé également, et peu à peu sa poitrine et son cou étaient devenus œdémateux. Elle avait de la difficulté à respirer, se sentait très-faible, ne pouvait plus soigner son ménage. Un peu d'appétit ; mais tout ce qu'elle mangeait la faisait enfler encore davantage.

Selles ordinairement paresseuses.

(1) Annales homœop., vol. II, pag. 335 ; 1831.

Le mari s'était déjà adressé à plusieurs médecins, mais en vain. Le dernier lui avait dit que sa femme était hydropique, et qu'il n'y avait pas de remède.

Que faire? Le diagnostic n'était pas facile : la malade croyait être enceinte. Les médecins qui l'avaient soignée le contestaient ; ce n'était pourtant pas impossible. En admettant la grossesse, la dureté et l'enflure du bas-ventre, l'oppression au moindre mouvement et après le manger, la paresse du ventre, s'expliquaient aisément. Mais d'où venait l'anasarque? Je n'osai pas me prononcer d'une manière positive, surtout parce qu'il m'était impossible d'aller voir la malade, qui habitait à une trop grande distance. Je lui envoyai *pulsat.* 12, remède qui répondait le mieux aux symptômes que je viens d'énumérer.

Le 3 septembre, son mari revint m'annoncer que sa femme allait un peu mieux. Elle se sentait mieux en général, et l'enflure n'avait pas augmenté. Je donnai *bryon.* 12.

Le 13 septembre, on me manda que la malade se sentait beaucoup mieux ; l'anasarque existait toujours ; la pression du doigt creusait encore des fossettes ; mais l'enflure et la dureté du bas-ventre avaient sensiblement diminué. Elle commençait à se promener un peu, mais elle s'essouflait facilement. Elle avait de l'appétit, digérait mieux, mais était toujours constipée. Souvent elle se plaignait d'avoir comme une boule dans le cou. Aucun symptôme n'indiquait encore la grossesse. Le résultat que j'avais obtenu déjà par les deux remèdes, ainsi que l'insistance de la malade qui était persuadée que je la guérirais, me décidèrent à entreprendre une cure suivie. On n'avait pu me dire si elle avait eu la gale ; mais au moins j'avais appris qu'elle avait été en contact avec des galeux. Dans tous les cas, une maladie invétérée devait être la cause, à mon avis, de ses souffrances actuelles, et je n'hésitai pas à administrer les antipsoriques. Je lui donnai donc, le jour même, un goutte *teinture-mère spirit. sulphur.*

Le 30, je reçus un nouveau message. Rien n'était changé, à peu de chose près, depuis le 13. J'envoyai donc un autre médicament, une demi-goutte *lycopod.* 30. Le 2 novembre, les cuisses étaient toujours enflées ; mais dans les autres parties du corps, on n'apercevait plus aucune trace d'enflure. Le mouvement lui coupait toujours la respiration ; cependant depuis quelque temps elle avait une toux accompagnée d'expectoration, qui lui soulageait beaucoup la poitrine.

Mais le plus important, c'est que des indices certains annonçaient la grossesse ; elle sentait l'enfant remuer dans son sein. Je lui envoyai *sepia* 30.

Jusqu'au 31 mars je ne reçus point de nouvelles. Ce jour-là son mari vint m'annoncer, plein de joie, que depuis quinze jours sa femme était accouchée heureusement d'un garçon bien portant. L'enflure des jambes n'avait pas diminué jusqu'aux couches ; mais alors la position horizontale qu'elle avait dû garder pendant huit jours en avait fait disparaître presque l'anasarque, qui s'était jetée plutôt sur les parties supérieures, au cou, à la poitrine. Depuis huit jours, elle recommençait à se promener par la chambre, et depuis ce temps ses jambes enflaient de nouveau. Le ventre aussi redevenait gros. Du reste, la sécrétion de l'urine était à l'état normal, mais la constipation reparaissait. Elle nourrissait son enfant, qui était très-bien portant.

Je me décidai à administrer encore une fois le *soufre*, supposant que l'irritation et l'activité particulière de l'organisme en favoriseraient personnellement les effets. Je lui en envoyai donc une petite goutte 24.

Le 17 avril, l'enflure des parties supérieures avait diminué, ainsi que celle des jambes et du ventre ; mais les genoux étaient encore très-enflés. Selles régulières.

Le 30, la malade se trouvait fort bien, et commençait déjà à aller travailler dans les champs. En gravissant des hauteurs, elle se sentait toujours oppressée. L'enfant tétait encore. Elle avait de l'appétit, mais tout lui semblait amer. Selles régulières. La partie supérieure de la tête sans enflure. Le ventre encore gros, les cuisses œdémateuses.

Le 9 mai, l'enflure avait considérablement diminué depuis huit jours. A la suite d'un refroidissement, elle éprouvait depuis quel-

ques jours des chaleurs et des picotemens dans la tête, accompagnés de frissons et de constipation. Je lui donnai *calcar.* 2/30.

Le 20 juillet, son état s'était beaucoup amélioré ; cependant
l'enflure n'avait pas encore tout-à-fait disparu. Si, pendant quelque temps, elle se livrait à un travail qui l'obligeât à rester courbée, son cou enflait au point que la pression y produisait des
trous ; sa tête s'embarrassait ; elle éprouvait des malaises et des
nausées. Depuis qu'elle travaillait beaucoup, ses jambes enflaient
de nouveau. Du reste, elle se sentait forte et bien portante. Elle
continuait à allaiter son fils, qui croissait à vue d'œil. Je lui fis
prendre *silic.* 2/30.

Le 1ᵉʳ août, le mari vint me dire que le remède l'avait beaucoup secouée, mais que depuis elle allait infiniment mieux, relativement à l'enflure. Je laissai le médicament agir encore.

Le 18 octobre, la malade se trouvait très-bien en général ; cependant, de temps à autre, se montrait encore un peu d'enflure
œdémateuse, tantôt à la poitrine, tantôt au ventre, et même au
cou et aux jambes. L'anasarque dans la cavité du ventre, qui se
manifestait toujours encore par l'enflure et la dureté du ventre,
avait entièrement disparu. *Sepia* et *lycopodium*, le 27 novembre,
suffirent pour guérir les derniers symptômes de cette maladie, et,
après quinze mois de traitement antipsorique, la malade fût parfaitement rétablie. Le résultat aurait-il été le même si elle avait
été traitée allopathiquement ? La mort aurait déjà répondu à cette
question.

153ᵉ **OBSERVATION, PAR LE DOCTEUR CONVERS** (1).

Le notaire Barichel de Chancavaux, près de Vevey, est sujet à
des accès de suffocation asthmatique, à la suite desquels s'était
manifestée une enflure des extrémités inférieures, telle que la
marche était devenue impossible ; bientôt après, le scrotum s'était
tuméfié, puis fortement infiltré. Plusieurs personnes lui avaient
donné des conseils médicaux qu'il avait suivis. Un médecin avait

(1) Bibliothèque homœop., vol. III, pag. 144 ; 1834.

administré des drastiques et de la digitale, le tout sans aucun succès.

Je fus demandé au moment où venait de se déclarer un érysipèle à la face, accompagné de fièvre cérébrale et de rêveries. *Aconit.* et *bell.* triomphèrent promptement de ces divers accidens; le malade se remit assez bien pour permettre d'employer les remèdes qui devaient agir sur l'anasarque, pour laquelle je donnai *fer.*, *china*, *coccul.*, *arsenic.*, *led.*, *con. mac.*, *hell. nigr.*, qui eurent un plein succès. L'enflure énorme qui avait envahi les pieds, les jambes, les cuisses, jusqu'à la région sacrée, la verge et le scrotum, s'est dissipée totalement. Les forces du malade sont revenues, les accès d'asthme ont cessé tout-à-fait, et d'un vieillard cacochyme la médecine homœopathique a fait un homme bien portant, et qui peut se livrer à ses occupations journalières.

Ce sujet offrait des dispositions idiosyncrasiques à l'action des remèdes atténués; car c'est le seul cas d'hydropisie que j'aie vu réussir dans ma pratique.

154ᵉ OBSERVATION, PAR M. TIETZE, CHIRURGIEN-ACCOUCHEUR (1).

Une anasarque générale chez une jeune fille de vingt-quatre ans, à la suite d'une fièvre miliaire rentrée, fut guérie radicalement en quatre jours par une dose *helleb.* et deux doses *arsenic.*

155ᵉ OBSERVATION, PAR M. SCHULZ, CHIRURGIEN (2).

Weinrich, âgé de vingt et quelques années, jeune homme robuste, autrefois très-bien portant, avait fait la campagne de Pologne, pendant laquelle il avait été attaqué de la fièvre quarte.

Le *quinquina* et la *quinine* l'en avaient guéri; mais il s'était déclaré à la place une hydropisie jointe à une fièvre qui le prenait chaque jour à des heures indéterminées.

Je fus appelé auprès de lui le 21 mai 1832, et je trouvai les symptômes suivans :

(1) Gazette homœop., vol. IV, pag. 266; 1834.
(2) Correspondance homœop. de Thorer, vol. I, pag. 175; 1834.

Anasarque générale.

Les épaules, le scrotum, le bas-ventre et la région stomacale extrêmement enflés.

Accès de fièvre chaque jour, mais à des heures indéterminées.

Peu de frissons, mais par contre tiraillemens et douleurs dans le dos.

Grande chaleur, soif.

Maux de tête.

Oppression jointe à de l'agitation et à une grande inquiétude.

Pression douloureuse dans la région du foie et de l'estomac.

Face jaune, terreuse, enflée.

Amertume dans la bouche.

Langue chargée.

Selle régulières.

Urine peu copieuse, d'un rouge foncé.

Transpiration la nuit.

Je lui fis prendre *arsen.* 3/30. Huit jours après je reçus la lettre suivante : « L'enflure a beaucoup diminué, l'urine est plus abon+ dante et les évacuations plus fréquentes ; l'inquiétude et l'agita= tion ne sont plus que peu de chose, la soif est modérée.

Je laissai agir le remède jusqu'au 3 juin. Dans l'intervalle presque toutes les traces d'anasarque disparurent. Les accès de fièvre, accompagnés de chaleurs et de maux de tête, revenaient encore, mais seulement à des époques indéterminées, quelquefois chaque jour, d'autres fois tous les deux ou même tous les trois jours. Par contre le corps du malade s'était couvert d'efflorescences. Il éprouvait d'ailleurs une forte pression et des douleurs dans la région de l'estomac, se sentait très-faible et avait de grandes chaleurs.

Je lui fis prendre le 4 au matin *nux vom.* 2/30. Il fut parfaitement guéri et n'éprouva pas de rechute.

ANGIECTASIE.

156ᵉ OBSERVATION, PAR LE DOCTEUR ARNOLD (1).

La dilatation des vaisseaux capillaires est ordinairement regardée comme une maladie purement locale et traitée en conséquence. Le cas suivant prouve que cette opinion est fausse.

Une petite fille, grosse et grasse, âgée de treize mois, avait dès sa naissance deux taches rouges, angiectasiques, à la racine du nez et au sommet de la tête, lesquelles avec le temps étaient devenues tellement grosses que celles du nez avaient un demi-pouce de circonférence, et que les deux autres étaient encore plus grandes. Elle avait en outre au côté droit, près de l'anus, un ulcère qui donnait un pus fétide, surtout pendant les douleurs de la dentition, tandis que les angiectasies croissaient également en grosseur et en rougeur. Du reste, l'enfant paraissait se bien porter ; elle était gaie et joyeuse.

On ne pouvait attribuer cette maladie à aucune cause mécanique. L'enfantement avait été facile, et aucune cause extérieure n'avait pu la produire depuis la naissance de l'enfant. Une cause psychique, dont les effets se seraient fait sentir pendant la grossesse, était encore moins admissible dans ce cas, et comme, d'un autre côté, la mère jouissait d'une santé excellente, il fallait nécessairement la chercher dans quelque maladie héréditaire chez le père. Celui-ci avait souffert en effet dans sa jeunesse des scrofules, auxquelles s'étaient jointes plus tard des hémorrhoïdes, quelquefois fluentes, quelquefois aveugles, des douleurs de poitrine chroniques, de forts crachemens de sang périodiques, et surtout des exostoses dans différentes parties du corps, comme au coude et au métacarpe du bras gauche, au pied droit d'abord

(1) Hygea., vol. I, pag. 54; 1834.

et au pied gauche plus tard. Ces exostoses étaient toujours accompagnées d'une inflammation érysipélateuse qui venait promptement à suppuration ; les os alors étaient surtout attaqués. Les
bains sulfureux de Langenbrucken avaient fait du bien une première fois au malade , mais une seconde ils n'avaient rien produit.
L'homœopathie, à laquelle il s'était adressé ensuite , avait beaucoup amélioré son état. La *belladonne* guérissait promptement
l'inflammation dès qu'elle paraissait , et prévenait ainsi de nouveaux ulcères carieux. *Calcarea* et *silicea* avaient fermé les anciens en partie et avaient au moins diminué la suppuration des
autres. Après l'usage de la silicea il était sorti quelques petites
esquilles. Il faut dire aussi qu'une sœur de la malade qui était
née plus tard qu'elle , lorsque la santé du père était déjà mieux
affermie , se portait bien et était pleine de force.

Convaincu que le mal de la petite fille n'était qu'un symptôme
d'une maladie générale , et les parens redoutant d'ailleurs singulièrement la cautérisation proposée par tous les chirurgiens , j'y
renonçai ainsi qu'à tous les remèdes extérieurs dont je ne me
promettais pas de grands résultats , et je résolus d'employer le
traitement homœopathique. J'espérais , en administrant le remède
convenable , détruire le germe du mal que l'enfant avait reçu de
son père , et parvenir dès-lors à guérir sans peine l'affection locale.

Je lui fis donc prendre d'abord *sulphur* 3/30. Pendant plusieurs
jours la rougeur et la grosseur des taches furent plus considérables , et il se déclara même une espèce d'efflorescence semblable
à la rougeole , qui dura quelques jours. Au bout d'un mois je
trouvai l'ulcère de l'anus plus petit et moins purulent. Je donnai
alors *phosphor.* 1/30. Les jours suivans , le médicament opéra
d'une manière inattendue : les taches angiectasiques augmentèrent
en grosseur et en rougeur , et à côté de celles du sommet de la
tête s'en montrèrent d'autres plus petites. L'épiderme de l'endroit
malade se souleva en forme d'ampoule aplatie , sous laquelle on
apercevait une exsudation d'une sérosité d'un blanc rougeâtre.
Ecchymose dans le globe de l'œil. Diarrhée sanguinolente , ce qui

n'était jamais arrivé encore. Chaleurs, plus de soif qu'à l'ordinaire, agitation, fièvre. Afin de combattre ces symptômes sans toutefois détruire les effets du phosphore, je fis placer sur la poitrine de l'enfant un linge imbibé de camphre. Quelques heures après la violence des symptômes diminuait déjà, et le lendemain l'ecchymose et la diarrhée avaient disparu ; seulement, lorsqu'on enlevait le camphre, il reparaissait un peu de sang mêlé aux déjections. Malgré le camphre, l'angiectasie diminua à vue d'œil, et six jours après la maladie était bien moindre qu'avant l'administration du phosphore.

La malade reçut ainsi alternativement toutes les quatre, six ou huit semaines, du *soufre* et du *phosphore*. Les symptômes ne cessèrent de s'affaiblir ; mais chaque fois, après l'administration du phosphore surtout, les taches devenaient plus rouges, ce qui ne durait cependant ordinairement que 24 ou 36 heures. Il y a six mois à peu près que j'ai reçu du père de l'enfant la lettre suivante :

« Le soir avant que de la mettre au lit, j'ai donné à ma fille le
» remède que vous avez été assez bon pour m'envoyer. Le lende-
» main, jusqu'à midi environ, les taches du nez et de la tête
» m'ont paru beaucoup plus rouges que les jours précédens. Elles
» étaient plus enflées et plus grosses, tandis que jusqu'à présent
» elles ne s'étaient pas élevées au dessus de la peau. J'ai remarqué
» principalement qu'elles n'étaient pas rouges cette fois seulement
» en quelques endroits, mais que la rougeur s'étendait sur la sur-
» face entière comme auparavant. Cette rougeur, ainsi que l'en-
» flure, a duré à peu près deux jours, et tout est revenu à l'an-
» cien état. Du reste l'enfant ne s'en est pas trouvée plus mal ; elle
» est restée gaie et joyeuse. Je ne me suis pas aperçu non plus
» d'une altération sensible dans ses selles. »

En dernier résultat, l'administration alternative du soufre et du phosphore guérirent entièrement l'ulcère de l'anus au bout de six mois, et l'angiectasie en un an. Il y a trois mois que j'ai reçu cette seconde lettre :

« Depuis que ma fille a pris votre dernier remède, il y a de cela
» à peu près trois mois, les taches de la tête et du nez ont pres-

» que entièrement disparu. La rougeur de la tête est devenue tel-
» lement pâle qu'on l'aperçoit à peine, et celle du nez n'est plus
» visible que dans sa partie inférieure ; encore a-t-elle beaucoup
» diminué. Vous seriez content de la voir, car il faut être tout
» près de l'enfant pour la remarquer. »

A ce que me dit le père, ce reste de la maladie a tellement diminué maintenant que ce n'est qu'avec peine qu'on aperçoit une
tache un peu plus rouge lorsque l'enfant s'est échauffée ; mais il
n'y a plus de trace d'angiectasie.

157ᵉ OBSERVATION, PAR LE DOCTEUR ALTHER (1).

Lors d'une tournée que je fis à Kussnacht sur le lac des Quatre-
Cantons, je fus appelé auprès d'un vieillard de soixante-deux
ans qui souffrait depuis plusieurs années d'un anévrysme de l'artère
iliaque externe droite sous le ligament de Poupart. Les pulsations
étaient fortes et la grosseur celle d'un écu. Élancemens au toucher, lorsqu'il était assis ou marchait, et au milieu, une grosseur
de l'épaisseur du petit doigt.

Depuis dix ans, cet homme avait employé tous les remèdes allopathiques possibles à l'extérieur, et enfin, au moyen d'une forte
compression, il était parvenu à arrêter la croissance de l'enflure.
Il me supplia de lui dire mon avis et d'entreprendre sa guérison.

Je lui représentai la difficulté de la cure et l'incertitude du résultat ; mais il n'en persista pas moins à se faire traiter par moi.
Je lui fis donc prendre, le 17 septembre 1832, *lycopod.* 2/30,
et je lui donnai *teint. lycopod.* préparée avec *semin. lycopod.*,
ʒj, et *alcool vini gallic.*, ℥ iij, dont il devait se mettre soir et
matin de nouvelles compresses après s'être doucement frictionné
la partie malade. Je continuai ce traitement extérieur jusqu'à la
fin de la cure.

Le 10 octobre, je lui fis prendre intérieurement une nouvelle
dose *lycopod.* 1/30. Le 15, on m'écrivit qu'il allait infiniment
mieux.

(1) Hygea, vol. I, pag. 335 ; 1834.

Le 15 décembre, nouvelle dose de *lycopod.* 1/30, ainsi que le 28 février 1833. Ce jour-là on me manda que le médecin allopathe qui soignait auparavant le malade, lui avait fait une visite et qu'il avait paru tout surpris de la rapidité avec laquelle s'opérait la guérison. Mais il croyait qu'elle ne ferait pas un pas de plus, parce que les artères étaient placées trop à la superficie. Au reste le malade n'éprouvait plus d'autres douleurs que celle que lui causait le battement de ses artères sans dilatation quelconque.

158ᵉ OBSERVATION, PAR LE DOCTEUR RUCKERT (1).

Le 18 juillet 1830, une jeune fille de quatorze ans vint me consulter au sujet d'une enflure qu'elle avait à la cloison du nez.

Enfant, elle avait eu la teigne et souvent plus tard des dartres. Depuis quelques années elle était sujette à des maux de tête et à des saignemens de nez. Elle n'était pas encore réglée.

Il y avait six mois environ qu'il s'était formé sur la cloison du nez, dans la narine droite, un petit point rouge qui croissait à vue d'œil et qui saignait dès qu'on le touchait. Il n'était pas facile d'arrêter l'hémorrhagie, elle cessait d'elle-même et il sortait ensuite du bouton encore un peu de sanie aqueuse. L'enflure avait atteint alors la grosseur d'un petit pois et s'étendait de quelques lignes dans la narine. On distinguait sur cette enflure molle, fongueuse, une multitude de ramifications vasculaires. Du reste la jeune fille se portait parfaitement bien.

Je lui fis prendre aussitôt la plus petite partie d'une goutte *spirit. sulphur.* 30.

Elle vint me voir de nouveau, le 9, et m'annonça que depuis qu'elle avait avalé le remède, le saignement n'avait point reparu. L'enflure elle-même avait diminué de jour en jour et était réduite presque à la grosseur d'une verrue; elle était d'ailleurs comme sèche.

Le 29 août, la mère de la malade m'apprit que sa fille était

(1) Archives homœop., vol. X, cah. 2, pag. 107; 1831.

dans le même état que le jour de sa visite chez moi. Il ne s'était plus montré aucune trace de sang; mais cependant l'espèce de verrue était toujours sur la cloison du nez. Du reste sa fille jouissait d'une bonne santé.

Ce ne fut pas sans peine que je décidai la mère à prendre une nouvelle dose de médicament pour la malade; elle soutenait que c'était inutile. Je choisis *calcar.* 3/30. La malade ne revint plus. Il y a quelques jours que je la suis allé voir moi-même, et j'ai pu m'assurer que la mère m'avait dit vrai. Au lieu de l'enflure sanguinolente, elle avait sur la cloison du nez une espèce de verrue, petite, molle, qui ne lui causait aucune douleur et qui avait la même couleur que la peau des parties saines. On n'y apercevait plus la moindre trace de dilatation vasculaire. J'aurais volontiers continué mes visites à cette jeune fille pour achever de la guérir, mais elle-même refusa de rien prendre.

159 OBSERVATION, PAR LE DOCTEUR RUCKERT (1).

Dans l'hiver de 1829, je fus appelé auprès de l'enfant d'un boucher du voisinage, âgé de six mois et du reste bien portant. Il avait au dessus de l'œil gauche, tout près des sourcils, une tache de la grosseur d'un liard, qui avait paru aussitôt après sa naissance, et qui avait déjà atteint une pareille grosseur. Je crus que je pourrais la faire disparaître par des médicamens corrosifs, et à cet effet je la fis frotter avec une préparation de chaux vive et de suif. Mais ma tentative ne réussit pas, vraisemblablement parce que je n'avais pu me procurer de la chaux toute fraîche. Tout ce que j'obtins, ce fut une légère diminution de la tache. La pierre infernale ne produisit pas plus d'effet, et les parens se refusèrent à rien essayer de nouveau. Loin de grossir, la tache diminua un peu; mais quelques semaines après, elle s'étendit de nouveau, et je résolus de donner à l'enfant quelque remède à l'intérieur. Je lui fis donc prendre *spirit. sulphur.* 1/1. Long—

(1) Archives homœop., vol. X, cab. 2, pag. 108; 1831.

temps après, ses parens me firent dire que la tache avait presque entièrement disparu, et qu'il n'était plus nécessaire d'administrer d'autre remède, qu'elle s'en irait bien d'elle-même. Ce que j'ai gagné à cette observation imparfaite, c'est d'apprendre que les antipsoriques agissent sur ces espèces de taches.

160ᵉ OBSERVATION, PAR LE DOCTEUR GROSS (1).

Une dame de cinquante-un ans souffrait de temps en temps, depuis deux ans, d'une angiectasie de la langue qui la faisait beaucoup souffrir et avait résisté opiniâtrément à toute espèce de traitement allopathique. Elle avait eu auparavant ses menstrues toutes les trois semaines, très-abondantes pendant huit jours; mais depuis deux ans elles avaient cessé. Elle n'avait fait que deux enfans. Elle éprouvait en outre de fréquens bourdonnemens dans les oreilles, souffrait de congestions de toute espèce, avait souvent des angoisses de cœur et ressentait des pressions au côté gauche. Selles rares et paresseuses. Toux légère, mais continuelle.

La dépendance qui existait entre ces différens symptômes m'engagea à lui donner *crocus* 2/30, et deux doses *calcar. carbon.* 2/30. Toutes ses douleurs disparurent en peu de temps.

161ᵉ OBSERVATION, PAR LE DOCTEUR KNORRE (1).

Enflures grosses, rondes, aplaties, molles, élastiques, très-rouges, sur la peau, produites par la dilatation des vaisseaux capillaires.

De légères lésions excitaient de violentes hémorrhagies. Hering avait employé le *phosphore* contre un gros fungus hématode; Rückert, le *soufre*, dans des angiectasies peu considérables; moi, je préférai le *carbo vegetal*. Cependant le mal ne disparut que lentement; il fallut plusieurs mois avant qu'on s'aperçût d'une amélioration sensible.

(1) Archives homœop., vol. XIV, cab. 1, pag. 21; 1834.
(2) Gazette homœop., vol. V, pag. 86; 1834.

162ᵉ **OBSERVATION** (1).

Christiane Krebsen, de Magdeborn, jeune fille de seize ans et demi, qui n'était pas encore réglée, avait souffert pendant quinze jours de l'année précédente de la teigne, et quatre ans auparavant d'une fièvre. Il y avait deux ans qu'elle avait eu au jarret gauche un anévrysme poplitéen de la grosseur du poing, qu'elle avait fait disparaître au moyen d'un bandage fortement serré qu'elle avait porté une année entière. Depuis un mois environ, elle éprouvait de nouveau des battemens douloureux, de la tension dans le jarret, lesquels l'empêchaient de marcher et de plier le corps. Au jarret lui-même on voyait et on sentait une légère enflure molle, mais qui paraissait plutôt n'être qu'une enflure de la peau extérieure qu'un mal profondément enraciné. Engourdissement fréquent du pied gauche, élancemens dans les mains, raideur des doigts.

On lui fit prendre une dose *pulsat.* Huit jours après, n'ayant aperçu aucun changement, on lui donna *carb. lign.*, qui, pendant quatre semaines, produisit les effets les plus satisfaisans. Une seconde dose fit faire de nouveaux progrès à la guérison. Les douleurs et l'enflure disparurent, et, au bout de deux mois, la malade fut parfaitement rétablie.

163ᵉ **OBSERVATION, PAR LE DOCTEUR PERUSSEL** (2).

Madame Chantre, âgée de quarante ans, toujours bien réglée, n'ayant jamais été malade, brune et d'une constitution forte, mais maigre, ayant eu la gale, se plaint d'une grosseur placée à la partie latérale droite du cou, au niveau de la région thyroïdienne, de battemens très-forts isochrones à ceux du pouls, et augmentant par le mouvement et l'action de monter. Cette grosseur augmente ainsi que les battemens à l'époque de chaque menstruation.

(1) Annuaire de l'Institut homœop., vol. I, cah. 3, pag. 95; 1834.
(2) Bibliothèque homœop., vol. VI, pag. 74; 1835.

Tous les autres médecins consultés n'avaient rien pu obtenir,
malgré les saignées fréquentes et les frictions iodurées ; pas
d'autre symptôme ni d'indisposition. Consulté le 12 janvier, j'ai
donné deux doses de *soufre*, de deux globules chaque, 30ᵉ dilution, pour être prises dans la quinzaine.

Le 30, mieux ; les battemens ont diminué, ne fatiguent pas ;
donné *saccharum*.

Le 5 février, elle est un peu fatiguée ; les symptômes ont augmenté, et la malade éprouve, comme dans les premiers jours, un
resserrement, une démangeaison cuisante dans le gosier, produits
par la tumeur (probablement l'action du *soufre* avait été détruite
par quelque imprudence). Je donnai *sulphur.*, gutt. ij, dans quatre
onces d'eau, à prendre en quatre jours.

Le 17, la malade va mieux, mais sans changement appréciable;
tourmenté pour que je lui remisse quelque chose, et doutant de
l'efficacité du *soufre*, je donnai *puls.* 3/18.

Le 30, les battemens ont disparu entièrement ; les nuits sont
tranquilles ; reste encore de la cuisson au gosier avec une grande
démangeaison ; je donnai *lycopod.* 3/24.

Depuis lors, la guérison à paru complète et ne s'est plus dé-
mentie.

On reconnaîtra, dans cette observation, le défaut d'expérience
du médecin ; j'ai eu tort de répéter les médicamens et de les mul-
tiplier autant.

Je traite aujourd'hui une maladie presque semblable, et je me
propose bien d'être plus avare de médicamens.

ANGITE.

164ᵉ OBSERVATION, PAR LE DOCTEUR MESSERSCHMIDT (1).

M. O. L. G. H. D., âgé de quarante-six ans, d'un esprit vif, mais d'un système nerveux très-irritable, quoique son corps parût fortement constitué, souffrait par suite d'un genre de vie sédentaire, que son occupation le forçait à mener, de douleurs hémorrhoïdales et de maux d'estomac, quelquefois avec, quelquefois sans diarrhée. Dans le premier cas, il était ordinairement si affaibli, qu'il n'était pas rare de le voir tomber en faiblesse, ce qui, au reste, lui arrivait facilement à la moindre affection un peu vive. Quelquefois aussi il ressentait des douleurs rhumatismales dans telle ou telle partie.

A ces dispositions naturelles s'était joint, vers la fin d'octobre de cette année, un refroidissement dont les suites funestes furent aggravées encore par un profond chagrin. C'était le soir. Cependant le lendemain, ne se sentant plus aussi mal, il se leva à quatre heures après-midi, pour vaquer à ses affaires; mais tout à coup il tomba comme en faiblesse. Il eut des maux de tête violens, le vertige, et fut obligé de se remettre bien vite au lit. On m'avait envoyé chercher à l'instant, mais j'étais absent, et je ne pus aller le voir que deux heures plus tard. Je le trouvai dans l'état suivant :

Le vertige durait encore ; mais il était moins fort lorsque le malade était couché que lorsqu'il se soulevait. Les maux de tête avaient beaucoup diminué. A un sentiment de pesanteur générale dans la tête, comme de plénitude, se joignait une violente pression sur le front et les tempes. Il lui semblait qu'on lui tirait les cheveux au sommet de la tête ; raideur douloureuse à l'occiput et

____

(1) Archives homœop., vol. V, cab. 2, pag. 49; 1826.

à la nuque; face enflée et très-rouge, avec une sensation comme si elle était tendue. Quoique éveillé, il était agité par les imaginations les plus vives. Yeux douloureux, rouges, enflammés; langue encore pure et humide : il parlait avec une volubilité inquiète; oppression jointe à un sentiment de plénitude et de rétrécissement de la poitrine; fréquens élancemens, surtout du côté gauche de la poitrine; borborygmes; sentiment de tension du bas-ventre, au dessous de la région de l'hypochondre; envies de vomir; diarrhée. Depuis l'invasion de la maladie, des frissons, qui lui couraient par tout le corps; le sang dans une agitation fébrile; la peau brûlante au toucher, et commençant à se couvrir de sueur; douleurs dans les membres, surtout dans les reins; grande faiblesse par tout le corps; esprit inquiet, craintif.

La maladie s'étant déclarée dès le principe avec une telle violence et paraissant devoir augmenter encore, j'avais tout lieu de craindre, à l'aspect des symptômes, qu'elle ne dégénérât en une fièvre inflammatoire des plus dangereuses. Le malade lui-même tremblait que son état, déjà si triste, n'empirât pendant la nuit, et avait donné ordre qu'un homme le veillât, afin de prévenir tout accident pendant le délire qu'il prévoyait devoir se déclarer.

D'après les principes allopathiques, j'aurais dû lui faire une saignée, lui appliquer des sangsues, en un mot employer tout l'appareil antiphlogistique. Et cependant, dans ce cas surtout, j'aurais tremblé sur les suites de ce traitement; mais heureusement pour moi et pour mon malade, j'étais aussi homœopathe ! Comme tel, cette maladie ne m'effrayait pas; car j'avais un remède qui, dans une fièvre pareille, m'avait rendu les plus grands services, et j'espérais bien qu'il ne me réussirait pas moins dans ce cas-ci.

Ce remède, c'était l'*aconit. napellus*, qui convenait parfaitement à toutes les causes de la maladie, depuis l'irritabilité du système nerveux jusques et y compris le refroidissement et le violent chagrin.

Sachant que mon malade était un de ceux qui n'ont pas de foi à l'homœopathie, je me gardai bien de lui dire le traitement que je voulais lui faire suivre. Je lui prescrivis pour boisson de l'eau panée sucrée, et je lui donnai l'ordonnance suivante :

R. Tinct. aconiti 18 dilutionis, gutt. j. add. p. sacch. lact., gr. v.

D. S. à prendre de suite dans une cuillerée d'eau, sans boire après l'avoir pris.

R. Syr. rub., id. ℥ j.

Aqu. rub., id. ℥ iv.

M. D. S. Une cuillerée toutes les heures.

Le manque d'appétit et les envies de vomir empêchaient le malade de manger. Je crus donc superflu, pour le moment, de lui prescrire un régime à suivre. Je me bornai à lui défendre le thé et le café, en lui permettant de prendre à son déjeuner du cacao.

Le lendemain matin, je trouvai le malade mieux qu'il n'avait espéré ; pour moi, je m'y attendais, et je n'en fus pas surpris. Il me demanda s'il pouvait se lever ; il me raconta, d'un air d'étonnement, que deux heures environ après avoir pris mon remède, il avait senti toutes ses douleurs diminuer d'une manière sensible ; qu'au bout de deux autres heures, la chaleur, la sueur, les douleurs dans les membres, l'oppression de la poitrine, les picotemens, les maux de tête, les rêves de son imagination, tout avait disparu, en sorte qu'il avait dormi toute la nuit d'un sommeil paisible. Il se sentait aussi libre, aussi bien portant lorsque je le vis ; le pouls n'indiquait plus de fièvre ; la chaleur de la peau était tempérée ; son visage, celui d'un homme en bonne santé.

Je lui dis alors qu'il devait cette guérison aussi prompte à l'homœopathie : sans elle, il serait encore aussi dangereusement malade, à en juger par le cours ordinaire d'une maladie qui se déclare avec tant de violence, et par son individualité.

Quatorze heures après l'administration de l'aconit, ce remède n'ayant pas encore cessé d'agir, je lui prescrivis seulement une diète homœopathique, et lui recommandai de garder le lit un jour encore, afin d'éviter tout ce qui pourrait troubler l'effet du médicament.

Lorsque je retournai le voir à six heures du soir, je le trouvai,

il est vrai, entièrement délivré de la fièvre ; mais il se plaignait
de nouveau de maux de tête et d'oppression, bien qu'à un degré
moindre. Je m'informai de ce qu'il avait mangé dans la journée,
et j'appris qu'il avait mêlé du jus de citron dans sa boisson, pensant que cela ne lui était pas défendu. Le jus de citron étant précisément l'antidote de l'aconit, il n'y avait pas à s'étonner de la
réapparition de quelques uns des symptômes. Je lui fis donc
prendre aussitôt une nouvelle dose *aconit.* 24, en lui défendant
sévèrement tout acide.

Le lendemain matin, je le trouvai travaillant à son pupitre,
parfaitement guéri. Il m'assura qu'il se sentait fort bien, et
qu'une heure après avoir pris le remède, ses maux de tête, son
oppression de poitrine, ses angoisses avaient déjà disparu, en sorte
qu'il avait joui d'un sommeil doux et paisible. Dès-lors il n'a
plus été malade.

165ᵉ OBSERVATION, PAR LE DOCTEUR BIGEL (1).

Une femme accouche heureusement d'un enfant qu'elle aurait
pu mettre au monde un mois plus tôt, ayant été épouvantée jusqu'à
la défaillance, qui lui causa une chute sur les reins, ce qui amena
un commencement de travail que j'eus le bonheur d'arrêter par
une abondante saignée. La grossesse arriva à son terme, et l'enfant qui naquit, fort et bien conformé, offrit, pendant les quatre
premiers jours, le tableau de symptômes suivans :

Agitation continuelle, insomnie complète ; son corps reste tout
ce temps d'un rouge vif, d'une chaleur brûlante ; une soif ardente lui faisait boire avec délices de l'eau sucrée qu'on lui donnait à tout instant. Présenté plusieurs fois au sein, il le refusait
toujours. Le méconium était sorti, les urines coulaient sans difficulté. Sans cesse il gémissait ou jetait des cris.

A ces traits, qui ne reconnaît une fièvre inflammatoire ? Les
sangsues à la tête et au cou, les bains tièdes, ne procurèrent
qu'un soulagement momentané. Bientôt tous les symptômes se

(1) Examen de l'homœop., vol. I, pag. 179; 1827.

rallumèrent, et l'enfant donnant à ses parens la crainte d'une mort prochaine, un prêtre fut appelé pour le baptiser. Pendant qu'on songeait au salut de son âme, je pensai à celui du corps; et, retraçant à ma mémoire l'état d'épouvante où sa mère s'était trouvée un mois plus tôt, je rapprochai cette impression à laquelle l'enfant avait dû participer, de l'état pathologique dans lequel il se trouvait. L'aconit me parut, d'après le tableau que Hahnemann présente de ses symptômes, le remède qui répondait le mieux à l'état morbifique de cet enfant. Une dose 24 d'*aconit.*, mêlée à un peu d'eau sucrée, lui fut administrée. Une heure après, l'enfant devint plus calme; il éprouva un sommeil de quelques heures, à la suite duquel il prit le sein avec appétit. Depuis ce jour, tous les symptômes se sont dissipés avec une vitesse extra— ordinaire.

166ᵉ OBSERVATION, PAR LE DOCTEUR F. ROMANI (1).

Notre respectable savant, D. Gaspar Selvaggi, âgé d'environ soixante ans, d'une haute stature, d'une constitution robuste, d'un tempérament sanguin, irritable, fut atteint, dans l'hiver de 1826, d'une fièvre inflammatoire. Je le visitai pendant le second paroxysme, et je trouvai les symptômes suivans :

Violens maux de tête, pesanteur dans la tête.

Joues enflammées, rouges.

Yeux étincelans.

Langue nette, sèche, vermeille.

Appétit médiocre, dégoût pour la viande.

Soif vive.

Chaleur extrême, sensible au toucher.

Pouls fréquent, plein, dur, fort.

Respiration brûlante.

Constipation.

Urine peu copieuse, épaisse, rouge.

Sentiment de langueur.

(1) *Sulla homeopatia*, pag. 153.

Douleur dans les parties charnues.

Inquiétudes.

Léger délire la nuit.

Je lui fis prendre la quatrième partie d'une goutte *aconit.* 24.

Sommeil long et paisible. Rêves confus ; en dormant, il proférait des paroles inintelligibles.

Transpiration médiocre et générale.

En s'éveillant, il se sentit guéri, pour ainsi dire, et n'eut pas de troisième accès. Je lui permis, sur sa demande, de manger un peu.

Cependant il était toujours constipé. Je lui fis donc prendre, le soir du quatrième jour, la troisième partie d'une goutte *nux vomic.* 30, remède qui répondit parfaitement à mon attente.

167ᵉ OBSERVATION, PAR LE DOCTEUR F. ROMANI (1).

Un cocher romain, jeune encore, robuste, d'un tempérament ardent, fit le voyage de Pompeï au commencement de février 1827. Il passa de longues heures exposé au vent du nord, se remplit l'estomac d'alimens substantiels, et but du vin et des liqueurs fortes en abondance. Il retourna le soir à Naples, atteint d'une forte fièvre inflammatoire.

Maux de tête violens, intolérables.

Picotemens sourds, tantôt d'un côté, tantôt de l'autre.

Yeux étincelans.

Face rouge, enflée.

Soif inextinguible.

Langue rude, sèche.

Chaleur intense à la poitrine.

Tout le corps, à chaque place, douloureux, comme meurtri, mais principalement les épaules, le dos et les genoux.

Les autres symptômes étaient les mêmes que dans l'observation précédente.

J'allai le voir le second jour de sa maladie, et lui prescrivis un

____

(1) *Sulla homœopatia*, pag. 354.

tiers de goutte *bellad.* 3o. Bientôt après, il tomba dans un doux sommeil qui dura près de quatre heures. Les maux de tête s'assoupirent en grande partie, la soif diminua, ainsi que la chaleur ; les sensations douloureuses qu'il éprouvait par tout le corps s'affaiblirent graduellement. Il transpira, et la fièvre disparut.

168ᵉ OBSERVATION, PAR LE DOCTEUR SCHULER (1).

B., qui comme tous les douaniers ses camarades, a le triste avantage de dormir quelques heures le jour et de passer la nuit à veiller exposé à toutes les intempéries des saisons, avait dû bivouaquer au milieu des bois pendant les froids rigoureux de janvier et de février. Soldat robuste et endurci aux fatigues par les campagnes qu'il avait faites, il avait jusqu'alors résisté ; mais le 1ᵉʳ mars, ne pouvant vaincre le sommeil qui l'accablait et ayant dormi six heures de suite sur la neige, il ne put se remettre sur ses jambes en se réveillant. Une raideur, une prostration s'étaient emparées de tous ses membres. Il ne parvint à se tenir debout qu'avec le secours de deux de ses camarades qui le reconduisirent au quartier à H. A peine arrivé, il fut saisi d'un frisson qui dura six heures et que ne purent faire cesser tous les appareils calorifiques qu'on mit en usage. On m'appela. Rougeur de la face, chaleur à la tête, soif ardente, frissons. Somnolence continuelle ; ses paupières se fermaient, mais cinq minutes après il tombait dans le délire, criait, tressaillait et se plaignait qu'il ne pouvait dormir parce qu'il lisait un livre qui décrivait des scènes sanglantes et horribles. Pendant qu'il rêvait ainsi, je remarquai sur son front une sueur froide. Il se réveillait souvent, et continuait à se plaindre de ce maudit livre qui l'empêchait de dormir, ainsi que de maux de tête, d'un sentiment douloureux dans tous les membres et de frissons.

Je lui fis prendre une goutte teinture-mère *bryon. alb.* Cette dose un peu forte augmenta les maux de tête, le délire, les tressaillemens, il maudissait le comte qui avait séduit la jeune fille et

(1) Archives homœop., vol. VIII, cah. 2, pag. 79; 1829.

jurait qu'il ne lirait plus de pareilles tragédies. Il disait tout cela les yeux fermés. Au bout de deux heures, ces sauvages peintures de son imagination s'adoucirent, l'orgasme cessa, il demanda à boire et vida aussitôt quelques verres d'eau. Puis il s'opéra une diaphorèse générale qui augmenta tellement que de quatre heures après midi à six heures du matin, il dut changer cinq fois de chemise, qui toutes avaient une odeur aussi désagréable que la sueur des pieds. Le lendemain, il était guéri, à l'exception d'un peu de faiblesse. Les frissons ne revinrent pas et au bout de quelques jours il avait pu retourner à ses occupations.

169ᵉ OBSERVATION, PAR LE DOCTEUR KAMMERER (1).

Le 3 septembre 1828, l'épouse d'Antoine Hieber de Bœrath se plaignit des symptômes suivans :

Manque d'appétit, soulèvement de cœur, goût amer dans la bouche, déchiremens dans les membres et même dans le ventre, frisson et sensibilité à l'air froid, telle qu'elle devait rester au lit bien couverte. Après le frisson, chaleur et sueur âcre d'une odeur acide ; soif ardente, tête faible, respiration pénible, agitation la nuit, insomnie.

Je lui donnai *chamom.* 12, gut. 1.

Elle s'endormit d'un sommeil paisible, eut une transpiration abondante et fut guérie.

170ᵉ OBSERVATION, PAR LE DOCTEUR HARTLAUB (2).

T. F., jeune fille de quinze ans, forte et d'une santé florissante, fut atteinte, en mars 1824, vraisemblablement à la suite d'un refroidissement, d'un violent accès de fièvre. Sans avoir éprouvé auparavant de frissons, pour ainsi dire, elle se sentit une chaleur brûlante par tout le corps, intérieurement et extérieurement. Face très-rouge ; pouls accéléré ; soif ardente ; urine peu abon-

(1) Archives homœop., vol. IX, cah. 2, pag. 79; 1830.
(2) Annales homœop., vol. I, pag. 1; 1830.

dante, très-jaune; maux de tête; délire; horreur de la lumière; picotemens dans tous les membres, manque d'appétit.

Une dose *belladon.* 3o guérit la malade en moins de vingt-quatre heures, sans évacuation critique.

171ᵉ OBSERVATION, PAR M. NG. (1).

Une petite fille de dix ans tomba subitement malade à l'école, il fallut la reporter à la maison. Le lendemain son état ne s'étant pas amélioré, on me fit prier de lui envoyer un remède.

La malade offrait les symptômes suivans :

Elle était devenue tout à coup pâle, s'était plainte de grands frissons, de tremblement, et même au lit elle n'avait pu de long-temps se réchauffer, quoiqu'on eût amoncelé sur elle les couvertures et qu'on l'eût forcée à manger une soupe chaude. Le frisson l'ayant quittée au bout de quelques heures, elle s'était plainte d'une grande chaleur par tout le corps, accompagnée de soif, et qui la tourmenta toute la nuit. Elle n'avait pas dormi. Pendant la chaleur et même après, elle s'était plainte de douleurs déchirantes dans l'oreille droite et aux aisselles. Vers le matin les symptômes avaient paru diminuer un peu, et la malade s'était assoupie. Mais à huit heures environ la chaleur et les douleurs avaient reparu; sa face était rouge; elle éprouvait beaucoup d'agitation, se tournait et retournait sans cesse; ne répondait pas quand on lui parlait, mais disait seulement qu'elle avait de violens maux de tête. Elle sentait souvent des épreintes et un besoin d'uriner qui n'était suivi d'aucun effet.

A mon avis, aucun remède n'était plus convenable que l'*aconit.*; j'en envoyai donc quelques globules, 3o, dans du sucre de lait, en priant de revenir le lendemain m'annoncer le résultat.

Non seulement mon attente ne fut pas déçue, mais elle fut même surpassée. On me fit dire qu'une heure après avoir pris le médicament, la malade était devenue plus tranquille, plus gaie, et qu'elle avait recommencé à parler. Seulement pendant une

(1) Annales homœop., vol. I, pag. 193; 1830.

heure encore elle sentit dans le creux de l'estomac des espèces de pulsations. Trois heures après tous les symptômes avaient disparu. Elle demanda à manger ; et le troisième jour déjà elle retournait à l'école.

172ᵉ **OBSERVATION, PAR M. TIETZE, CHIRURGIEN-ACCOUCHEUR** (1).

F., à F., âgée de quarante ans, blonde au tempérament vif, était malade depuis quelques jours. On m'appela. Je trouvai les symptômes suivans :

Violens élancemens dans la tête; face très-rouge ; grande chaleur intérieure.

Amertume de la bouche, langue blanche et chargée.

Pas d'appétit.

Soif ardente.

Fréquens frissons par tout le corps, suivis d'une chaleur générale.

Fort battement des artères du cou et de la tête.

Peau brûlante, sèche.

Haleine courte, oppression.

Picotemens aigus par tout le corps, tantôt dans les membres, tantôt dans la poitrine.

Constipation.

Urine d'un rouge foncé.

Je lui fis prendre la nuit même une petite partie d'une goutte aconit. 18.

Le 21, au matin : Pouls beaucoup plus mou ; peau plus fraîche; face moins rouge ; maux de tête moins violens ; soif moindre ; quelques selles la nuit précédente.

Le 22, au matin : Douleurs déchirantes par tout le corps. Au sommet de la tête, sensation pareille à celle que cause un furoncle ; chaleur plus forte à la tête ; vertige ; bourdonnement aux oreilles; voile devant les yeux. Il lui semblait qu'elle allait s'évanouir lorsqu'elle se levait. Goût amer dans la bouche, langue chargée,

(1) Annales homœop., vol. I, pag. 194 ; 1830.

blanche. Selles vertes, glaireuses, comme de la diarrhée. Après avoir mangé, coliques dans le ventre et cuissons dans l'estomac. Cuisson à l'orifice de la vessie en urinant. Je lui fis prendre le soir même une partie d'une goutte *nux vomic.* 30.

Pendant quelques jours la malade se trouva très-bien. Elle commit l'imprudence de sortir par un temps froid, pluvieux. Ce ne fut pas impunément; elle retomba dangereusement malade.

Lorsque j'allai la voir je lui trouvai la peau toute sèche, brûlante; le pouls plein, dur, fréquent. Elle ne pouvait remuer un membre sans éprouver les douleurs les plus déchirantes et pousser les hauts cris. Elle ne pouvait prononcer que quelques monosyllabes, à voix basse, interrompue, sous peine de ressentir les plus violentes douleurs dans la poitrine et le foie. La région du foie était aussi très-douloureuse au moindre mouvement. Elle croyait ne pouvoir guérir.

Je lui fis prendre aussitôt *aconit.* 18, une petite partie d'une goutte, et au bout de 24 heures la fièvre inflammatoire avait disparu, à l'exception des douleurs des membres.

Le 3 août, je lui donnai *bryon.* 30, une petite partie d'une goutte, 36 heures après qu'elle eut pris l'aconit.

Le 8, elle était assez bien pour pouvoir se livrer à ses occupations dans sa chambre. Jusqu'à présent elle a continué à se bien porter.

173ᵉ OBSERVATION, PAR M. TIETZE, CHIRURGIEN-ACCOUCHEUR (1).

Zsch, à N. C., âgée de trente ans, brune, d'un tempérament sanguino-colérique, mère de plusieurs enfans dont le dernier était né le 22 mai, accouchement qui n'avait eu aucune suite funeste, éprouva une frayeur qui, jointe à une mauvaise nouvelle, lui donna une fièvre inflammatoire. Jusqu'au 28, elle fut traitée, mais sans succès, par un allopathe, et me consulta.

Je la trouvai au lit, la face un peu rouge, comme quand elle

(1) Annales homœop.; vol. II, pag. 178; 1831.

était bien portante, les yeux très-brillans, nageant dans les larmes; l'esprit très-excité ; disposée à pleurer.

Elle se plaignait de tournoiement dans la tête, d'éblouissemens
lorsqu'elle se levait.

La soif avait peu augmenté.

Langue chargée, blanche, comme déchirée sur les bords.

Le sein mollasse et sans lait ; son enfant refusait de le prendre.

Dans la région des ovaires, des deux côtés du bas-ventre, une
place très-douloureuse au toucher.

Depuis sa maladie, diarrhée qui venait cependant de cesser le
jour même.

Fréquens accès de chaleur, surtout à la tête, suivis d'une
transpiration abondante.

Pouls fréquent.

Sentiment de grande faiblesse.

Je lui donnai, le 28 au soir, *bellad.*, 2/30.

Son état s'améliora d'heure en heure. La fièvre cessa, l'esprit
devint plus serein. Forte transpiration, mais pas de lait.

Le 31, l'amélioration s'arrêta. Je lui fis prendre *bryon.*, 2/30.

Les douleurs dans la région des ovaires diminuèrent de plus en
plus. Le sommeil revint, ainsi que l'appétit, et la convalescente
put rester levée pendant plusieurs heures sans s'en sentir incom-
modée.

Le 6 juin, elle était parfaitement guérie.

174ᵉ OBSERVATION, PAR M. TIETZE (1).

Le fils de Halang à C., enfant fort et bien portant de quatre
mois, eut un accès de fièvre inflammatoire qui fit qu'on m'appela
auprès de lui.

Je le trouvai dans son berceau, extrêmement agité, se jetant
de côté et d'autre, criant presque sans discontinuer, ramenant
ses jambes près de son bas-ventre. Depuis long-temps il avait des
dispositions à la constipation.

(1) Annales homœop., vol. II, pag. 181 ; 1831.

Son ventre était mou ; mais il paraissait être douloureux au toucher dans la région ombilicale.

Il refusait le sein de sa mère, et ne mangeait ni ne buvait. Du reste tout son corps était d'une chaleur brûlante, et d'un rouge de sang çà et là, mais sans efflorescences. Peau entièrement sèche.

Je lui fis prendre le même soir *aconit.*, 1/24.

Le lendemain la chaleur avait beaucoup diminué ; mais l'enfant continuait à être très-mal. Selles dures. Ses parens, que j'avais priés d'être attentifs aux moindres symptômes, me dirent qu'il était le plus mal depuis deux heures du matin jusqu'à midi, et qu'après midi il allait un peu mieux.

Je lui donnai le soir *nux vomic.*, 1/30.

Deux jours après la fièvre avait disparu. Les selles étaient régulières. Il dormait d'un sommeil paisible, prenait avec empressement le sein ; sa face était un peu pâle, il est vrai ; mais ce reste de maladie disparut en quelques jours sans nouveau remède.

175ᵉ OBSERVATION, PAR M. TIETZE (1).

Une paysanne vigoureuse, d'une santé florissante, âgée de vingt ans, fut atteinte d'une fièvre aiguë extrêmement violente.

Chaleur générale horrible ; face brûlante, d'un rouge ardent ; frissons, oppression de la poitrine ; haleine courte ; pouls dur, plein, lent, comme s'il allait faire crever les artères ; délire violent.

Je lui fis prendre un quart de goutte *aconit.* 30.

Une heure et demie après se déclara un mieux sensible, et au bout de 18 heures la convalescente vint me voir elle-même. Une demi-heure après avoir pris le remède elle s'était sentie plus tranquille ; elle avait même été soulagée au bout de vingt minutes.

Quel aurait été le résultat d'une saignée ?

(1) Gazette homœop., vol. III, pag. 115 ; 1833.

176e **OBSERVATION, PAR LE DOCTEUR GUEYRARD** (1).

M. Guindrand, paysagiste d'une verve remarquable et d'une imagination vigoureuse, trente-quatre ans, fort, gros, coloré, athlétique, sujet aux angines et aux congestions vers la tête, accidens que j'avais toujours combattus par de larges dégorgemens sanguins, me fait appeler vers le soir du 6 avril 1832, et réclame avec instance une saignée, sans laquelle, me dit-il, il court le risque d'étouffer pendant la nuit. Son état était le suivant : Face tuméfiée, rouge ; sourcils contractés ; yeux brillans, injectés ; céphalalgie intense, gonflement du cou, pulsation des carotides ; douleur lancinante dans la gorge, augmentant quand il avale sa salive ; respiration pénible, battemens de cœur larges, vifs ; pouls plein, dur, vibrant, fréquent ; peau chaude, prostration musculaire ; moral abattu, effrayé ; du reste, rien de plus caractérisé. Je lui administrai immédiatement deux globules d'*aconit*. 30e dilution, et lui ordonnai l'eau sucrée pour unique boisson. Le lendemain, de très-bonne heure, je me rendis chez lui, incertain du résnltat de ma médication, et muni, à tout événement, d'une lancette. Je trouvai mon malade habillé, et se disposant à déjeuner avec appétit avant de partir pour la campagne. Sa figure était pâle, exprimant un calme profond ; son pouls large, lent et souple. Il assura avoir goûté un sommeil paisible, mais précédé d'une demi-heure de grande agitation, pendant laquelle il lui avait semblé, parmi d'autres sensations, qu'une main de fer (ce fut son expression), fouillait les anfractuosités de sa cervelle.

177e **OBSERVATION, PAR LE DOCTEUR GUEYRARD** (2).

L'enfant D**, dix ans, blond, délicat. Après trois jours de symptômes précurseurs, développement de l'appareil complet d'une fièvre inflammatoire, qui cède, le 26 mars 1832, à une seule dose d'*aconit*. 30.

(1) Bibliothèque homœop., vol. I, pag. 420 ; 1833.
(2) Doctrine homœopathique, pag. 121 ; 1834.

La violence de leur début faisait présager un cours prolongé pour ces maladies , dont souvent on ne peut, à l'aide d'une médication énergique , de révulsions et d'évacuations sanguines , modérer l'intensité ni prévenir l'issue funeste ; tandis que de faibles atomes ont presque subitement rétabli l'équilibre fonctionnel.

Mais nous aussi , s'écrient certains praticiens , nous avons vu plus d'un état inflammatoire s'annoncer avec véhémence , et s'évanouir inopinément par l'effet spontané de la nature , ou s'enlever par de copieuses saignées. D'accord ; mais une telle guérison spontanée est aussi rare que l'est un insuccès de l'homœopathie dans une phlegmasie récente.

Les observations que nous citerons sont très-communes, c'est-à-dire qu'une maladie aiguë traitée homœopathiquement à temps , ne parcourt pas ses périodes et se termine sans convalescence.

178ᵉ OBSERVATION , PAR LE DOCTEUR GUEYRARD (1).

L'enfant de R..., deux ans , gai , bien portant d'habitude , tombe soudainement dans l'état ci-après : Prostration , agitation, inquiétude, angoisses , pleurs , face vultueuse, yeux rouges, peau brûlante, sèche au toucher ; abdomen chaud, tendu , douloureux; constipation , urines rares ; langue rouge aux bords , blanchâtre et picotée au centre ; pouls petit , serré , cent trente pulsations.

16 mars 1832 , à midi, *aconit.* 30. A une heure, mieux remarquable ; à quatre heures , apyrexie , face épanouie ; l'enfant joue ; la langue paraît meilleure : il a pris du bouillon.

17. Retour d'un peu de fièvre, qui tend à augmenter vers le soir ; on revient à *aconit.* 30.

18. Mieux plus complet.

20. La guérison est parfaite.

(1) Doctrine homœopathique, pag. 120 ; 1834.

Le 15 juin, le nommé Pierre Chapin, marchand coquetier, âgé de vingt-huit ans, fort et robuste, après une journée de travail et un repas copieux, fut pris, sur les dix heures du soir, d'une chaleur générale avec suffocation très-grande, des mouvemens convulsifs dans les membres, et de violentes douleurs de tête.

Appelé à minuit, je me rendis près du malade, que je croyais frappé d'apoplexie, comme me le disait la personne qui vint me chercher ; je pris avec moi ma boîte homœopathique et ma lancette, bien décidé à n'employer la dernière que dans le cas où je ne pourrais pas faire autrement. Arrivé près du malade, je le trouvai la face rouge et vultueuse ; le pouls fort, plein et serré ; la poitrine anxieuse, suffocante ; les yeux étonnés, la peau brûlante et couverte d'une sueur abondante.

Je mets en fait qu'il n'y a pas un allopathe qui n'eût pratiqué une large saignée ; et je vous avoue que j'étais tenté de le faire ; mais ma confiance dans la puissance de la nouvelle doctrine me fit abandonner ce moyen ; j'administrai de suite 3/24 *aconit.*, et m'assis près du malade, en rassurant les assistans, et promettant une guérison rapide ; dans bien des cas j'ai senti que des paroles de consolation, prononcées avec fermeté, produisaient le meilleur effet sur les malades, qui toujours entendent leur médecin.

Au bout d'une heure, le malade se trouvait mieux, le pouls était meilleur et plus naturel, la respiration bien moins gênée, et la douleur de tête supportable.

Je laissai, dans un peu d'eau sucrée, 3/24 *arnica*, pour prendre dans le reste de la nuit.

Mais quelle ne fut pas ma surprise d'apprendre, le lendemain, dans la même chambre où j'avais soigné le malade, qu'il allait si bien à trois heures du matin, qu'il avait pris à cinq heures le bateau à vapeur pour aller à Mâcon, et qu'il était en route.

(1) Bibliothèque homœop., vol. VI, pag. 81 ; 1835.

Nota. Cette guérison est celle qui m'a le plus frappé. Sans doute par une saignée j'aurais pu réussir aussi ; mais jamais je n'aurais obtenu un succès si beau et si complet ; la perte du sang produite par la saignée eût nécessairement amené de la faiblesse, par suite une convalescence , et enfin un séjour de deux ou trois jours au lit.

180ᵉ OBSERVATION , PAR LE DOCTEUR CLAYVAZ (1).

L'enfant Thovex, âgé de six ans, après avoir couru par un temps humide et pluvieux, est pris tout à coup, le 4 septembre 1834, d'un froid intense suivi d'une forte chaleur, et bientôt après il survient du délire. La mère effrayée ne tarde pas à réclamer mes soins. Le 5, je trouve l'enfant dans un grand assoupissement, avec rêvasseries angoissantes ; les paupières sont dures et gonflées, la face rouge , bouffie ; il y a vomissement de mucosités avec quelques stries de sang , bâillemens fréquens, chaleur genérale , sèche , brûlante ; grincemens de dents ; la bouche est douloureuse au toucher, le ventre dur, le pouls plein , accéléré.

Peu familiarisé avec l'homœopathie, j'ordonne bains tièdes, lavemens, cataplasmes sur l'abdomen, une émulsion nitrée. Le lendemain, 6 septembre, point d'amélioration ; tous les symptômes ont même augmenté d'intensité ; la mère est désolée ; l'enfant ne veut plus rien prendre. Cette circonstance me fait recourir à la *Matière médicale* de Hahnemann , et je trouve dans les symptômes de l'*aconit* le tableau si fidèle de la maladie que j'avais à traiter, que je n'hésite pas un instant d'en faire l'application, d'autant plus que mon premier traitement n'avait point eu de résultat satisfaisant. Deux globules *aconit* sont administrés à dix heures du matin, et deux autres à deux heures après midi. L'exaspération est assez forte pour alarmer la mère, et dure jusqu'à neuf heures du soir ; après quoi l'enfant s'endort paisiblement dans une légère transpiration.

Le 7, à midi, j'allai voir si cette faible dose avait eu quelque résultat, lorsque je vis mon petit malade courant dans une rue et jouant avec ses petits compagnons.

(1) Bibliothèque homœop. , vol. IV, pag. 156 ; 1835.

ANOSMIE.

181e **OBSERVATION, PAR LE DOCTEUR THORER** (1).

Parmi les remèdes homœopathiques, il n'y en a qu'un petit nombre qui affaiblissent l'odorat ; on se trouve donc souvent dans l'embarras lorsqu'il s'agit de traiter une anosmie, maladie contre laquelle les remèdes allopathiques n'ont souvent rien pu. Dans un cas d'anosmie qui datait de six mois, et qui se présentait après une longue marche, mais disparaissait après que la personne n'était plus aussi échauffée, et qui était accompagnée de fréquens frissons, quelquefois de picotemens dans la tête, de sommeil agité, d'engourdissement du petit doigt et du quatrième, quand ils se refroidissaient, l'*anacard.* 2/4, deux doses par jour, me rendit des services, non pas en guérissant l'anosmie, mais en faisant disparaître l'engourdissement des doigts, ce à quoi ce remède est particulièrement propre. L'odorat revint par suite d'un prodigieux éternument, déterminé par *calcar.* 1/30, quatre doses par jour, et l'état du malade s'améliora.

APATHIE.

182e **OBSERVATION, PAR LE DOCTEUR GROSS** (2).

M., vigoureux ouvrier de vingt ans, avait éprouvé, sans cause apparente, de violens maux de cœur, et, pour se guérir, il avait pris un vomitif. Il n'en éprouva cependant qu'un faible soulagement, et, pendant quelques jours, il semblait qu'il prît plaisir à souffrir. Mais tout à coup, un jour qu'il venait de dîner, il

(1) Gazette homœop., vol. IV, pag. 277; 1834.
(2) Archives homœop., vol. I, pag. 92 ; 1822.

tomba à terre et se trouva si mal, qu'on dut le porter dans son lit. Il se plaignait de grandes chaleurs, de douleurs dans les membres, de maux de tête.

Je fus appelé auprès de lui le soir même : c'était le 12 juillet 1820, sixième jour de sa maladie.

Il ne se plaignait plus alors, et faisait à chacune de mes question une réponse brève, coupée : Je suis bien ; c'est passé, etc. J'observai les symptômes suivans :

Le malade était plongé dans une apathie complète ; il était indifférent pour tout, et insensible même à la douleur. On pouvait le pincer, le tirailler, sans qu'il parût s'en apercevoir. Rien de ce qui se passait autour de lui n'attirait son attention. Sa face, jadis rouge et pleine, était toute pâle, son nez pincé, ses yeux enfoncés dans la tête.

Il n'éprouvait ni besoin ni désir.

Il promenait ses mains autour de lui comme pour saisir quelque chose.

Il ne répondait pas, ou répondait malgré lui aux questions qu'on lui adressait ; ses réponses étaient brèves, coupées, inintelligibles, quelquefois impropres, comme celles d'une personne qui rêve.

Chaleur de la peau assez forte ; pouls plein, fréquent, et faible cependant.

Bien portant, il avait été d'un caractère enjoué, causeur, d'une bonne humeur inaltérable.

L'ensemble des symptômes, et surtout l'état moral du malade, qui était dans ce cas le plus frappant de tous, offrant une analogie parfaite avec les effets positifs du *phosphore*, je lui en fis prendre une dose.

Je recommandai, à ceux qui le soignaient, de surveiller tous ses mouvemens, et, s'il voulait boire, de ne lui donner que de l'eau bouillie, dans laquelle on aurait mis une croûte de pain.

Dès le 13 au matin, il parla davantage, et d'une manière moins laconique. Le lendemain matin, il quitta le lit, parla comme à l'ordinaire, beaucoup et volontiers, et était guéri parfaitement, à l'exception d'un peu de faiblesse , qui disparut bientôt d'elle-même. Dès-lors il n'eut pas de rechute, comme je l'ai appris long-temps après.

APHTHES.

183ᵉ OBSERVATION , PAR M. TIETZE (1).

La fille de M. K., instituteur à N. C., enfant de huit jours, que sa mère ne pouvait allaiter, avait des aphthes dans la bouche.

Je la vis le 17 décembre 1829 ; elle était très-mal. Elle avait toute la bouche, les lèvres, la langue, couvertes d'une croûte épaisse d'aphthes ; elle était très-agitée la nuit, criait toutes les demi-heures , et avait souvent des selles glaireuses vertes.

Je lui donnai *merc. sol.* 2/6, qui, pendant deux jours, produisit quelque amélioration dans son état.

Le 20, je la retrouvai tout aussi malade. Les aphthes n'avaient point diminué ; elle avait la diarrhée comme auparavant, et éprouvait de violentes pressions lorsqu'elle allait à la selle. Elle était très-maigre , et avait les yeux profondément enfoncés dans la tête. Tout son corps s'était couvert d'une espèce de pourpre, et aux cuisses il s'était formé une écorchure assez considérable , malgré le soin qu'on apportait à la tenir propre. Sur son dos se voyaient un grand nombre de vésicules pleines d'un pus jaunâtre.

Je lui fis prendre *spirit. sulphur.* 1/15.

Le 24, elle était beaucoup mieux : la diarrhée avait cessé, les aphthes diminuaient en proportion des selles; la bouche était presque pure. L'enfant dormait bien et beaucoup, mangeait et buvait raisonnablement. Les vésicules et l'écorchure avaient un peu diminué , ainsi que le pourpre.

Le 29, elle était presque guérie. Les aphthes de la bouche avaient entièrement disparu ou à peu près ; elle dormait bien la nuit, avait des selles régulières; les vésicules et l'écorchure

(1) Annales homœop., vol. I, p. 245; 1830.

étaient presque entièrement guéries. Le pourpre avait disparu.

Le 3 janvier 1830, elle jouissait d'une santé parfaite. Aphthes, diarrhée, vésicule, pourpre, écorchure, tout avait disparu. On la voyait reprendre depuis quelques jours. Sommeil et appétit bons.

184e OBSERVATION, PAR M. TIETZE (1).

J'ai souvent observé, chez les enfans nouveau-nés, des cas où les aphthes de la bouche, si communes dans nos contrées, ne peuvent être guéries que par un remède antipsorique, la *teinture de soufre* 1/30. Il était indifférent d'administrer ce remède à l'enfant ou à la mère. Souvent, quand il ne paraissait plus y avoir d'espoir de les sauver, j'ai vu un mieux subit se déclarer, et sur vingt enfans, il m'en mourait un à peine. Je suis fermement convaincu que la plupart seraient morts s'il n'avaient pas été traités, ou si on les avait traités d'après le principe *contraria contrariis*.

185e OBSERVATION, PAR LE DOCTEUR GROSS (2).

Borax 1/30 a guéri en beaucoup de cas les aphthes d'enfans à la mamelle en moins de temps et mieux que tout autre remède.

186e OBSERVATION, PAR LE DOCTEUR KRETZSCHMAR (3).

Borax 30, gut. 1, m'a souvent rendu de bons services contre les aphthes; je n'avais jamais vu cette maladie guérie aussi promptement.

187e OBSERVATION, PAR LE DOCTEUR FIELITZ (4).

Borax doit être administré à doses répétées; autrement il ne paraît pas agir spécifiquement contre les aphthes. Je lui préfère de beaucoup *sulphur* 30, administré à deux ou trois doses. Il opère promptement, même quand la maladie a atteint un très-haut de

(1) Annales homœop., vol. II, pag. 401; 1831.
(2) Archives homœop., vol. XII, cah. 2, pag. 83; 1832.
(3) Gazette homœop., vol. II, pag. 63; 1833.
(4) Gazette homœop., vol. III, pag. 116; 1833.

gré. Il ne faut en donner aux petits enfans que de faibles doses , parce que ce médicament produit facilement de fortes diarrhées et même un flux de sang.

188ᵉ OBSERVATION, PAR LE DOCTEUR KNORRE (1).

Après quelques jours de fièvre légère , accompagnée d'accès tantôt de catarrhe , tantôt de gastrite , tout le palais , mais surtout les bords de la langue , le dedans des joues , les lèvres , quelquefois aussi les coins de la bouche , les gencives , les parties molles du palais, se couvrent de petites aphthes rondes, isolées, blanches, qui bientôt crèvent et forment des abcès plus ou moins gros , dont le fond est blanchâtre ou jaunâtre et les bords rouges. Ces alcès causent des cuissons douloureures , saignent souvent , empêchent les enfans de téter , et rendent difficile la déglutition à ceux qui sont plus avancés en âge ; aussi ces derniers préfèrent-ils les alimens liquides , surtout le lait ou un biscuit amolli dans l'eau , parce que tout mets sucré , acide ou salé augmente les douleurs qu'ils éprouvent. Ils ont en outre le teint pâle , les joues enflées, les lèvres gonflées , ainsi que les glandes submaxillaires et quelquefois les parotides. Une sécrétion de salive trop abondante , la bouche ouverte et salivant constamment , une odeur de la bouche infecte , pénétrante , semblable à celle du mercure (c'est là un signe caractéristique), la langue blanche , jaune par derrière , fortement chargée; constipation quelquefois , d'autres fois diarrhée avec excoriation de l'anus ; urine épaisse et trouble , toux sèche , grande agitation , faiblesse , insomnie , maigreur. *Mercur. pulv.* 3 , gr. 1 , une dose ou deux au plus , est un excellent spécifique. Ordinairement il guérit en peu de jours.

189ᵉ OBSERVATION , PAR LE DOCTEUR CROSERIO (2).

Le petit Joseph C..., âgé de onze jours , né chétif et très-maigre de parens psoriques , et nourri au biberon. Depuis quatre jours il avait eu quelques aphthes au palais qui s'étendirent ensuite

(1) Gazette homœop., vol. V , pag. 228 ; 1834.
(2) Journal de la médecine homœop., pag. 48 ; 1834.

sur toute la surface de la bouche et du voile du palais. Impossibilité d'avaler. Vomissement des boissons. Coliques. Dévoiement fréquent de matières vertes poiracées. Fièvre, peau brûlante et sèche. Insomnie. Cris continuels. Le 18 août, je lui mis sur la langue un globule de teinture alcoolique de soufre 30ᵉ atténuation, à huit heures du matin. Eau coupée avec du lait tiède sans sucre pour boisson. A quatre heures de l'après-midi, l'enfant était déjà plus tranquille. Ses selles étaient plus jaunes, moins liquides et moins fréquentes. Le 19, il but plus facilement et ne vomit plus. Dans la nuit, il avait eu plusieurs heures de sommeil en plusieurs fois. Deux selles jaunes sans coliques. Le 20, selles naturelles. La bouche commence à se nettoyer. (Lait tiède pur sans sucre.) Le 23, la bouche était rose et fraîche, et cet enfant n'offrait plus aucun phénomène morbide. Six semaines après, l'enfant avait pris de la chair et offrait l'apparence de la meilleure santé, sans autres soins qu'une nourriture non médicamenteuse.

190ᵉ OBSERVATION, PAR LE DOCTEUR CROSERIO (1).

Charles Del..., âgé de huit jours, était dans les mêmes conditions, et offrait les mêmes symptômes que le précédent ; mais il était beaucoup plus faible, étant né plusieurs semaines avant terme. Lorsque je le vis, le 20 novembre, il semblait près d'expirer. Ses gémissemens étaient comme éteints. Les excrémens liquides et verts coulaient presque continuellement avec beaucoup de vents. L'enfant rejetait ses boissons de temps en temps ; il était assoupi. Le trouvant trop faible pour supporter la dose d'un globule de soufre de la 30ᵉ atténuation, et n'en ayant pas de plus élevée, je le fis fondre dans deux onces d'eau distillée en secouant bien la bouteille, et j'ordonnai une cuillerée à café de cette solution tous les matins. Eau blanchie avec du lait tiède pour aliment. Le 21, l'enfant resta plusieurs heures sans se salir. Sa voix était plus forte. Il n'était plus assoupi. Le 22, le mieux continua, l'enfant dormit pendant une heure à plusieurs reprises. Le 24, il but avec facilité, la langue et le palais se nettoyèrent. Les selles

(1) Journal de la médecine homœop., pag. 48 ; 1834.

devinrent jaunes et moins claires. Quelques cuillerées de lait pur tiède. Eau de riz. Le 28 , le petit enfant est entièrement guéri.

191ᵉ OBSERVATION, PAR LE DOCTEUR AEGIDI (1).

L'*hellébore* , administré à la dose dilut. 1 à 3 est dans la plupart des cas un remède prompt et efficace contre les aphthes accompagnées d'une salivation trop abondante.

192ᵉ OBSERVATION, PAR LE DOCTEUR RUCKERT (2).

Dans deux cas différens , *mercur. viv.* 3/12 , administré plusieurs fois, guérit une exulcération dans la bouche et sur la langue.

Un paysan d'une cinquantaine d'années avait vu se former un pareil abcès à la suite d'une fièvre nerveuse. Sa langue était sillonnée de déchirures douloureuses ; le dedans de ses lèvres et de ses joues était couvert de petits abcès qui ressemblaient presque à des champignons , mais très-profonds. Quoiqu'il eût bon appétit, il ne pouvait ni boire ni manger , parce que les alimens , même les plus doux , lui causaient d'insupportables douleurs. *Mercur. viv.* le guérit parfaitement.

Ce remède ne réussit pas moins avec un jeune homme de quinze ans qui fut atteint de cette maladie sans autres symptômes.

APHONIE.

193 OBSERVATION , PAR M. TIETZE (3).

L. , paysanne de C. , âgée de vingt-cinq ans , d'un tempérament colérique , brune , avait déjà eu quelquefois des extinctions de voix subites. Il lui était impossible alors d'articuler un seul son distinctement, et ce n'était qu'en approchant l'oreille tout près de sa bouche qu'on pouvait la comprendre , avec peine encore. Deux

(1) Hygea , vol. II , cab. 1 , pag. 33 ; 1835.
(2) Gazette homœopathique , vol. VIII , pag. 312 ; 1836.
(3) Annales homœop., vol. I , pag. 246 ; 1830.

printemps de suite je l'avais déjà traitée allopathiquement pour cette même maladie, et chaque fois il m'avait fallu cinq semaines avant que mes sinapismes, mes vésicatoires, et tous les remèdes que je lui administrais intérieurement, produisissent quelque amélioration.

Le 19 septembre 1828, on me fit appeler de nouveau. Je trouvai les symptômes suivans :

Vertige qui passait de lui-même et revenait sans motif. Douleurs déchirantes dans le côté droit de la tête. Eruption cutanée au visage, surtout au front. Extinction subite de la voix sans cause connue; murmure inintelligible quand elle voulait parler ; langue chargée, blanche; goût glaiseux dans la bouche; appétit bon ; soif de plus en plus vive ; sécheresse de la bouche ; lèvres gercées ; ardeurs dans le creux de l'estomac, lui montant à la tête ; elle brûlait, était inquiète, étouffait. Souvent des élancemens et des pressions dans le bas-ventre ; selles dures, irrégulières; flux de sang et forte pression sur l'anus. Menstrues irrégulières, tous les quinze jours ou toutes les trois semaines au plus; flueurs blanches, âcres, produisant des vessies. Oppression, battement de cœur, même en repos, douleurs cuisantes aux reins ; élancemens quand elle se baissait. Enflure de la main droite la nuit au lit, disparaissant le jour ; lassitude dans les jambes ; dartres sur les bras, furfuracées. Songes effrayans la nuit en dormant ; rapprochement et tressaillement des extrémités pendant le sommeil; tremblement des membres en travaillant ; transpiration fatigante ; sueur infecte sous les aisselles ; le soir, frisson par tout le corps, suivi de chaleur, sans transpiration.

Je lui fis prendre, le 19, *phosphor.* 1/30.

Le 3 octobre, la malade avait recouvré la voix. Comme ses autres souffrances avaient d'ailleurs beaucoup diminué, elle crut inutile de prendre d'autres remèdes. L'aphonie n'a pas reparu.

194ᵉ OBSERVATION, PAR M. NG. (1).

Mademoiselle Catherine K., âgée de cinquante-deux ans, pe-

(1) Annales homœop., vol. III, pag. 10; 1832.

tite et trapue, d'un caractère doux, avait, par son zèle excessif pour le travail, contracté déjà plus d'une maladie par suite de re froidissement. Elle éprouva subitement un mal auquel on ne pouvait assigner un nom, et qui effraya beaucoup ses parens. La malade étant dans mon voisinage on s'empressa de m'appeler à son secours. Je la trouvai au lit, agitée de frissons et tout le corps était froid au toucher. Elle avait perdu la parole; mais elle fit comprendre par des signes et des mouvemens de tête, qu'elle me connaissait, et interrogée sur sa souffrance elle désigna la région du cœur. Les personnes présentes disaient qu'elle était revenue du pré depuis une demi-heure en se plaignant de frissons, qu'elle avait perdu la parole bientôt après, commençant à bégayer comme un petit enfant.

On voyait bien que ce bégaiement était involontaire; car il augmentait quand elle faisait des efforts pour l'empêcher, et le bégaiement recommençait toujours après de courtes pauses. Cependant elle parut conserver sa connaissance pendant ces accès. Dans la figure on remarquait quelquefois des contractions involontaires, mais aucune dans les membres. Elle ne put me faire comprendre, qu'avec un certain effort, qu'elle souffrait aussi dans le gosier, et on disait que pendant le premier accès, avant mon arrivée, elle ne pouvait avaler; ce qu'elle pouvait faire maintenant, puisqu'elle parvenait, quoique avec quelque difficulté, à prendre de la soupe chaude, qu'on lui introduisait dans la bouche. Le pouls était très-petit et lent. Malgré la saison (nous étions au mois de juillet), et malgré la chaleur du lit, elle était encore après une demi-heure froide comme la glace.

Le matin elle était sortie bien portante, mais plus tard, pendant son travail, le froid l'avait tellement saisie dans le pré, qu'elle ne croyait pas pouvoir arriver à la maison; en même temps elle éprouvait des angoisses et des palpitations. L'homœopathe trouve facilement le remède indiqué par de tels symptômes, car ils ressemblent exactement à ceux de la *belladonna*; aussi je ne tardai pas à donner à la malade une petite partie d'une goutte de *belladonna* de la 30ᵉ solution, qu'elle avala. Après avoir indiqué tout ce qui pouvait assurer la guérison, je quittai la malade plein de confiance en un prompt succès. A mon retour, après une heure, la malade dormait, mais on me dit qu'elle avait recouvré la parole un quart d'heure après avoir reçu la faible dose, et que bientôt elle s'était endormie. Peu de temps après je revins ; elle s'était éveillée ; elle me dit ce qu'elle avait éprouvé auparavant. Elle transpirait fortement et elle avait soif ; le mouvement des membres était libre, elle prit une panade avec appétit, et désira se lever le soir même, ce que je lui défendis cependant. Le lendemain matin, elle s'éveilla bien portante, sans éprouver plus tard d'autres accidens.

195ᵉ OBSERVATION, PAR M. TIETZE (1).

T.-S., petit garçon de onze ans, avait eu la rougeole, et par suite il se trouvait privé presque entièrement de l'usage de la parole. Du reste, il se portait bien. *Carbo ligni* 3/30 le guérit parfaitement.

196ᵉ OBSERVATION, PAR LE DOCTEUR VEHSEMEYER (2).

Un enfant de dix ans, fils d'un paysan d'Oberdorla, appelé J. Breitbart, était sujet, depuis plusieurs années, à des crampes d'estomac périodiques. Comme je ne l'ai pas traité alors, et que le père n'a pu me les décrire d'une manière satisfaisante, je ne puis en parler en connaissance de cause. Tout ce que je sais, c'est qu'à chaque nouvelle attaque, l'enfant perdait la voix, qu'il retrouvait cependant une demi-heure, d'autrefois une heure après que les crampes avaient cessé ; d'où il est facile de conclure que les muscles du larynx, et surtout ceux de la glotte, étaient peut-être surtout attaqués par les crampes. Depuis la dernière attaque, il n'avait pas recouvré la voix, et il était resté muet, malgré tous les remèdes d'un médecin allopathe habile. Lorsque j'entrepris son traitement, il était complétement muet depuis trois mois, et,

(1) Observations homœop. publiées par Thorer, vol. II, pag. 41 ; 1835.
(2) Gazette homœop., vol. VII, pag. 195 ; 1835.

malgré les plus grands efforts, il lui était impossible d'articuler ou même de murmurer un son ; du reste, il se portait fort bien. Il s'expliquait par des signes. Depuis qu'il était muet, les crampes n'avaient point reparu.

Je lui donnai *antimon. crud.*, et plus tard *phosphor.*, sans déterminer de changement favorable. Je me décidai alors pour *caustic.* 3/30. Le jour même, l'enfant eut trois selles liquides, phénomène que j'ai observé toutes les fois que j'avais administré le remède convenable.

Le quatrième jour, à la grande joie de ses parens, l'enfant prononça, à haute et intelligible voix, le mot *père*. Je renouvelai le *caustic.* qui lui avait fait tant de bien, et trois jours ne s'étaient pas écoulés, qu'il parlait avec peine d'abord, mais bientôt aussi facilement que jamais.

APOPLEXIE.

197ᵉ **OBSERVATION, PAR LE DOCTEUR BAUDIS** (1).

Josepha Pustay, de Remethen, en Hongrie, jeune fille de dix-neuf ans, non mariée, d'une constitution robuste, avait toujours joui d'une excellente santé. Le matin du 3 avril 1824, elle alla, comme à l'ordinaire, à ses travaux dans les champs, après avoir mangé du pain et du lait. Il était à peu près midi lorsqu'elle éprouva un vertige, des angoisses, et tomba à terre sans connaissance sur le côté gauche. Ses parens, après avoir inutilement attendu son retour jusqu'au soir, allèrent la chercher dans les champs. Quel fut leur effroi en l'apercevant dans cet état ! On la porta à la maison ; mais aucun moyen ne parvint à lui rendre la parole. Comme il faisait nuit, on n'envoya pas chercher de médecin. Ce ne fut que le lendemain, à huit heures, qu'on me fit appeler. Je trouvai les symptômes suivans :

(1) Archives homœop.; vol. V, cah. 1; pag. 65 ; 1826.

Elle était étendue sur son lit dans une espèce d'engourdissement, les pupilles dilatées, toute la face rouge, un peu enflée,
les veines de la membrane sclérotique pleines de sang, la bouche fermée. Elle ne pouvait ni parler ni avaler.

Je lui demandai, en élevant la voix, si elle se sentait des douleurs ; elle donna à entendre, par un signe de main, qu'elle souffrait depuis l'origine de la langue jusque dans la région de l'estomac. J'essayai de lui insinuer quelques gouttes de liquide dans
la bouche : je n'y parvins qu'avec peine, et aussitôt elle les rejeta.
Le pouls était un peu tendu. Depuis deux jours, pas de selle ; au
côté gauche, sur lequel elle était tombée et était restée couchée
huit heures, elle éprouvait, dans la région du haut de la cuisse,
une douleur qui n'était pas cependant continue. On n'y apercevait
d'ailleurs ni enflure ni rougeur.

Dans ce cas si grave, je résolus de recourir à l'homœopathie, et
je lui fis prendre, vers onze heures du matin, *bellad.* 3o.

J'allai la voir le 5, à neuf heures du matin. Sa mère me dit que,
deux heures après l'administration du remède, elle avait commencé à bégayer des mots inintelligibles, et qu'elle avait fait
signe de lui mettre quelque chose dans la bouche. On s'était donc
empressé de lui donner quelques cuillerées de soupe, qu'elle avait
avalées sans peine ; puis elle s'était endormie. A quatre heures de
l'après-midi, on lui avait demandé si elle sentait quelque douleur :
elle avait répondu, en indiquant de la main l'œsophage, et
d'une voix très-intelligible : J'ai mal là. La rougeur de la face et
de la membrane de l'œil avait presque entièrement disparu ; les
pupilles étaient encore un peu dilatées. Elle commençait à pouvoir mieux remuer le côté gauche du corps, et, afin de me convaincre si elle pouvait avaler, je lui fis donner un peu d'eau, qui
passa sans difficulté. Elle avait eu une selle. Le pouls était à l'état
normal. Je défendis de lui donner ni vin ni substances médi-
cales, en lui promettant de la guérir bientôt.

Le 6, je lui fis une visite à midi, et je la trouvai assise dans
son lit. Elle répondit avec bon sens à toutes mes questions, et
d'une voix intelligible. Elle mangea d'un potage au riz, et but de

l'eau avec appétit. Tous les symptômes avaient disparu ; je lui conseillai d'aller promener une heure en plein air.

Le 7, elle m'accueillit sur la porte de la maison avec un sourire de joie, et me parla aussi distinctement et aussi raisonnablement qu'avant sa maladie. Ne trouvant plus aucune trace de maladie, je lui recommandai seulement d'observer quelques jours encore la diète que je lui avais prescrite, et, au bout de peu de jours, j'eus le plaisir d'apprendre que, le 12 avril, elle était entrée, parfaitement bien portante, au service d'un bourgeois de Raab.

198ᵉ OBSERVATION, PAR LE DOCTEUR SCHUBERT (1).

M. W., célibataire de soixante ans, replet, ramassé, corpulent, d'un tempérament colérico-sanguin, s'était toujours bien porté jusqu'à ces dernières années. Mais depuis trois ans, lorsqu'il marchait vite, lorsqu'il montait ou se donnait quelque mouvement violent, il souffrait d'oppression dans la région de l'estomac et du diaphragme, qui cessait dès qu'il restait tranquille. Appétit moindre, tension du bas-ventre pendant la digestion, selles irrégulières, douleurs périodiques dans la région de l'os sacrum, sommeil agité, mauvaise humeur. Dans les cinq dernières semaines, au mois d'avril et au commencement de mai de cette année, pendant lesquelles l'air avait été très-humide, son malaise s'était accru de jour en jour ; ses digestions se faisaient mal, l'oppression était plus forte, même dans le repos ; le bas-ventre tendu comme un tambour ; l'urine tantôt copieuse, tantôt extrêmement peu abondante, mais formant toujours un dépôt semblable à de la poudre de brique. Maux de reins et de dos continuels, embarras et pesanteur dans la tête ; vertige ; souvent perte de la mémoire, distractions ; bruissemens et tintemens aux oreilles ; surdité ; voile devant les yeux, quelquefois cécité ; insomnie presque complète ; pendant son court sommeil, beaucoup d'agitation ; des rêves pénibles ; humeur querelleuse, grondeuse,

(1) Archives homœop., vol. V, cah. 3, pag. 104 ; 1826.

chagrine ; irritabilité extrême , souvent même méchanceté et dégoût de la vie ; pesanteur dans les jambes , surtout dans les pieds;
abattement général , pas la moindre énergie.

Le 7 mai , il se coucha d'assez bonne humeur et sans trop se
plaindre ; mais il ne put s'endormir. Son camarade de lit se coucha aussi , et s'endormit bientôt. A minuit et demi , il lui sembla
entendre quelqu'un ronfler fortement ; il se réveilla , et il trouva
son compagnon étendu sur le plancher, sans connaissance , la
bouche couverte d'écume, et poussant des gémissemens. On m'appela : je trouvai les symptômes suivans :

Le malade était étendu sans mouvement, comme un mort , les
membres allongés , raides, sur son lit , où trois hommes avaient
eu de la peine à le porter ; tous les sens dans une insensibilité
complète. Les paupières supérieures pendantes , les pupilles très-
dilatées , incapables d'aucun mouvement ; la face enflée et un peu
rouge , agitée par des mouvemens convulsifs ; fort battement des
carotides ; la mâchoire inférieure quelque peu pendante ; la bouche ouverte , et rejetant une salive écumante ; tremblement des
lèvres ; gémissemens continuels ; râle continuel; respiration lente,
profonde ; grande chaleur par tout le corps ; la peau molle , mais
sans humidité ; le pouls plein , fort, un peu dur, bondissant,
égal, et un peu plus accéléré qu'à l'état normal ; érection modérée
du membre viril.

Son camarade de lit me décrivit les symptômes dont j'ai déjà
parlé ; mais il ne put se rappeler ce qui avait donné lieu à cette
dernière attaque, quoiqu'il ne quittât pas le malade. Tout ce
qu'il put me dire avec certitude , c'est que la veille au soir, vers
sept heures, il avait pris deux tasses de thé vert, et mangé à midi
quelques mets de facile digestion.

Dans une pareille maladie, il était nécessaire , après lui avoir
fait une légère saignée de six onces , d'administrer un remède
homœopathique dont les effets primitifs se fissent promptement
sentir. De tous ceux qu'on avait employés jusqu'alors , je n'en
connaissais que trois qui pussent m'être utiles dans ce cas , savoir:
l'*ipecacuanha*, le *café* et l'*aconit*. Je me décidai pour le premier,

et je lui en fis prendre *trois doses* 6, contenant chacune une goutte, de deux en deux heures. La première lui fut administrée vers une heure du matin, dans une cuillerée d'eau. Je fis placer la tête du malade un peu haute, et on lui donna un homme pour le veiller.

Un quart d'heure ne s'était pas écoulé, que son état avait déjà commencé à changer. Il éprouva d'abord une grande agitation, se tournait de côté et d'autre, bien que lentement et avec peine; se couchait tantôt sur le flanc droit, tantôt sur le gauche, tantôt sur le dos, tantôt sur le ventre; tantôt il se mettait à genoux et heurtait de la tête la muraille ou le lit, ou bien, murmurant sourdement, il promenait ses mains sur la couverture comme pour chercher quelque chose. Cela dura une heure environ, puis, ayant trop chaud, il rejeta la couverture et chercha, à plusieurs reprises, à se lever. Il fallut qu'un homme vigoureux le retînt au lit. Cependant les murmures et les gémissemens devinrent de plus en plus forts et fréquens; il ouvrit les yeux, mais ne reconnut personne. Des mouvemens convulsifs agitaient son visage; il mâchait sans cesse, grinçait des dents en écumant; son pouls était assez accéléré; sa peau couverte de sueur. Érection modérée du pénis; il saisissait et frottait à chaque instant ses parties génitales; lèvres tremblant violemment, et, une demi-heure après l'administration de l'ipécacuanha, vomissemens d'une matière glaireuse, verdâtre, bilieuse, à la suite desquels les envies de vomir diminuèrent; mais le grincement des dents resta tout aussi fort qu'auparavant. Bientôt après, il eut une selle molle et urina, ce qui diminua un peu son agitation. Au bout d'une nouvelle demi-heure, il évacua encore une certaine quantité d'urine.

On lui fit prendre la seconde dose. Il se tint tranquille pendant une demi-heure; mais bientôt les envies de vomir et le tremblement des lèvres augmentèrent. Il vomit de la bile, et il ne lui resta plus qu'un léger mouvement aux lèvres; mais il continua à mâcher, à grincer des dents, à écumer, à gémir. Nouvelle selle molle et nouvelle évacuation d'urine. Une demi-heure après, tous les symptômes qui s'étaient manifestés avant l'administration de la première dose, reparurent. Tressaillemens des muscles du visage, forts battemens des carotides, rougeur de la face, chaleur générale, douce transpiration ; irritation dans les parties génitales, auxquelles il portait souvent la main. Il n'avait encore recouvré ni la mémoire ni la raison. S'il ouvrait les yeux, il regardait fixement les personnes qui l'entouraient, ne les reconnaissait pas, et ne tardait pas à se retourner d'un autre côté.

La troisième dose produisit les mêmes effets, à l'exception de la selle et de l'évacuation d'urine. Mais deux heures après, son état s'était amélioré un peu ; il n'éprouvait plus d'envie de vomir, était moins agité, et répondit même, quoique d'une manière inintelligible, aux questions de son ami. Mais l'amélioration n'alla pas plus loin. Une heure après, à moins qu'on ne lui parlât très-haut, il restait tranquille, les yeux fermés, paraissant sommeiller, mais mâchant et grinçant des dents moins souvent.

Il fallait donc recourir à un autre remède. Mais dès-lors je pouvais en choisir un dont les effets fussent moins prompts, puisque le plus grand danger était passé, et qu'il n'y avait plus à craindre de paralysie du cerveau. Je ne pouvais d'ailleurs attendre la guérison du malade que d'un remède homœopathique dont les effets secondaires opérassent long-temps. Il était alors dans l'état suivant :

Coma vigil, insensibilité, manque absolu de connaissance ; quand on lui parlait à haute voix, il répondait par quelques mots inarticulés, en regardant la personne qui l'interrogeait ; puis il fermait les yeux. Pupilles dilatées, immobiles ; teint presque aussi pâle que dans ses jours de santé ; la face un peu enflée et quelquefois tordue ; tantôt il mâchait et grinçait des dents lentement et faiblement, tantôt il laissait pendre la mâchoire inférieure ; sa bouche rejetait une salive visqueuse ; gémissemens continuels ; il portait quelquefois la main à ses parties génitales, qui étaient médiocrement enflées ; respiration profonde, lente ; peau molle et sèche ; pouls plein, égal et un peu accéléré ; le plus souvent il restait tranquille, et se retournait d'un autre côté, à peu près une fois dans un quart d'heure.

I. 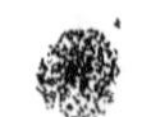 17

Je choisis la *belladonne*, qui agit long-temps et qui est le vrai remède homœopathique. Le lendemain matin, à huit heures, je lui en fis donc prendre une petite goutte 30. Une ou deux heures après, on devait lui donner une tasse de thé vert sans sucre; du reste, je recommandai de continuer à le surveiller, de le laisser tranquille, de ne pas faire de bruit, et d'avoir soin de renouveler l'air de la chambre, en se gardant bien d'y faire une chaleur trop forte. Son lit et sa chemise devaient être secs et propres.

Une demi-heure après, le remède commença à faire sentir son effet. Son visage se tordit plus souvent, ses lèvres commencèrent à trembler; il rendit plus de salive par la bouche; il mâcha et grinça des dents plus souvent et avec plus de force; les gémisse-mens augmentèrent; il porta plus souvent la main à ses parties génitales, et s'agita davantage dans son lit.

Une heure après l'administration de la belladonne, il prit, mais à contre-cœur, une tasse de thé vert; mais il ne put ni tenir la tasse, ni la porter à sa bouche. Après qu'il l'eut avalée, son ami lui donna un peu de biscuit amolli, qui passa fort bien.

Dans la seconde heure, il lâcha un peu d'urine brune, dans un vase de nuit qu'il fallut lui tenir. Je revins le voir au bout de quatre heures, et je trouvai une plus grande activité de la peau et du système des vaisseaux sanguins. Il répondait en bégayant à toutes les questions, et parut même me reconnaître; mais son attention se perdait toujours aussitôt qu'on cessait de lui parler très-haut.

Je lui fis une nouvelle visite à huit heures du soir, et j'eus le plaisir de remarquer une amélioration sensible dans son état. Le coma vigil avait presque entièrement disparu; le pouls était tran-quille; il prêtait une attention plus soutenue à ce qu'on lui di-sait, et pouvait même répondre, quoique avec peine et peu dis-tinctement. Ses sens s'étaient un peu réveillés; la mémoire même lui revenait. Il reconnaissait de suite les personnes qui ne lui étaient pas étrangères; mais tout ce qu'il savait de son propre état, c'est qu'il était au lit. A toutes les questions concernant sa maladie, il répondait, d'une voix presque inintelligible : Je n'ai

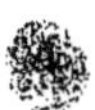

rien, absolument rien. Les envies de vomir, la salivation, le grincement des dents, les gémissemens, avaient diminué; parfois il
mâchait encore. Le soir, à sept heures, il avait pris plein une sou-
coupe de soupe peu épaisse, un biscuit échaudé, et auparavant
quelques tasses de thé. L'urine, qu'il lâchait involontairement,
contenait beaucoup de sang, et il y avait encore de l'irritation
aux parties génitales. Dans les dernières heures, il s'était tenu
tranquille.

Je fis refaire son lit; je défendis de lui donner encore quelque
chose à manger, et je recommandai expressément de maintenir la
chambre à une température modérée, et d'y renouveler l'air.

La nuit fut bonne: le malade dormit depuis onze heures du soir
jusqu'à deux heures du matin, sans interruption, en transpirant
doucement. Le lendemain, sa tête était plus libre; il lui semblait,
disait-il, qu'elle était brisée, écrasée; il se plaignait, en outre,
d'une forte pression, comme celle d'un lourd poids, surtout sur
le côté gauche de la tête. Les yeux lui faisaient mal, même dans
l'obscurité; il ne voyait pas distinctement, ou voyait double. Les
pupilles étaient encore dilatées et un peu irritées; parfois il louchait. L'ouïe dure; tintement dans les oreilles. Il ne savait rien
de tout ce qui lui était arrivé, mais il se sentait très-malade, ce
qui l'inquiétait fort dans de certains momens, et le réduisait p
riodiquement au désespoir. Il avait des idées fixes, ne compr -
nait pas les choses les plus faciles, et oubliait très-facilement.
Convaincu que quelqu'un l'avait rendu malheureux, il montrait
beaucoup de méfiance envers tous ceux qui l'approchaient, et
s'emportait aisément à des menaces; il croyait qu'on l'avait transporté de nuit dans un pays étranger, et qu'on l'y retenait prisonnier. Quelquefois il parlait avec perplexité des rêves terribles qu'il
avait faits; on avait voulu le tuer; il avait vu des diables. Ces
imaginations le tourmentèrent plusieurs jours, mais seulement
périodiquement. J'étais la seule personne qui pût le tranquilliser,
et le ramene bi entôt à la raison.

Sou visage était faiblement jaunâtre, ainsi que le blanc des
yeux; son pouls paisible, un peu petit et faible; sa peau molle et

modérémeut chaude ; sa respiration à l'état normal ; appétit et soif modérés ; langue fortement chargée, blanche ; du reste, sub-paralytique. Il avalait souvent de travers ; une toux spasmodique le prenait, et ordinairement il rendait une partie de ce qu'il avait mangé ; il avait eu une selle naturelle ; il avait senti le besoin d'aller à la garderobe, et avait voulu y aller. Son urine ressemblait toujours à de la poudre de brique : de temps à autre, il éprouvait encore de l'irritation aux parties génitales. Sentiment de faiblesse.

Le lendemain, le malade ne dormit pas, non plus que les six jours suivans ; mais il n'en dormait que mieux la nuit. Les douleurs qu'il sentait à la tête diminuèrent un peu de jour en jour, ainsi que la pression. En trois jours, il reprit assez de force et d'activité pour témoigner le désir de se lever : je le lui permis, à condition qu'il se laisserait conduire et s'assiérait sur un sofa ou un fauteuil à bras. Cependant, en marchant, il ne se montra pas encore très-solide sur ses jambes ; il vacillait et chancelait à chaque pas, et même, assis dans le fauteuil, il laissa bientôt tomber en avant sa tête et tout son corps, sans pouvoir se redresser : il fallut qu'on lui aidât. Cependant, les jours suivans, cela alla un peu mieux. Il apprit bientôt de nouveau à se tenir assis, et les vertiges qu'il avait éprouvés en voulant marcher seul, le cinquième et surtout le sixième jour, diminuèrent peu à peu de jour en jour. Le goût du tabac à priser lui revint : il prit une prise avec un plaisir visible.

Ses souffrances psychiques diminuèrent en même temps ; il ne se tourmentait plus autant ; mais il voyait toujours double, et louchait encore quelquefois. Appétit et soif ; déglutition et digestion à l'état normal ; urine encore sanglante. Plus d'irritation aux parties génitales ; la peau moite.

La petite dose de belladonne opéra pendant sept jours ; mais alors l'amélioration cessa de faire des progrès. La maladie présentait alors les caractères suivans :

Le malade vacillait et chancelait quand il voulait marcher seul, mais il ne tombait jamais ; légers vertiges, seulement en marchant ; douleurs sourdes dans tout le cerveau ; pression au côté gauche de la tête, et même, à ce qu'il assurait, sous le crâne. La place où il sentait cette pression était à peu près grosse comme la paume d'une main ordinaire. Pression douloureuse dans le globe de l'œil ; il ne voyait pas les objets à leur place, ou les voyait doubles ; quelquefois aussi il louchait des deux yeux. Le blanc de l'œil un peu jaune, ainsi que la face ; tintemens dans les oreilles, surtout quand il était couché ; ouïe un peu dure, et même quelquefois il se trompait, et croyait entendre des bruits qui n'existaient pas ; urine brune ; prostration des forces ; pesanteur dans les pieds ; langue encore un peu chargée, blanche, sub-paralytique : elle n'avait pas assez de souplesse, ne pouvait pas se mouvoir librement et avec rapidité, et lui semblait lourde ; souvent il la mordait en mâchant ; il bégayait encore le plus souvent, et ne pouvait parler qu'avec une extrême difficulté. Mémoire très-faible, ainsi que le jugement ; ils étaient bientôt épuisés tous deux ; la plupart du temps il parlait sans suite, se trompait souvent, et il n'était pas rare qu'il articulât les syllabes tout de travers ; faiblesse de la tête ; la plus grande partie du jour, il restait tranquillement assis, concentré en lui-même, regardant devant lui. Le plus souvent il était taciturne, de mauvaise humeur, triste, inquiet, boudeur, quelquefois même querelleur et grossier.

Ces accès le prenaient deux ou trois fois par jour, à des momens indéterminés, et duraient jusqu'à ce que quelqu'un, qu'il craignait et qu'il avait toujours estimé, l'adoucît et lui inspirât d'autres pensées.

Il se regardait comme extrêmement malheureux, croyait que des méchans l'avaient réduit à cet état, avait les plus vives craintes, et désespérait de l'avenir ; il s'imaginait qu'il tomberait dans la dernière misère, parce qu'on lui avait enlevé toutes ses ressources ; aussi était-il timide, inquiet, méfiant, dès qu'il voyait entrer dans la chambre d'autres personnes que son ami ; il se regardait comme prisonnier, parce qu'on ne le laissait jamais seul, et que quelqu'un l'accompagnait toujours dès qu'il sortait de la chambre. Plusieurs fois il avait essayé de se sauver, sans

réussir toutefois, empêché qu'il avait été de fuir par son camarade, auquel il en voulait beaucoup. Il se promenait donc dans
sa chambre d'un air de mécontentement, à travers lequel on lisait
sa fureur, battait l'air de ses mains, comme pour attraper des
insectes, furetait partout, retournait tout, sans savoir lui-même
ce qu'il cherchait, ou le cherchait au moins à une mauvaise place.
Après l'accès, il se trouvait assez abattu.

Ces souffrances psychiques ne menaçant pour le moment d'aucun danger ni lui ni d'autres, et dans la supposition même la
plus défavorable, la prudence pouvant suffire à l'éloigner, je me
décidai à continuer de m'occuper spécialement des douleurs physiques, en continuant toutefois de préférence les remèdes qui répondaient le mieux à son état moral. Je prescrivis donc, à neuf
heures du matin, *arnica* 3, en recommandant encore une fois de
ne donner au malade que des alimens de facile digestion, et de ne
lui faire prendre rien absolument le soir.

Après une crise homœopathique de six heures environ, il se
déclara une amélioration non seulement dans l'état physique, mais
même, sous quelques rapports, dans l'état moral du malade. Il
n'éprouvait plus qu'une douleur sourde, peu forte, dans toute la
tête, mais surtout du côté où s'était faite la congestion; son cerveau était encore faible; on pouvait s'en apercevoir facilement,
aussi bien que lui; les vertiges avaient beaucoup diminué, ainsi
que la pression dans les globes des yeux. Quant à l'état moral, il
ne s'était que peu amélioré; car, dans ses excès, la seule différence, c'est qu'il montrait un peu moins d'inquiétude et de misanthropie. Les fonctions de la peau, les digestions et le sommeil
étaient bons; le corps avait plus de force. Tous les autres symptômes étaient restés les mêmes.

Je choisis, comme répondant le mieux à ce groupe de symptômes, *stramon.*, et lui en fis prendre, à dix heures du matin,
une petite goutte 12. Le résultat, surtout relativement aux
souffrances psychiques, répondit parfaitement à mon attente et à
à ceux que j'avais déjà obtenus en d'autres cas. Pendant quatre
jours, l'état du malade s'améliora de jour en jour; puis il se fit un

temps d'arrêt. Le sixième jour au matin, le malade offrait encore les symptômes suivans :

Tête un peu embarrassée, vertigineuse, encore faible, rares vertiges; la mémoire et le jugement meilleurs, mais pas encore à l'état normal, surtout la première. Dans la conversation, il disait des choses suivies, se trompait fort peu, et plaçait très-rarement les syllabes mal; il était un peu moins taciturne, ne fuyait plus la société, était plus facile, plus amical même; il prenait plus de part à ce qui se faisait autour de lui, ne se regardait plus comme prisonnier, ne croyait plus avoir été enlevé de chez lui, sentait qu'on avait raison de surveiller tous ses mouvemens, ne cherchait plus tous les objets où ils n'étaient pas; quelquefois seulement il s'occupait encore de puérilités, et doutait de sa guérison. Si son esprit avait été tendu quelque temps, il devenait chagrin, triste, taciturne, et ne paraissait pas jouir de toute sa mémoire. Parfois il voyait encore mal et louchait; il continuait à voir double; les yeux encore abattus et peu brillans; les pupilles dilatées; quelquefois aussi il entendait des bruits trompeurs : quand tout était tranquille, il entendait derrière lui, ou à ses côtés, un bruit subit, rapide, comme si quelque objet était tombé à terre. Face moins terreuse; la langue presque toujours aussi sub-paralytique; appétit et soif forts; selles et sommeil réguliers. Il marchait encore en traînant les pieds, qui lui semblaient lourds; il n'avait pas encore recouvré toutes ses forces.

Je lui prescrivis avant midi une goutte *hyosc. nigr.* 15. Les effets primitifs de ce remède ne furent pas étonnans; mais les effets secondaires agirent de la manière la plus satisfaisante. Ses douleurs dans la tête s'affaiblirent de jour en jour, en sorte que, douze jours après, il ne lui restait plus, de toute sa maladie, qu'un peu de pesanteur dans la langue après une conversation un peu longue.

Je lui fis prendre encore *mercur. solub.* 2, 1 grain trit. 2, et, au bout de quatre jours, ce reste de maladie avait disparu. Ce vieillard est maintenant beaucoup plus fort, plus actif, plus gai, plus content qu'il ne l'avait été dans les dernières années.

199ᵉ OBSERVATION, PAR LE DOCTEUR BIGEL (1).

Une femme de quarante-cinq ans, d'une constitution bilioso-sanguine, forte encore en dépit du genre de vie le plus dur, réglée dans sa menstruation, accouchée sept fois, était sujette à de violens maux de tête, à la constipation, et à des douleurs de reins, qui se répandaient le long des cuisses et des jambes, sous la forme de rhumatismes. Son régime de vie était sobre, sauf le petit verre d'eau-de-vie dont elle usait, disait-elle, tant pour soutenir ses forces que pour prévenir les effets de l'humidité et du froid. Elle se portait assez bien depuis deux ans que je l'avais délivrée d'une sciatique causée et entretenue par la constipation, lorsque, à la suite de douleurs de tête des plus violentes, elle fut frappée, à une heure du matin, au sein d'un sommeil profond, d'un coup d'apoplexie, qui la priva subitement du mouvement et du sentiment de toute la moitié droite du corps ; il s'y joignit une mutité complète ; la bouche était tirée vers l'oreille, et la vue ainsi que l'ouïe considérablement diminuées ; les sens internes étaient intègres, et la malade se plaignant de ressentir des coups à la tête du côté gauche éprouvait des mouvemens convulsifs à la face, ainsi que dans le bras gauche dont les torsions étaient visibles ; la déglutition, quoique très-gênée, se faisait pourtant, et un flux abondant sortait de la bouche ; il y avait cinq jours que la malade n'avait eu d'évacuation alvine ; la soif était vive, la face gonflée, les yeux rouges et saillans ; le pouls était plein. La période menstruelle devait avoir lieu dans huit jours, d'après les habitudes de la malade ; sa raison, saine et entière, lui faisait déplorer le présent et verser des larmes sur l'avenir ; le caractère était naturellement vif, impatient et emporté.

Sans me jeter dans la recherche de la cause interne de cette terrible maladie, que la pathologie a coutume d'attribuer au sang, à la pituite ou aux nerfs, examen dont le résultat eût été, en me

(1) Examen de la méthode curative nommée homœopathique ; vol. II pag. 96 ; 1827.

laissant dans le doute sur l'existence réelle d'une de ces trois causes, de me laisser aussi l'incertitude du choix dans le médicament, je ne m'occupai que du soin de trouver à quels symptômes médicinaux répondait l'image que je viens d'offrir de ceux dont cette affection était composée. La *belladonna* me les présentant réunis dans une totalité satisfaisante, je me décidai pour elle, et 24, gut. j, fut administré sur-le-champ. J'avais pris le mal en flagrant délit, je voulus assister aussi à l'attaque des symptômes du médicament. La nature ne me fit pas long-temps attendre ; une demi-heure s'était à peine écoulée lorsque la malade indiqua de sa main libre que la tête lui faisait plus de mal, que le gosier se resserrait davantage. Je vis en même temps la face rougir de plus en plus, et les convulsions dont elle était agitée redoubler de fréquence et de force ; il en fut de même de celles qui tourmentaient le bras et la cuisse du côté sain. Cet état dura au plus une demi-heure, après lequel temps un sommeil doux et bienfaisant vint mettre fin à cette scène non moins hideuse que douloureuse ; il dura trois heures et fut accompagné d'une sueur générale qui présageait un réveil heureux. Que pouvait-il en effet arriver de plus fortuné que la disparition complète du mal ? Qu'on se figure, s'il se peut, l'étonnement et la joie tant de la malade que du médecin, lorsque la paralytique, en ouvrant les yeux, ouvrit aussi la bouche et demanda ce qui lui était arrivé. Dans le premier instant du réveil, on n'a pas tout de suite la conscience de l'état dans lequel on s'est endormi. Rendue à la mémoire, enchantée d'avoir retrouvé la parole, elle n'osait se flatter que le sentiment et le mouvement étaient également rendus à ses membres : ils obéirent à sa volonté. J'avais quitté la malade au milieu de son sommeil pour revenir quelques heures plus tard ; mon impatience de connaître l'état où je la trouverais était grande ; mais ma surprise le fut bien davantage encore, lorsque, frappant à la porte, elle me fut ouverte par elle-même, tenant un chandelier dans la main qui, quelques heures auparavant, était immobile. Je me sentis monter brusquement le sang à la tête, tant il est vrai que les joies extrêmes ne sont pas exemptes de danger. Remis de mon émotion, je questionnai la malade, qui m'apprit qu'il ne lui restait de son mal qu'une pesanteur au côté gauche de la tête, une grande soif et de vives douleurs autour du nombril. A ces signes il était facile de reconnaître l'action de la belladonne, que je me gardai bien de troubler. Le lendemain de ce jour témoin d'un si grand événement, deux grandes évacuations par haut et par bas, effets exclusifs du remède, avaient emporté les coliques, la soif et les maux de tête. Le quatrième jour, la malade rendait grâces à Dieu de sa délivrance, dans un temple du Seigneur où elle avait pu se rendre.

200ᵉ OBSERVATION, PAR LE DOCTEUR SCHULER (1).

W., âgé de soixante-trois ans, eut une attaque d'apoplexie le second jour de Pâques 1827, à deux heures du matin. On m'appela aussitôt. Je le trouvai ronflant et privé de connaissance. La salive lui coulait sans cesse de la bouche. Lorsque je lui adressai la parole à haute voix, il ouvrit les yeux, se mit à murmurer, mais retomba bientôt dans son assoupissement. On me dit que le matin en se levant il avait déjà une marche étrange, chancelante comme celle d'un homme ivre, et qu'il répondait sans suite et de travers aux questions qu'on lui adressait.

Hernie inguinale très-forte malgré un bandage herniaire sans ressort. Le système des vaisseaux sans orgasme, mais les pulsations des artères pleines, lentes, pathétiques. Yeux ternes, sans éclat, beaucoup de matière purulente dans les coins. Les organes de la déglutition, ainsi que les extrémités inférieures entièrement paralysés. La mâchoire inférieure pendante du côté droit. Le malade portait quelquefois la main, mais seulement la gauche, à sa tête comme pour se délivrer d'un poids. Sa boisson favorite avait été le café dont il buvait chaque jour trois grandes tasses, et depuis deux jours, au dire de sa famille, son unique nourriture avait été du café avec des gâteaux.

On me pressait de lui faire une saignée, parce qu'on ne lui en

(1) Archives homœop., vol. VIII, cah. 2, pag. 81 ; 1829.

avait pas fait encore. Je m'y refusai, en représentant que l'abus
des saignées est non seulement superflu, mais même nuisible. La
cause de la maladie d'ailleurs n'était pas, à mon avis, dans la
surabondance du sang, mais dans l'usage immodéré du café ; cette
circonstance, ainsi que la présence de la hernie, me déterminèrent
à lui donner *nux vomic.*

Le malade ne pouvant rien avaler, je lui fis respirer *nux vomic.*
3o, j'en mêlai cinq gouttes à quatre onces d'eau, et les lui fis administrer en lavement. Lorsque j'allai le revoir à six heures du
soir, il me fit un signe de tête à mon entrée dans la chambre, lui
qui n'avait ni connaissance ni raison quatre heures auparavant, et
essaya de me parler, bien qu'inutilement, parce que sa langue
ne lui permettait pas encore d'articuler les mots. Cependant il
s'efforça de m'expliquer par signes quelle espèce de douleurs il
éprouvait dans la tête et le bas-ventre.

On m'apprit qu'une heure après mon départ il avait commencé
à sentir son bas-ventre et qu'il avait fréquemment porté la main
à sa hernie. Comme il pouvait avaler dès-lors, quoique avec
peine, je lui fis prendre aussitôt *nux vomic.* 3o. La nuit il eut
une selle spontanée qui fit cesser toutes les douleurs du bas-ventre.
Le lendemain, il avait la voix pleine, compréhensible. Il s'était
endormi après minuit d'un doux sommeil, pouvait avaler avec
facilité des alimens substantiels, et ne se plaignait plus que de
maux de tête et de vertiges. Afin de prévenir toute congestion,
je lui fis prendre tous les quatre jours *arnica* 9, en lui faisant laver journellement la tête d'une goutte *arnica* 1, et de quatre
onces d'eau de pluie. Huit jours après, il était parfaitement guéri,
sans avoir éprouvé aucune rechute.

201ᵉ **OBSERVATION, PAR LE DOCTEUR ATTOMYR** (1).

Une jeune fille de vingt-deux ans avait eu une attaque d'apoplexie.

Raideur et immobilité. Perte absolue de la connaissance. Face

(1) Archives homœop., vol. XI, cah. 2, pag. 112 ; 1832.

enflée, bleuâtre. Violens battemens de cœur, quoique les artères ne battissent presque pas. Respiration râlante.

M. Ringeis essaya d'abord l'acide prussique, les saignées, etc.; mais, ces remèdes allopathiques n'ayant produit aucun effet, il fit prendre à la malade *pulsat*. Elle guérit parfaitement en quelques jours sans autre médicament.

202ᵉ OBSERVATION, PAR M. TIETZE, CHIRURGIEN-ACCOUCHEUR (1).

Frédérique T., de Strohwalde, âgée de dix-huit ans, tisseuse à Ebersbach, brune aux yeux bleus, grêle, se plaignait depuis quelque temps de pesanteur dans les cuisses. Il n'y avait pas longtemps qu'elle était tombée dans une longue faiblesse à la suite d'une peur, et depuis cette époque ses nerfs étaient plus irritables qu'un ou deux ans auparavant. Du reste, elle jouissait d'une bonne santé. Ses règles n'avaient point encore paru.

Le 12 juin 1832, elle était restée jusque assez avant dans la nuit avec quelques unes de ses connaissances, sans avoir pris toutefois autre chose que de la bière. Lorsqu'elle voulut se lever le lendemain après un court sommeil, elle éprouva du malaise, eut des vertiges. Elle s'habilla avec beaucoup de peine et se disposait à sortir de sa chambre à coucher lorsqu'elle perdit connaissance et tomba à terre sans sentiment.

On la reporta dans son lit et l'on me fit appeler aussitôt.

Face rouge, brûlante. Yeux fermés; le globe de l'œil dans une rotation continuelle. Pupilles extrêmement dilatées. Respiration brève, à peine sensible; de temps en temps elle était plusieurs heures sans respirer. Pouls plein, dur, fréquent.

Ni en l'appelant par son nom, ni en lui mettant sous le nez des sels volatils, on ne pouvait en obtenir un signe de vie. Plusieurs doses de *naphthe vitriolique* dans de l'eau, qu'on lui fit avaler lentement, furent tout aussi peu efficaces.

Si on lui chatouillait la plante du pied droit, elle ne donnait

____

(1) Annales homœop., vol. IV, pag. 47; 1833.

non plus aucun signe de vie ; mais si c'était celle du pied gauche, elle retirait aussitôt la jambe.

Depuis que je pratiquais l'homœopathie, c'était le premier cas d'apoplexie où j'eusse été appelé sur-le-champ. Je n'avais jamais été consulté auparavant que long-temps après l'attaque, quelquefois une ou deux semaines et même davantage. Je me vis donc forcé, en partie par mon manque d'expérience, en partie par les instances de ses parens, de lui faire une saignée d'environ 4 à 5 onces, après avoir vainement essayé de les convaincre de l'inutilité de ce moyen ; mais ils me donnèrent à entendre que la première chose à laquelle pensât un médecin, au moins un allopathe, dans une apoplexie, c'était une saignée.

La respiration de la malade devint gémissante ; et elle commença à agiter le bras et la jambe gauches, comme par inquiétude. Une aiguille que je lui enfonçai dans les chairs du bras droit et de la cuisse droite, à en faire jaillir le sang, ne lui causa aucune douleur, tandis qu'elle sentait la moindre piqûre à la jambe et au bras gauches. Le pouls était toujours le même, et du reste il ne s'était point opéré de changement.

Une heure après la saignée je fis prendre à la malade *coccul.* 5/12 dans quelques gouttes d'eau.

Au bout d'une heure, elle commença à se remuer et se mit sur le côté. La respiration était plus paisible, plus vive, plus égale. Quelque temps après, elle ouvrit les yeux, fixa les personnes qui l'entouraient, mais ne put ni parler ni les reconnaître. Mais quatre heures après, elle recouvra l'usage de la parole et témoigna la plus grande surprise sur son état. Le bras droit et la cuisse droite étaient entièrement paralysés, et il lui était absolument impossible de leur imprimer le moindre mouvement. Le soir, c'est-à-dire douze heures environ depuis l'administration du remède, ces parties recouvrèrent un peu de sensibilité. La malade raconta qu'au moment de reprendre connaissance, elle avait senti des frémissemens, des picotemens dans les extrémités paralysées, et avait de nouveau commencé à sentir. Ces frémissemens avaient cessé, et si on lui touchait le bras ou la cuisse, elle s'en apercevait aussitôt. Elle pouvait aussi un peu les remuer.

La nuit du 13 au 14, elle dormit bien, mangea le lendemain son déjeuner avec appétit, et ne se plaignait plus que d'élancemens dans le front. Elle eut une selle. Les mouvemens des extrémités paralysées étaient plus faciles; elle pouvait s'asseoir dans son lit et ne se plaignait plus. Dans l'après-midi, elle mangea des gâteaux épicés, ce qui lui donna une nuit très-agitée, presque sans sommeil.

Le 15, elle pouvait marcher sans peine dans la chambre, cependant on apercevait souvent en elle des contractions convulsives, comme causées par une violente terreur. Elle se sentait d'ailleurs moins forte que la veille. Je lui fis prendre encore *coccul.* 3/12.

Le 16, elle avait dormi toute la nuit sans interruption et se sentait bien, à l'exception d'un peu de faiblesse dans les membres.

Le 17, je la trouvai parée de ses plus beaux habits des dimanches, mais chaudement vêtue cependant, sous le vestibule de la maison, au milieu d'une quantité de ses amies, causant et riant avec elles. De sa maladie, il n'en était plus question.

Le 19, elle était à son métier à tisser. Dès-lors elle n'a pas eu de rechute.

203ᵉ OBSERVATION, PAR LE DOCTEUR GACHASSIN (1).

M. Brun, employé dans l'administration des contributions indirectes, alors en service à Castres, département du Tarn, âgé de trente-huit à quarante ans, d'une taille ordinaire, svelte, teint brun, fortement marqué par la variole, yeux et cheveux noirs, d'un caractère vif et emporté, fut frappé, le 12 juin 1827, vers sept heures du matin, d'une violente attaque d'apoplexie. Une précédente attaque l'avait privé de la faculté d'exprimer les noms propres des personnes, mais non du jugement, puisqu'il remplissait passablement ses fonctions de contrôleur de ville. Un de mes confrères fut d'abord appelé; il chercha vainement, par les ré-

____

(1) Bibliothèque homœop., vol. III, pag. 288; 1834.

vulsifs et les antispasmodiques usités, à combattre cette cruelle maladie. L'état du malade empirant, je fus invité à joindre mes soins à ceux de mon confrère. A mon arrivée, je trouvai le malade couché sur une chaise longue placée au milieu de la chambre ; ses paupières étaient convulsivement ouvertes et agitées, ses yeux tournaient rapidement dans leurs orbites, et la pupille était presque toujours dirigée en haut. Les dents étaient clouées, les lèvres et la figure violettes et fortement gonflées ; la respiration stertoreuse, saccadée, poussait hors de la bouche une salive écumeuse et légèrement sanguinolente. Des mouvemens convulsifs agitaient si violemment tout son corps, que plusieurs personnes avaient la plus grande peine à le retenir sur sa couchette, et que j'éprouvai la plus grande difficulté pour pratiquer au bras une saignée qui venait d'être prescrite. Il avait été impossible jusque-là de lui administrer un lavement. La saignée avait été copieuse ; elle ne produisit d'autre résultat que de diminuer un peu la couleur violette de la face. Tous les autres accidens persistant avec la même intensité, la saignée fut renouvelée une heure après la première, sans en éprouver plus de succès qu'auparavant. Nous nous retirâmes, mon confrère et moi, en nous donnant mutuellement *rendez-vous* auprès du malade trois heures plus tard.

A cette nouvelle visite, l'état du malade n'étant pas amélioré, l'altération de son *facies* étant visiblement plus avancée, et l'ouïe et la vue paraissant éteintes, nous n'hésitâmes pas à prononcer un pronostic absolument sinistre. Ce fut alors qu'en désespoir de cause, je proposai à mon confrère d'essayer d'un remède homœopathique dont l'indication, d'après les principes de la nouvelle doctrine, me paraissait précise, avouant, toutefois, que c'était mon premier essai en ce genre, et que, par cette raison, il m'était impossible de pouvoir en prédire les résultats. Mon confrère, qui entendait prononcer le mot *homœopathique* pour la première fois, me dit de faire tel essai que je jugerais convenable, et se retira.

J'administrai au malade une goutte de teinture de strychnine (*ignatia*) étendue d'une cuillerée d'eau fraîche. Je fus obligé de

séparer les dents du malade à l'aide de la queue d'une four-
chette ; mais la respiration étant toujours ronflante, une grande
partie du liquide fut rejetée. Je réitérai la dose en lui serrant les
narines pour qu'il pût l'avaler en entier. Je restai auprès du malade, afin d'observer les effets de cet essai tout nouveau pour moi.

Cinq minutes environ après l'administration du médicament,
les convulsions augmentèrent au point que les efforts des personnes qui retenaient le malade sur sa couchette, furent impuissans pour empêcher la partie inférieure du corps de tomber sur le
plancher. Ces convulsions se prolongèrent encore quelques minutes. Quelques instans après, nous remarquâmes moins d'agitation chez le malade, les convulsions diminuèrent d'abord à la
face, puis aux bras et aux extrémités inférieures, et enfin cessèrent bientôt entièrement. Un grand abattement succéda à l'extrême
agitation qui avait eu lieu, et à peine une demi-heure s'était-elle
écoulée depuis la prise du médicament, que le malade regarda
autour de lui, cherchant à reconnaître ceux qui l'entouraient. Sa
femme se désolait dans une chambre voisine. Avertie du mieux
qui s'annonçait chez le malade, elle s'approcha de lui, il la reconnut et lui sourit. Tout continua de mieux en mieux : les convulsions ne reparurent plus, la respiration et les mouvemens des
membres reprirent graduellement leur état normal. Il était sept
heures du soir, et, après avoir recommandé la prudence au malade
et aux assistans, je me retirai.

A dix heures, je revis le malade, dont l'état continuait à être
satisfaisant, quoiqu'il souffrît beaucoup de la tête et qu'il fût très-
affaissé. Le lendemain, le mal de tête persistant, j'administrai une
fraction de goutte de teinture de *bellad.* dans l'eau fraîche, et pas
plus tard que le surlendemain, le malade, malgré mes instances
pour qu'il se reposât quelques jours, se rendit chez son directeur
pour reprendre son service.

204ᵉ OBSERVATION, PAR LE DOCTEUR GACHASSIN (1).

M. P., avocat de notre ville, âgé d'environ quarante ans, d'une constitution athlétique, fort sanguin, plétorique, ayant le cou très-court, et se livrant souvent aux excès de la table, etc., avait déjà eu une attaque d'apoplexie qui avait laissé ses facultés intellectuelles fort affaiblies. En juillet 1832, je fus appelé pour lui donner mes soins. Il venait d'être frappé d'une nouvelle attaque d'apoplexie, à table, pendant qu'il dînait. A mon arrivée auprès de lui, je le trouvai dans une cour intérieure, à l'air, assis sur un fauteuil et tout baigné d'eau froide qu'on lui avait jetéesur la tête et sur le corps.

Ici, point de convulsions, nul mouvement du corps ni des membres; la tête penchée sur la poitrine, les yeux fermés, les lèvres violettes et gonflées, de même que la figure; la respiration était laborieuse; de l'écume sortait de sa bouche; il y avait, en un mot, prostration générale.

J'administrai au malade deux ou trois gouttes d'éther sulfurique étendues dans une cuillerée d'eau fraîche, et lui fis, en outre, flairer la substance. Aussitôt je fis frotter son corps et remplacer le linge mouillé par du linge sec. A peine s'était-il écoulé quelques minutes que le malade poussa un gémissement très-fort, reprit sa connaissance, me parla et put marcher, soutenu par deux personnes, pour se rendre dans sa chambre. Cette petite dose d'éther sulfurique suffit sans autres remèdes que quelques lavemens d'eau tiède et un régime convenable pour réintégrer le malade, avec une étonnante promptitude, dans l'état où il était avant cette dernière attaque.

Deux nouveaux écarts de régime ayant ramené plusieurs nouvelles crises, moins fortes, il est vrai, que les deux premières, je les ai dissipées chaque fois à l'aide de l'*aconit*, de l'*éther sulfurique* ou de la *jusquiame*, selon l'indication homœopathique, et toujours par des doses infinitésimales. Je ne doute pas que l'état de

(1) Bibliothèque homœop., vol. III, pag. 294; 1834.

l'intelligence et celui des facultés motrices ne se fussent notable-
ment améliorés chez ce malade, sans l'intempérance habituelle
dont il ne sait pas se corriger.

205ᵉ OBSERVATION, PAR LE DOCTEUR ARNOLD (1).

Un homme de quarante ans, phlegmatique au suprême degré,
avait, quoiqu'il travaillât peu, un excellent appétit, buvait volontiers de la bière, et aimait à dormir long-temps. Il avait souffert autrefois des hémorrhagies ; mais, depuis plusieurs années,
elles avaient cessé de le tourmenter sans cause connue, et, depuis
cette époque aussi, il avait beaucoup grossi.

Il y avait six mois qu'il avait eu une légère attaque d'apoplexie, dont plusieurs saignées et quelques remèdes, je ne sais
lesquels, prévinrent les suites funestes et le guérirent en quelques semaines. Mais il y a un mois qu'il en eut une nouvelle. Le
malade, homme grand, fort, épais, offrait l'image véritable
d'un apoplectique : son visage était bleuâtre, enflé ; ses yeux
pleins, un peu saillans et nageant dans les larmes ; son parler lent,
peu distinct ; son pouls un peu comprimé. Depuis plusieurs jours
déjà il sentait des douleurs dans le bras et la jambe du côté
gauche ; mais, depuis quelques jours, il avait tout le côté gauche
paralysé, en sorte qu'il ne pouvait remuer qu'avec peine les extrémités de ce côté-là ; encore ses mouvemens étaient-ils peu
sûrs, en partie involontaires. A des intervalles de six à dix minutes, sa main, et même son bras et sa jambe gauches, s'étendaient et se retiraient convulsivement. Tout le côté gauche, la
moitié du visage jusqu'au nez, la moitié de la langue, etc., étaient
insensibles, ou plutôt étaient moins sensibles à la douleur que le
côté droit, et étaient engourdis. La couleur du corps était à l'état
normal, à peu de chose près. Soif ardente, urine foncée, selles
très-rares ; cependant il en avait eu une peu copieuse le matin
même de l'attaque.

Je lui fis aussitôt une saignée au bras gauche, et laissai couler

____

(1) Hygea, vol. I, pag. 413 ; 1834.

quarante-huit onces de sang. Ce sang, placé dans un verre assez grand et évasé, n'avait formé, trente-six heures après, qu'un dépôt extrêmement léger. La saignée ne produisit pas l'effet que j'en attendais ; car huit heures après, le malade ne se sentait pas soulagé le moins du monde : son état était toujours le même. Je lui fis donc prendre *nux vom.* 18. Le lendemain, les contractions et les mouvemens convulsifs et douloureux avaient disparu ; mais le côté gauche était toujours paralysé et aussi peu sensible. Dix-huit heures après qu'il eut pris ce premier remède, je lui donnai *coccul.* 9 en six globules. Le lendemain, la sensibilité et le mouvement étaient revenus en grande partie, et une seconde dose du même médicament suffit pour faire cesser en peu de temps toutes les douleurs, en sorte que le malade put entreprendre un voyage de plusieurs semaines.

Tout allopathe regarderait comme la plus grande faute de n'avoir pas pratiqué de saignée dans ce cas. Elle n'eût pas eu de suite funeste sur un sujet aussi vigoureux ; mais, d'un autre côté, elle n'aurait pas servi à grand'chose sans les remèdes homœopathiques.

206ᵉ OBSERVATION, PAR LE DOCTEUR KNORRE (1).

Un homme d'une cinquantaine d'années, adonné aux liqueurs fortes, dév oé desoucis et de chagrins, avait depuis long-temps un sommeil agité et pénible ; il ne dormait même presque plus depuis huit jours, ou, s'il s'endormait un instant, son sommeil était accompagné de rêves effrayans, d'une agitation violente du sang, et d'une chaleur générale. Le matin, il se sentait abattu et fatigué ; sa tête était embarrassée, lourde ; son esprit troublé. Engourdissement et insensibilité de l'orteil gauche. Avant l'attaque : vertige, embarras et pesanteur dans la tête ; engourdissement des sens, surdité, bruissement dans les oreilles, voix peu distincte, marche chancelante, regard fixe, somnolence. Pendant l'attaque : corps allongé, raide ; face pourpre, brûlante, en-

(1) Gazette homœop., vol. V, pag. 305 ; 1834.

flée ; tête également brûlante et couverte de sueur ; yeux rouges, brillans , recouverts à demi par les paupières supérieures rouges et enflées ; pupilles dilatées , sensibles à la lumière ; respiration lente , pénible , râlante ; bouche couverte d'écume ; mains et pieds froids ; pouls accéléré , plein ; mouvemens convulsifs et tremblemens des bras et des jambes ; doigts serrés convulsive‑ ment ; pas de connaissance : seulement , quand on lui parlait à très‑haute voix , ou qu'on lui secouait la tête , il ouvrait les paupières et tournait un instant la tête vers celui qui l'interpel‑ lait.

Cette attaque durait depuis plusieurs heures ; on lui avait déjà fait une saignée , et on lui avait mis de la glace sur la tête , parce qu'il ne pouvait avaler, lorsque la connaissance et la voix lui revinrent peu à peu ; mais il tomba bientôt dans l'extrême op‑ posé. La face et les yeux rouges , les pupilles dilatées ; en proie à une agitation extrême ; il riait aux éclats, parlait à tort et à tra‑ vers, ne reconnaissait personne, portait sans cesse les mains à sa tête. Quelques doses *opium* , gutt. 1, répétées à des intervalles convenables , non seulement firent cesser la crise , mais en empê‑ chèrent même le retour. Le malade mourut quelques mois après , d'une apoplexie pulmonaire.

207ᵉ OBSERVATION , PAR LE DOCTEUR BETHMANN (1).

Un homme de quarante‑deux ans, d'un tempérament sanguino‑ colérique, avait depuis long‑temps des maux de tête , une consti‑ pation, et des espèces de douleurs rhumatismales dans les membres, lorsqu'un jour , dans l'après‑midi , il eut, au milieu des plus violens maux de tête , une attaque d'apoplexie , qui lui paralysa tout le côté droit. Tous les organes de la voix très‑affaiblis ; im‑ possibilité de parler ; bouche tordue. Parfois le côté sain agité de mouvemens convulsifs des muscles ; salive lui sortant constam‑ ment de la bouche ; hoquet, mais à un faible degré ; pouls plein et dur ; yeux rouges et saillans ; toute la face enflée ; soif ardente.

(1) Archives homœp., vol, XIV , cah, 1 , pag, 133 ; 1834.

Pas de selle depuis quatre jours. Son esprit n'était point affaibli ; il sentait son état, et savait que cette cruelle maladie réduirait sa famille, qu'il chérissait, à la plus fâcheuse position.

Je lui fis prendre *bellad.* 2/30, qui me parut le remède le plus convenable.

Un quart d'heure ne s'était pas écoulé, qu'un changement se fit déjà remarquer dans son état. Ses maux de tête devinrent plus violens, la rougeur de sa face plus foncée, les mouvemens convulsifs des muscles de son visage plus forts ; et, environ une demi-heure après, il tomba dans un doux sommeil.

Ce sommeil dura deux heures ; il se réveilla avec une transpiration modérée. Il pouvait d'ailleurs parler de nouveau d'une manière assez compréhensible, et était aussi étonné que réjoui de cet heureux changement.

Déjà le sentiment et le mouvement étaient revenus en partie à la région paralysée ; au bout de vingt-quatre heures, la paralysie avait disparu entièrement. Une légère douleur et un sentiment de pesanteur dans la tête se perdirent en quelques jours, et avec eux toute trace de maladie. Le troisième jour, le malade était en état d'aller annoncer, en personne, sa prompte guérison à un de ses amis, qui habitait dans le voisinage.

208e OBSERVATION, PAR LE DOCTEUR SCHULER (1).

C., âgé de soixante-douze ans, d'une constitution robuste, d'un extérieur plein de force et de santé, se plaignit, après une nuit paisible, le matin du 29 mars 1834, de vertiges et de maux de tête. En montant les escaliers, il fit un faux pas et tomba dans le vestibule, où on le trouva frappé d'apoplexie. Sa fille et son gendre se hâtèrent d'accourir, et l'aperçurent étendu à terre sans connaissance, et la mâchoire pendante. On le porta dans sa chambre, et on me fit appeler aussitôt.

Les extrémités du côté gauche pendaient sans sentiment et entièrement paralysées. Il bégayait des mots inarticulés, incom-

(1) Archives homœop., vol. XIV, cah. 3, pag. 127 ; 1834.

préhensibles , et indiquait de la main droite sa tête, où l'on n'apercevait rien d'anormal extérieurement. Les artères battaient violemment, mais elles cessaient de battre au septième coup. Je lui fis prendre à l'instant une goutte d'*arnica*, en lui en laissant une seconde dose pareille pour le soir.

Ce remède agit puissamment sur ce buveur exercé, dont la face rouge indiquait les penchans; la rougeur disparut, et le lendemain matin déjà il pouvait parler d'une manière plus intelligible; sa mâchoire n'était plus aussi pendante; la connaissance lui revenait, il pouvait boire sans trop de difficulté, et il éprouvait des picotemens dans les parties paralysées. Il se plaignait alors principalement de plénitude dans le bas-ventre et de son inactivité, ainsi que de maux de tête. *Nux*, administrée le soir, fit cesser ces douleurs. Il eut le lendemain une selle, et rendit beaucoup de vents. Du reste, sa tête était libre, sa voix sonore, et il commençait à pouvoir remuer les extrémités paralysées. Comme, dans ses jours de santé, le malade s'était plaint de constipation chronique et de nœuds hémorrhoïdaux, je lui donnai encore deux doses *bryon.*, qui le guérirent entièrement.

209ᵉ OBSERVATION, PAR LE DOCTEUR SCHULER (1).

M. Kegel, maire de Schwenda, âgé de soixante ans, affecté d'un asthme, d'un extérieur apoplectique, fut appelé, le 24 mai 1834, vers minuit, dans une forêt voisine, pour s'interposer dans une violente dispute entre des maraudeurs et des gardes forestiers. A son retour, il fut pris d'un violent vertige, et avant qu'il eût atteint sa demeure, il tomba à terre frappé d'apoplexie. Je le trouvai plongé dans un état soporeux, sans connaissance, sans voix, râlant. On lui avait déjà fait une saignée avant que j'arrivasse. Je lui donnai *bellad.* dans une cuillerée d'eau, en lui en laissant une seconde dose pour le soir.

Le lendemain matin, l'assoupissement avait beaucoup diminué; il transpirait, le râle avait cessé; seulement les extrémités

(1) Archives homœop., vol. XIV, cah. 3, pag. 129; 1834.

paralysées étaient toujours insensibles. Deux doses *rhus*, à douze heures d'intervalle, agirent efficacement contre la paralysie; *coccul.* la fit cesser tout-à-fait; mais la sensibilité ne revint qu'au bout de quinze jours.

210ᵉ OBSERVATION, PAR LE DOCTEUR GROSS (1).

Un vieil employé des postes, habitué à boire un verre de trop, éprouva une attaque d'apoplexie à la suite d'un fort refroidissement. Appelé auprès de lui, je le trouvai la bouche toute tordue, la langue paralysée, et dans l'impossibilité de parler. Il ne pouvait non plus ramener à son gré le bras droit; cependant il conservait la connaissance, ainsi que l'indiquaient les signes par lesquels il essayait d'expliquer ses souffrances. Une dose *baryt. carb.* 2/30 lui rendit la santé en moins de quarante-huit heures.

211ᵉ OBSERVATION, PAR LE DOCTEUR HEICHELHEIM (2).

Un homme de soixante-deux ans, enclin à la mélancolie et d'un genre de vie sobre, avait souvent été tourmenté par de violens maux de tête à la région frontale. Son corps n'avait point non plus été exempt d'accidens arthritiques (enflure du genou). Une éruption psorique qui, dans sa jeunesse, fut rapidement guérie par des frictions, paraissait n'avoir aucune liaison ni avec ses souffrances passées ni avec les maux qu'il éprouvait actuellement.

Durant les derniers huit jours, les parens de cet hommes dirent avoir plusieurs fois remarqué, la nuit, pendant qu'il dormait, des convulsions légères dans ses bras et ses jambes. Cependant la santé générale n'était pas altérée. Le 22 mai, à sept heures du soir, l'homme se trouvait, comme il lui arrivait souvent, devant la porte de sa maison. Tout à coup il éprouva des vertiges, tels qu'il fut obligé de se faire reconduire dans sa chambre. Alors se manifestèrent des convulsions violentes dans la moitié gauche du corps,

(1) Archives homœop., vol. XV, cah. 1, pag. 103; 1835.
(2) Hygea, vol. II, pag. 127; 1835.

le bras, la jambe, et surtout la paupière. Ces parties étaient en
outre complétement paralysées, et très-faibles ; cependant elles
obéissaient encore jusqu'à un certain point à la volonté. Le sentiment et la chaleur cutanée se trouvaient dans l'état normal ; conscience entière ; point de mal de tête ; le vertige même avait disparu ; pouls normal ; forte sueur.

Je fus appelé sur-le-champ, et je trouvai les choses dans l'état
que je viens de décrire. Le diagnostic ne présentait aucune incertitude ; il s'agissait d'une attaque d'apoplexie incomplète. L'avis
d'un confrère appelé en même temps que moi et le désir des parens me firent mettre en usage, malgré ma conviction, les moyens
recommandés par l'ancienne école.

Sinapismes aux mollets, sangsues au front, potion analeptique
à l'intérieur. Au bout de quelques heures, éclatèrent inopinément des convulsions générales, avec perte de connaissance. L'accès offrait tous les caractères d'un paroxysme épileptique ; con-
torsions terribles des membres et des yeux, distorsion des coins
de la bouche, écume à la bouche, etc. ; en même temps, teinte
pourpre de la face, battemens des carotides, et plénitude du
pouls. L'accès dura un grand quart d'heure, et, au milieu d'une
sueur visqueuse, dégénéra en état soporeux. Vers onze heures, la
connaissance revint peu à peu. Le malade se plaint alors d'une
forte céphalalgie frontale, et d'avoir la tête embarrassée. Il s'éta-
blit encore quelquefois des convulsions dans le bras et la jambe
gauches. Le pouls, plein pendant l'accès, est maintenant très-
petit et facile à déprimer, le teint plus pâle, la peau couverte
d'une sueur visqueuse. Ces phénomènes, joints à la constitution
du malade, chez lequel n'avait jamais prédominé un système irritable, parurent contr'indiquer la saignée pour le moment. Cependant, eu égard à la congestion du cerveau, on prescrivit encore huit sangsues à la tête, et des fomentations froides sur le
front ; puis un vésicatoire à la nuque, un lavement de vinaigre
tiède, et une potion de Rivière à l'intérieur.

Ces moyens ne répondirent nullement à ce qu'on attendait
d'eux ; les accès épileptiques se renouvelèrent trois fois pendant

la nuit, et chaque fois furent de plus en plus forts : la tête était plus entreprise aussi dans les intervalles. L'état du malade s'aggravait visiblement, et le pronostic devenait très-sinistre.

Ne comptant plus désormais sur aucun bon effet de la part des remèdes généraux, je proposai d'essayer les spécifiques, promettant d'en revenir à l'ancienne méthode si la nouvelle n'avait pas procuré d'amélioration avant midi. Ma proposition fut cette fois acceptée. Le 23 mai, à six heures du matin, je traçai le tableau suivant de la maladie : Le malade est constamment plongé dans un sommeil d'engourdissement ; lorsqu'on le réveille, il a sa pleine connaissance ; il se plaint alors de céphalalgie frontale ; continuellement il a des mouvemens convulsifs dans le bras et la jambe gauches, sans nul sentiment; mouvemens convulsifs de plusieurs muscles de la face et des sourcils; le visage est plus rouge, la peau sèche et chaude, le pouls plein, mou, inégal; point de selles depuis la veille ; beaucoup de soif.

En comparant ces symptômes avec ceux des médicamens essayés sur l'homme bien portant, je trouvai qu'ils semblaient s'accorder surtout avec les effets de l'*opium*. J'en donnai cinq globules, dissous dans une cuillerée d'eau.

A onze heures du matin, il n'a pas reparu d'accès d'épilepsie, quoique le malade ait souvent appelé son fils, en lui disant qu'il sentait les avant-coureurs d'un accès. En général, l'état est sensiblement amélioré : le malade est plus dispos ; pouls moins plein, uniforme dans son rhythme ; température de la peau normale. Cependant continuation des mouvemens convulsifs dans le côté gauche, et de la céphalalgie frontale, la connaissance étant entière ; point de selles.

Ayant surtout égard aux mouvemens convulsifs d'un seul côté du corps, je donnai quatre globules de la neuvième dilution de *stramonium*.

Le 24 mai. Pendant le reste de la journée précédente et la nuit, l'amélioration a fait des progrès, et le malade a souvent dormi d'un sommeil tranquille. Plus d'accès d'épilepsie ; les contractions du côté gauche ont cessé aussi tout-à-fait depuis la veille au soir ;

mais, à leur place, s'est établie une faiblesse paralytique du bras et de la jambe gauches, de sorte que la main gauche ne peut exercer aucune pression. La céphalalgie frontale continue toujours à se faire sentir ; mais elle n'est pas aussi forte que la veille. La connaissance est entière ; cependant le malade se sent la tête comme abasourdie. Beaucoup de soif, langue sèche, point de selles. On donne un lavement d'eau tiède, avec une cuillerée d'huile de lin.

Le 25 mai. Le clystère a produit une forte selle. L'état du malade continue à être satisfaisant. Pendant la nuit dernière, le sommeil a été tranquille, sans accès ni convulsions dans les membres ; le mal de tête a aussi cessé. Le matin, les assistans remarquent encore, à plusieurs reprises, des contractions convulsives de la main et du pied gauches. La faiblesse paralytique continue dans les parties qu'elle a envahies. L'homme a encore un peu de stupeur ; mais, lorsqu'on le ranime en lui parlant, il jouit de toute la plénitude de sa connaissance. Pouls normal, un peu d'appétit. Je fis prendre une seconde dose de *stramonium*.

Le 26 mai. L'amélioration continue toujours à faire des progrès. Dans la nuit, il y a eu deux fortes selles spontanées. Le mal de tête et l'abasourdissement ont tout-à-fait cessé. Le malade est dispos et communicatif : de loin en loin seulement, et pour peu d'instans, il a de légers mouvemens spasmodiques dans la main et le pied gauches, qui s'opèrent sans qu'il les sente. La faiblesse paralytique n'a subi aucun changement. Beaucoup de soif, langue nette et humide, pouls régulier. L'appétit augmente.

L'analogie des symptômes (convulsions et paralysie) me déterminent à donner *oleander* 4, gl. ij.

Le 28 mai, je répétai cette dose d'oléander, et le 3 juin, le malade était complétement débarrassé de tous accidens, tant convulsions que paralysie. Je pus donc cesser de le voir. Depuis six mois il jouit d'une santé parfaite, sans nulle trace de paralysie.

212ᵉ **OBSERVATION , PAR LE DOCTEUR HEICHELHEIM** (1).

Un homme de soixante ans , que ses occupations mettent dans la nécessité d'être toujours dehors , a contracté , dans ce genre de vie , une forte habitude de boire de l'eau-de-vie. Il s'est fréquemment aussi trouvé exposé à des refroidissemens. Il n'a pas beaucoup de corpulence , et son teint est blême. Jadis il a toujours joui d'une bonne santé : il assure n'avoir jamais eu la gale ni aucun exanthème.

Le 26 octobre , au matin , cet homme était sur le point de se mettre en campagne pour des affaires de sa compétence , lorsqu'à peu de distance de sa demeure , il fut tout à coup pris de vertiges et tomba par terre. Les passans le portèrent dans une maison voisine , où le mal de tête l'obligea de s'appuyer la tête sur une table, après avoir mis sa main dessous. Lorsqu'il voulut se lever, il s'aperçut, quoiqu'en pleine connaissance, que tout le côté droit du corps était paralysé ; de sorte qu'avec l'appui de deux hommes, il eut beaucoup de peine à se traîner jusque chez lui. Il assure avoir éprouvé , au moment de la paralysie , un coup rapide comme la foudre à travers l'épine du dos.

Je le trouvai en pleine connaissance et sans mal de tête ; teint blême ; paralysie complète de tout le côté droit ; ni le bras ni la jambe n'obéissent à sa volonté. Le sens du toucher est aboli à tel point dans les parties paralysées , que des piqûres , même d'épingles , ne se font point sentir. Dans toute une moitié du visage, du nez, de la langue , etc., ce sens était réduit presque à rien : il semblait que ces parties fussent recouvertes d'une fourrure. L'un des coins de la bouche était tiré vers le côté gauche. Parole indistincte , lente ; température de la peau normale ; pouls entre soixante et soixante-dix pulsations, un peu dur, mais petit. Le malade a beaucoup de soif ; il est constipé depuis deux jours.

Le premier jour je prescrivis, avec un régime homœopathique sévère, trois globules de *coccul.* 18. Le lendemain , un peu de

(1) Hygea , vol. II, pag. 135 ; 1835.

sensibilité reparut dans les parties paralysées. La dose de *cocculus* fut répétée.

Le 29 octobre, l'amélioration était plus prononcée encore ; l'homme pouvait remuer lentement la jambe paralysée, et même serrer la main qu'on lui présentait ; la parole était aussi plusclaire et plus facile. Point de selles. On donna un lavement d'eau tiède, avec un peu d'huile de lin, et à l'intérieur quatre globules de *noix vomique* 18.

L'état restant le même, j'administrai encore une dose de *phosphore* et deux de *rhus*. Aucun changement ne survint.

Le 23 novembre, je fis prendre une goutte de la première dilution de *cocculus*. Dès le lendemain, amélioration notable. L'homme peut se promener dans sa chambre avec le secours d'une canne : il remue plus aisément le bras paralysé. L'amélioration fit des progrès rapides ; et au bout d'un petit nombre de jours, sans qu'il eût été nécessaire de prescrire une seconde dose, tous les symptômes de paralysie étaient effacés, et le mouvement était redevenu libre, au point que, le 30 novembre, le malade marchait sans canne.

Depuis un an, cet homme jouit d'une santé parfaite, livré au même genre de vie que par le passé.

213ᵉ OBSERVATION, PAR LE DOCTEUR ELWERT (1).

Le vieux colonel S., âgé de soixante-douze ans, trapu, gros et gras, d'une humeur un peu chagrine à cause de sa santé, mais assez gai à tout prendre, se sentit, le 2 avril, la langue lourde et les mains raides, en sorte qu'il lui était difficile de se faire comprendre, et qu'il laissait à chaque instant échapper sa canne. Pressentant quelque chose de fâcheux, il se hâta de se faire reconduire à sa maison de campagne. A peine arrivé, il se trouva plus mal : impossible à lui de se tenir debout et de parler d'une manière intelligible. Sa bouche était tirée du côté droit, et bientôt il perdit entièrement connaissance. A peine pou-

(1) Gazette homœop., vol. VIII, pag. 68 ; 1836.

vait-il encore bégayer quelques mots : il paraissait avoir le côté droit entièrement paralysé.

On m'envoya chercher à huit heures du soir; mais je ne pus me rendre auprès de lui que le lendemain, à trois heures du matin, parce que j'étais absent au moment où l'on vint chez moi. Je trouvai les symptômes suivans, outre ceux dont j'ai déjà parlé : Face rouge, enflée ; yeux un peu rouges, pleins de larmes, n'étant pas entièrement recouverts par la paupière supérieure, qui elle-même ne paraissait pas pouvoir se relever comme il fallait ; pupilles dilatées ; les muscles du côté droit du visage l'emportent sur ceux du côté gauche ; lorsqu'on secouait fortement le malade, il faisait entendre quelques sons inarticulés ; de sa bouche tordue, et principalement de sa lèvre inférieure pendante, coulait sans cesse une salive claire ; sa langue était épaisse et s'avançait jusque sur la lèvre inférieure. Aspiration ronflante, expiration sonore : le malade sommeillait toujours. Les artères du cou et des tempes donnaient de fortes pulsations ; le pouls était plein et très-lent ; la main gauche paraissait paralysée : du reste, les extrémités étaient chaudes. Il lâchait involontairement son urine, et ne pouvait s'aider en rien.

J'avais sur moi au moins cinquante globules *bellad.* 15 ; je les lui fis tous prendre à la fois, et je lui envoyai même encore une goutte *bellad.* 15. J'allai le revoir dans l'après-midi, et le trouvai déjà un peu mieux. Il commençait en effet à pouvoir se servir un peu de sa langue, et à ouvrir davantage les yeux lorsqu'on lui parlait tout haut. Rougeur de la face moindre, pouls moins épais et moins gêné ; il pouvait remuer les extrémités du côté droit, et se servir de nouveau de la main gauche.

Le 4, il sommeillait encore beaucoup, mais il pouvait parler : il est vrai qu'il divaguait. Je lui fis prendre, toutes les trois heures, *opium* 10, gutt. 3. Le soir même, il parlait d'une manière intelligible, mais il ne pouvait pas encore trouver le mot propre. Je lui fis comprendre qu'il ferait bien de se lever et de se promener un peu dans la chambre. Il le fit. La nuit il dormit parfaitement, et le 5, il se réveilla assez bien de corps et d'esprit pour pouvoir

raconter comment sa maladie lui était venue. Dans l'apres-midi,
il alla se promener dans son jardin, attenant à sa maison, soutenu,
il est vrai, par un bras officieux. Après lui avoir fait prendre, le
lendemain matin, une nouvelle dose d'opium, je lui administrai
l'après-midi *bellad.* 15, gutt. 1, et le lendemain encore gutt. 1,
afin de combattre les symptômes qui n'avaient point encore disparu, ou qui venaient seulement de se mauifester. Ces symptômes
étaient les suivans :

Inquiétude, doute sur sa guérison ; grande faiblesse de mémoire ; la tête vide, embarrassée, surtout lorsqu'il voulait s'obs-
tiner à écrire ; faiblesse de la vue, difficulté à parler, écoulement
d'eau par la bouche ; fréquens besoins d'uriner la nuit ; toux le
saisissant après qu'il avait mangé ; faiblesse et tremblement des
extrémités.

Je lui donnai, tous les trois jours, *anacard.* 15. Il en prit trois
doses.

Le 20, diarrhée semblable à une dysenterie pendant la nuit.
Une dose de *rhus* la fit disparaître.

Après l'*anacard.*, je lui donnai deux doses *baryt.* Tous les
symptômes de la maladie disparurent, et il fut guéri.

ARTHRITE AIGUE.

214ᵉ OBSERVATION , PAR LE DOCTEUR HARTMANN (1).

Christiane Findeissen, paysanne de vingt ans, d'une constitution robuste, d'un extérieur plein de santé, d'un tempérament vif, ardent, avait toujours été bien portante, lorsqu'elle fut prise subitement de douleurs déchirantes dans les membres, qu'elle crut devoir laisser à la nature le soin de guérir, après avoir pris un remède pour exciter la transpiration. Néanmoins sa maladie augmenta tellement pendant huit jours qu'elle s'adressa à moi.

Elle se plaignait de tensions, d'élancemens, de douleurs déchirantes dans les mollets jusqu'à la cheville, dans les *articulations* des épaules jusqu'au coude et à la nuque.

Ces parties étaient *enflées* et d'un rouge brillant. Impossibilité de remuer les parties malades.

La nuit ses douleurs augmentaient beaucoup, et elle n'osait faire le moindre mouvement, si elle ne voulait pas éprouver des souffrances horribles.

Insomnie; angoisse et agitation continuelles.

Constipation depuis deux jours.

Tout le corps constamment sec, brûlant; la langue sèche, chargée, blanche; soif ardente; pouls fréquent, plein; urine brûlante, rouge, peu copieuse.

Impatience, mauvaise humeur, tristesse.

Le meilleur remède contre cette maladie me parut être *bryon.*, dont je lui fis prendre le matin même une goutte.15. Pour boisson, je lui prescrivis de l'eau panée, du lait et du lait de beurre dont les habitans de cette contrée ne se passent pas volontiers.

(1) Archives homœop., vol. V, cah. 2; pag. 73; 1826.

J'allai la voir deux jours après. Elle n'éprouvait plus de douleurs, n'avait ni fièvre ni soif, dormait bien et avait des selles régulières. Seulement elle ne pouvait encore bien remuer les membres, parce qu'il y avait encore un peu d'enflure ; mais cette enflure disparut au bout de trois jours, et elle fut parfaitement guérie.

215ᵉ OBSERVATION, PAR LE DOCTEUR HARTMANN (1).

Un tisserand, de complexion faible, étant tombé malade, je fus appelé près de lui ; il était dans l'état qui suit :

Tiraillemens tractifs tantôt dans un genou, tantôt dans l'autre ; tantôt aussi dans les avant-bras et les mains, les épaules, la nuque ou les pieds. — La violence des douleurs empêche de remuer les parties affectées.—Quand ces douleurs ont duré quelques heures, la partie *enfle* avec rémission des douleurs, qui se portent ailleurs. — Frissonnemens continuels par tout le corps, à l'exception de la partie affectée qui est toujours chaude. — Selles et urine normales. — Point de soif. — Pouls dur, petit*, serré. —Langue chargée, blanche.—L'appétit n'est pas tout-à-fait supprimé, mais il n'y a point désir des alimens ordinaires. — Nul sommeil avant minuit, à cause d'une exacerbation qui survient le soir ; le matin un peu de sommeil.—Pâleur de la face.—Esprit tranquille.

Cet état de choses indiquait *pulsatilla* 12 qui fut donnée le matin ; le lendemain, le malade dit qu'il avait éprouvé vers le soir un accroissement de douleurs, mais moindre que la veille, et moins prolongé ; qu'il s'était endormi à onze heures, et qu'il avait dormi jusqu'à six heures. Les douleurs n'avaient point encore disparu, mais elles étaient très-diminuées, et elles permirent de quitter le lit. Le malade put reprendre ses travaux au bout de trois jours.

(1) Archives homœop., vol. V, cah. 2, pag. 74 ; 1826.

216ᵉ OBSERVATION, PAR LE DOCTEUR GROSS (1).

L'hiver dernier, j'ai eu à traiter plusieurs arthrites dont tous les caractères, dans la plupart des cas, étaient ceux d'une arthrite vague. Souvent une articulation était attaquée après l'autre, souvent les articulations d'un seul côté à la fois ; plus souvent encore la maladie s'établissait, par exemple dans le pied gauche et le bras droit, et passait ensuite dans le pied droit et le bras gauche, ou réciproquement. Très-souvent les articulations étaient *enflées et d'un rouge brillant*, et ne permettaient pas le moindre mouvement ni le moindre attouchement. Les douleurs qu'on éprouvait étaient violentes, et jointes à des élancemens, des tressaillemens, des démangeaisons. Elles étaient surtout insupportables la nuit, et ne laissaient ni trève ni repos. Les malades poussaient continuellement des gémissemens sourds. Dans ce cas, *Mangan. carb.* 2/30 rendait les plus grands services.

D'autres souffraient aussi la nuit, principalement dans une jambe, depuis la hanche jusqu'à la cheville, se plaignaient de déchiremens affreux et ne pouvaient rester couchés tranquilles ; mais devaient remuer constamment le membre souffrant. Ceux-ci guérissaient promptement au moyen de *arsenic. alb.* 1/30. Quand la douleur attaquait tantôt une articulation, tantôt une autre, c'était, selon les circonstances, la *pulsat.* ou *arnic.* qu'il fallait administrer. Dans beaucoup de cas, *spirit. vini sulphur.* 1/30 eut aussi du succès.

____

(1) Archives homœop., vol. IX, cah. 2, pag. 143; 1830.

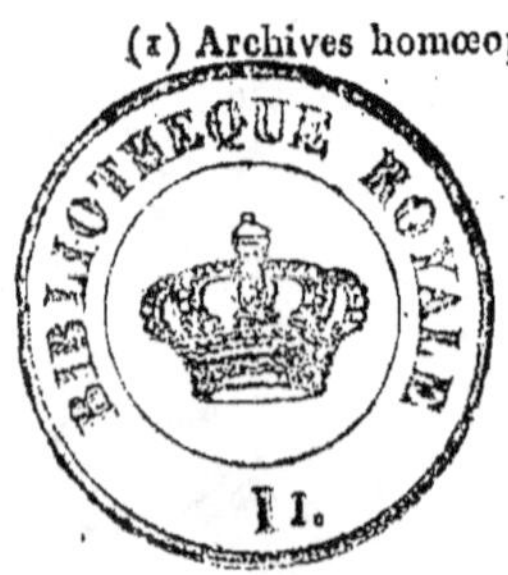

217ᵉ **OBSERVATION , PAR LE DOCTEUR GROSS** (1).

Madame L., de trente et quelques années, d'une constitution robuste, grosse et grasse, fit l'automne passé un voyage en voiture découverte, pendant lequel elle fut exposée à une violente pluie d'orage qui la perça jusqu'aux os. Dans cet état, il lui fallut faire encore plusieurs lieues avant que d'atteindre son logis. Cette pluie, jointe à un air vif et froid, produisirent sur sa santé les plus funestes effets. Elle se sentit bientôt des tiraillemens douloureux dans les membres, qui n'avaient pas cessé le lendemain, quoiqu'elle eût changé de linge aussitôt son retour, qu'elle eût bu quelques tasses de café et qu'elle se fût mise au lit. Cependant il aurait été très-facile de la guérir, si elle n'avait pas tardé à faire appeler un médecin ; mais elle n'en fit rien, convaincue qu'elle était que sa bonne constitution surmonterait bientôt cette indisposition. Mais il se déclara bientôt une *enflure inflammatoire* au genou droit qui lui rendit inutile sa jambe, et qui la força à garder le lit.

On se vit donc forcé de mander un médecin, et l'on s'adressa à moi. Je trouvai la malade dans l'état suivant :

Elle ne pouvait remuer le pied droit, qui était comme mort. Voulait-elle essayer de le changer de place, elle éprouvait les plus cruelles douleurs au genou, qu'elle ne pouvait non plus plier. Il lui était impossible de remuer le genou, qui était *enflé*, enflammé, rouge. Elle ne pouvait non plus laisser sa jambe malade long-temps à la même place, à cause des douleurs qui augmentaient progressivement, et qui devenaient enfin insupportables ; mais il fallait, quelque souffrance que cela lui causât, qu'elle la mît de temps en temps dans une autre position.

Pas d'appétit, par contre soif ardente ; peau brûlante, sèche. — Quand elle se portait bien, elle ne transpirait presque jamais, même après avoir pris des sudorifiques. — Pouls assez plein, accéléré ; urine brûlante, rouge.

(1) Archives homœop., vol. XI, cah. 3, pag. 128 ; 1832.

Elle avait reçu de la nature un caractère assez violent; aussi sa maladie lui causait-elle de grandes impatiences; la désespérait, lui arrachait des larmes.

Je lui fis prendre sans succès un grand nombre de remèdes homœopathiques, tels que *Mangan carb.*, *bryon. alb.*, *arnica*, *sabina*, *china*; ils ne produisirent pas le moindre changement sensible dans son état. La maladie suivait toujours sa marche régulière, et attaqua, sans quitter le genou, la cheville, les articulations de la jambe gauche, et même les articulations du coude et de la main, sans les priver toutefois de tout mouvement. Elle ne se porta ni sur l'articulation des hanches ni sur celle des épaules. Je continuai le traitement pendant un mois sans obtenir de résultat. Dans l'intervalle, la malade était devenue plus patiente et répondait mieux à mes questions; car, auparavant, la seule réponse que j'avais pu obtenir d'elle, c'est : Je souffre; je ne puis rien dire de plus. J'appris donc que les articulations souffrantes lui faisaient éprouver de temps en temps des douleurs tiraillantes; qu'elles étaient, du reste, constamment engourdies, mais qu'elles lui faisaient simplement mal quand on les touchait ou qu'elle se remuait. Ces tiraillemens étaient ordinairement beaucoup plus forts la nuit, et ne la laissaient presque pas dormir, à l'exception de quelques heures vers le matin. Elle éprouvait enfin une tension dans les jambes, comme si les tendons eussent été trop courts.

Ces indications nouvelles m'engagèrent à lui faire prendre *pulsat.* 2/30, quelques heures après lui avoir administré *aconit. nap.* La suite ne tarda pas à prouver combien ce remède était convenable; car, le lendemain, pour la première fois depuis plusieurs semaines, la malade put remuer librement les pieds, bien qu'avec quelque douleur, et, au bout de quelques jours, elle s'essayait déjà à marcher, ce qui lui était difficile, il est vrai, dans les premiers momens; mais, dès qu'elle avait une fois commencé, cela allait mieux.

Lorsque la pulsatille eut cessé d'agir, je lui fis prendre *rhus*, qui fit faire quelques progrès à la guérison, mais moins cependant que la pulsatille, que je lui donnai de nouveau. La *belladonne* ne produisit pas non plus des effets aussi salutaires qu'une troisième dose de *pulsatille,* dont on ne peut donc méconnaître la spécificité dans cette espèce de maladie.

218ᵉ OBSERVATION, PAR LE DOCTEUR GROSS (1).

K., petite fille de douze ans, d'un tempérament très-vif, éprouva presque subitement une violente douleur dans l'articulation de l'épaule droite. Il s'y forma une *enflure* considérable, *rouge*, qui envahit promptement tout le côté droit jusqu'à la jambe. La douleur l'empêchait de remuer le bras droit; la sensibilité de tout le côté lui rendait d'ailleurs tout mouvement du corps très-difficile, et elle passa plusieurs nuits sans sommeil. Quelques jours après disparurent l'enflure et la rougeur, ainsi que la douleur; seulement elle ne pouvait pas encore remuer le bras. Mais, par contre, l'enflure s'était portée sur la jambe et lui prenait surtout depuis le genou jusqu'aux doigts du pied. Sa jambe était courbée, et ne pouvait s'étendre; et la pauvre petite ne cessait de se plaindre de douleurs périodiques, de tressaillemens insupportables la nuit, dans l'articulation du genou et du pied. On fit appeler un médecin qui lui prescrivit des médicamens intérieurs; mais l'enfant refusa opiniâtrément de les prendre, depuis qu'il l'eut forcée surtout à avaler un vomitif qui lui avait fait grand mal sans aucun bien. Il fallut donc se borner à appliquer des remèdes extérieurs qui n'arrêtèrent nullement la marche de la maladie. On se décida enfin à recourir à l'homœopathie, parce qu'on avait entendu dire qu'elle ne donnait pas de remèdes mauvais au goût. Je fus donc appelé, et je trouvai les symptômes suivans :

L'articulation de l'épaule droite paraissait à l'état normal; cependant la malade pouvait à peine remuer le bras; la douleur qu'elle ressentait dans l'articulation des aisselles l'empêchait sur-

(1) Archives homœop., vol. XI, cah. 3, p. 131; 1832.

tout de le lever. Elle ne sentait rien, quand elle le laissait tranquille.

Le genou et toute la partie inférieure de la cuisse ne pouvaient supporter le moindre mouvement ; la douleur l'empêchait aussi de remuer la jambe. Même lorsqu'elle la laissait en repos, elle éprouvait de temps à autre des tressaillemens douloureux dans le genou et la cheville, surtout la nuit, ce qui la privait du sommeil. Le genou était courbé et ne pouvait s'étendre. Tout le bas de la cuisse était enflé, œdémateux et peu rouge ; mais le genou était *gros et rouge*, et la pression du doigt y laissait un petit trou. Une rougeur pareille, plus foncée encore et une enflure élastique se trouvaient à la cheville extérieure, et trahissaient déjà un commencement d'abcès.

La malade était très-capricieuse, très-impatiente, déclarait d'un air résolu qu'elle ne prendrait rien, refusait toute nourriture, mais buvait souvent et beaucoup. Son urine était brûlante, rouge. Elle salivait extraordinairement. Ses selles étaient dures, paresseuses.

L'*aconit* et la *pulsatille* me parurent les remèdes convenables ; mais, comme il m'importait de gagner la confiance de la malade, je dis à haute voix qu'elle n'avait pas besoin de remèdes intérieurs, et qu'il suffisait, pour la guérir, de lui envelopper la partie malade dans de l'étoupe. Cependant je prévins en secret ses parens de mettre les remèdes dans un peu d'eau, et de les lui donner dès qu'elle demanderait à boire.

Cette ruse réussit parfaitement, et les deux remèdes agirent bientôt tellement que la malade put laisser sa jambe tranquille sans éprouver de douleur, et qu'elle dormit la nuit. Elle était, d'ailleurs, beaucoup plus gaie ; et, lorsque ses parens lui dirent qu'on avait mêlé des remèdes à son eau, elle se déclara prête à en prendre de nouveaux, puisqu'ils n'étaient pas plus mauvais. Comme la salivation était toujours trop abondante, je lui prescrivis *mercur. metal.* 2/30, et ce remède n'ayant produit aucun effet important au bout de huit jours, j'ordonnai *calc ar.* 1/30 contre la courbure du genou et les douleurs des articulations,

L'état de la malade s'améliora un peu pendant trois semaines, moins cependant que je ne m'y étais attendu. La rougeur de la cheville devenant de plus en plus foncée, et l'abcès de plus en plus vraisemblable, je ne laissai pas agir entièrement le dernier remède ; mais je préférai en donner un autre que l'expérience m'avait appris être un excellent spécifique dans tous les cas où il y a inflammation et suppuration des parties membraneuses, plus ou moins avancées. Je veux parler de *silic.*, dont je fis prendre à la petite fille 2/30.

Le résultat répondit à mon attente. Bientôt l'enflure de la cheville s'ouvrit, et il en sortit une grande quantité de pus. L'enflure œdémateuse et élastique du genou disparut ; l'articulation de l'aisselle retrouva sa mobilité, le genou sa souplesse. Six semaines après, comme il sortait encore de la plaie une eau jaune et que la guérison paraissait s'être arrêtée, j'administrai une seconde dose du même remède, et la malade fut rétablie.

219e OBSERVATION, PAR LE DOCTEUR RUMMEL (1).

Une femme éprouvait dans le genou de violentes douleurs qui s'étendaient jusque dans le mollet. C'étaient le plus souvent des élancemens, des tiraillemens et une espèce d'engourdissement. Au dessus et au dessous de la rotule existait une *enflure* brûlante. Elle ne pouvait ni étendre la jambe, ni la lever sans ressentir les plus vives douleurs. Insomnie, manque d'appétit.

Mercur. sol. 2 lui procura du soulagement la première nuit ; mais, la seconde, son état empira.

Bryon. 15 adoucit déjà, au bout de vingt-quatre heures, la douleur qui continua à diminuer jusqu'au quatrième jour. L'enflure seule restait toujours la même ; mais *ledum* 15 la fit disparaître au bout de quelques jours, ainsi que tous les autres symptômes.

(1) Annales homœop., vol. IV, pag. 322 ; 1833.

220° OBSERVATION (1).

Marie-Rosine Lüftin, âgée de trente-cinq ans, domestique, à Cythra, près de Leipzig, entra le 12 février dans l'établissement. Enfant, elle avait eu la petite-vérole naturelle, et s'était guérie sans accident; seulement il lui en restait quelques traces. Elle ne se souvenait pas d'avoir eu d'autres maladies exanthématiques. A l'âge de seize ans, ses règles lui étaient venues pour la première fois; elles avaient toujours paru régulièrement depuis, et ne s'étaient arrêtées que quelque temps avant qu'elle tombât malade.

Il y avait huit ans environ qu'elle avait souffert d'une espèce de rhumatisme de poitrine avec enflure de la cuisse et de la jambe. Elle avait dû garder le lit un mois et s'en était ressentie long-temps encore. Quelques semaines auparavant, elle avait éprouvé, sans qu'elle en connût la cause, de violens frissons, des maux de reins, de la faiblesse dans les pieds, et une tension douloureuse dans les articulations des mains; et néanmoins, le jeudi précédent, elle avait commis l'imprudence de se refroidir et de se fatiguer outre mesure. Aussi sa maladie augmenta-t-elle d'une manière effrayante. Les extrémités devinrent tellement *enflées* et tellement douloureuses qu'il lui était impossible de les remuer, et qu'elle devait rester au lit. Malgré le traitement allopathique, son état était resté le même jusqu'à son entrée dans l'établissement. Sa maladie présentait alors les caractères suivans :

Violens élancemens, tiraillemens douloureux dans les extrémités, mais surtout dans les extrémités supérieures, et principalement dans les articulations de l'épaule et des mains. Les extrémités, comme paralysées, se refusaient à toute espèce de mouvement, à l'exception des doigts, qui néanmoins ne pouvaient saisir un objet et le tenir. Tous les membres douloureux au toucher, dans de certaines places plus que dans d'autres. Ils

(1) Annuaire de l'Institut homœop., vol. I, cah. 1, pag. 126; 1833.

étaient aussi plus ou moins enflés ; l'enflure était la plus forte
autour des articulations, où la pression du doigt produisait un
petit trou. Les jambes pendantes comme de lourdes masses ; les
pieds un peu rouges. Le mouvement des membres augmentait
les douleurs, surtout dans les articulations. La chaleur paraissait
produire le même effet. La peau plus chaude qu'à l'ordinaire ;
sueur aigre, pouls fréquent, plein. Pas de sommeil à cause de la
continuité des douleurs. Peu d'appétit, mais soif très-vive. Constipation depuis trois jours.

On lui donna vers le soir *aconit.* 2/24. Elle passa la nuit suivante
presque sans sommeil à cause des violentes douleurs qu'elle
éprouvait, surtout dans les aisselles et les épaules. Depuis le soir
jusqu'au matin, elle sua beaucoup, surtout dans les parties supérieures du corps. Les douleurs s'accrurent et se joignirent à des
accès de toux pénible. Elle eut une selle le matin. Vers midi, on
lui administra *bryon.* 2/30.

Le troisième jour, on remarquait déjà une amélioration sensible dans les extrémités ; le mieux se soutint jusqu'au soir, de
telle sorte que la malade pouvait remuer avec beaucoup plus de
facilité les extrémités inférieures, qui étaient d'ailleurs moins
douloureuses. Quant aux supérieures, le bras gauche seul allait
un peu mieux ; mais, par contre, les aisselles étaient encore très-
douloureuses. La nuit précédente, elle avait mieux dormi qu'auparavant. Il s'était déclaré un nouveau symptôme, qui consistait
en enrouement et sécheresse du cou. On répéta *bryon.*

Ce ne fut qu'après la troisième dose de *bryon.* 18, que nous
lui administrâmes le cinquième jour, qu'elle dormit mieux et
qu'elle souffrit moins de douleurs dans les membres, au moins la
nuit. On n'apercevait encore que peu d'amélioration dans l'état
des épaules ; mais, d'un autre côté, les pieds et les bras étaient
beaucoup moins douloureux. Les premiers n'étaient plus que
légèrement enflés et pouvaient se remuer avec beaucoup plus de
facilité, ainsi que le bras droit. Elle avait eu une selle.

Le septième jour, elle avait eu une bonne nuit. Les mouvemens
du bras gauche étaient plus faciles que ceux du bras droit. La

douleur des aisselles était toujours la même. L'enrouement augmentait ou diminuait alternativement; la toux était modérée.
Selle. Pouls encore accéléré et plein. On lui fit prendre, vers le
soir, une dose *aconit*.

Le huitième jour, sommeil bon, légère transpiration; selles
régulières. Mouvement facile du bras gauche et du pied droit.
Mouvement pénible et douloureux du bras droit et du pied gauche.
Cependant la douleur la plus vive était toujours celle des
épaules.

Le neuvième jour, aucun changement essentiel ne s'étant
opéré, on donna de nouveau à la malade une dose *bryon.*, et
celle-ci n'ayant produit non plus aucun effet, on lui fit prendre,
le onzième jour, *pulsat.*, qui opéra bien quelque changement dans
les douleurs, mais qui ne détermina pas une amélioration continue.

Le treizième jour, les symptômes dominans étaient :

Élancemens douloureux dans les épaules, paralysant le mouvement des bras, violens la nuit surtout, et privant la malade de
sommeil. Mouvemens des bras encore très-faibles et douloureux,
ainsi que les mouvemens de la jambe droite. Les extrémités
douloureuses et parfois immobiles ; non pas, il est vrai, à un
haut degré, comme au commencement de la maladie, mais assez
cependant pour que tout mouvement causât des douleurs. Toujours un peu d'enflure aux mains et aux pieds. Appétit modéré.
Constipation. Sueur infecte.

Le remède le plus convenable était *sulphur*. On lui en donna
donc une dose 2/30.

Le lendemain, le bras gauche et les jambes se remuaient avec
plus de facilité; mais la douleur des aisselles était encore aussi
grande. Appétit meilleur. Selle au bout de quatre jours de constipation, à la suite d'un lavement.

Le seizième jour, les membres devenaient de plus en plus
souples, les douleurs diminuaient de jour en jour, excepté celle
de l'aisselle droite.

Le lendemain, outre ses souffrances habituelles ; la malade se plaignit d'élancemens douloureux dans l'hypochondre gauche et la cuisse droite, et, le surlendemain, ses maux de dos lui étaient revenus.

Le dix-neuvième jour, mouvemens des membres beaucoup plus faciles. Elle pouvait s'asseoir dans son lit. Seulement les épaules étaient encore douloureuses. Comme la constipation avait reparu, on lui donna un lavement qui lui procura une selle.

Le vingt et unième jour, la malade se plaignant d'élancemens plus violens dans les épaules qui l'empêchaient de dormir, on lui administra une seconde dose de *soufre*.

Le vingt-quatrième jour, elle se sentit assez bien pour rester levée quelque temps et pour pouvoir agir sans trop de difficulté. La douleur des épaules même avait diminué, et le mouvement des bras en était devenu plus libre. Après quatre jours de constipation, une selle naturelle.

Le vingt-huitième jour, les élancemens dans les bras étant redevenus plus violens, surtout lorsqu'elle les remuait, et l'empêchant même de dormir, on lui donna *bryon. alb.* 2/30, et, quatre jours après, de nouveau *sulphur*. Son état ne cessa, dès lors, de s'améliorer, et, six jours après, l'administration du soufre, ses règles, qui étaient en arrière de quinze jours, reparurent.

L'accroissement des douleurs la nuit nous engagea à faire prendre à la malade, le quarante et unième jour, une dose *chamomil.*, et, deux jours après, une dose *arsenic alb.* Elle quitta l'établissement, le quarante-sixième jour, jouissant d'une fort bonne santé.

221e **OBSERVATION** (1).

Jean Gottlob U., âgé de quarante ans, avait eu la teigne dans sa jeunesse, et après en avoir été guéri, avait éprouvé souvent de la faiblesse dans le corps. Depuis une fièvre nerveuse qu'il avait eue il y avait vingt ans, il était resté pâle et sans couleur. Autre-

(1) Annuaire de l'Institut homœop., vol. I, cah. 2, p. 164; 1834.

fois aussi il avait été sujet à de fortes sueurs le matin, surtout des pieds ; on l'avait fait cesser, et depuis trois mois il se plaignait de déchiremens dans les membres, jour et nuit ; il ne pouvait rester couché, les bras lui tremblaient ; oppression de la poitrine tantôt par devant, tantôt entre les épaules ; toux sèche le jour en se levant ; appétit bon, selles régulières.

Une dose *nux vomic.* diminua sensiblement les douleurs au bout de sept jours ; la toux disparut ; seulement il éprouvait encore quelques déchiremens dans les membres.

Le douzième jour, il sentit de nouveau des déchiremens dans le pied gauche, du malaise, des vertiges. Ses jarrets étaient comme trop courts et le forçaient à boîter. Jambe et pied *enflés*; plus de sueur le matin.

On lui fit prendre *pulsat.* Sept jours après, il sentait encore quelques élancemens dans le côté droit de la poitrine ; mais l'enflure et les déchiremens du pied avaient cessé ; la poitrine était à l'état normal, mais les selles dures.

On lui administra une dose *lycopod.* Au bout de sept jours, il déclara qu'il était guéri.

222ᵉ OBSERVATION (1).

Marie Françoise St. , âgée de vingt-quatre ans, domestique, née à H. près de Fulda, fut admise à l'Institut le 6 avril, où elle avait déjà été guérie au mois de mars des varioloïdes. Après quelques jours de santé parfaite, elle prit un refroidissement et ressentit bientôt des déchiremens, des élancemens douloureux dans les extrémités, qui *enflèrent.* Depuis douze jours déjà elle souffrait beaucoup tantôt dans une partie, tantôt dans l'autre. Nous trouvâmes les symptômes suivans :

Déchiremens, élancemens douloureux dans les articulations des bras et des jambes, surtout du côté droit ; enflure passagère, quelquefois taches rouges par places.

Transpiration générale, abondante, jointe quelquefois à des

______

(1) Annuaire de l'Institut homœop., v. I, cah. 2 ; p. 71 ; 1834.

frissons. Peu d'appétit. Selle tous les deux ou trois jours. Soif ardente. Pression douloureuse dans la poitrine en respirant. Peu de sommeil. Nous lui fîmes prendre *bryon.*

Elle dormit assez bien jusqu'à minuit, mais peu ensuite ; elle se plaignait de sentir, lorsqu'elle remuait les membres, des élancemens dans les articulations, des palpitations dans le genou droit, une pression sur le creux de l'estomac. Pouls assez naturel. Sueur modérée.

Le troisième jour, diminution des douleurs dans les membres, sentiment de pesanteur sur la poitrine, comme s'il y eût eu une pierre. Nous répétâmes *bryon.*

Le sixième jour, les douleurs de la poitrine continuaient, et la malade avait eu aussi des élancemens dans le genou gauche. Elle avait mal dormi la nuit, s'était levée quelques instans, et se plaignait de tension dans les membres, d'élancemens douloureux dans les tempes et d'oppression de la poitrine. Nous prescrivîmes donc *pulsat.* Ce remède ne produisit aucun effet. Maux de reins, élancemens dans l'articulation du pied droit et dans les doigts du pied, douleurs dans le front, les tempes et la poitrine tout aussi vives. Nous administrâmes donc le soir du septième jour *nux vomica.*

Le neuvième, tension et élancemens dans les genoux, surtout lorsqu'elle se penchait ; oppression de la poitrine. Elle s'endormait tard, mais dormait bien. — *Chamom.*

Les douleurs de poitrine diminuèrent un peu, mais celles du genou augmentaient par intervalles. Debout, elle sentait des tiraillemens entre les épaules jusqu'aux reins. A tout prendre, elle n'allait pas bien.

Le quinzième jour, les douleurs étaient devenues depuis quelque temps très-supportables ; l'oppression de la poitrine même avait diminué. Elle avait beaucoup transpiré la nuit précédente, et sentait de nouveau de violentes douleurs dans les jambes. Et cependant elle ne pouvait les laisser en repos ; il fallait qu'elle les remuât sans cesse. L'oppression de la poitrine avait augmenté de nouveau. — Elle prit *rhus.*

L'oppression diminua, mais les autres douleurs, surtout les élancemens dans les genoux, restaient toujours les mêmes, et la tourmentaient principalement la nuit. Le dix-huitième jour, elle avait eu ses règles.

Le vingtième, augmentation des douleurs du pied droit ; il était enflé, mais l'enflure disparut bientôt. — On lui donna *sulphur*.

Les élancemens dans le genou continuaient ; il lui était impossible de se pencher. Constipation depuis plusieurs jours. Ces souffrances continuèrent pendant quelques jours avec plus ou moins de violence. Le soir surtout les pieds enflaient un peu, mais la nuit faisait disparaître l'enflure.

Le vingt-septième jour, forte transpiration et peu de sommeil la nuit précédente. Les douleurs s'étaient retirées dans les chevilles, où elles causaient une tension. — Nouvelle dose *sulphur*.

Pendant quelques jours les douleurs furent tantôt plus, tantôt moins fortes, mais jamais elles n'atteignirent un aussi haut degré qu'auparavant. Le vingt-neuvième jour, le mieux était sensible. La malade ne suait plus ; les douleurs cessaient peu à peu. Le trente-troisième, elle était assez bien pour pouvoir quitter l'établissement.

223ᵉ OBSERVATION (1).

G. S., domestique de vingt-neuf ans, entra le 14 avril dans l'établissement.

Il ne se souvenait pas d'avoir eu la petite-vérole ; mais, en 1830, il avait été attaqué de la fièvre nerveuse. Il était alors soldat. Pendant les années de service, il avait eu trois fois des douleurs de poitrine occasionées par des chutes pendant l'exercice et qui chaque fois l'avaient retenu deux ou trois mois à l'hôpital. En 1829, il avait obtenu son congé et s'était marié. Depuis cette époque, il avait ressenti encore de temps à autre des douleurs dans la poitrine. Avant Noël 1832, il avait souffert pendant six

____

(1) Annuaire de l'Institut homœop., vol. I, cah. 2, pag. 80 ; 1834.

semaines de violens maux de reins, de déchiremens dans les membres, de paralysie de tout le corps, accompagnés de chaleur, de transpiration, de manque d'appétit. Pendant trois semaines il n'avait pu quitter le lit.

Depuis dix jours, il se sentait mal de nouveau. Il avait fait des efforts trop violens et habitait un logis très-humide; mais son état avait surtout tellement empiré depuis quatre jours, que tout son corps était paralysé.

Lorsqu'il entra dans l'établissement, sa maladie présentait les caractères suivans :

Manque d'appétit. Soif ardente. Goût putride. Tout le corps comme paralysé ; impossibilité de remuer ni bras ni jambes.

Elancemens douloureux dans les épaules.

Tiraillemens dans les jambes, surtout dans les genoux.

Tiraillemens dans les bras jusque dans les doigts qui étaient un peu *enflés* et raides.

Impossibilité absolue de remuer les bras et les jambes, et au moindre effort pour les mouvoir, douleurs affreuses.

Légère enflure des pieds.

Toux accompagnée d'éjections noirâtres et d'élancemens douloureux dans la poitrine.

La langue un peu blanche, chargée, plutôt sèche.

Pouls un peu plein, du reste naturel.

Transpiration abondante.

Il ne pouvait laisser long-temps ses jambes à la même place.

Nous prescrivîmes *aconit*.

Le second jour, le malade n'avait pas dormi la nuit; il avait beaucoup sué, et se plaignait de déchiremens plus violens dans l'épaule droite. La veille au soir, il avait eu une selle. Son urine était claire et rouge ; ses autres douleurs toujours les mêmes. — Il prit *rhus*.

Les tiraillemens depuis les épaules jusqu'aux reins furent si violens dans la nuit qu'ils l'empêchèrent de dormir. Cependant les bras et les pieds commençaient à pouvoir se remuer un peu. Pouls presque naturel. Deux selles peu copieuses.

Les douleurs diminuèrent de jour en jour ; le mouvement revint aux bras et aux jambes , et le malade put rester levé toute la journée le sixième jour. Il n'éprouvait plus que quelque douleur dans le bras droit et l'articulation de l'épaule. Appétit bon.

Le soir du huitième jour, le malade se plaignit de frissons lorsqu'il fut au lit. Il éprouva pendant la nuit de grandes douleurs dans l'articulation de l'épaule gauche. La droite était libre , et il se trouvait assez bien. — Il prit *chamom.*

A l'exception d'un accroissement de douleurs dans l'épaule et de l'oppression de la poitrine la nuit, il allait bien. Dès lors ses souffrances disparurent peu à peu ; il pouvait de nouveau se mouvoir librement, dormait bien , avait de l'appétit, et assez de force , le dix-septième jour , pour pouvoir retourner chez lui.

224ᵉ OBSERVATION (1).

Amélie G., jeune servante de vingt-un ans , fut reçue à l'Institut le 18 mai.

Elle avait eu dans son enfance la fièvre scarlatine et la miliaire (la petite-vérole lui avait été inoculée), plus tard une fièvre nerveuse , mais depuis elle jouissait d'une bonne santé. Elle avait eu dès l'âge de seize ans des indices de menstruation ; cependant ses règles ne lui étaient venues que deux ans plus tard et n'avaient coulé qu'une seule fois. Cette suppression lui avait causé une maladie assez grave de quatorze semaines dont elle avait eu bien de la peine à se remettre ; elle s'en ressentait même encore. Ses menstrues néanmoins n'avaient jamais paru régulièrement. Elles venaient tantôt trop tard, tantôt trop tôt, quelquefois trop fortes, d'autres fois trop peu copieuses, et dans l'intervalle il sortait beaucoup de mucus. Depuis le 13 mai, elle se plaignait de démangeaisons et de cuissons dans le pied gauche jusqu'au mollet, auxquelles se joignirent plus tard de la *rougeur et de l'enflure.* Un emplâtre de térébenthine ne fit qu'agraver le

____

(1) Annuaire de l'Institut homœop.; vol. I , cah. 2 , pag. 115 ; 1834.

mal ; l'emploi à l'extérieur de poudres d'herbes médicinales n'amena aucun changement.

Depuis la veille l'enflure et la douleur avaient gagné le pied droit et la jambe. Le mouvement augmentait les élancemens douloureux, le repos les rendait à peine sensibles. Élancemens dans les chevilles.

Enflure élastique en quelques endroits. Engourdissement fréquent de la jambe droite. Peu d'appétit. Douleurs déchirantes dans la tête, surtout dans le front.

Nous lui fîmes respirer le soir *bryon*.

Elle dormit bien, et le lendemain les maux de tête avaient disparu. Les autres douleurs étaient à peu de chose près les mêmes.

Le quatrième jour, la malade se plaignait d'oppression, d'enrouement et éprouvait surtout des douleurs sur le devant de la plante du pied. — Elle prit *rhus*.

Son état s'améliora de jour en jour ; l'enflure diminua, les douleurs devinrent plus supportables, et ne se faisaient plus sentir qu'en marchant. Du reste tout allait bien.

Le neuvième jour, la malade ressentait de nouveau plus de déchiremens dans le pied gauche. Plus d'enflure. Nous crûmes utile de renouveler la dose de *rhus*.

Peu à peu les douleurs disparurent, et au bout de quinze jours elle quitta l'établissement.

225ᵉ OBSERVATION, PAR LE DOCTEUR KNORRE[1].

Dans un cas d'arthrite aiguë, jointe à une inflammation rhumatismale de l'articulation du genou gauche, l'*aconit* a produit d'excellens effets. Les douleurs étaient violentes, déchirantes ; le genou douloureux au toucher ; le mouvement et la flexion de la jambe impossible ; l'*enflure considérable;* la peau rouge, brillante ; la fièvre générale.

(1) Gazette homœop., vol. V, pag. 21 ; 1834.

226ᵉ OBSERVATION, PAR LE DOCTEUR KNORRE (1).

Fièvre rhumatismale avec complication gastrique, douleurs déchirantes dans tout le corps, surtout violentes et concentrées dans les articulations des mains, des coudes, des genoux et des pieds. Articulations *enflées*, peau rouge, brûlante, avec des rayons rouges s'étendant çà et là. Les douleurs augmentaient au toucher ou à la moindre tentative de remuer les membres. Six doses *bryon.* 30, gutt. 1, firent disparaître en trois jours l'inflammation et les douleurs des articulations; mais par contre la malade ressentit des douleurs de reins perçantes, déchirantes, d'une violence extrême, qui cessèrent cependant par l'emploi continu de *bryon.*, ainsi que la fièvre et la toux sèche, violente, qui la tourmentaient.

227ᵉ OBSERVATION, PAR LE DOCTEUR GUEYRARD (2).

Une femme de quarante-six ans, maigre, pâle, vive, d'une santé précaire, est saisie, le 22 février 1832, d'une inflammation aiguë au poignet gauche, pour laquelle elle a recours au médecin deux jours après l'invasion; l'articulation radio-carpienne, les doigts, le bras, sont *tuméfiés*, avec douleurs vives, lancinantes; nul mouvement possible; tiraillemens jusqu'à l'épaule; pouls dur, serré, cent quinze pulsations; face animée, reluisant d'une sueur grasse. Trois doses d'*aconitum* 1/24, données de six heures en six heures, procurent du calme et la chute complète de la fièvre. 25 au matin, tuméfaction moindre, élancemens diminués; mais dans le bras tiraillemens plus forts qu'auparavant; douleur brûlante et picotante à l'œil gauche; irritation de la gorge; raideur du cou et de la nuque. D'après tous ces symptômes, on donne ce jour *bellad.* 1/30; aggravation peu sensible, et guérison pleine et entière le 27.

Tous les cas de rhumatismes ne cèdent point avec cette facilité:

(1) Gazette homœop., vol. V, pag. 69; 1834.
(2) Doctrine homœop., pag. 175; 1834.

il nous est arrivé d'être obligé de répéter fréquemment un remède, et même de donner à la fois une goutte entière de la
dilution, dont un seul globule suffira d'ordinaire.

228ᵉ OBSERVATION, PAR LE DOCTEUR GUEYRARD (1).

G., fermier d'un de mes cliens, quarante ans, fort et bien
constitué, alité depuis huit jours par un rhumatisme général,
avec *enflure des articulations* ; douleurs intolérables ; impossibilité
du mouvement ; fièvre ardente ; sueurs continues qui ne soula-
gent point ; langue saburrale, et aucun moyen allopathique n'a
été tenté.

6 juillet, trois doses successives d'*aconitum* 1/30, données de
six heures en six heures, calment la fièvre et modèrent l'intensité
des douleurs, dont le caractère se dessine alors mieux qu'auparavant.

C'est une sensation d'arrachement avec élancement, chaleur
brûlante, enflure, tête pesante, constipation ; un mouvement
cause un cri. Tout indique donc *bryonia* 1/30.

12. Tout est mieux. Les membres sont dégorgés et peuvent se
mouvoir ; le malade est sans fièvre. Il reste un état saburral avec
crampes d'estomac la nuit, céphalalgie, constipation. Ces symptômes cèdent à *cocculus* 1/12, qui leur répond.

18. Les membres, quoique dégorgés, sont encore le siége de
quelques douleurs déchirantes, surtout au coude, à l'épaule
gauche, aux deux genoux et aux coudes-pied ; elles se réveillent
plus fortement la nuit. Ce caractère indique *ledum palustre* 1/12.

24. Ce remède n'a produit qu'un mieux incomplet ; il reste
toujours de l'enflure aux genoux, de la faiblesse, de la pâleur ;
le malade aime à remuer ses jambes, il croit en éprouver du soulagement. Du reste, l'appétit se prononce, la tête est libre, les
fonctions du ventre se rétablissent. Plusieurs de ces nouveaux
caractères ont leurs analogues dans *china* 1/12.

Ce médicament produit quelque aggravation pendant une demi-

(1) Doctrine homœop., pag. 166 ; 1834.

journée, après quoi tout s'amende ; le malade prend des forces ;
il peut marcher, et se trouve en pleine convalescence après vingt
jours de traitement et vingt-huit jours de maladie.

Il est présumable qu'un traitement allopathique eût été plus
long, plus désagréable, et suivi d'une plus pénible convalescence.

229ᵉ OBSERVATION, PAR LE DOCTEUR GUEYRARD (1).

Un homme de quarante ans, amaigri, pâle, faible, sujet à la
goutte depuis huit années, demande nos soins, le 8 janvier 1833,
pour un accès très-aigu. Le coude, le genou et le pied gauches sont
pris, *tuméfiés*, chauds, douloureux, incapables de mouvement.
La douleur a le caractère d'élancemens, de déchiremens augmentant par le toucher, et plus forts au milieu des nuits. Vers le
matin, une légère moiteur soulage ; pouls fébrile, inappétence,
abattement, tristesse, urines foncées, etc.

Le fer nous parut homœopathique à ce cas-là ; car on trouve
dans ses symptômes : pâleur, faiblesse, enflure articulaire, douleurs lancinantes, surtout la nuit, etc.

Le malade prend, ce même jour, 8 janvier 1833, *ferrum* 12.

Deuxième visite (12 janvier). Il n'y a pas eu d'aggravation
appréciable, et un mieux sensible nous porte à répéter la même
dose. Cette seconde, trop forte ou trop rapprochée de la première, fait ressentir quelques uns des effets du fer, tels que mal de
gorge, élancemens vifs en avalant, douleur thoracique à gauche,
angoisse précordiale, élancemens exagérés dans le coude engorgé,
crampe dans le pied malade, etc.

On reconnaît l'action trop prononcée du médicament, et, par
conséquent, on se contente de faire flairer au malade un petit
flacon contenant du foie de soufre (antidote du fer). Tout s'a-
paise rapidement par ce moyen, et l'amélioration fait des progrès.
Le 20 janvier, le malade n'éprouve plus qu'une faible douleur
crampoïde dans le coude-pied gauche, plus forte en marchant,

(1) Doctrine homœop., pag. 172; 1834.

et laissant le soir un peu d'enflure. Cés symptômes cèdent en trois jours à *bryonia* 3o, et, depuis lors, il n'y a pas eu de récidive. Nous ne croyons pas pourtant que le malade en soit à l'abri : le principe goutteux n'a pu être détruit en aussi peu de temps ; il exige un traitement antipsorique (anti-humoral) très-prolongé.

23o^e OBSERVATION, PAR M. TIETZE, CHIRURGIEN-ACCOUCHEUR (1).

Une femme de trente ans avait une arthrite. L'orteil du pied droit était *enflé*, rouge, et lui causait de grandes douleurs lorsqu'elle le remuait ou le touchait. Des compresses froides et chaudes, humides et sèches, n'ayant pu la guérir, on s'adressa à moi au bout de quarante-huit heures.

Je lui donnai *sabin.* 5/24.

Vingt-quatre heures après la douleur avait tellement diminué que la malade pouvait marcher. Le lendemain matin, elle eut des coliques, du malaise, des borborygmes, la diarrhée, et, la nuit suivante, elle rendit cinq à six aunes de ténia.

Jamais auparavant elle n'avait eu de symptômes maladifs qui eussent pu faire conjecturer qu'elle eût le ver solitaire. La diarrhée cessa vingt-quatre heures après.

231e OBSERVATION, PAR M. TIETZE, CHIRURGIEN-ACCOUCHEUR (2).

Plusieurs cas de rhumatismes furent guéris de trois à huit jours, par *sabin.* et *arnic.* Les principaux symptômes étaient : fièvre inflammatoire, *enflure*, rougeur des parties charnues des doigts du pied, grandes douleurs au plus léger mouvement, douleurs déchirantes dans le corps, impossibilité de marcher.

(1) Gazette homœop., vol. VI, pag. 1o9 ; 1835.
(2) Gazette homœop., vol. VI, pag. 14o ; 1835.

232ᵉ OBSERVATION , PAR LE DOCTEUR GROSS (1).

Un jeune homme de dix-huit ans, qui avait eu la fièvre, souffrait d'une arthrite dans l'élévation charnue, sous les orteils et les doigts des pieds, qui étaient recourbés et *enflés* au point qu'il ne pouvait marcher et éprouvait de violentes douleurs. Après quelques doses *sulphur* 2/30, l'enflure diminua, les douleurs disparurent; mais les parties attaquées s'ouvrirent. Trois doses *silic.* 2/30. suffirent pour fermer les ulcères et guérir le malade.

233ᵉ OBSERVATION , PAR LE DOCTEUR DUPLAT (2).

Le nommé Aubert, âgé de trente ans, tempérament sanguin, bonne constitution, colporteur de profession, fut atteint, pour la seconde fois, au mois de juin 1834, d'un gonflement articulaire des membres supérieurs et inférieurs, accompagné de fièvre. Il était presque impossible au malade de se mouvoir dans son lit; la tête était lourde, avec douleur lancinante vers le front; le facies était rouge, le pouls plein, élevé et fréquent; soif, peau moite, urines rouges et en petite quantité, point de selles.

A sept heures du soir, j'administrai *aconitum* un glob. 1/18. J'ordonnai pour boisson l'eau sucrée et de l'eau panée. Le lendemain de grand matin, je ne trouvai plus de fièvre; le gonflement articulaire des doigts avait seul un peu diminué.

Les douleurs augmentant par le plus léger mouvement, je donnai *bryonia* 1 glob. 1/24, et continuai les mêmes boissons, en ajoutant deux tasses de bouillon de bœuf. Le troisième jour, l'enflure des mains et des pieds avait disparu; il ne restait plus qu'un peu de raideur dans les genoux et dans les épaules. Je répétai *bryonia* 1 glob. 1/24, et, le soir même, le malade put se lever et manger à son appétit; il n'y eut point de convalescence.

(1) Gazette homœop., vol. VII, pag. 343; 1835.
(2) Bibliothèque homœop., vol. IV, p. 334; 1835.

L'année précédente, se trouvant dans une petite ville aux environs de Lyon, il avait été atteint de la même maladie et avait gardé le lit pendant six semaines, quoiqu'il fût entre les mains d'un très-bon praticien, M. le docteur Laciur.

234ᵉ OBSERVATION, PAR LE DOCTEUR RUCKERT (1).

Une dame de quarante ans, sujette à des affections arthritiques et aux hémorrhoïdes, avait été atteinte, vraisemblablement à la suite d'un refroidissement, de terribles douleurs dans les articulations des mains et des pouces, douleurs accompagnées d'enflure. Le moindre mouvement les rendait insupportables.

Je lui fis prendre pour essai *actæa* 3/30. Ce remède produisit bientôt une amélioration sensible. Une seconde dose, trois jours après, la guérit tout-à-fait.

235ᵉ OBSERVATION, PAR LE DOCTEUR MALAISE (2).

Jacques Lejeune, tanneur, âgé de quarante-deux ans, est malade depuis six semaines d'une affection rhumatismale, à la suite d'un refroidissement dans l'eau ; le malade éprouve les symptômes suivans : soif, constipation, urines chaudes et rouges, douleur tensive de toutes les articulations, avec gonflement et rougeur. Cette douleur est mobile ; elle se porte tantôt sur une articulation, tantôt sur une autre ; sensation d'arrachement dans toute la colonne vertébrale ; les douleurs sont augmentées par la chaleur et le repos, elles sont au contraire diminuées par le mouvement ; la peau est chaude, le pouls est plein et fréquent. Le malade a été complétement guéri dans l'espace de dix jours par l'*aconit* et l'emploi alternatif de *rhus* et de *bryone*.

(1) Gazette homœop., vol. VIII, pag. 311 ; 1836.
(2) Bibliothèque homœop., vol. VI, pag. 343 ; 1836.

ARTHRITE CHRONIQUE.

236ᵉ OBSERVATION, PAR M. RUCKERT (1).

K... à L..., femme de cinquante-cinq ans, d'une constitution tres-faible, souffrait depuis plusieurs années d'une arthrite noueuse qui empêchait le jeu des articulations. Dans les intervalles des attaques de goutte périodique, elle se portait assez bien. Dans la nuit du 6 au 7 septembre 1821, elle eut une nouvelle attaque d'une espèce particulière, et me fit appeler le lendemain vers midi. Je trouvai les symptômes suivans :

Prostration subite des forces ; elle devait garder le lit et désespérait de se rétablir jamais ; aussi ne demandait-elle qu'un peu de soulagement à ses maux. Du reste, elle ne se plaignait que de légères douleurs à peine sensibles. Embarras dans la tête, tiraillemens et élancemens dans le front et les tempes. Pas d'appétit, quoique les mets conservassent pour elle toute leur saveur. Au haut de la cuisse droite, dans la région de l'artère crurale, on sentait une grosseur considérable, dure, comme si l'artère eût été ossifiée. La malade se plaignait, d'ailleurs, d'y éprouver une douleur violente, particulière, qu'elle ne pouvait mieux comparer qu'à un engourdissement, et qui était si vive qu'elle lui attribuait sa faiblesse. Cette douleur s'étendait jusqu'au pied et l'empêchait de remuer la jambe ; le repos l'augmentait encore, s'il était possible. Frissons continuels joints à des chaleurs passagères. Forte transpiration vers le matin.

A l'exception de ces symptômes et de l'abattement général qu'elle éprouvait, on n'en remarquait pas d'autres.

Je crus que le remède le plus convenable était *nux vomic.*, et je lui en fis prendre le soir une goutte 15.

(1) Archives homœop., vol. III, cah. 2, pag. 37 ; 1824.

Lorsque je revis la malade le lendemain , je trouvai , quoique
je ne l'espérasse guère , son état déjà amélioré. Elle gardait toujours le lit ; mais son humeur était plus gaie ; elle ne se plaignait
d'aucune douleur ; elle avait bien dormi ; sa grande faiblesse avait
diminué ; les frissons et la chaleur avaient cessé ; la transpiration
avait été moins forte ; la jambe pouvait même un peu se remuer ;
elle avait déjeuné avec appétit.

237e OBSERVATION , PAR LE DOCTEUR JOSEPH DE PLEYEL (1).

Louis Koebler, apothicaire , âgé de quarante-quatre ans, d'un
tempérament colérico-sanguin , était atteint depuis douze ans , à
la suite d'un refroidissement qu'il avait pris en marchant dans
l'eau pendant une inondation , d'une espèce de maladie arthritique très-douloureuse dans tous les membres. Il avait déjà pris
sous toutes les formes une foule de remèdes allopathiques , mais
sans succès ; et le mal n'avait cessé de le tourmenter souvent,
bien qu'avec différentes modifications. Il y avait deux ans qu'il
l'avait retenu au lit pendant trois mois, sans que ni les pilules ,
ni les poudres , ni les mixtions, ni les vésicatoires , ni les onguens,
ni les adoucissans , ni les fomentations , ni les cataplasmes , ni les
bains , que lui avait prescrits un médecin allopathe , apportas-
sent du soulagement à ses souffrances. La maladie cessait toujours
sans être effectivement guérie. Le 28 septembre 1824 , en revenant de la chasse , il fut pris d'un nouvel accès très-violent , qui
le détermina enfin à recourir à l'homœopathie. Il me fit donc
appeler, et je trouvai les symptômes suivans :

Dans toutes les articulations , mais surtout dans le genou droit
et à la cheville du pied gauche et à l'orteil du pied droit, des
déchiremens , des pressions excessivement douloureuses ; en sorte
qu'il ne pouvait ni s'asseoir, ni se coucher, ni se tourner, ni
changer de position ; mais qu'il devait rester étendu dans son lit,
les genoux repliés.

Le genou droit enflé, mais sans rougeur, surtout du côté in-

(1) Archives homœop., vol. IV , cah. 2, pag. 72 ; 1825.

terne; pression déchirante et sentiment de pesanteur comme si une pierre énorme était posée dessus; picotemens au moindre mouvement et au moindre contact extérieur.

Dans la cheville du pied gauche douleur déchirante s'étendant jusqu'au talon, et élancemens se faisant sentir jusque dans le gros orteil. Le talon et l'orteil, ainsi que la plante du pied, enflés, un peu rouges; la violence des douleurs l'empêchait de les remuer.

Dans le repos et pendant le jour, les souffrances n'étaient pas trop vives; mais elles devenaient tellement insupportables la nuit, et même le jour, lorsqu'il se remuait ou qu'on touchait les parties malades, qu'elles lui faisaient pousser les hauts cris. Il ne pouvait dormir, même la nuit, tant ses douleurs étaient violentes, et s'il s'assoupissait un instant, il était bientôt réveillé par des rêves terribles ou des douleurs affreuses.

Dans ses courts instans d'assoupissement, il lui semblait que son pied droit ne lui appartenait pas, qu'un étranger était couché à ses côtés et que son corps, à lui, s'était étendu de plus de cent toises. Transpiration excessivement abondante toute la nuit, mais sans soif. Tressaillemens semblables à des tiraillemens, à des déchiremens, dans tous les membres, fourmillemens dans la peau, sentiment de froid au moindre dérangement de la couverture de son lit; le soir, frissons avec chaleurs passagères; urine d'un rouge brun formant un dépôt couleur de brique; fréquentes pollutions nocturnes; selles régulières; ni appétit, ni soif; humeur chagrine, querelleuse, triste.

Je lui fis prendre le 1ᵉʳ octobre au matin *arnica* 3.

Le lendemain il se sentit plus de dispositions à dormir; mais il fut réveillé par des tressaillemens et des picotemens violens dans tous les membres. A minuit il se déclara une exacerbation violente, déterminée sans doute par le remède administré à trop forte dose.

Le 2, au matin, il se sentit un peu mieux. Douleurs moins aiguës, sommeil plus tranquille, pas de douleurs dans le repos, mais seulement lorsqu'il se remuait ou qu'on le touchait, encore étaient-elles même dans ce cas beaucoup moins violentes qu'auparavant. L'amélioration continua ainsi jusqu'au 7.

Le 8, il pouvait s'asseoir seul dans son lit et remuer le pied. Il essaya même de marcher; mais cette tentative lui causa des douleurs assez vives; comme des picotemens brûlans dans le genou malade, dans la cheville, à la plante du pied et dans le gros orteil. L'arnica ayant évidemment cessé d'opérer, j'examinai de nouveau attentivement l'état du malade; il présentait alors les symptômes suivans :

Tiraillemens et tressaillemens passagers dans le genou, la cheville et l'orteil, surtout le soir jusqu'à minuit, se changeant en élancemens lorsqu'il marchait. Tressaillemens semblables dans le bras gauche, l'épaule, jusqu'à la main; tiraillemens déchirans dans le côté gauche de la mâchoire inférieure, empêchant la mastication. Raideur de la nuque; l'os douloureux au toucher, mais non la chair; sentiment de paralysie dans toutes les articulations, surtout le soir.

Quoique l'état moral du malade ne répondît pas parfaitement aux symptômes de la *pulsat.*, cependant les autres symptômes de la maladie indiquaient si positivement ce remède, que je n'hésitai pas à lui en administrer une dose 3.

Cette dose, trop forte et donnée en temps inopportun, détermina la nuit même une forte diarrhée jointe à des tranchées violentes; mais *rheum* 12 suffit pour la faire cesser. Vingt-quatre heures après avoir pris la pulsatille, le malade pouvait déjà faire quelques pas dans la chambre, et dès lors ses membres devinrent de jour en jour plus souples et plus flexibles, en sorte que le 31 il fut déjà en état de sortir de sa chambre, et le 1er novembre d'aller se promener en plein air. Toutes ses douleurs avaient disparu. Il dormait d'un sommeil paisible, avait assez bon appétit, et ses forces revenaient chaque jour. Il ne sentait plus qu'une espèce de raideur dans les deux genoux et les plantes des pieds, raideur qui était surtout sensible lorsqu'il étendait ou pliait la jambe, mais plus encore lorsqu'il se levait dans son siége; il lui semblait alors que ses genoux étaient trop courts; ses articulations trop sèches. Le frottement des os de l'articulation produisait alors un craquement qu'on pouvait entendre. Ce reste de maladie, ainsi que le tempérament colérique du malade, me décidèrent à lui donner le 1ᵉʳ novembre au soir *nux vomic*. Huit jours après il se trouva assez bien pour aller danser tout une nuit dans un bal, sans en éprouver la moindre douleur.

238ᵉ OBSERVATION, PAR M. TIETZE (1).

François Güttler, de N. G., âgé de trente-huit ans, blond, d'un tempérament sanguin, d'une stature moyenne, un peu maigre, avait été quelques années au service d'Autriche. Il avait reçu à différentes batailles un grand nombre de blessures, et depuis qu'il s'était retiré du service, il souffrait d'une goutte chronique pour laquelle il s'était fait traiter déjà par plusieurs médecins allopathes. Malgré tous les remèdes, chaque attaque de goutte durait plusieurs semaines et revenait toujours en automne ou au printemps. L'automne précédent ses douleurs avaient été telles, que le malade, qui était tisserand, n'avait pu continuer son travail qu'avec peine. L'allopathe n'ayant cette fois aussi apporté aucun soulagement à ses souffrances, et d'un autre côté ses forces ne cessant de diminuer à mesure que les douleurs augmentaient, il s'adressa enfin à moi. Je trouvai les symptômes suivans :

Pendant qu'il servait encore, Güttler avait eu la gale. Placé dans un hôpital, on l'en avait promptement guéri au moyen de bains et d'onguens. A la suite de cette maladie, il s'était bien porté pendant un ou deux ans; mais alors il avait senti les premières atteintes de la goutte. Peu à peu, au milieu d'attaques de goutte continuelles, s'étaient formés à l'avant-bras et au poignet plusieurs exostoses et nœuds arthritiques. Le malade éprouvait, la nuit surtout, des mouvemens convulsifs, des pressions douloureuses dans l'épaule droite, dans le tibia et le pied, souvent aussi dans le genou. Le mouvement rendait la douleur moins sensible. Le pied était enflé autour de la cheville et comme un peu raide.

(1) Annales homœop. vol. IV, pag. 94; 1833.

Sommeil court et léger, le moindre bruit le réveillait; soubresauts fréquens. Tremblemens de jambes dans une marche rapide.
Le malade était très-sujet au rhume. Depuis quelques années, il
avait la vue faible.

Avant l'attaque de goutte, et depuis qu'il avait été guéri de
la gale, le malade se plaignait d'efflorescences sur le dos qui lui
causaient de vives démangeaisons. C'était de petits boutons de
couleur bleuâtre, qui s'en allaient sans venir jamais à suppuration. Les variations de température agissaient toujours violemment sur lui et s'annonçaient par des déchiremens et des tiraillemens douloureux dans l'épaule.

Je lui donnai le 21 octobre *zinc*. 30, la petite partie d'une
goutte.

Le résultat répondit à mon attente; les douleurs dans l'épaule
diminuèrent et les forces lui revinrent un peu.

Le 13 décembre, je lui fis prendre *sepia* 30.

Jusqu'au 3 février 1829 le malade ne se plaignit plus que
d'avoir un sommeil court et léger, de s'effrayer facilement en
dormant, de sentir ses membres trembler après un mouvement et
un travail un peu continus, d'avoir la respiration courte. Je lui
donnai ce jour-là *phosphor*. 30, la petite partie d'une goutte.

Ce remède fit diminuer d'une manière visible les nœuds arthritiques. La vue se raffermissait de plus en plus.

Le 9 mars, j'administrai la petite partie d'une goutte *silic*. 30.

Le 26 avril, la maladie présentait encore les caractères suivans :

Pressions douloureuses dans le tibia et quelquefois aussi dans
l'humérus, avec un sentiment de pesanteur dans ces parties, surtout le jour, dans le repos. Sommeil très-léger ; respiration
courte, sans autre douleur cependant ; les nœuds arthritiques
diminuaient beaucoup.

Je lui donnai la petite partie d'une goutte *calcar*. 18.

Pendant trois semaines, ce remède travailla singulièrement le
malade. Il maigrissait à vue d'œil et se sentait très-faible. La
goutte lui causait d'ailleurs des douleurs plus violentes.

Le 14 juin, le remède ayant cessé d'agir, je trouvai les symptômes suivans :

Douleur au dessus des hanches, comme une pression dans les os et les parties molles ; pression douloureuse dans les reins ; sommeil léger ; prostration générale.

Le matin il se sentait comme brisé de fatigue ; face maigre, pâle.

Le jour même je lui administrai *natrum* 2/12. Son état s'améliora beaucoup jusqu'au 27 juillet. Les forces lui revenaient, la goutte était moins douloureuse. Le 23, je lui avais donné *petroleum* 2/18.

De tous ces symptômes, les seuls qui lui restassent encore, c'était un sommeil léger comme toujours, la vue courte, et des nœuds arthritiques fort diminués de grosseur.

Comme il se sentait assez bien, le malade se crut parfaitement rétabli et ne jugea pas à propos de continuer la cure. Il vint me revoir quatre mois après, en novembre 1829. Les nœuds arthritiques avaient presque entièrement disparu, et ce n'était plus que dans les temps de tempête qu'il sentait encore pendant quelques heures des tiraillemens tantôt dans une partie, tantôt dans une autre des bras et des jambes. En février 1832, il se portait encore fort bien. Il n'avait plus eu de véritable attaque de goutte, quoique les changemens dans la température continuassent à s'annoncer par de légères douleurs rhumatismales. Les nœuds arthritiques avaient disparu.

239ᵉ OBSERVATION, PAR LE DOCTEUR GROSS (1).

Il y a quelques semaines que j'ai été prié d'entreprendre la cure d'une femme qu'une goutte empêchait de mouvoir les membres déjà depuis plusieurs années. Toutes les articulations étaient *enflées*, courbées, raides et douloureuses. Il est rare qu'un médecin se charge de guérir un malade de cette espèce ; on l'abandonne ordinairement à son triste sort. Je fus en doute moi-même

(1) Gazette homœop., vol. II, pag. 174 ; 1833.

si j'entreprendrais ou non le traitement. Tous les remèdes connus ne me promettaient aucun effet salutaire. Je ne parle pas de guérison. Dans des maladies beaucoup moins graves j'avais vu *calcar.*, administrée à la dose de dix à douze globules, rester sans résultat; je n'avais donc rien à en attendre. Il me vint enfin en idée de chercher dans le règne animal ce que les règnes végétal et minéral me refusaient, et la loi de l'analogie me conduisit à un médicament qui me parut digne d'être essayé dans un cas aussi désespéré. Cependant, habitué que je suis à ne publier que les choses dont je suis certain, je me dispenserai d'indiquer ce remède, me bornant à dire que la guérison de la pauvre malade fit en un mois des progrès étonnans. Incapable auparavant du moindre mouvement, elle pouvait alors, autant que ses forces le lui permettaient, se promener pendant un quart d'heure dans sa chambre. Tel fut le résultat d'une seule dose. Je veux voir jusqu'à quel point mon médicament poussera la guérison, et si je réussis, je publierai le traitement que je lui ai fait subir. Lors même que je n'obtiendrais rien de plus que ce que j'ai obtenu déjà, le résultat serait encore de la plus haute importance et j'aurais au moins découvert la voie qui permet d'espérer d'atteindre à ce qui a été jusqu'ici impossible à la médecine.

240ᵉ OBSERVATION (1).

Gottfried P., âgé de cinquante-quatre ans, garçon charpentier, de T. près P., fut reçu dans l'établissement le 20 juillet.

Il s'était toujours bien porté dans son enfance; mais il y avait six ans qu'il avait éprouvé des douleurs accompagnées d'enflure dans le pied gauche et le bras droit, contre lesquelles il n'avait employé pendant un mois que des fomentations extérieures.

L'automne dernier, après s'être plaint quelque temps de pesanteur dans les jambes, il prit un refroidissement et ressentit des douleurs dans le second doigt du pied gauche, qui enfla. Peu à peu ces douleurs s'étendirent à tout le pied, à la jambe et plus

____

(1) Annuaire de l'Instit. homœop., vol. I, cah. 3, pag. 59; 1834.

tard même aux autres membres, en sorte qu'à l'exception du bras gauche, il avait toutes les extrémités paralysées. Cependant son état s'améliora peu à peu, et nous trouvâmes les symptômes suivans :

Le pied gauche fortement enflé ; exostoses ; mouvement difficile, mais non douloureux, seulement tension dans cette partie. L'articulation du genou gauche également enflée ; mouvement difficile, tension douloureuse ; les os de l'articulation du coude droit encore un peu enflés ; douleurs s'étendant le long du bras jusqu'à l'aisselle et au cou et rendant le mouvement de la tête de ce côté difficile ; la marche lourde, les jambes raides et tendues. Toutes les autres fonctions à l'état normal.

Nous lui prescrivîmes *rhus*.

Son état s'améliora, mais très-lentement. Nouvelle dose de *rhus* le dixième jour.

Le seizième, les douleurs étaient en général moins vives, cependant elles se faisaient sentir tantôt dans une partie, tantôt dans une autre. Le malade se plaignait surtout de douleurs cuisantes dans le pied gauche. — Nous lui fîmes prendre *nux vomic*.

L'enflure du pied diminua tellement qu'elle n'était visible que lorsqu'il avait été long-temps debout. Une longue marche rendait plus facile aussi le mouvement de la jambe. Comme il continuait à se plaindre de douleurs cuisantes dans le devant de la plante du pied droit et le talon gauche, nous renouvelâmes la dose de *nux vomic*.

Le vingt-quatrième jour, après avoir été assez bien pendant quelques jours, il sentait de nouveau des douleurs violentes dans les pieds, des élancemens et des tiraillemens dans la plante. — Nous prescrivîmes *arsenic*.

Aucun changement sensible ne s'opéra. Si les douleurs cessaient pour un instant, elles reparaissaient bientôt et changeaient souvent de place. — Dans ces circonstances, nous jugeâmes utile de lui faire prendre, le trente-sixième jour, une nouvelle dose *arsenic*.

Dès-lors, les souffrances devinrent plus supportables ; mais le mieux n'avançait que lentement. Jusqu'au quarante-troisième jour où le malade prit *nux vomic.*, son état ne présenta rien de remarquable.

Ce jour même, il se sentit assez bien pour quitter l'établissement, en nous priant toutefois de lui donner des médicamens afin qu'il pût continuer la cure. En effet, depuis le 7 septembre jusqu'au 7 octobre, il prit cinq fois *nux vomic.* Ce médicament l'a guéri probablement, puisqu'il n'est plus revenu en chercher.

241e OBSERVATION, PAR LE DOCTEUR BOECK (1).

M. A. souffrait d'une goutte atonique. Les médicamens de trois ou quatre médecins, non plus que les bains et d'autres remèdes extérieurs n'ayant pu l'en guérir, ces messieurs la déclarèrent incurable. Sa maladie, selon eux, consistait en une anchylose des articulations. J'entrepris de la traiter homœopathiquement, et en deux mois je réussis, au moyen de *caustic.* 30 surtout, à le mettre en état de reprendre ses occupations. Il continua à se bien porter.

242e OBSERVATION, PAR LE DOCTEUR KNORRE (2).

J'ai employé avec le plus grand succès l'*iode* dans un cas d'arthrite chronique, caractérisée par les douleurs les plus violentes, surtout la nuit, dans la plupart des membres, mais sans enflure. Pendant le traitement, une cicatrice calleuse que le malade avait à la jambe depuis nombre d'années, et qui provenait d'une ancienne enflure, se rouvrit.

243e OBSERVATION, PAR LE DOCTEUR HERING (3).

L'acide phosphorique produit des effets extraordinaires dans les arthrites chroniques et les douleurs des membres. J'eus à traiter

---

(1) Gazette homœop., vol. III, pag. 164; 1834.
(2) Gazette homœop., vol. V, pag. 169; 1834.
(3) Archives homœop., vol. XIV, cah. I, pag. 42; 1834.

un cas de cette dernière espèce qui présentait les symptômes suivans :

La nuit, déchiremens cuisans dans le tibia de haut en bas. A chaque mouvement, déchiremens dans le haut de la cuisse droite s'étendant le long de la partie intérieure jusqu'à l'orteil. Les talons et les parties charnues des doigts du pied semblaient écorchés quand le malade marchait. Enfin le matin sur la partie inférieure de l'orteil une ampoule aplatie, pleine d'eau, ainsi que sous les doigts du pied. Dès lors il n'éprouva plus de douleurs aussi vives.

Une demi-goutte *acid. phosph.* 6 détermina aussitôt une attaque de goutte formelle, après laquelle le malade se porta bien pendant plusieurs années; douleurs en se levant de dessus un siége dans l'articulation des hanches; pesanteur, bientôt douloureuse, dans toutes les articulations des membres inférieurs; sentiment de froid, frisson dans le ventre.

Le malade doit changer sans cesse de place; il souffre moins en se remuant qu'en restant tranquille.

Déchiremens dans toute la cuisse, crampes dans l'articulation des hanches, insupportables lorsqu'il est assis ou qu'il mange.

L'articulation de l'orteil enfle, devient sensible; douleurs cuisantes, accompagnées d'élancemens semblables aux douleurs sourdes d'une coupure; palpitation de l'orteil. Le mouvement produit ces douleurs qu'augmentent la peur à chaque approche et même la déglutition.

Après qu'elles ont exercé leur fureur dans tout le pied et dans tous les doigts du pied, pesanteur comme de plomb dans le repos, picotemens comme d'aiguilles dans la plante du pied et le talon. La pression diminue les douleurs la nuit.

Le rhum et le vin ne troublent pas les effets du remède, il n'en est pas de même du café.

244ᵉ OBSERVATION, PAR LE DOCTEUR EMMRICH (1).

Jacob Christer, âgé de cinquante ans, trapu, musculeux, souffrait souvent depuis vingt ans de maux d'estomac. Il avait eu précédémment la gale et l'avait fait passer au moyen d'un onguent. Un refroidissement, une peur, la colère, toute affection violente de l'âme, et même le moindre écart de son régime ordinaire lui causaient des douleurs dans l'estomac; des pressions, des contractions qui lui coupaient presque la respiration. Cependant depuis quatre ans ces maux d'estomac avaient cessé en grande partie; mais par contre il souffrait souvent des mois entiers de douleurs arthritiques dans les articulations de la main, et de violens picotemens dans les membres. Mais c'était surtout en été et la nuit que les articulations de la main enflaient.

A la fin de mai, il fut atteint de pareilles douleurs jointes à des démangeaisons extraordinaires dans les paumes des mains et à des démangeaisons par tout le corps, en sorte qu'il ne pouvait s'empécher de se gratter jusqu'au sang. Le soir après un court frisson se montraient quelques boutons semblables à l'ortie, que la chaleur du lit faisait bientôt disparaître, éruption à laquelle se joignaient toujours des mouvemens fiévreux. Les articulations de la main et des doigts enflaient de nouveau et devenaient tellement douloureuses qu'il ne pouvait rien tenir dans ses mains. Souvent il avait en même temps des crampes dans le mollet, le pied et les doigts du pied. Les cuisses étaient pleines de varices; il avait eu précédémment des ulcères et était sujet à une forte transpiration des pieds. Il se plaignait en outre d'une grande faiblesse dans les membres, d'un sommeil troublé par des rêves, par des soubresauts, par de violens battemens de cœur.

Le 20 juin 1831, je lui fis prendre *calcar.* 2/22.

Ses douleurs diminuèrent de semaine en semaine. Il était guéri au mois d'août, et depuis il n'a plus été malade.

(1) Gazette homœop., vol. IV, pag. 248; 1835.

245e **OBSERVATION, PAR LE DOCTEUR NOACK** (1).

I. H. Fr., de B., âgée de quarante ans, d'une taille grêle, d'un esprit vif, mais fort affaiblie et très-neuveuse par suite de longues souffrances, avait eu souvent les années précédentes des érysipèles à la partie inférieure de la cuisse. Depuis dix ans, époque à laquelle elle avait eu un flux de sang de la matrice dont elle ne s'était remise que lentement, elle était toujours maladive, souffrant tantôt de maux d'estomac ou de bas-ventre, tantôt de douleurs dans les membres, de maux de tête ou de dents, souvent aussi de la fièvre miliaire. Mais c'était surtout depuis un an qu'elle se plaignait d'une arthrite douloureuse de la main gauche et de tiraillemens dans les membres. L'articulation interne de la main ainsi que le côté interne du bras étaient couverts de veines bleues, gonflées; l'enflure était élastique, plutôt pâle qu'enflammée, mais très-douloureuse. Elle avait employé toutes sortes de remèdes, des bains, des ventouses, des vésicatoires, etc.; mais, loin de diminuer, le mal n'avait fait qu'empirer, et cette femme, autrefois active, laborieuse, avait perdu le goût du travail et la force de travailler. Elle se vit donc forcée d'avoir recours à un médecin.

Sa maladie offrait les caractères suivans :

Vertige continuel, pression douloureuse sur le front, élancemens, déchiremens et violentes démangeaisons au sommet de la tête; yeux troubles, brûlans; bruissemens et murmures dans les oreilles; fréquens maux de dents.

Bouche amère, sèche; appétit irrégulier; souvent la faim, ou plutôt une faiblesse et un tiraillement d'estomac qui la forçaient à prendre quelque chose, et qui se faisaient même parfois sentir aussitôt qu'elle avait mangé. Il lui semblait que des vers lui montaient dans le cou et la bouche. Après avoir mangé, pression et sentiment de plénitude; chaleur et frisson; assoupissement. Souvent le soir colique et diarrhée; urine brûlante, le plus sou-

(1) Gazette homœop., vol. IV, pag. 141; 1835.

vent aussi claire que de l'eau de source, quelquefois d'un jaune trouble ; elle avait été sujette auparavant aux flueurs blanches ; menstrues irrégulières. Le soir, toux pénible avec douleur de la poitrine et un sentiment de vide dans la poitrine. Elle souffrait surtout beaucoup de douleurs de dos et de reins, de déchiremens et d'élancemens dans les membres. A la main droite, une enflure élastique, légèrement rouge, très-douloureuse au toucher, et, du reste, sensible depuis l'articulation de la main interne jusqu'au milieu de l'avant-bras, avec les veines gonflées, bleues, avec des déchiremens et des élancemens autour de l'articulation de la main et dans l'articulation elle-même. Engourdissement et raideur de tout le bras jusqu'au bout des doigts, et engourdissement des membres. Elle avait en outre çà et là sur la peau des bras et des jambes, ainsi que sur le ventre, des dartres qui lui causaient des démangeaisons ; peau écailleuse, rude. Parler la fatiguait beaucoup ; elle était faible, transpirait facilement ; son sang s'agitait à chaque effort qu'elle faisait. La nuit, son sommeil était troublé par des rêves effrayans ; mais le matin, elle se sentait très-abattue, et avait une humeur très-irritable.

Je lui fis prendre le 21 février 1832 *calcar.* 3/20, une dose soir et matin.

Le 24, elle se trouvait mieux en général ; seulement sa main lui faisait plus de mal, l'enflure était plus forte et elle était couverte de quelques taches rouges. Déchiremens dans les pieds.

Le 29, paupières cuisantes et pesantes ; enflure douloureuse des gencives ; tension dans la nuque ; oppression et douleurs de la poitrine jusque dans le dos, qui lui ôtaient la respiration. La douleur de la main s'était retirée dans les pouces, par où elle avait commencé à la suite d'une couche pénible. Élancemens et déchiremens dans les membres.

Le 9 mars, douleurs moindres ; encore un peu de tension et quelque douleur dans les membres ; enflure moins considérable.

Le 14, la malade avait eu ses règles quelques jours auparavant. Elles avaient coulé assez abondamment, mais avaient été accompagnées de faiblesse, de maux de tête, de vertige, de malaise, et plus tard de nouveaux déchiremens dans les membres. L'enflure et la douleur de la main droite s'étaient retirées dans la partie charnue du pouce. Je lui donnai *nux vomic.*

Le 25, la malade ne souffrait plus intérieurement ; mais elle éprouvait encore de cruels déchiremens dans les membres et de la pesanteur dans les bras et les jambes. L'enflure de la main était restée la même.

Je ne revis pas la malade jusqu'au milieu d'avril. A l'exception de l'enflure arthritique, elle se portait assez bien, et comme tous les remèdes qu'elle avait employés long-temps n'avaient pu l'en guérir, elle n'espérait pas en être délivrée jamais. Cependant son état empira de nouveau. Les douleurs devinrent insupportables surtout la nuit ; c'était au point qu'elle ne pouvait laisser sa main sous la couverture. Elle souffrait surtout dans les articulations de la main et des doigts, et éprouvait des cuissons dans la main même.

Je lui donnai le 16 avril *sulphur* 1/30.

Huit jours après, le 23, la douleur, après avoir augmenté pendant deux nuits, avait diminué de jour en jour. L'enflure s'était dissoute à moitié. La malade se sentait assez bien du reste pour pouvoir vaquer de nouveau à ses nombreuses occupations domestiques, sans se sentir fatiguée. Elle avait un bon appétit, un sommeil excellent et une humeur sereine.

Il ne lui restait plus qu'un peu de sensibilité aux variations de la température. Depuis un an elle n'a pas eu de rechute.

246ᵉ OBSERVATION, PAR LE DOCTEUR EMMRICH (1).

M. H, âgé de soixante ans, d'une constitution débile, souffrait depuis nombre d'années de douleurs arthritiques qui tantôt lui paralysaient le genou, tantôt lui attaquaient les pieds.

Depuis vingt ans, démangeaisons pénibles aux bras et aux jambes, mais surtout à la cuisse gauche. Cuissons fréquentes à l'anus. Depuis un mois, douleurs déchirantes tantôt ici, tantôt

(1) Archives homœop., vol. XV, cah. 2, pag. 120; 1835.

là, d'abord dans le pied droit, puis dans le genou gauche, dans le coude droit. La main droite enflée, plus tard la gauche. Il avait alors le pouce gauche surtout enflé.

Le 12 mars, il prit *sulphur* 2/30. Quelques jours après, il était guéri.

ASCITE.

247ᵉ OBSERVATION, PAR LE DOCTEUR SCHULER (1).

Un homme d'une constitution robuste, fort, adonné aux boissons spiritueuses, que ses occupations forçaient à un genre de vie sédentaire, se sentait depuis quelques semaines très-faible, très-abattu et très-oppressé. Pas d'appétit, tous les membres douloureux. Il ne pouvait plus vaquer à ses affaires, et dut enfin se mettre au lit. Alors tout son corps commença à enfler, et une *ascite* jointe à un œdème douloureux des pieds ne tarda pas à faire pressentir une maladie des plus dangereuses. On m'appela. Le malade se plaignait surtout des douleurs qu'il éprouvait dans les membres et qui lui faisaient craindre de changer de position. Novice dans l'homœopathie, je tins conseil avec moi-même sur le remède qui conviendrait le mieux, et je me décidai pour *ledum palustre* dont je lui fis prendre une très-faible dose. Quelques heures après, ce médicament faisait déjà sentir ses heureux effets. La transpiration, supprimée depuis long-temps, reparut, la peau devint moite. Les douleurs dans les extrémités s'affaiblirent de plus en plus, au grand contentement du malade.

Un écart de la diète que j'avais prescrite troubla huit jours après les effets de *ledum palust.*; mais une dose *bryon.* fit de nouveau marcher la guérison. L'enflure des pieds et du bas-ventre n'ayant point encore tout-à-fait disparu, j'administrai *arsenic.*

(1) Archives homœp., vol. VI, cah. 3, pag. 101; 1827.

3o, et quinze jours après le malade était parfaitement guéri. Jusqu'à présent il jouit d'une bonne santé.

248ᵉ OBSERVATION, PAR LE DOCTEUR RUCKERT (1).

B. G., agée de cinquante-deux ans, non mariée, d'une constitution débile, irritable, d'un caractère timide, mais gai, n'avait jamais eu de maladie grave, mais depuis quelques années elle était très-sujette à des douleurs hystériques.

Depuis qu'elle avait passé l'âge critique, elle se sentait souvent un violent besoin d'uriner, quoiqu'elle n'évacuât jamais que peu d'urine. Ce besoin la prenant souvent, même la nuit, la tourmentait beaucoup ; de temps à autre il se formait en outre des enflures alternativement aux mains, aux pieds, aux joues, lesquelles augmentaient peu à peu, et prenaient un aspect cachectique ; ses digestions étaient troublées, la sécrétion de l'urine devenait moins abondante. Elle n'avait d'appétit que pour des mets et des boissons acides, et vivait de salade, de concombres au vinaigre, de vins aigres, etc. Les maux de tête, qu'elle avait éprouvés autrefois à de longs intervalles, revenaient plus souvent ; l'irritabilité de son système nerveux augmentait sans cesse. Il s'était déclaré une hydropisie, surtout dans les jambes, qui faisait des progrès rapides ; le bas-ventre même commençait à enfler ; elle avait des accès d'oppression, de suffocation et ne pouvait plus supporter aucun aliment. A cela se joignait une diarrhée continuelle qui ne contribuait pas peu à l'affaiblir. On l'avait long-temps traitée allopathiquement, mais en vain, et finalement un médecin lui avait conseillé de se préparer à mourir.

Mais la malade, quoique préparée à tout, n'était pas encore disposée à mourir, et, surmontant ses préjugés, elle se décida enfin à recourir à l'homœopathie.

Elle me fit donc appeler au commencement de juin 1826. Je la trouvai dans l'état suivant :

(1) Annales homœop., vol. I, pag. 159 ; 1830.

Maux de tête violens, périodiques, d'un seul côté ; élancemens, douleurs perçantes, accompagnés de vomissemens de matières aigres. Autrefois ils ne la prenaient qu'à des intervalles de
plusieurs semaines ; mais alors ils lui revenaient plus fréquemment et l'affaiblissaient beaucoup. Face maigre, et cependant
enflure œdémateuse des joues. Teint pâle, cachectique, comme
celui des hydropiques ; paupières gonflées, pleines d'eau. Pas
d'appétit du tout ; grand dégoût surtout pour la viande ; mais
par contre passion désordonnée pour les acides : elle mangeait
beaucoup de concombres au vinaigre, et buvait avec délices chaque jour d'un vin aigre. Les autres alimens crus lui répugnaient,
ou lui faisaient mal à l'estomac, ou bien encore elle les vomissait. Grand sentiment de faiblesse dans l'estomac et le creux
de l'estomac. Pression et tension continuelle dans le bas-ventre,
ce qui lui causait une espèce d'angoisse et d'oppression. Enflure
du bas-ventre produite par l'eau qu'il contenait en quantité peu
considérable encore, mais qui cependant l'empêchait souvent de
respirer. Chaque jour de nombreuses selles claires comme de
l'eau, et contenant les alimens non digérés. Hémorrhoïdes fluentes et disposition à une chute de l'anus. Evacuation d'urine peu
copieuse, tout au plus une fois par jour.

Depuis long-temps déjà sur différentes parties du corps, surtout sur les parties œdémateuses, des efflorescences qui lui causaient des démangeaisons, des douleurs cuisantes.

Depuis quelques années la malade remarquait que certains alimens lui faisaient enfler certaines parties du corps. La cuisse et
la jambe dures, enflées. L'enflure montait jusqu'au ventre, et la
pesanteur, la raideur l'empêchaient de se remuer. Dans les autres membres, l'enflure n'était pas constante ; elle paraissait
tantôt à une main, tantôt à l'autre, quelquefois à une joue,
d'autres fois à l'autre. Souvent ses nuits étaient agitées, elle n'aimait pas alors à être couchée. Pas de transpiration régulière,
surtout dans les parties enflées. Comme toujours, son corps était
extrêmement sensible, la moindre chose l'affectait ; du reste, elle
se soumettait à son sort avec assez de résignation.

Avant tout il s'agissait de reconnaître qu'il était nécessaire de changer de régime et de se soumettre à une diète plus convenable. Il fallait aussi la décider à renoncer au café qu'elle buvait volontiers et souvent. Et néanmoins je n'osais me promettre des résultats favorables, d'un côté parce que j'avais vu guérir bien peu de maladies pareilles, et de l'autre parce que l'homœopathie possédait alors fort peu de médicamens contre l'*ascite*, à l'exception des antipsoriques, qu'on ne connaissait pas encore assez. Dans l'impossibilité de trouver un remède qui répondît à l'ensemble des symptômes, je me décidai à les attaquer séparément, et à cet effet je donnai à la malade, du 8 juin au 10 juillet, *nux vomic.* 18, *pulsat.* 9, *ferrum* 1, *bryon.* 12, *arsen.* 24, *nux vomic.* 18.

La grande irritabilité, surtout celle de l'estomac, diminua sensiblement, en sorte que la malade, bien que sans avoir d'appétit, pouvait supporter quelques alimens légers. Les douleurs périodiques dans la tête cessèrent aussi quelque temps, mais les démangeaisons des efflorescences augmentèrent d'autant. Ces efflorescences n'étaient, à ce que je vis plus tard, qu'une espèce de gale secondaire. L'enflure était toujours au même point, et la diarrhée indigeste, aqueuse, souvent blanche comme de la craie, affaiblissait beaucoup la malade.

Le 13 et le 20 juillet, je lui fis prendre *china* 12. L'enflure diminua visiblement. Jusqu'au 21 août, je lui administrai *arsen.* 12, *dulcam.* 3, *calcar. sulphur* 2.

Pas d'amélioration sensible.

Le 5 août, *paris quadrif.* 1. Ce remède produisit des effets favorables jusqu'au 14 septembre. Chaque jour plusieurs selles aqueuses; diminution de l'enflure de jour en jour; moins de pesanteur dans les jambes et le ventre. Mais le mieux ayant cessé de faire des progrès, le 15, je fis prendre à la malade *ledum palustre* 6, qui ne répondit pas à mon attente. La grande irritabilité et les douleurs dans une moitié de la tête reparurent. *Nux vom.* 24, puis *ignat.* 9, les firent cesser de nouveau. *China* 9 et *rhus* 15 produisirent peu d'effets. Le 5 novembre, je prescrivis une secomdre fois *paris*. Nouvelles selles aqueuses avec diminution de l'enflure, comme la première fois. Mais jusqu'alors l'évacuation de l'urine était restée peu abondante; souvent la malade n'urinait qu'une fois en vingt-quatre heures, et encore était-ce fort peu de chose. Elle devait aussi continuer à garder le lit.

Le 11 décemdre, je lui donnai *helleb. nig.* 3; le 13, *helleb. nig.* 2; le 22, *helleb. nig.* 3. En agissant ainsi, je ne me conformais pas exactement aux prescriptions de l'homœopathie; mais la gravité du cas pouvait me servir d'excuse.

A compter de cette époque, la maladie prit un autre aspect. Évacuations copieuses d'urine plusieurs fois par jour, et diminution proportionnelle de l'enflure; même les parties enflées commencèrent à transpirer.

La réapparition de l'irritabilité et des maux de tête nécessitèrent en janvier 1827 l'administration de quelques doses *ignat.* et *nux vomic.*, et le 20, de *chamom.* 12.

Le 26, les maux de tête n'avaient pas augmenté de violence; au contraire, ils paraissent vouloir se partager entre les différentes parties du corps et du visage, mais à un degré moins fort, ce qui au reste n'était que passager. La malade se sentait très-bien en général; elle commençait à pouvoir rester assise et se promener pendant des heures. L'enflure diminuait à vue d'œil, elle urinait abondamment chaque jour et sans aucun effort ni pression. Elle pouvait dormir plusieurs heures la nuit, et le sommeil lui rendait des forces. Elle n'avait plus un teint aussi cachectique, ne se sentait plus autant de goût pour les acides, mais n'avait point encore recouvré l'appétit.

Elle se plaignait alors d'un gros rhume que *nux vomic.* 30 fit diminuer sensiblement.

Le 20 février, l'enflure des jambes et l'hydropisie du bas-ventre avaient entièrement disparu, au point que la malade, quand le temps était beau, pouvait aller se promener en plein air; ce qui lui faisait beaucoup de bien. Mais alors se déclarèrent d'autres symptômes. Déjà les années précédentes elle avait ressenti, lors des variations de température en automne et au printemps, une pression particulière dans le bas-ventre, qui agissait sur la matrice comme si les règles allaient venir. Son esprit était alors dans une agitation singulière, plein de tristesse et d'inquiétude. Elle commença à la sentir de nouveau, mais moins forte cependant. Elle avait du reste une conception facile, claire, prompte, et une espèce d'insensibilité qui la rendait indifférente, impassible, pour tout ce qui ne la concernait pas directement. Son humeur n'était pas non plus dans une assiette fort agréable; mais la volonté était impuissante à la changer.

Elle avait eu des accès de cette espèce surtout dans les années 1811, 1814 et 1815; les pilules suivantes l'avaient alors promptement guérie :

1o R. extr. acon. ʒ ß; extr. valer. ʒ j; pulv. rad. valer. ʒ jß; ammon. carbon. pyro-oleos. ʒ ß; ol. menth. crisp. gtt. v. F. pilul.

2. R. extr. gum. galb. ʒ iij.; extr. valer. ʒ ij.; ammon. carb. pyro-oleos. ʒ ß; ol. fœnic. gtt. v. — M. F. pilul. gr. ij.

Je crus que de tous les remèdes de ces recettes, la valériane était celui qui avait produit le plus d'effets, et je lui en fis prendre le 3 mars une dose 6. L'état de son esprit s'améliora effectivement beaucoup; mais par contre il se montra des traces de nœuds hémorrhoïdaux à l'anus. *Nux vom.* 21 les fit diminuer.

Plus le printemps avançait, plus la malade pouvait aller se promener en plein air, et plus sa santé s'améliorait. *Mercur.* 9 fit cesser presque entièrement la pression dans le bas-ventre, et *bellad.* 12 la fit disparaître tout-à-fait. L'appétit revint aussitôt, ainsi que les forces.

C'est ainsi que l'homœopathie triompha dans cette maladie dangereuse qui lui avait offert tant de difficultés à vaincre, et maintenant, c'est-à-dire en mars 1829, la malade jouit d'une excellente santé.

249ᵉ OBSERVATION, PAR LE DOCTEUR ATTOMYR (1).

J'ai eu l'occasion d'observer trois cas d'ascite à un haut degré chez de vieilles femmes.

L'une avait employé inutilement un grand nombre de remèdes allopathiques. Voyant qu'elle n'en obtenait rien, elle se soumit au traitement homœopathique, et prit *china* en très-petites doses. Douze heures après environ, elle eut une évacuation d'urine extrêmement abondante et en moins d'une semaine l'enflure avait disparu ainsi que la difficulté de respirer et une toux très-pénible. Cette femme, guérie de l'ascite, mais non de la psore, se remit à boire avec excès de l'eau-de-vie, et quelques mois après elle enfla de nouveau. On la renvoya à l'hôpital, mais sous la direction d'autres chefs qui ne traitaient pas les malades homœopathiquement.

Le second cas fut guéri tout aussi promptement chez une vieille femme que M. le docteur Ringeis traita seul par le *china*.

Dans le troisième cas, on employa, outre *china*, d'autres remèdes homœopathiques.

250ᵉ OBSERVATION, PAR LE DOCTEUR ATTOMYR (2).

Un homme de quarante ans avait une ascite jointe à une maladie organique du cœur. Plusieurs fois déjà il avait été délivré promptement de ses souffrances par M. Ringeis au moyen de *digital. purp.*, préparée allopathiquement, et administrée à doses allopathiques. Je lui exprimai la conviction où j'étais que, la *digit. purp.* répondant homœopathiquement à la maladie, c'était à elle qu'il devait cette rapide guérison qu'il n'aurait pas obtenue par des remèdes allopathiques : « Nous verrons si une » dose *digit. purp.* 30 le guérira cette fois. » — En moins d'une semaine, le malade n'avait plus d'enflure, et souffrait même moins de sa maladie de cœur. Cependant il fut impossible d'extir-

(1) Archives homœop., vol. XI, cah. 2, pag. 105 ; 1832.
(2) Archives homœop., vol. XI, cah. 2, pag. 105 ; 1832.

per le germe de l'ascite, qui reparut bientôt. On lui administra des doses homœopathiques et allopathiques de *digitale*, de *bryon.*, d'*hellebor.*, de *china*, etc., le tout en vain. Je ne sais ce qu'a produit le traitement allopathique auquel on l'a soumis depuis.

251ᵉ OBSERVATION, PAR LE DOCTEUR HARTLAUB (1).

L., femme de quarante-quatre ans, qui avait déjà eu onze enfans, accoucha, en mai 1832, d'un enfant mort-né. Cet enfantement fut suivi d'une forte hémorrhagie, qui se renouvela quelque temps après et dura cinq semaines. Jusqu'au mois d'octobre, elle fut confiée aux soins d'un médecin allopathe dont le traitement n'eut aucun succès. Elle continuait à être extrèmement faible, et bientôt après ses jambes et même son ventre commencèrent à enfler. On lui fit prendre *china*, qui ne servit qu'à faire augmenter l'enflure; et l'état de la malade empirant sans cesse, on s'adressa à moi, le 24 octobre 1832.

Les jambes et les pieds tellement enflés qu'ils avaient le double de leur grosseur ordinaire; enflure blême, brillante, tendue, causant des élancemens douloureux.

Le ventre comme celui d'une femme enceinte de neuf mois, la percussion de la main faisait reconnaître la présence de l'eau qu'il contenait.

Pression douloureuse du côté droit, y compris la région du foie; battement dans le ventre, lorsqu'elle marchait ou était couchée.

La peau du reste du corps pâle, flasque, toujours sèche le jour; face blême, enflée; le reste du corps maigre; frisson presque continuel; pouls petit, dur, accéléré; quelquefois légère transpiration la nuit, soif insatiable, ardeur dans la bouche; urine claire, transparente, en quantité égale à celle qu'elle évacuait dans ses jours de santé, trop peu copieuse par conséquent relativement à ce qu'elle buvait; appétit médiocre; malaise, après avoir mangé.

(1) Annales homœop., vol. IV, pag. 306; 1833.

Pendant le traitement allopathique, elle avait eu la diarrhée quinze jours; elle ne l'avait plus aussi souvent alors; cependant elle rendait encore journellement quatre ou cinq fois des excrémens d'une consistance molle. Les selles étaient toujours accompagnées de violentes épreintes. Elle avait eu également des aphthes; depuis, sa langue devenait raide chaque soir.

En marchant, haleine courte, battemens de cœur, battemens presque continuels dans la tête; en se baissant, vertiges. Eructations fréquentes, surtout après avoir mangé. Assoupissement le jour, sans pouvoir dormir. Elle ne pouvait s'endormir de suite le soir au lit. Depuis peu, toux un peu sèche.

Telles étaient les souffrances de cette femme. Je lui donnai d'abord deux doses *ferrum* 2 *gr.*, une tous les quatre jours. N'ayant aperçu aucun changement, je lui fis prendre trois doses *arsenic.* 3/30, le 3, le 5 et le 7 novembre. Je laissai le médicament agir jusqu'au 16. Ce jour-là, je remarquai les changemens suivans:

L'enflure du ventre avait un peu diminué et était plus molle; le ventre lui-même ne lui causait pas de douleurs. Le frisson avait disparu. Mais la nuit pendant quelques heures elle était inquiète, avait une chaleur sèche accompagnée de soif, la langue plus raide et des battemens dans la tête; peut-être était-ce l'effet de l'arsenic. Humeur plus gaie, verbe plus haut.

Je lui donnai trois nouvelles doses *arsenic.* le 16, le 20 et le 24; puis j'attendis jusqu'au 30. Elle se trouvait alors dans l'état suivant:

L'enflure avait encore diminué, et les grandes lèvres enflaient quelquefois. Elle éprouvait le soir dans les jambes des démangeaisons et des picotemens douloureux. Toux pénible, surtout la nuit. Sommeil en général paisible et rafraîchissant. Le soir chaleur avec ardeur dans les mains, battemens plus forts dans la tête, pouls plus accéléré. Appétit meilleur, selles plus consistantes. Depuis quatre nuits, peau humide. Evacuation plus copieuse d'urine depuis quelque temps. Malaises plus fréquens, surtout après avoir mangé, depuis quelques jours.

Le 1ᵉʳ et le 7 décembre, deux nouvelles doses *arsenic.* 3/30.

Jusqu'au 14, l'enflure ne cessa de diminuer, surtout celle du ventre, dans lequel on sentait de grosses masses, et autour des hanches, où elle éprouvait des douleurs insupportables. La diarrhée avait reparu, surtout la nuit. Respiration quelquefois si courte qu'elle ne pouvait parler.

Cinq doses *calcar. carb.* 1/30, administrées à des intervalles de cinq jours, ne produisirent rien. Les forces de la malade diminuaient de jour en jour, l'appétit lui manquait entièrement, son ventre enflait de plus en plus, la toux la privait du sommeil et la diarrhée continuait toujours, bien qu'elle ne l'eût pas tous les jours. Cependant l'évacuation de l'urine n'avait pas cessé d'être aussi copieuse.

Le 4 janvier 1833, je commençai donc à lui donner *helleb. nigr.*, remède qui ne tarda pas à opérer une amélioration sensible et à faire faire le premier pas à la guérison. Je lui en administrai en tout onze doses 3, gutt. 1, de 48 heures en 48 heures. Huit jours après la première, elle se sentit déjà mieux; l'urine était plus abondante, l'enflure du ventre moins considérable, ainsi que l'oppression de la poitrine et l'angoisse qui l'accompagnait. Transpiration de la nuit plus forte; appétit meilleur. Cependant la faiblesse et les autres symptômes étaient restés les mêmes.

Si les quatre premières doses avaient produit de si heureux résultats, les quatre autres agirent d'une manière bien plus efficace encore. Le ventre s'abaissa de plus en plus, il n'était plus dur, mais mou partout. Les cuisses n'étaient plus enflées, et les jambes ne l'étaient que fort peu. Urine très-abondante; plus de diarrhée ni de battemens dans la tête; au moins, ces derniers ne se faisaient plus sentir que rarement le soir. Transpiration la nuit; toux moins forte; appétit et forces améliorés, au point que la malade pouvait rester levée presque toute la journée.

Cependant l'état de la malade ne resta pas aussi satisfaisant pendant les trois dernières doses. Aussitôt qu'elle eut pris la première, la diarrhée reparut accompagnée de violentes tranchées, de sueurs par tout le corps et d'une faiblesse extrême. Néanmoins l'enflure ne cessa de diminuer, et les douleurs dans les jambes disparurent.

Je lui donnai alors deux doses *rhus* 1/30 à quatre jours d'intervalle.

La diarrhée cessa d'être aussi forte, et disparut pour revenir bientôt avec une nouvelle violence. Les forces diminuèrent de nouveau, et les douleurs dans les jambes reparurent. L'enflure diminuait toujours.

Je lui fis prendre, le 12 mars, *phosphor.* 4/30, dose que je renouvelai deux fois à des intervalles de quatre jours. Immédiatement après, la maladie offrait les symptômes suivans :

L'enflure aurait encore diminué, surtout du côté droit, où l'on sentait une place dure. La diarrhée ne revenait plus que de temps en temps. Appétit bon ; la nourriture lui faisait du bien. Sommeil paisible et rafraîchissant. Les douleurs des jambes un peu plus fortes. Battemens de cœur, quand elle marchait long-temps. Un peu de faiblesse.

Je la laissai quelques semaines sans lui rien donner. Dans l'intervalle, les symptômes que nous venons d'énumérer s'affaiblirent et les forces augmentèrent à proportion, en sorte que la malade, au grand étonnement de tous ceux qui la connaissaient, jouissait d'une santé parfaite. Son état était encore le même au mois de septembre ; seulement elle se sentait un peu plus faible.

Sans aucun doute, les médicamens qui l'avaient amenée au point où elle était, auraient achevé de la guérir; mais elle refusa de continuer la cure.

252e OBSERVATION, PAR LE DOCTEUR ALTHER (1).

Une pauvre femme souffrait d'une ascite qui augmentait rapidement, avec suppression des règles, pression sur la vessie, évacuation fort peu considérable d'urine, chaque fois après avoir mangé, diarrhée, diminution de l'appétit, flueurs blanches vertes, transpiration le matin qui l'affaiblissait. *Nux vomic.* guérit la pression sur la vessie, la diarrhée, et le ventre de la malade, qui ressemblait à celui d'une femme enceinte de neuf mois, diminua ;

(1) Hygea, vol. I, pag. 337 ; 1834.

l'appétit devint meilleur, la transpiration diminua. *Chinæ* lui rendit des forces d'une manière étonnante, diminua les flueurs blanches et en changea la couleur qui devint jaune. *Pulsat.* produisit
une grande diminution dans l'enflure du ventre ; elle sentit les
signes précurseurs des règles ainsi qu'une pression dans le sein ,
mais les menstrues ne parurent pas. Je lui fis prendre deux doses
platin. à huit jours de distance. Ce médicament lui donna des espèces de crampes d'estomac qui cessaient par des éructations lorsqu'elle avait mangé. Je revins donc à la *pulsat.* Le lendemain ses
règles parurent, d'abord peu copieuses, le jour suivant plus abondantes. Les crampes d'estomac disparurent et le ventre revint à
l'état normal. Huit jours après, elle se plaignit de nouveau d'un
picotement dans le sternum, qui lui semblait trop court quand
elle mangeait ou qu'elle était pliée ; il fallait qu'elle s'étendît
d'abord lentement quand elle voulait se lever de dessus son siége.
Maux de reins en marchant , moindres en étant assise ou couchée;
éructations aigres chaque fois qu'elle avait mangé. Je lui donnai
psor. 2/30, et quinze jours après tous les symptômes de la maladie
avaient disparu. Depuis elle se porte bien.

253ᵉ OBSERVATION , PAR LE DOCTEUR DUPLAT (1).

Le sieur Guiot, maître maçon, âgé de 36 ans, demeurant
boulevart Chaves , nº 45. Tempérament bilieux; malade depuis quatre ans. Consulté le 3 novembre 1334 , je le trouvai dans
l'état suivant : yeux douloureux à la lumière, ventre très-volumineux, engorgement considérable du foie, de la rate, ascite ,
digestions faibles; le malade éprouvait de fortes coliques qui l'o-
bligeaient à se coucher, il avait un serrement douloureux dans le
ventre près de l'ombilic avec oppression , frissons et borborygmes; urines jaunes , évacuations copieuses de couleur argile accompagnées d'une douleur brûlante , lancinante et pulsative dans
le rectum ; genou tuméfié , qui empêche les mouvemens de l'articulation; ictère bien prononcé , surtout à la sclérotique. Ce ma-

<hr>

(1) Bibliothèque homœop. , vol. V, pag. 113; 1835.

lade très-connu ici a été traité par des praticiens distingués ; MM. les docteurs Cauvière, Romonincq, Klory, Pelachi, Reimonet, tous l'avaient déclaré incurable.

Le 3 novembre 1831, *aconitum* deux globules 26ᵉ dilution.

Amélioration sensible dès le surlendemain, tous les accidens du ventre disparaissent, et le malade vient tout joyeux m'annoncer l'agréable nouvelle de la cessation de ses souffrances. Les digestions se font bien, elles ne sont plus suivies de coliques. Le 6, trois jours après, *lycopodium* un globule 24ᵉ dilution ; le malade revient au bout d'un mois m'annoncer sa guérison ; il m'apprend qu'il a repris ses occupations, qu'il vient me voir pour me remercier des soins heureux que je venais de lui donner ; il m'en témoigne la reconnaissance la plus vive, en me disant que les médecins qui l'avaient vu allaient bien être surpris de le trouver guéri. Ce malade, que je viens de traiter du choléra il y quinze jours, a été guéri par *veratrum* en deux doses; ainsi, il doit deux fois la vie à la médecine homœopathique.

254ᵉ OBSERVATION, PAR LE DOCTEUR JOUVE [1].

Mˡˡᵉ Claudine Fournelle de Rochelallier, canton de Neuville, âgée de 17 ans, tempérament bilioso-nerveux, brune, vive et enjouée, réglée dès l'âge de 15 ans, n'avait jamais éprouvé de maladie grave ; mais à 16 ans la menstruation se supprima, à la suite d'une peur avec refroidissement ; elle devint triste, perdit l'appétit et se décolora ; bientôt tous les symptômes d'une hydropisie abdominale se manifestèrent ; elle fut combattue par plusieurs médecins allopathes très-recommandables de cette ville, et par ceux de son pays, pendant huit mois sans succès ; on pratiqua la paracentèse, qui donna issue à 25 livres de sérosité; peu après, l'hydropisie reparut avec célérité, et l'on projetait une seconde ponction, lorsqu'en désespoir de cause, je fus consulté. Voici l'état dans lequel j'observai la malade :

[1] Bibliothèque homœop., vol. V, pag. 262 ; 1835.

Grande maigreur, décoloration générale ; face grippée, de couleur jaune verdâtre ; yeux ternes, langoureux ; nez effilé, bouche sèche ; langue blanchâtre, piquetée, rouge sur les bords et à la pointe ; soif modérée, anorexie complète ; douleur de l'œsophage et de l'estomac, ainsi que de tout le bas-ventre ; vomissement de toutes les boissons et des alimens ingérés, avec grande anxiété ; la pression augmente, surtout à l'épigastre, la sensation douloureuse ; la respiration est courte et devient haletante dans le mouvement ; station et progression chancelantes ; ventre très-volumineux, tendu, fluctuant et douloureux ; ombilic saillant, extrémités pelviennes très-œdématiées, ainsi que le pourtour du bassin, surtout en arrière ; grands maux de reins continuels, avec constipation opiniâtre ; suppression d'urine, la petite quantité rendue est rouge, brune et brûlante ; fièvre continue redoublant le soir ; pouls petit, dur et vite ; aucune position ne peut être gardée au lit ; beaucoup d'agitation, tristesse, découragement, morosité, grande faiblesse, appréhension d'une mort prochaine.

D'après cet examen, je ne pus qu'exprimer ma répugnance à me charger de la malade, mais enfin je cédai aux vives sollicitation des parens.

J'avouerai que j'étais indécis sur le choix du médicament ; cependant la suppression, cause présumée de l'ascite, me fit choisir *pulsatilla* ; quoique je fusse persuadé que l'état anémique du sujet ne permît de rien espérer pour le retour menstruel, cependant, je présumai que la sollicitation utérine pourrait amener quelque résultat ; je me déterminai donc à donner *pulsat.* 3/12 pour huit jours.

La huitaine révolue, on vint m'annoncer que la malade allait mieux ; qu'il s'était établi un grand flux d'urine qui durait jour et nuit, ainsi qu'une perte blanche abondante ; qu'il y avait eu du sommeil, que l'appétit se développait, et que les douleurs d'estomac et le vomissement avaient cessé.

Je crus devoir répéter le même médicament, attendu ses bons effets, à la même dose pour huit autres jours ; effectivement,

l'amélioration fit de rapides progrès, le flux urinaire et leucor-
rhoïque se soutenait, l'appétit était vif, les digestions bonnes,
les douleurs abdominales s'étaient dissipées, le ventre s'affaiblissait; les maux de reins soulagés et le sommeil dès lors réparateur
me firent augurer une récupération prochaine; je continuai la
pulsatille encore pour huit jours; le succès surpassa l'espérance; la malade se trouvait de mieux en mieux; nouvelle dose
du même remède. Au 25ᵉ jour du traitement, plus de trace
d'hydropisie; les extrémités inférieures sont entièrement désen-
flées; les forces renaissent, la joie et l'espérance brillent sur la
figure de la jeune malade, qui s'anime et se colore, la guérison
est complète; cependant les règles n'ont point reparu; je donne
une dose de *pulsatille* pour quinze jours; la menstruation arrive,
elle revient à l'époque fixe; et notre malade vient elle-même
brillante de santé avec ses parens pour me témoigner sa reconnaissance.

ASTHME.

255ᵉ OBSERVATION, PAR LE DOCTEUR STAPF (1).

C. K., pasteur à M., près de Naumbourg, homme robuste de
quarante-quatre ans, était malade depuis treize ans des suites
d'une maladie aiguë du bas-ventre mal soignée; il le supposait
du moins. Son état offrait les symptômes suivans :

Haleine courte; la marche ou tout autre mouvement, même
modéré, lui ôtait la respiration. Il se sentait la poitrine oppressée,
il manquait d'air, et était forcé de s'arrêter et de se reposer. Dès
qu'il cherchait à monter dans son lit, il était pris d'un accès de
toux qui le suffoquait et l'empêchait de se coucher. Il fallait
donc qu'il quittât son lit et qu'il passât sa nuit assis sur une
chaise. Son état empirait vers le matin; il ne pouvait plus même

(1) Archives homœop., vol. I, cah. I, pag. 68; 1822.

rester assis : il devait se lever, s'appuyer avec les mains sur la table, et, dans cette position, attendre la fin du paroxysme qui durait une heure. Il se plaignait, d'ailleurs, d'un serrement violent de la poitrine, qui lui rendait extrêmement difficile la respiration : on eût dit qu'un poids énorme lui pesait sur la poitrine. Sa respiration était lente et accompagnée d'un sifflement aigu. À cela se joignait souvent une toux sèche, très-douloureuse, dont les secousses lui répondaient dans la tête et le bas-ventre, et qui lui coupait aussitôt la respiration. Horrible angoisse, malaise dans tout le corps. Pas d'appétit. Les alimens lui répugnaient, et, s'il mangeait, il était rassasié à la première bouchée. Ce qu'il prenait lui semblait, au goût, fade et sec. Horreur insurmontable pour le pain noir et la viande. La bouche toujours gluante, sèche, glaireuse, sans soif proprement dite. Le goût fade, dégoûtant, souvent fétide le matin à son réveil. Souvent beaucoup de salive aqueuse dans la bouche, accompagnée de grands maux de cœur et d'envies de vomir, surtout le matin. Sans cesse des éructations d'air seul, surtout après avoir mangé, même le moins possible. Cardiogme et éructations aigres, corrosives.

Après avoir mangé les mets les plus légers, aussitôt tension extraordinaire du bas-ventre, avec pression douloureuse dans le creux de l'estomac, jointe à une angoisse et à une oppression insupportables. Il lui semblait que ses membres adhéraient trop fortement au tronc, et lui rétrécissaient le bas-ventre. Il avait très-souvent des flatuosités qui ne pouvaient s'échapper. Dans la région du foie, il sentait un picotement et une pression douloureuse, surtout lorsqu'il y portait la main, qu'il se remuait ou qu'il respirait avec effort. Constipation; selles très-rares et très-pénibles, dures, noires, quelquefois mêlées à des glaires et du sang; ou bien diarrhée désagréable avec épreintes continuelles n'amenant qu'une faible déjection glaireuse. Il urinait souvent, mais en petite quantité; son urine était claire comme de l'eau. Embarras et vertiges dans la tête, surtout le matin, lorsqu'il se baissait, qu'il marchait en plein air ou qu'il réfléchissait, avec élancemens dans le front. Enchifrenement se changeant promp-

tement en coryza fluent. La tête prise, les idées troubles.
Grand abattement, faiblesse extrême. Il aurait voulu rester toujours couché ; chaque mouvement lui était douloureux. Il avait
horreur du grand air, qui le fatiguait et produisait en lui une
foule de sensations pénibles, entre autres des frissons et des maux
de tête. Souvent il éprouvait des frayeurs en dormant ; un tressaillement d'effroi le réveillait et le faisait trembler de tous ses
membres. Il était horriblement tourmenté de rêves effrayans.
Pieds froids ; face boursouflée, terreuse. Dispositions d'esprit
très-chagrines ; colérique, emporté : la moindre chose suffisait
pour le mettre hors de lui. La contrariété la plus légère réagissait
sur tout son corps ; son oppression s'en augmentait, et ses pieds
devenaient comme paralysés. Il était inquiet, de mauvaise humeur, insupportable. Tout travail de l'esprit, même volontaire,
lui faisait mal et échouait toujours ; mais c'était surtout le matin
en se levant qu'il se sentait le plus mal d'esprit et de corps.

Dans ces circonstances, je lui déclarai que l'unique moyen de
guérir était d'aller tous les jours se promener pendant plusieurs
heures en plein air, et de se donner un mouvement modéré, soit
en marchant, soit en sciant du bois, etc. Il eut d'abord bien de
la peine à se décider à faire ce que je lui représentais comme un
devoir sacré ; mais, enfin, je finis par l'emporter. Je lui recommandai, en outre, de se déshabituer de prendre du café qui lui
avait été si funeste pendant toute sa maladie ; seulement je lui
conseillai de ne pas y renoncer tout d'un coup, parce qu'il aurait
pu nuire ainsi à sa santé, attendu que, dès son enfance, il n'avait
pas cessé de faire usage de cette boisson, dont les effets sont si
pernicieux à l'organisation vitale. Au café, je substituai des fèves
de cacao légèrement grillées, moulues et préparées comme le
café ; car j'avais appris par expérience que, lorsqu'elles ne sont
pas trop grillées, elles donnent une boisson très-nourrissante et
non médicinale, laquelle, mêlée avec du sucre, peut être prise
par les malades avec plaisir et sans danger.

Je lui donnai ensuite *nux vomic.* 1/15.

Bientôt après, il éprouva les suites de l'action du médicament et de la lutte qui s'était établie entre lui et la maladie. Son état empira d'une manière remarquable ; c'était au point que des symptômes, jusque-là vagues, indécis, étaient devenus très-sensibles. Cette crise homœopathique ne dura cependant que quelques heures, et même dans son paroxysme ne fut pas assez forte pour occasioner des craintes. Il se trouva très-soulagé dès la nuit suivante : la tension du bas-ventre avait beaucoup diminué ; les flatuosités s'échappaient plus facilement ; la respiration était plus libre ; l'accès de suffocation fut plus faible et plus court. Chaque heure voyait disparaître un autre symptôme, en sorte que, ce qui ne lui était pas arrivé depuis nombre d'années, il passa la nuit suivante presque sans asthme, et que, le matin, sans avoir pris de lavement, il eut une selle normale.

La guérison fit des progrès rapides et incontestables. Il put bientôt passer toute la nuit dans son lit et dormir ; ses selles étaient d'ailleurs naturelles et faciles ; son appétit bon, son bas-ventre libre. Plus d'oppression de poitrine ; il pouvait même gravir des montagnes sans que la respiration lui manquât. Son teint était clair, pur, serein ; son esprit gai et disposé à des travaux intellectuels ; il sentait dans toute sa personne un sentiment de bien-être inconnu.

Si la maladie avait été moins ancienne, c'est-à-dire si elle n'avait pas été identifiée en quelque sorte avec l'organisme, cette seule dose de *nux vomic.* aurait suffi pour le délivrer à jamais de ses souffrances. Mais, dans l'état des choses, je crus nécessaire de lui en faire prendre une seconde trois semaines après, et une troisième au bout de quelques mois, afin d'extirper les dernières racines du mal. Comme il s'est rapproché de la nature dans le genre de vie qu'il mène depuis cette époque, il a joui jusqu'à présent d'une santé robuste, dont la force a été mise plus d'une fois à l'épreuve par des malheurs et des accidens. Ni la frayeur, ni l'inquiétude, ni les chagrins n'ont pu l'altérer, tandis qu'avant le traitement homœopathique, la plus légère sensation pénible amenait aussitôt les accès les plus menaçans.

256ᵉ OBSERVATION, PAR LE DOCTEUR GROSS (1).

R.., femme de trente et quelques années, souffrait depuis long-temps, à la suite d'une frayeur, croyait-elle, de crampes de poitrine particulières qu'on avait vainement traitées jusqu'alors. Elle se décida enfin à recourir à moi. Je la trouvai précisément dans un violent paroxysme, et en partie ce que je vis, en partie ce qu'on m'apprit, me mettent à même de décrire sa maladie.

Ses règles étaient toujours régulières ; mais, au lieu de couler peu de temps et très-faiblement, elles coulaient avec assez d'a-bondance et duraient cinq à six jours. Elle avait déjà éprouvé auparavant, par intervalles, une grande agitation dans le sang, des palpitations de cœur, et une sourde pression dans la tête. Ses crampes ne la quittaient presque plus. Elle manquait entièrement d'appétit, et pouvait à peine quitter le lit, tant elle se sentait mal par tout le corps. Elle était constamment oppressée, respirait sou-vent profondément pour se soulager, et, si elle marchait un peu vite ou montait les escaliers, sa poitrine semblait se rétrécir, et elle était tout essouflée. Il lui semblait toujours aussi que ses vêtemens la serraient trop dans la région précordiale. A l'approche de l'accès de crampes, elle ne pouvait se tenir debout, mais devait se coucher en toute hâte. Il s'annonçait ordinairement par le hoquet ; puis toute sa poitrine se contractait au point qu'elle ne pouvait ni parler ni presque respirer. Sa face était d'un rouge foncé, presque enflée, et se couvrait enfin d'une sueur brûlante. Respiration excessivement rapide, haletante, bruyante, soule-vant à peine la poitrine, mais agitant convulsivement les muscles du ventre.

L'accès était-il arrivé à son paroxysme, les extrémités et la plupart des muscles du tronc et de la face trahissaient les mouve-mens convulsifs les plus violens. L'application de la paume de la main sur le creux de l'estomac était seule en état d'abréger le paroxysme ou même de le faire cesser ; sinon, il durait au moins

(2) Archives homœop., vol. III, cah. 1, pag. 105; 1824.

une bonne demi-heure, quelquefois même une heure entière, et était suivi d'un abattement général. Ces accès la prenaient plusieurs fois par jour et même la nuit; il y eut même une période de huit jours pendant laquelle ils ne la quittèrent pas un instant. Mais ils se déclaraient surtout à l'approche des règles, ainsi qu'après la moindre frayeur, et principalement après un chagrin. Tenir long-temps ses bras élevés au dessus de sa tête, lui rendait la respiration pénible, et la disposait à un pareil accès. La malade avait une humeur inquiète et s'effrayait aisément; elle avait, d'ailleurs, de grandes dispositions à se chagriner. Sa constitution était plutôt délicate que robuste; son système nerveux très-irritable.

Je crus que le remède le plus convenable était le *cuivre*. La malade consentit volontiers à renoncer au café, aux épices, au thé. Son désir de guérir était si grand qu'elle n'hésita pas un instant à se priver de toutes ces substances médicinales que le luxe ou la sotte imitation mêle aux alimens les plus simples, au grand détriment de la santé des personnes bien portantes comme des malades.

Sa grande irritabilité m'engagea à ne lui donner que la *centième partie d'une goutte cuivre* 3o. C'était au commencement de novembre de l'année passée.

Elle eut encore des paroxysmes; mais beaucoup plus rares et plus faibles. L'amélioration devint plus sensible de semaine en semaine; en sorte qu'au bout d'un mois, dans un accès assez violent, elle n'éprouva qu'une légère oppression, et n'eut que deux ou trois éructations semblables au hoquet. Dans les intervalles, elle se sentait très-bien, et même l'oppression continuelle de la poitrine avait disparu. Ce n'était plus qu'à l'approche de ses règles qu'elle sentait son sang violemment agité, et qu'elle avait une disposition remarquable à des accès de crampes.

Je lui fis prendre alors *mercur. solub.* 3, dont les effets primitifs me parurent répondre le mieux au reste des symptômes, et j'eus le plaisir de la voir bientôt entièrement rétablie. Elle était plus forte, plus gaie; ses règles étaient redevenues peu

copieuses et de courte durée ; en un mot, on pouvait la considérer comme parfaitement guérie.

Aucun accident ne survint jusqu'au mois d'avril de cette
année ; mais, un jour, on me fit chercher en toute hâte, et, à
ma grande surprise, je la trouvai en proie au plus violent paroxysme. J'étais déjà sur le point de lui administrer de nouveau
le *cuivre* qui avait agi si spécifiquement, lorsque j'eus l'heureuse
idée de m'informer des causes de cette rechute. D'abord, ni elle
ni ses parens ne voulaient se souvenir de rien ; mais, dans la
conversation, son époux raconta comme une chose sans importance, qu'elle avait broyé des couleurs, et que, bien portante
un instant auparavant, elle avait subitement été atteinte de
nouveau de ses crampes. Je me fis aussitôt apporter les couleurs,
parmi lesquelles je trouvai du vert-de-gris. La malade, sans
s'en douter, avait donc pris son ancien médicament, mais à pleine
dose ; et, de même qu'il l'avait guérie auparavant, il devait la
rendre de nouveau malade, preuve évidente que c'était le remède homœopathique convenable. Quelques mois plus tôt, peut-
être cette imprudence lui aurait-elle fait courir le danger de
perdre la vie ; mais alors l'effet du vert-de-gris s'était borné à
faire déclarer un paroxysme semblable aux accès précédens, mais
non d'une violence plus grande.

Cependant le cuivre avait aussi agi sur d'autres parties de
l'organisme. Sa maladie présentait alors les symptômes suivans :

Douleurs déchirantes et pression sur le devant de la tête, qui
était d'ailleurs très-embarrassée ; le toucher augmentait les douleurs. Démangeaisons et tiraillemens dans les membres, même
dans les muscles du dos, presque insupportables. Grandes envies
de vomir, vomissemens. Palpitations de cœur et pulsations dans
toutes les artères.

Je lui fis prendre *mercur. solub.* 1/30, et fis emporter le vert-
de-gris de la chambre.

Le lendemain, déjà les maux de tête, les démangeaisons et les
tiraillemens avaient cessé ; les crampes de la poitrine ne revinrent plus, et l'oppression se perdit peu à peu. Quinze jours

après, comme il existait encore quelques traces de la maladie, et que la malade se plaignait encore de s'essoufler aisément et d'avoir des éructations semblables au hoquet, je renouvelai la dose, et, depuis ce moment, elle est parfaitement bien portante. Dans ce cas, le mercure agit comme antidote du cuivre.

257ᵉ OBSERVATION, PAR LE DOCTEUR SONNENBERG (1).

Le capitaine Tschopp, bourgmestre de Brood, souffrait depuis long-temps d'une toux violente qui menaçait de l'étouffer. Tous les remèdes allopathiques possibles avaient été inutilement employés. Cette toux était sèche, spasmodique; elle lui ébranlait tout le corps, lui coupait la respiration et le renversait à terre sans connaissance. Chaque accès menaçait d'être mortel. On ne parvenait à le rappeler à la vie qu'en lui jetant de l'eau sur le visage.

Je lui prescrivis *ipecacuanha* 30, et j'eus bientôt la satisfaction de voir les accès diminuer et le danger de suffocation disparaître entièrement.

Le troisième jour, je répétai la dose. La toux cessa ainsi que toutes les douleurs qui l'accompagnaient, et le malade jouit maintenant d'une excellente santé.

258ᵉ OBSERVATION, PAR LE DOCTEUR HARTMANN (2).

Caroline Fl., jeune paysanne de vingt ans, d'une constitution faible et délicate, qui avait fait dans sa jeunesse plusieurs maladies graves et n'avait jamais pu s'en relever parfaitement, souffrait depuis l'âge de seize ans, époque à laquelle ses règles avaient commencé à couler avec des douleurs extraordinaires, d'une espèce de crampes de poitrine qui étaient devenues de plus en plus violentes et qui la forçaient enfin à recourir à la médecine. Elle m'accorda sa confiance et je trouvai les symptômes suivans en partie par ce qu'elle me raconta :

(1) Archives homœop., vol. V, cah. 1, pag. 97; 1826.
(2) Archives homœop., vol. VI, cah. 3, pag. 89; 1827.

Oppression, comme si elle ne pouvait aspirer assez d'air, augmentée par la marche en plein air et par la montée des montagnes, ce qui la forçait chaque fois à se reposer. Toux brève, moindre quand elle était assise, et après avoir toussé quelques fois, éjection abondante de glaires. L'oppression augmentait quand elle avait mangé, surtout quand elle avait mangé le soir, et cela d'heure en heure. Elle ne pouvait rester couchée, tant elle craignait d'étouffer ; il fallait qu'elle se soulevât, ce qui la soulageait un peu ; mais dès qu'elle se recouchait, les mêmes angoisses la reprenaient. Dès qu'elle s'endormait, un accès d'angoisses la réveillait, elle devait s'asseoir bien vite, crainte de suffoquer. Elle se sentait un peu mieux vers deux ou trois heures du matin, et pouvait alors dormir d'un sommeil paisible. Les douleurs étaient le plus violentes avant et après ses règles qui arrivaient à jour fixe ; pendant un ou deux jours le sang était tout noir. La menstruation était accompagnée de douleurs spasmodiques dans le bas-ventre et les reins qui s'étendaient jusque dans les épaules. Appétit bon ; soif seulement pendant le paroxysme. Selles naturelles. Teint pâle. Esprit tranquille ; humeur condescendante, douce. Ces symptômes indiquaient évidemment *pulsat.*

Je lui en fis prendre le matin même une petite partie d'une goutte 12, en l'engageant à revenir me trouver au bout de huit jours.

L'analogie entre les symptômes de la maladie et ceux du remède était trop grande, pour que je doutasse de son effet. Cependant j'avais eu tort de lui donner de suite la *pulsat.*, parce qu'elle avait à faire une route de deux lieues pour retourner chez elle, et que les effets primitifs du médicament, bien qu'administré à très-faible dose, devaient se faire sentir pendant l'irritation nerveuse produite par la marche. Huit jours après, elle m'apprit en effet qu'elle n'avait pu faire la route qu'avec peine et qu'elle avait dû y employer quatre heures entières, parce qu'elle avait souvent été obligée de se reposer un quart d'heure ou une demi-heure. Jamais elle ne s'était encore sentie si excitée le jour, et elle avait eu bien peur de passer une nuit encore plus mauvaise. Mais une fois arrivée à la maison et après s'être reposée, elle avait senti sa poitrine se dégager de plus en plus, et son souper n'avait point augmenté l'oppression, pour ainsi dire. Cependant à peine était-elle couchée, qu'elle avait été prise d'un nouvel accès de suffocation, mais moins violent et de moins longue durée ; car elle s'était endormie à minuit et ne s'était réveillée qu'au matin.

Le lendemain elle avait été beaucoup mieux et n'avait éprouvé que rarement de l'oppression.

Les jours et les nuits suivantes avaient été tranquilles, et elle n'avait plus eu d'accès de cette douloureuse maladie.

259ᵉ **OBSERVATION, PAR LE DOCTEUR MUEHLENBEIN** (1).

Le négociant D. à B. souffrait depuis seize ans, et surtout la nuit, de douleurs asthmatiques accompagnées de toux et d'expectoration de glaires. Il était d'ailleurs tellement habitué à se médicamenter, qu'il avait sans cesse en main du naphthe qui lui procurait un soulagement momentané. Cela n'empêchait pas ses souffrances d'augmenter chaque année. Ayant entendu parler des heureux effets du traitement homœopathique dans un grand nombre de cas, il voulut se faire traiter de la même manière et s'adressa à moi. Le médecin de la maison était présent lorsque je lui fis ma première visite. Il convint qu'il n'entendait pas un mot à l'homœopathie, ce qui ne l'empêcha pas de me soutenir que ce système était une absurdité, parce qu'il était impossible que d'aussi petites doses produisissent aucun effet. La diète seule, selon lui, pouvait sauver le malade. J'aurais pu lui répondre que, si telle était son opinion, il avait eu grand tort de lui administrer tant de remèdes si coûteux au lieu de lui prescrire simplement une diète convenable ; que quant à moi, je me chargeais de lui prouver que les remèdes homœopathiques produiraient plus d'effet que tous ceux qu'il avait employés, et même que le meilleur ré-

(1) Archives homœop., vol. VII, pag. 46 ; 1828.

gime. Au reste, la maladie offrait les caractères suivans au mois d'octobre 1825 :

Dans les derniers mois, il ne pouvait dormir que deux ou trois heures ; le manque d'air le réveillait. Il éprouvait des tranchées dans l'hypogastre, semblables à des picotemens produits par des vents ; il devait aller à la selle, puis se recouchait et s'endormait paisiblement. Ces accès le prenaient deux fois par nuit, il ne se rappelait pas ses rêves. Il se couchait toujours sur le côté droit, et une fois endormi, il dormait tranquillement et sans s'agiter ; rarement aussi il transpirait. Dans l'accès il ne pouvait être couché que sur le dos, ce qui le soulageait ; quelquefois cependant il se couchait sur le côté gauche, rarement sur le droit, au moins il ne pouvait supporter long-temps cette position. L'accès ne voulait-il pas cesser tant qu'il était au lit, il se levait et restait debout ou assis le plus souvent. Il se sentait soulagé, mais non guéri. La marche augmentait au plus haut point ses souffrances. Lorsqu'il s'était rendormi sur le matin, il se trouvait bien en se levant. L'accès ne le prenait qu'en fumant sa pipe et durait jusqu'à neuf heures. Il s'annonçait par une respiration plus courte, sans angoisse, ce qui était rare, et très-rarement par une raideur dans la poitrine ou les muscles de la poitrine. En général, sa tête était libre, rarement il y éprouvait quelque douleur. Il portait habituellement un bonnet, et, dès qu'il l'ôtait, il se refroidissait aisément, lorsqu'il n'était pas bien portant. Les yeux étaient plus faibles ; il ne voyait plus aussi bien de près. Lorsqu'il sentait des douleurs rhumatismales, il avait la narine droite bouchée ; elle se débouchait aussitôt que les douleurs cessaient. Dès sa jeunesse jusqu'à l'âge de trente-cinq ans, ses tonsilles avaient été enflées ; elles ne l'étaient plus. Mains plutôt froides que chaudes. L'accès asthmatique était quelquefois accompagné d'une espèce de pression au milieu du sternum, mais sans douleur. Il éprouvait périodiquement une quinte de toux plus ou moins forte, suivie de vomissemens et de chatouillemens dans le cou. L'expectoration était écumeuse, plus épaisse et plus visqueuse qu'auparavant, rarement d'une couleur jaunâtre, le plus souvent comme du blanc d'œuf; elle lui procurait du soulagement, sans avoir de goût ni d'odeur. Cette toux provenait vraisemblablement de refroidissement, n'était pas toujours en rapport suffisant avec l'oppression de poitrine, et se manifestait quelquefois toute seule. Lorsqu'il avait un accès d'asthme, il ne pouvait supporter le grand air sans éprouver de la constriction, et bien moins encore la fumée du soufre. Le tabac ne l'incommodait pas. Bien portant, il pouvait se promener à pied, en voiture, monter les escaliers, ce qui lui était possible encore lorsque l'accès n'avait pas toute sa violence ; mais dans ce dernier cas, il lui fallait s'arrêter à chaque marche, et le moindre mouvement lui causait des douleurs terribles ; il n'osait même pas lever la nuit sa couverture, tant il craignait de suffoquer. Parler, remuer, augmentait l'asthme ; à l'approche de la toux, douleurs dans les hypochondres. Quand il se mettait au lit le soir, le ventre déjà un peu tendu, il éprouvait des pulsations dans les tempes, et de légers battemens de cœur, lesquels étaient toujours accompagnés d'angoisses, mais passaient facilement. Estomac faible. Après avoir mangé, éructations qui le soulageaient. Ces éructations avaient toujours le goût des alimens sans qu'il les rendît cependant. La choucroute lui donnait la diarrhée, qui était suivie à son tour de la constipation. Il dînait ordinairement à une ou deux heures, les éructations le prenaient à six ou sept heures du soir, quelquefois à dix, et conservaient le goût de ses premiers alimens, lors même qu'il avait mangé des mets simples ; il n'éprouvait aucun sentiment particulier dans l'estomac ou dans la poitrine ; mais mangeait-il de différentes choses à la fois, sans même en prendre une grande quantité, aussitôt il se sentait de l'embarras ou de l'oppression. Toutes les espèces de choux et de raves lui donnaient des vents, et les ognons des éructations et du malaise, mais sans oppression de poitrine ; ils augmentaient seulement l'oppression lorsqu'il en souffrait déjà. Lorsqu'il mangeait peu, son bas-ventre était très-tendu ; il l'était moins lorsqu'il mangeait beaucoup. Il ne pouvait supporter aucune pression, ni sur le ventre ni sur la poitrine, sans éprouver un rétrécissement, accompagné ordinairement de malaise et de frissons. Il était sujet à des diarrhées molles, sans consistance, mêlées quelquefois de petits morceaux durs. La nuit, douleurs cuisantes dans le ventre, occasionées, selon lui, par la descente des excrémens, et cessant avec une selle.

Depuis six mois, son urine ne coulait plus en un seul jet, mais il devait uriner à plusieurs reprises. La couleur en était d'un rouge de vin, quelquefois trouble, le dépôt blanchâtre, mais elle déposait rarement. Peu de penchant pour la copulation, tous les huit jours à peu près ; du reste, ni érection, ni pollution. Le coït était toujours suivi d'oppression de la poitrine. Les testicules alternativement pendans ou ridés. Les jambes comme paralysées en été ; il avait peine à se décider à monter les escaliers. Les pieds chauds, sans sueur ; mais il suait d'autant plus sous les bras, quoiqu'il ne fût pas d'un tempérament mou. Tempérament colérique, violent, plus irritable qu'auparavant. Pouls donnant 80 à 85 pulsations, ni dur, ni plein. Teint plus pâle que rouge.

Voici le régime que lui avait laissé suivre son médecin : le matin, deux tasses de café, une pipe de tabac ; à dix heures un petit pain avec du beurre et saucisson, et trois verres de vin ; à midi de la soupe avec de la viande, ou bien des légumes avec de la viande ; après midi seulement une bouteille de vin dans de l'eau ; le soir, un seul plat chaud, accompagné quelquefois d'un verre de vin. Dans les dernières années, il ne pouvait plus supporter les voyages.

Depuis long-temps, il avait pu se convaincre que les remèdes qu'on lui avait fait prendre n'avaient servi qu'à empirer son état.

Je lui donnai le 11 septembre 1825 *bryon.* 10 ; le 14, *nux. vom.* 20, et tous les quatre jours, jusqu'au 26 juin, je renouvelai alternativement un de ces remèdes. L'asthme et la plupart des autres symptômes disparurent. Il put faire un voyage de dix jours, nécessité par ses affaires, et du reste mangeait de tout sans en être incommodé le plus souvent. Les trois premiers jours, il n'avait pas bien dormi ; mais le septième, déjà, sa nuit avait été excellente. Trois jours après son retour de voyage, un grand refroidissement lui causa une rechute; je lui fis prendre le 27 juillet *bryon.* 20, et cette seule dose suffit pour le guérir complétement. Si le changement de température lui occasione de temps à autre un peu d'embarras dans la poitrine, une pareille dose de *bryon.* le rétablit bientôt.

260ᵉ OBSERVATION, PAR LE DOCTEUR BETHMANN (1).

S. W., petite fille de onze ans dont la croissance avait été des pl rapides, enfant unique de jeunes gens robustes, qui paraissaient jouir d'une excellente santé, souffrait depuis trois ans d'oppression de la poitrine, surtout lorsqu'elle se donnait quelque mouvement ou qu'elle portait un fardeau même léger. Elle avait la figure longue et maigre, la peau délicate et transparente, le haut des joues rouge et couvert de tâches de rousseur, ainsi que le visage et les bras; sa chevelure était blond–châtain, son cou long, la poitrine étroite et plate, ses omoplates hautes et saillantes, presque comme des ailes. Sans trembler précisément, ses lèvres étaient souvent agitées de petits mouvemens particuliers, ondoyans. La peau de ses bras était mollasse et jaunâtre. Souvent elle éprouvait tout à coup une espèce de plénitude dans la poitrine qui paraissait se resserrer. Les coins de son nez et de sa bouche étaient toujours écorchés, et elle était sujette à la diarrhée la nuit.

Sans avoir encore eu la gale, elle avait cependant sur les épaules une quantité de petits boutons rouges, qui lui causaient des démangeaisons et des cuissons lorsqu'elle se grattait.

Elle ne cessait de se plaindre d'une toux brève, sourde, sèche, et souvent elle crachait de gros morceaux d'une mucosité tantôt douce, tantôt salée, quelquefois nauséabonde, qui était souvent mêlée à de petits grumeaux jaune foncé. Souvent elle éprouvait dans la cavité de la poitrine, tantôt d'un côté, tantôt de l'autre, des élancemens perçans, et chaque soir, lorsqu'elle dormait, sa respiration était sifflante. Frissons continuels, souvent chair de poule. Abattue, faible, triste, elle était tantôt pa-

____
(1) Annales homœop., vol. I, p. 116; 1830.

tiente, tantôt de mauvaise humeur, elle ne prenait plaisir à rien, pas même à ses joujoux autrefois les plus chers.

Les parens, qui la chérissaient et qui d'ailleurs jouissaient d'une certaine fortune, avaient consulté depuis trois ans les meilleurs médecins à plusieurs milles à la ronde. Quelquefois les médicamens avait paru arrêter les progrès du mal ou même produire des effets plus favorables encore; mais la joie des parens n'était pas de longue durée, car bientôt leur fille se plaignait de douleurs nouvelles qui venaient se joindre aux anciennes.

Dans ces circonstances, on s'adressa à moi.

Après avoir prescrit une diète convenable, je fis prendre à l'enfant, le 17 janvier 1828, une dose *pulsat.* 6. Cette dose, un peu forte, j'en conviens, augmenta d'abord les crachats; mais ils diminuèrent dès le troisième jour, et dès cet instant aussi l'oppression de la poitrine fut moins forte; au bout de quinze jours la petite fille paraissait beaucoup plus gaie, beaucoup plus vive, et elle n'éprouvait plus de douleur en marchant.

La troisième semaine, je renouvelai donc la dose de *pulsat.* 15, et avec un plein succès. Elle se plaignait de moins en moins de la toux, sa poitrine était plus libre, ses joues plus fermes, et elle commençait à reprendre, bien que lentement, ses anciennes habitudes.

Afin d'augmenter ses forces, je lui fis prendre, dans la septième semaine, une dose *china* qui ne produisit pas de grands effets ou qui plutôt n'en produisit aucun. Les écorchures aux coins du nez et de la bouche, ainsi que les boutons sur les épaules étaient toujours dans le même état.

Me promettant beaucoup de *nux vom.*, je lui en donnai une dose 15. Cependant tout ce que j'en obtins, ce fut de faire un peu diminuer le sifflement de la respiration le soir, lequel jusqu'alors avait toujours été aussi fort.

Arsenic. et *coccul.* ne produisirent également rien, quoiqu'ils répondissent à presque tous les symptômes.

La guérison ne semblait donc pas faire un pas ni en avant ni en arrière; cependant la malade se sentait beaucoup mieux que pendant le traitement allopathique. Le mieux s'était toujours soutenu d'ailleurs, et l'extérieur de l'enfant annonçait plus de vivacité qu'auparavant.

J'attendais donc avec une grande impatience la publication des *Maladies chroniques* de Hahnemann ; j'y trouvai la lumière que je cherchais. — Après avoir comparé autant que possible les symptômes des maladies avec ceux des médicamens, je me décidai à lui donner *phosphor.* 30.

Autant les parens et moi nous avions été satisfaits du commencement de la cure, autant notre attente fut surpassée par le remède ; car sept semaines après, l'enfant ne présentait plus la moindre trace de sa maladie. La toux et la diarrhée avaient cessé, la poitrine était libre, les écorchures des coins de la bouche et du nez avaient disparu, ainsi que les boutons sur les épaules.

La petite fille est maintenant gaie, vive, contente comme pas une, et elle peut se livrer, sans le moindre effort et sans suite funeste, à tous les travaux qu'on peut attendre d'un enfant de son âge (1).

261ᵉ OBSERVATION, PAR LE DOCTEUR BETHMANN (2).

A. D. de B., jeune fille de vingt ans, d'un tempérament flegmatique, d'une stature moyenne, avec des dispositions à l'obésité, née d'un père goutteux, d'une mère sujette à des crampes de poitrine, avait toujours été faible et maladive. Elle avait souvent souffert des vers et d'enflure des glandes jusqu'à ce que son corps se fût plus développé, et que par suite sa santé se fût raffermie. Elle s'était bien portée et avait eu régulièrement ses

---

(1) Le docteur Bethmann intitule cette observation *Asthme ;* nous, simple compilateur, rejetons sur lui toute la responsabilité de ce faux diagnostic. Le même principe nous a dirigé jusqu'ici, et cette note servira de réponse aux nombreux reproches qui nous ont été adressés par nos amis.

(2) Annales homœop., vol. I, pag. 118, 1830.

menstrues jusqu'à Noel de 1823, où, dans un petit voyage qu'elle fit à L., elle ressentit des attaques de goutte dans les membres, pour lesquelles elle consulta un médecin allopathe. On lui fit prendre sans succès une foule de médicamens sous toutes les formes, intérieurement et extérieurement, médicamens qui lui causèrent les plus vives douleurs. Ses mains, surtout la droite, et ses pieds enflèrent; on eut recours à des linimens d'huile volatile qui ne tardèrent pas à avoir les suites les plus funestes. Les douleurs des membres disparurent, il est vrai, mais pour faire place à des souffrances plus cruelles. Elle sentit bientôt des douleurs dans le creux de l'estomac, où il lui semblait avoir une tubérosité dure et douloureuse dont elle pouvait indiquer la place. En même temps elle fut atteinte inopinément de violens spasmes de poitrine et d'accès de suffocation qui la prenaient plusieurs fois par jour, et auxquels se joignaient de violens tressaillemens convulsifs par tout le corps et des angoisses vraiment mortelles.

On employa contre ses symptômes les remèdes les plus héroïques, les antispasmodiques, les fortifians; on lui posa des vésicatoires sur le creux de l'estomac, et on les tint long-temps en suppuration; mais le tout en vain. Les spasmes, il est vrai, ne revinrent plus aussi fréquemment, mais ils étaient toujours aussi violens. On s'imagina alors que les vers étaient la cause de sa maladie, et de retour dans sa ville natale, on lui prescrivit des ordonnances qui contenaient en mixtion de seize à vingt remèdes différens. Mais ce traitement, loin de la guérir, ne servit qu'à l'affaiblir davantage. En outre, les crampes revinrent tous les huit ou quinze jours, souvent plusieurs fois dans une journée.

Elle vécut dans ce triste état depuis la fin de janvier jusque vers la fin de mai. Le 23 mai, on me fit appeler, et je fus témoin d'une attaque de spasmes.

Quelque temps avant l'accès, la malade éprouvait une pression dans le creux de l'estomac et une espèce de cuisson. Bientôt après, elle sentait une tubérosité dure sous la peau, qu'il lui était quelquefois possible de pousser çà et là avec le doigt. Après la pression et la cuisson, elle éprouvait des tiraillemens du bas en haut dans la poitrine, des chaleurs qui lui montaient jusque dans le cou, des contractions convulsives du larynx; elle aspirait l'air avec angoisse, et avec un bruit semblable au hoquet.

En même temps sa face devenait enflée, rouge, ses yeux se tordaient et sortaient de sa tête, son corps se couvrait d'une sueur brûlante.

L'angoisse augmentait, ses bras et ses jambes étaient agités de tremblemens convulsifs; elle se jetait de côté et d'autre, avec violence; des frissons lui parcouraient tout le corps. Elle respirait profondément et aussitôt l'accès cessait; mais souvent elle était prise alors de la toux, et pendant long-temps encore elle était plongée dans un complet abattement.

Quand l'accès était arrivé au plus haut degré, elle perdait même connaissance.

Dans l'espace de deux heures je vis plusieurs accès pareils se renouveler avec une égale violence.

Dans les intervalles, la malade éprouvait des élancemens violens dans le creux de l'estomac, qui la faisaient crier; souvent elle en sentait aussi dans le genou droit au point qu'elle avait ensuite de la difficulté à marcher.

Pression douloureuse dans les yeux, qui ne pouvaient supporter l'éclat de la lumière et en étaient aveuglés.

Elancemens dans la tête, tressaillemens convulsifs; il lui semblait qu'on la lui tirait par derrière.

Déglutition difficile, les alimens ne voulaient pas descendre.

Disposition à la constipation.

Elle ne pouvait dormir la nuit, accès d'angoisse vers le soir; elle n'était bien nulle part, elle se trouvait mieux en plein air.

Humeur chagrine, mécontente, pas d'énergie.

Hors des accès, pas d'appétit proprement; la moindre chose lui causait de la pression dans l'estomac.

Menstruation régulière, mais c'était surtout à l'époque de ses règles que les spasmes la prenaient.

Le meilleur remède était *veratr. alb.*, dont je lui fis prendre le 24 mai, avant midi, une goutte 12, après lui avoir prescrit une diète homœopathique.

Bientôt après, il lui sembla que la douleur dans le creux de l'estomac se dissipait. La nuit suivante, elle dormait d'un sommeil paisible ; mais le 25, elle eut un léger accès. La différence qu'il y eut entre cet accès et les accès précédens, c'est que, lorsqu'il fut passé, elle souffrit moins de la tête et qu'elle n'éprouva pas de tressaillemens.

La tubérosité du creux de l'estomac moins sensible.

La nuit suivante, ayant été moins agitée, elle ressentit plus de douleur dans les jambes, des élancemens dans les genoux, puis dans la partie charnue du gros orteil du pied droit, ainsi que des cuissons et des picotemens en marchant qui la forçaient à boiter.

Engourdissement douloureux dans le bras droit s'étendant jusque dans les doigts qui se crispaient.

Dans les articulations du pouce enflure et picotemens.

Moins d'appétit qu'auparavant, et si elle mangeait quelque chose, aussitôt pression dans l'estomac.

La veille dans l'après-midi, elle avait eu un accès d'angoisse et avait ressenti des élancemens dans le creux de l'estomac, symptômes qui lui annonçaient toujours l'approche d'un accès ; cependant elle n'en éprouvait pas.

Il était évident que *veratr.* avait agi, et que les circonstances nécessitaient l'administration d'un autre remède. Aucun n'était plus convenable que *bryon.*, il répondait à tous les symptômes, mais surtout aux douleurs rhumatismales dans les membres, qui se faisaient sentir de nouveau. Je lui en fis donc prendre le 27 au soir une goutte 12.

Tout alla bien jusqu'au 1ᵉʳ juin ; mais ce jour-là son esprit fut plus agité, ce qui avait toujours annoncé jusque-là un accès de crampes de poitrine. Il eut lieu en effet. Elle eut froid toute la journée et sentit une grande faiblesse et une grande pesanteur dans tous les membres ; cependant elle n'éprouva pas de cuissons comme auparavant, et se mit au lit à onze heures du soir, très-souffrante il est vrai, mais ses douleurs durèrent moins long-temps, et les crampes furent moins violentes. Comme cela était toujours arrivé, elle eut un enrouement de la voix qui l'empêchait de parler tout haut et dura huit jours, ainsi que de violens élancemens dans la poitrine, où il lui semblait sentir une boule mobile, et des douleurs assez vives semblables à celles qu'aurait pu produire un abcès.

Le 4, je lui administrai *veratr. alb.* 9.

Le 10, je la trouvai pour la première fois joyeuse et contente de son état. L'enrouement avait disparu quelques heures après qu'elle eut pris le remède. Elle avait senti dans la poitrine, à la place où était la tubérosité douloureuse, comme une fermentation, une cuisson, à la suite de laquelle la grosseur avait disparu, ainsi que la douleur qu'elle lui causait, en sorte qu'elle respirait avec plus de facilité qu'elle n'avait pu le faire depuis six mois. Les angoisses du soir et de la nuit étaient aussi plus faibles qu'auparavant. Elle éprouvait toujours en marchant un engourdissement douloureux sur le devant du pied, qui la gênait beaucoup. Le 8, elle s'était réveillée avec des vertiges qui l'avaient forcée à s'appuyer pour ne pas tomber. Ils avaient duré jusque vers midi et s'étaient changés en élancemens dans le dos et en tiraillemens douloureux dans la tête : il lui semblait qu'on la lui tirait par derrière. Ces symptômes étaient disparus dans la nuit.

Comme ses règles devaient arriver dans quelques jours et que c'était à cette époque que les crampes la prenaient ordinairement, je n'hésitai pas à lui donner le 11 une nouvelle dose *veratr. alb.* 9, afin de prévenir l'accès autant que possible.

Le 21, je la retrouvai très-gaie et très-contente. Le 13, les règles avaient paru sans être accompagnées de crampes ; mais, par contre, elle éprouvait les douleurs suivantes :

Le matin, en s'éveillant, violentes douleurs dans le creux de l'estomac, espèce de contraction des deux côtés, assez forte pour l'empêcher de rester couchée. Plus d'élancemens, ni de cuissons, ni de sentiment d'abcès intérieur. Aux contractions de l'estomac se joignait parfois une oppression de poitrine, mais d'une autre espèce qu'auparavant. Crachement de sang avec élancemens dans le derrière de la tête, qui dura jusqu'au lendemain.

Depuis que ces symptômes avaient cessé, elle éprouvait un sentiment de bien-être tel qu'elle n'en avait point éprouvé depuis long-temps.

Elle ne sentait plus ni tubérosité ni abcès intérieur dans le creux de l'estomac, et respirait librement. Appétit meilleur. La nuit elle pouvait dormir sans ressentir d'angoisses. La promenade ne la fatiguait plus, mais la fortifiait au contraire.

Afin de déraciner entièrement la maladie, je lui donnai, le 22 juin, *ipecacuanha* 3, comme remède transitoire, et, six jours après, *veratr.* 12.

Le 9 juillet, ses règles parurent sans douleurs, à l'exception d'un peu de fatigue dans les jambes; mais on n'aperçut pas le moindre indice de crampes. Elles furent plus abondantes et coulèrent plus long-temps qu'à l'ordinaire.

Le mieux se soutint jusqu'à la fin de septembre, si ce n'est qu'elle éprouva, au commencement de ce mois, un déchirement dans le bras droit, joint à une tuméfaction froide de la main, qui lui crispait les doigts. Cependant elle guérit bientôt.

Les menstrues arrivaient chaque fois sans douleurs et sans crampes ; mais les symptômes suivans se montraient de nouveau :

Élancemens dans le côté droit de la poitrine, lorsqu'elle respirait, mais seulement quelquefois. Contractions dans le creux de l'estomac, qui l'empêchaient de respirer. Fréquente pression sur le front, ainsi que sur les yeux, qui étaient rouges et brûlans.

Ces symptômes, bien qu'un peu modifiés, indiquaient évidemment l'ancien remède; je lui fis donc prendre, le 24, *veratr.* 12. Ce médicament détermina une crise importante; l'enrouement même reparut et dura jusqu'au lendemain ; mais, ce jour-là, l'état de la malade s'améliora, et elle se trouva de nouveau aussi bien qu'elle l'avait été le mois précédent.

Je la croyais guérie, lorsque, le 10 octobre, à l'époque de ses règles, elle fut prise dans la nuit d'un violent accès de crampes, avec perte de la connaissance et délire. Je lui administrai donc une nouvelle dose *ipecac.* dès le lendemain.

Lorsque j'allai la voir le 14, elle continuait à se plaindre de difficulté de respirer en marchant, de pression et de plénitude dans l'estomac après avoir mangé.

Je lui donnai donc, le 15 au soir, *nux vomic.* 15, qui fit bientôt disparaître ces symptômes.

Le 8 novembre, elle était assez bien ; seulement elle se plaignait de nouveau d'une place douloureuse dans le creux de l'estomac, où elle sentait des élancemens au toucher, avec une sensation comme s'il y avait un abcès. La *pulsatille* répondant à ces symptômes, je lui en fis prendre, le 10, *une goutte* 9.

Tout cela alla bien jusqu'à la fin du mois ; mais, à l'approche des règles, les crampes de poitrine reparurent avec la même violence qu'auparavant ; elles furent même accompagnées de perte de la connaissance, et durèrent un jour entier. En même temps, la main gauche enfla de nouveau. La douleur dans le creux de l'estomac continuait d'ailleurs à se faire sentir ; c'était un percement, un rongement continuels ; parfois il lui semblait qu'il y avait quelque animal vivant ; et elle durait ainsi jusqu'à la nuit au milieu de grandes angoisses.

Dès qu'elle mangeait, pression dans l'estomac. Tressaillemens dans la tête, comme auparavant.

J'étais, dès lors, sur le point de désespérer d'une guérison radicale, eu égard surtout à ce que la mère de la malade avait souffert de pareilles crampes ; cependant je voulus faire encore une tentative, et j'administrai de nouveau *veratr. alb.* 12. Quel fut mon étonnement lorsque je la vis parfaitement guérie par cette dernière dose !

262ᵉ OBSERVATION, PAR LE DOCTEUR SCHWARTZ (1).

Un homme de vingt-six ans, d'une petite taille, d'une consti-

(1) Annales homœop., vol. I, page 126; 1830.

tution faible, avait eu, plusieurs années auparavant, une syphilis à la suite de laquelle il lui était venu quelques chancres au prépuce, ainsi qu'une blennorhée. Traités par le mercure, intérieurement et extérieurement, ces symptômes avaient disparu; mais, depuis cette époque, il n'avait jamais joui d'une bonne santé, et, six mois environ auparavant, il avait eu un asthme sec qui avait duré plusieurs jours, puis était revenu toutes les quatre ou six semaines, et enfin tous les dix ou douze jours, avec une violence de plus en plus grande. Vainement avait-on employé les antispasmodiques, les purgatifs, les vésicatoires, les bains de pieds à la moutarde, les sangsues et les saignées.

Je lui proposai de le traiter homœopathiquement, et lui fis prendre une petite partie d'une goutte *phosphor.* 10. Il y a six semaines de cela, et depuis, non seulement l'asthme n'a point reparu, mais il a même recouvré ses forces et sa gaîté.

263ᵉ OBSERVATION, PAR LE DOCTEUR BETHMANN (1).

F. K., enfant de huit semaines, qui, depuis sa naissance, avait été dans une chambre petite, étroite et toujours chauffée outre mesure, et encore dans un lit très-chaud, fut attaqué, dès les premiers jours de sa vie, du pourpre, qui lui couvrit de boutons la poitrine d'abord, et ensuite tout le corps. Au pourpre vint se joindre encore, le sixième jour, une toux courte et haletante.

Les remèdes que la mère de l'enfant et la sage-femme crurent les meilleurs, lui furent administrés fidèlement et largement; aussi à ses souffrances vinrent se joindre encore des maux de ventre et la diarrhée. Il est vrai que la toux parut diminuer, mais elle revint bientôt plus violente qu'auparavant. La fièvre resta toujours aussi forte.

Après avoir laissé l'enfant constamment dans une température de 23 à 25 degrés R., on s'avisa de le porter en plein air, un dimanche qu'il faisait beau, mais où le vent était très-fort.

Le lendemain, la mère remarqua que les boutons avaient

(1) Annales homœop., vol. I, pag. 289; 1830.

disparu, et que l'enfant respirait plus difficilement. Les accès asthmatiques augmentèrent, et, le troisième jour après la rentrée de l'éruption, on me fit appeler.

Je trouvai la respiration de l'enfant courte et seulement superficielle. Toux courte et haletante, interrompue souvent par le manque de respiration. Les attaques étaient plus fortes lorsqu'il était couché, et surtout la nuit. L'extérieur était plus brûlant qu'à l'ordinaire. Les yeux languissans, à demi ouverts, sans éclat. La figure pâle exprimait l'angoisse. La poitrine tendue n'était plus sentie par l'enfant. Quelquefois des efforts pour vomir, mais sans résultat. Selles rares et dures. Pas de sommeil à cause de la toux. Il voulait toujours être porté dans les bras. Je lui administrai une très-petite dose d'*aconit*, et, au bout de vingt-quatre heures, la chaleur avait déjà diminué un peu. Du reste, pas de changement. Je fis mettre l'enfant dans son berceau, et je l'observai long-temps. Je m'assurai ainsi que ses poumons étaient dans un état inflammatoire, ce que j'avais d'abord supposé.

Je me décidai, après quelque hésitation, pour la *pulsat.*, et je lui en administrai deux globules 36.

Quelques heures après, la toux diminua, et il dormit mieux la nuit. Le lendemain, la chaleur de la peau, au dessus de la poitrine, avait beaucoup diminué, et la respiration était plus libre. Le troisième jour, quelques boutons reparurent sur la poitrine, et l'enfant parut se trouver mieux. Le quatrième jour, il était bien mieux que jamais. Toute trace de la maladie avait disparu, et il jouissait d'une excellente santé.

264ᵉ OBSERVATION, PAR LE DOCTEUR BETHMANN [1].

Je fus appelé, il y a trois ans, dans une famille où un enfant était déjà mort d'une maladie exanthématique que le médecin allopathe avait déclarée être une fièvre scarlatine, et traitée comme telle. Deux autres enfans de quatre et cinq ans, qui avaient eu la même maladie, mais à un moindre degré, et chez lesquels

(1) Annales homœop.; vol. I, pag. 290; 1830.

l'exanthème avait disparu, avaient conservé néanmoins une face maladive, terreuse, et se traînaient avec peine dans la chambre. Face, mains et pieds enflés, ainsi que les glandes du cou et des oreilles. Les oreilles rejetaient une quantité de pus fétide.

Je trouvai un troisième frère plus jeune encore, chez lequel s'était déclarée la veille cette soi-disant fièvre scarlatine, couvert d'efflorescences qui ressemblaient fort à un pourpre miliaire. L'*aconit* le guérit en peu de jours parfaitement.

Le second des deux autres fut également guéri en moins de dix jours.

Quant au troisième, qui souffrait depuis quelques jours d'une oppression de la poitrine, la cure marcha moins promptement; cependant *helleb.*, *chin.*, *pulsat.*, *bellad.*, le rétablirent aussi en trois semaines, au point que ses parens n'apercevaient plus en lui aucune trace de maladie.

Comme j'habitais à une distance considérable, je ne le revis pas dans les dix derniers jours. En juillet 1829, cet enfant vint me trouver, accompagné de sa mère. Quoique gai et vif du reste, son oreille recommençait à suppurer, et il éprouvait de nouveau des élancemens passagers dans la poitrine. Ces accès d'asthme étaient revenus dans les derniers temps à des intervalles de plus en plus rapprochés, et avaient atteint dans les derniers mois un degré effrayant.

Souvent déjà sa mère avait cru son fils perdu en le voyant étendu sans respiration sur son lit, pendant la nuit. Ces accès, qui d'abord ne l'avaient pris qu'une fois à peine par semaine, et n'avaient jamais duré plus d'une ou deux minutes, revenaient alors tous les deux ou trois jours, et duraient plus d'un quart d'heure. Pendant l'accès, l'enfant perdait connaissance, et était dans l'impossibilité absolue de se remuer ou de se lever.

Le seul moyen de faire cesser l'accès, c'était de soulever l'enfant. Aussi sa mère avait-elle passé toutes les nuits depuis plusieurs semaines à son chevet, pour l'empêcher de suffoquer. Une petite toux annonçait toujours l'accès, et, à l'instant aussi, la volonté ne pouvait plus agir sur les muscles.

Pendant l'accès, le visage ne changeait pas même de couleur ; l'enfant n'éprouvait pas d'angoisse, et il revenait bientôt à lui, dès qu'on lui avait soulevé la tête. Mais il le redoutait singulièrement, et, comme il s'imaginait que c'était parce qu'il fermait la bouche en dormant que cet accès le prenait, il avait soin de tenir constamment un doigt dans sa bouche pour l'empêcher de se fermer ; ce qui ne lui servait à rien.

Quelquefois il sentait dans le conduit de l'oreille droite de cruelles démangeaisons, qui étaient toujours suivies, le lendemain de l'écoulement, d'une espèce de pus jaunâtre, fétide, lequel cessait quelques jours après. Il entendait mal de cette oreille. Jamais il n'avait eu d'éruptions psoriques (?).

Quoique, parmi les symptômes du *soufre* observés jusqu'alors, l'écoulement par l'oreille ne se trouvât pas indiqué, comme ce remède répondait d'ailleurs parfaitement à la maladie à laquelle il fallait se hâter de porter remède, j'en fis prendre à l'enfant une dose 2/2.

Quelques jours après, sa mère m'écrivit : « Les élancemens » dans la poitrine n'ont point reparu jusqu'à présent, et l'écou- » lement par l'oreille a diminué. » Au bout de six semaines, l'enfant était guéri ; ni les élancemens ni l'écoulement ne sont revenus jusqu'aujourd'hui.

265ᵉ OBSERVATION, PAR LE DOCTEUR GASPARY (1).

M. G., vieillard de soixante-dix ans, long, maigre, très-débile, qui s'était beaucoup fatigué dans sa vie, et qui souvent avait travaillé à l'humidité, souffrait des douleurs suivantes :

Vertiges, étourdissemens, comme dans l'ivresse. Sentiment de froid à la tête, avec pression sur le front. Manque d'appétit et de soif. Fréquens efforts pour vomir, mais sans vomissemens. Inutiles efforts pour éructer. Constipation depuis deux jours. Fréquent besoin d'uriner ; urine claire et jaune. Plusieurs accès de toux

(1) Annales homœop., vol. I, pag. 292 ; 1830.

sèche la nuit et le jour. Oppression de la poitrine, respiration difficile.

L'oppression l'empêchait de rester couché ; il devait s'asseoir dans son lit, et ressentait alors des élancemens au dessous du sternum. Tremblement et faiblesse des membres, lorsqu'il se levait. Pouls petit, lent. Insomnie. Chaleur plus grande le soir ; grande faiblesse ; haleine courte. Mécontentement, inquiétude, faiblesse.

Il prit *bellad.*, observa une diète sévère et se rétablit si promptement, qu'au bout de cinq jours il était en état de quitter le lit, quoiqu'il fût encore faible. Il mourut de vieillesse six mois après.

266ᵉ **OBSERVATION, PAR M. NG.** (1).

Madame T. S., petite, replète, d'un caractère colérique, qui souffrait depuis un an déjà d'une toux sèche jointe à un grand amaigrissement, me fit appeler en toute hâte vers minuit dans l'année 1828. Je la trouvai sur un fauteuil, criant au secours avec angoisse et craignant de suffoquer. Elle avait la bouche très-ouverte, sa poitrine se soulevait violemment, les efforts qu'elle faisait pour respirer l'inondaient de sueur, elle croyait mourir. Sa famille me dit que depuis long-temps elle avait la respiration courte, de la toux et des transpirations qui l'affaiblissaient beaucoup. La nuit même ces souffrances avaient tellement empiré qu'elle avait dû se lever, ce qui cependant ne l'avait que bien faiblement soulagée. Elle avait déjà pris un grand nombre de remèdes de différens médecins, mais sans résultat.

L'*arsenic* me parut le remède le plus convenable, puisque parmi ses symptômes se trouvaient surtout l'agitation violente, l'angoisse et l'oppression. Je lui en donnai donc *une petite goutte* 3o, sans trop m'en promettre moi-même ; mais le résultat surpassa mon attente. Un quart d'heure ne s'était pas écoulé, que l'accès avait cessé, et que la malade pouvait parler et respirer

(1) Annales homœop.; vol. III, pag. 29; 1832.

plus facilement, autant au moins que le lui permettait sa faiblesse. Le mieux se soutint quelques jours; mais, n'ayant plus
voulu prendre de médicamens parce qu'elle croyait qu'elle guérirait sans cela, elle devint hydropique quelque temps après et
mourut. Il est vraissemblable que, si on l'avait soumise dès le
principe à un traitement et à une diète convenables, elle aurait
recouvré la santé; mais les saignées, les purgatifs et autres remèdes semblables l'avaient trop affaiblie.

267ᵉ **OBSERVATION, PAR M. TIETZE** (1).

G. Alber., de S., âgée de soixante ans, d'un tempérament
sanguin-colérique, se plaignait depuis plusieurs semaines d'embarras dans la tête, de bruissemens dans les oreilles, surtout le
soir. Pression dans le creux de l'estomac après avoir mangé. Auparavant il avait été très-sujet à la constipation; mais alors ses
selles étaient normales. Lorsqu'il avait un besoin d'uriner, s'il
attendait un peu pour le satisfaire, l'urine ne sortait plus qu'avec
peine. Il éprouvait en outre les douleurs suivantes qui l'avaient
surtout engagé à demander le secours de la médecine :

Toux, surtout le soir, lui coupant la respiration et accompagnée d'éjection de glaires gris-blanc. Oppression en marchant,
moindre au grand air. Le soir au lit, suffocation et toux violente qui l'obligeait à se lever. Il avait déjà eu auparavant de
pareils accès, mais ils ne duraient pas long-temps; tandis que celui qui le tourmentait alors le faisait souffrir depuis deux mois.
Respiration sifflante. Le sommeil troublé par la toux. Frissons au
grand air l'après-midi et le soir. Après la quinte, violens battemens de tête. Je lui fis prendre le 7 janvier 1831 *sepia* 4/15.

Le 30, n'ayant aperçu aucune amélioration, je lui donnai
sulphur 3/15.

Le 20 mars, il était beaucoup mieux; il ne se plaignait plus
que de bruissemens dans les oreilles. Difficulté à uriner, s'il n'u-
rinait pas aussitôt qu'il en sentait le besoin. Toux, le matin,

(1) Annales homœop., vol. III, pag. 193; 1832.

moins forte, accompagnée d'éjection de glaires blanches. Oppression légère en marchant. Sommeil interrompu quelquefois la nuit
par la toux. Battemens de tête après la toux.

Je lui administrai *silicea.*

Le 26 avril, l'amélioration avait continué. Il pouvait alors
faire des voyages de plusieurs lieues et gravir des montagnes sans
grande difficulté ; mais un fort refroidissement lui avait donné un
rhume violent et une toux cruelle accompagnée de fréquentes
éjections. La toux troublait son sommeil la nuit et le faisait beaucoup souffrir. Il se plaignait en outre de frissons continuels et
était très-abattu.

Pulsat. 4/12 améliora son état en général. Au bout de quelques jours il ne se plaignait plus que d'un peu d'oppression et de
légers accès de toux le matin avec des éjections peu copieuses.

Je lui fis prendre le 2 mai *kali carb.* 2/30.

Le 23, le malade se sentit assez bien pour retourner à son travail. Je l'ai revu à la fin d'août ; il était encore très-bien portant,
quoiqu'il se fût remis à boire de l'eau-de-vie, du café, à manger des mets épicés, et qu'il fût exposé à de fréquens refroidissemens par la nature de ses occupations même. — C'était un
charpentier.

268ᵉ OBSERVATION, PAR LE DOCTEUR HOFFENDAHL (1).

Madame Wendland, femme du pasteur de Daberkow, qui
souffrait d'un asthme humide, fut radicalement guérie en vingt-
quatre heures par *arsen. alb.* 2/30.

Dès le lendemain en effet son époux me manda que son état
s'était singulièrement amélioré. Voici sa lettre :

« Ma femme a foi maintenant en votre poudre ; car depuis
» hier soir il s'est opéré une amélioration remarquable. Elle est
» moins agitée, a dormi la nuit, et aujourd'hui à midi a mangé
» avec appétit quelques cuillerées de soupe. Grâce à Dieu et à

______
(1) Archives homœop., vol. XII, cah. 2, pag. 177 ; 1832.

» vous, je suis maintenant moins inquiet, et je me sens péné-
» tré de reconnaissance. »

269ᵉ OBSERVATION, PAR LE DOCTEUR SCHWEIKERT FILS (1).

Un économe des environs de Moscou souffrait depuis deux ans
d'un asthme spasmodique dont les accès, accompagnés d'angoisses mortelles et de sueurs froides, le prenaient chaque nuit. Une
seule dose *arsen.* 2/30 suffit pour le guérir en peu de temps de
cette cruelle maladie contre laquelle avaient échoué les efforts
des médecins allopathes.

270ᵉ OBSERVATION, PAR LE DOCTEUR GROSS (2).

Un vieillard de soixante ans qui souffrait depuis nombre d'années d'un asthme périodique contre lequel les remèdes allopathiques avaient été impuissans, se décida enfin à recourir à l'homœopathie. On lui fit prendre successivement plusieurs médicamens,
tels que *nux vomic.*, *arsenic.*, *sulphur*, *kali.*, *sepia*, qui tous
guérirent la maladie, mais n'en prévinrent pas le retour. Je lui
envoyai enfin, un jour qu'il avait précisément un dangereux paroxysme, plusieurs doses *cannabis* 2/30. Ce remède agit avec
tant d'efficacité que non seulement il fut guéri, mais que même
depuis il n'a plus eu de nouvel accès. Cependant par précaution
je continuai à lui administrer une dose du même remède chaque
jour pendant une semaine. Dans l'accès, le malade devait se pencher hors de la fenêtre pour ne pas suffoquer.

271ᵉ OBSERVATION, PAR LE DOCTEUR KRAMER (3).

M. N., âgé de cinquante-trois ans, se plaignait des douleurs
suivantes :

Depuis plusieurs années une oppression de la poitrine le forçait à passer la nuit sur un fauteuil. Il était près de suffoquer

(1) Gazette homœop., vol. I, pag. 127; 1832.
(2) Archives homœop., vol. XIII, cah. I, pag. 90; 1833.
(3) Hygea, vol. I, pag. 14; 1834.

s'il avait la tête ou la poitrine un peu basse, s'il se livrait à quelque mouvement un peu fort, surtout s'il montait des escaliers. La respiration lui manquait, il fallait qu'il s'arrêtât pour reprendre haleine. Urine peu copieuse, le plus souvent rougeâtre. Pieds souvent enflés, et alors moins d'oppression de la poitrine. Lors de l'accès, il se plaignait d'engorgement, de raucité et d'enrouement, d'une toux sèche, de manque d'appétit, de douleurs rhumatismales et hémorrhoïdales et de sueurs fréquentes.

Il avait déjà employé divers remèdes allopathiques, mais sans succès; son mal, au contraire, avait paru augmenter. Je lui donnai *arsen.* 3/30. Il put passer la nuit dans son lit sans éprouver d'oppression, le lendemain aussi il évacuait une urine plus abondante et de couleur jaune. Je continuai le remède et lui en fis prendre six doses égales à la première, une tous les quatre jours avant que de se coucher; puis je lui administrai ensuite, contre les douleurs hémorrhoïdales, *nux vom.* 3/24 et *carb. veget.* 4/24. Les symptômes diminuèrent tellement qu'il pouvait rester au lit la nuit, qu'il n'éprouvait plus que rarement des accès de suffocation, et que les douleurs du bas-ventre et les autres souffrances cessèrent tout-à-fait (1).

272ᵉ OBSERVATION, PAR LE DOCTEUR KNORRE (2).

Un homme âgé, du reste bien portant, souffrait la nuit d'un asthme à la suite d'un éréthisme du système vasculaire et de congestion du sang à la poitrine.

Lorsqu'il était couché trop bas, ou que sa poitrine était couverte, son état empirait; il se sentait soulagé au contraire quand il avait la tête haute et la poitrine entièrement nue.

Le jour, quand il vaquait à ses occupations, l'asthme se faisait peu sentir.

Je le guéris au moyen de *ferrum. carb.*

(1) Ce malade fut atteint plus tard de la grippe, ce qui réveilla toutes ses anciennes souffrances.

(2) Gazette homœop., vol. V, pag. 164; 1834.

273ᵉ **OBSERVATION, PAR LE DOCTEUR PESCHIER** (1).

Le cas dont je voudrais faire le sujet de cette observation ap-
partient aux maladies de la poitrine, mais non aux inflammations
proprement dites ; c'est d'un *asthme* qu'il s'agit ; en donner des
détails jour par jour serait fatiguer votre attention : je n'en offrira i
que les principaux traits.

Le 11 février 1833, je fus demandé par M. Braillard, âgé de
trente-quatre ans, fabricant de vermicelle, atteint d'un asthme
qui ne lui permettait pas d'entrer dans son lit, la nuit, ou
d'exécuter, le jour, aucun mouvement relatif à son état ; il était
obligé, à l'heure du sommeil, de se promener doucement dans sa
chambre, et, vers le matin seulement, succombant au besoin de
dormir, il s'abouchait sur son lit rehaussé de coussins, ou sur une
table qui en était garnie ; des accès de toux suffocante survenaient
à chaque instant, la face devenait pourpre-violet, et cet état lui
était tout-à-fait insupportable.

Comme le patient était atteint de cet asthme depuis long-temps,
qu'il avait déjà été traité soit par saignées, soit par vomitifs,
purgatifs, etc.; comme aussi ce cas se présentait à ma pratique
pour la première fois, je m'attendis, et le fait le justifia, à venir
très-difficilement à bout de cette maladie.

Elle a cédé pourtant, complétement cédé, mais à plusieurs
mois de traitement, sans aucune émission sanguine ou évacuation, soit par haut, soit par bas. Le malade, que la suffocation
empêchait de prendre presque aucune nourriture, a pu boire,
manger, dormir, agir, se promener comme une autre personne,
privé qu'il était auparavant de se livrer à aucun exercice, réduit,
pour toute occupation, à la lecture, qui certes ne faisait guère
cheminer sa fabrique de vermicelle.

Pendant les mois de février et mars, le traitement se composa
de *ledum*, *ipec.*, *tart. emet.*, *acon.*, *ac. mur.* et *arnica* ; ces

(1) Bibliothèque homœop., vol. V, p. 209; 1835.

deux derniers parurent opérer le plus favorablement, et le malade, après eux, put se passer de remèdes pendant les mois d'avril et de mai. Vers la fin de ce dernier, l'asthme reparut, probablement à cause d'un violent vent du nord qui ne cessa d'exercer sa rigueur. J'eus alors recours à *ipec., antim. crud.,* qui fut suivi d'un bon effet, puis *bry., bell., scill. ;* lorsque le malade crachait abondamment, mais avec peine, *bar. acet., arsen.,* qui amena un grand soulagement ; *salsap., cannabis, antim. crud.,* sous l'influence duquel la maladie a fini, son intensité diminuant de jour en jour.

Depuis dix-neuf mois environ que ce traitement est terminé, M. Braillard n'a eu aucune rechute ; je ne saurais lui promettre qu'il en sera exempt à l'avenir : mais j'ose espérer que je le guérirai bien plus promptement avec le seul secours d'*antimon.* et *arsen.*

274ᵉ OBSERVATION, PAR LE DOCTEUR CLÉMENT (1).

M. G., consul russe à Odessa, âgé de cinquante ans ; jusqu'à quarante-cinq ans, il avait joui d'une excellente santé que n'avaient pu ébranler ses nombreux voyages dans la Russie, à part quelques rhumes, dont le dernier, plus tenace, dégénéra en cette espèce de catarrhe désigné par Laënnec sous le nom de chronique humide, muqueux, avec la complication de l'asthme qu'il considère comme une conséquence. Forcé de quitter les pays froids et humides qui aggravaient son état, il vint à Nice, où il présenta le tableau suivant :

Figure desséchée, face cave, yeux éteints ; corps voûté ; thorax bombé, desséché, résonnant partout fortement ; haleine nauséabonde, fade ; respiration très-longue, pouvant rester long-temps sans respirer ; dans les accès, qui sont irréguliers, elle devient sifflante, difficile ; le malade passe ses bras derrière

(1) Bibliothèque homœop., vol. VI, p. 217 ; 1836.

le dos, ou appuie les mains sur ses côtés, sur sa chaise ; pour aider l'ampliation de la poitrine, il la dépouille de ses vêtemens, dégage son cou, même pendant l'hiver ; suffocation imminente.

Toux habituelle, muqueuse ; à l'approche de l'accès, elle est sèche ; peu à peu les crachats arrivent, s'épaississent, deviennent verdâtres, d'un blanc cendré : alors la suffocation diminue, mais la respiration reste encore long-temps sifflante ; il y a toujours trouble des digestions et froid des pieds ; les crachats viennent facilement comme par une espèce de régurgitation ; dyspnée étant couché, quintes à minuit ; quatre-vingt-seize pulsations.

Plus jeune, il a eu des dartres... point de soif... Humeur résignée, patience à toute épreuve...

Les médecins de toutes les capitales consultés ont donné mille remèdes différens, qui n'ont fait qu'accélérer la maladie.

M. Luther lui donna *sulph.*, *nux*, *acon.*, et, après son départ, je lui fis prendre *acon.*, *sénég.*, *camph.*, *calcar.*, *hepar* ; amélioration marquée. Au mois d'août, je l'envoyai aux bains de Valdieri, en Piémont ; il en prit un d'un quart d'heure, seulement tous les trois jours, pendant un mois. A l'aide de ces moyens, le corps s'est redressé, la figure est rebondie, la toux et les crachats sont réduits à si peu de chose, que le malade ne s'en aperçoit plus ; l'humeur est redevenue gaie, et tout le monde crie au miracle ; c'est réellement un des plus beaux trophées de l'homœopathie, qui lui doit, à Nice, un grand nombre de convertis. L'*ars.* a souvent enchaîné des accès menaçans ; *antim. tart.* a été très-efficace dans la persistance du pouls.

275ᵉ OBSERVATION, PAR LE DOCTEUR CLAYVAZ (1).

Le 16 octobre 1834, on me pria de visiter Louis B., âgé de trente-six ans, asthmatique. On n'attendait rien de mes soins, vu que, le malade étant à l'article de la mort, il ne restait, disait-on, rien à faire ; mais il y avait quelque convenance de famille à ce

(1) Bibliothèque homœop., vol. VI, pag. 162 ; 1835.

que l'individu ne fût pas mort sans qu'un médecin eût paru. Je me rendis en toute hâte auprès du malade ; je le trouvai dans un accès d'asthme si violent qu'on pouvait attendre l'extinction de la vie d'un moment à l'autre. Il était couché entre la fenêtre et la porte, exposé à un courant qui lui avait procuré une douleur fixe au côté gauche de la poitrine. Cette circonstance, jointe à un pouls très-dur, me fit débuter par *aconit.*, suivi de *bryon.* Le 17, la douleur avait disparu, la toux était moins sèche, la respiration plus facile, et le malade put répondre à mes questions. Il me dit avoir eu la gale à l'âge de trente ans, mais qu'il en avait été parfaitement guéri. — Non, lui dis-je, votre gale existe, et c'est ce qui vous rend asthmatique ; si vous voulez vous soumettre à mon traitement pendant deux mois, j'espère vous rétablir, maintenant que le premier danger est passé. — Comment, monsieur, j'ai toujours ouï dire que les asthmatiques sont incurables ; et vous voudriez me guérir ? Je ferai tout ce que vous exigerez de moi. — La cause de la maladie n'étant plus douteuse, je commençai par attaquer le vice psorique avec une dose *lycopod.*, le 20. Trois jours après, les deux avant-bras étaient couverts de boutons de gale. Le 26, une répétition de lycopode que je laissai agir jusqu'au 10 décembre. Pendant ce temps, les symptômes de l'asthme devenaient de jour en jour moindres. Le 11, *calcarea*, répété e 20, fit presque disparaître la toux et les crachats, tandis qu'il survint une dartre à la lèvre supérieure. Cette circonstance me fit administrer *graphit.*, qui fit éprouver une exaspération des symptômes qui avaient disparu ; mais, le lendemain, le mieux se prononça pour augmenter journellement, de manière que Louis fut guéri avant le terme que j'avais demandé.

276ᵉ OBSERVATION, PAR LE DOCTEUR GROSS [1].

Un jeune économe me raconta qu'à la suite d'une marche forcée à cheval qu'il avait faite, serré dans des vêtemens trop étroits, il avait été atteint de la maladie suivante :

[1] Archives homœop., vol. XV, cah. 1, p. 103 ; 1835.

Le mauvais temps, l'atmosphère couverte, la rapidité de la marche, les vêtemens chauds et étroits, l'alternative du chaud et du froid, un rire violent, lui avaient donné une espèce de spasme de poitrine, une oppression qui le forçait à s'arrêter lorsqu'il marchait contre le vent. En même temps il éprouvait une forte pression dans les poumons, une inquiétude pendant laquelle il avait alternativement chaud et froid, et l'accès ne le quittait peu à peu qu'autant qu'il rejetait une salive gluante, comme de la colle, très-blanche, en forme de petites bulles. Dès que cette salive se montrait, il respirait avec plus de facilité ; mais il y avait des cas où il devait souffrir une heure entière avant que sa respiration ne redevînt naturelle. Le paroxysme et l'oppression avaient-ils une fois commencé, la pression et l'inquiétude devenaient beaucoup plus douloureuses, s'il entrait dans une chambre chaude. Après l'accès, il se sentait un malaise joint à de la faiblesse, pendant quelque temps encore.

La maladie datait déjà de cinq années, et aucun remède n'avait pu la guérir.

Je fis dissoudre *arsen. alb.* 6/30 dans ℥ vj. d'eau, et lui en fis prendre une cuillerée chaque jour. Son état s'améliora tellement que l'imprudent jeune homme essaya de faire un voyage à travers les montagnes ; mais cela ne lui réussit pas : car il ressentit de nouveau des crampes de poitrine, bien que moins fortes. Je lui administrai donc trois nouvelles doses *arsen. alb.* 3/30 à huit jours d'intervalle ; il fut parfaitement guéri.

277ᵉ OBSERVATION, PAR LE DOCTEUR GROSS (1).

Il ne pouvait reprendre haleine, devait se mettre sur son séant ; puis râle produit par les glaires, avec un bruit semblable à celui de pois qui cuisent, avec des alternatives de froid et de chaleur dans le creux de l'estomac, ainsi que de frissons et de chaleurs qui lui parcouraient tout le corps. Les glaires lui montaient dans l'œsophage et lui donnaient des envies de vomir ; ce n'était

(1) Archives homœop., vol. XV, cah. 2, pag. 139 ; 1835.

qu'au bout de quarante-huit heures qu'il pouvait rejeter les glaires qui s'amassaient en quantité dans sa bouche.

Après minuit, il se réveillait et éprouvait des contractions dans la poitrine ; respiration lente, difficile, sifflante. Il devait se lever et s'asseoir, le corps penché en avant.

Tels étaient les accès dont souffrait depuis des années, de temps à autre, un vieillard de soixante ans, d'une constitution pléthorique. Ils le prenaient tous les jours, et ne lui laissaient pas un instant de repos ; il n'était pas aussi facile de les faire cesser. Il avait aussi des accès d'asthme le matin, lorsqu'il se levait rapidement.

Ju lui fis prendre *lachesis* 30.

La nuit suivante, le paroxysme fut sensiblement moindre ; la seconde nuit, il ne parut pas, et le malade put se lever aussi vite qu'un homme bien portant. Mais l'asthme était-il radicalement guéri ? Il était permis d'en douter ; dans tous les cás, la guérison n'était pas parfaite, et on ne pouvait espérer que des douleurs de poitrine d'une autre espèce ne se fissent jamais sentir, parce qu'il avait une grande disposition à l'hydrothorax.

278ᵉ OBSERVATION, PAR LE DOCTEUR WIDENHORN (1).

Une femme d'un tempérament vénoso-lympathique, et d'une constitution athlétique, atteinte d'asthme depuis quatre ans et demi. Le 7 septembre dernier, elle fut prise d'un violent accès de suffocation. En arrivant près d'elle, je trouvai les portes et les croisées ouvertes. La malade était assise dans son lit, la figure d'un bleu foncé et happant l'air de toutes ses forces. Le danger était imminent, et réclamait les plus prompts secours ; car l'afflux du sang vers la tête déterminait la stupeur. Face d'un bleu noirâtre, yeux proéminens, froid par tout le corps, pouls à peine sensible, respiration très-courte, impossibilité de prononcer un seul mot. Le mari m'apprit qu'elle était depuis trois heures dans cet état, et qu'au début elle s'était plainte de quelques douleurs

(1) Archives homœop. de Paris, vol. II, pag. 302 ; 1835.

lancinantes dans la poitrine. Je fus prié instamment de pratiquer une saignée, cette opération, disait-on, ayant procuré chaque fois du soulagement : je la rejetai en disant que, si l'on voulait employer un traitement allopathique, j'allais me retirer, attendu que je ne soumettais jamais mes malades qu'à la méthode homœo-pathique. J'avais déjà gagné la confiance de la maison, en y dé-barrassant un enfant d'un accès dangereux de croup : on me laissa donc faire.

Je donnai toutes les demi-heures une goutte de la sixième di-lution d'*aconit*, pendant deux heures, sans résultat bien prononcé ; les accidens diminuèrent bien, mais on n'aurait cependant pas pu dire que le médicament agissait d'une manière convenable. Du reste, je ne l'avais pas administré dans la vue de combattre la maladie principale, mais seulement afin de déprimer l'action du système artériel, qui était réellement exaltée. C'est pourquoi, au bout de deux heures, je donnai *sambucus*, 10ᵉ dilution, toutes les heures une goutte dans un verre d'eau. Après la seconde dose, la malade s'endormit ; au bout de cinq heures, elle s'éveilla com-plétement débarrassée de ses souffrances.

Comme le sureau n'a qu'une très-courte action, j'en prescrivis encore deux doses le lendemain matin, quoique la malade ne se plaignît de rien ; trois jours après, je lui fis prendre *hep. sulph.* X, iij, afin de détruire l'affection du système veineux, et de couper ainsi la racine du mal. A dater de ce moment, la femme jouit d'une santé parfaite, dont elle était privée depuis quatre ans et demi.

279ᵉ OBSERVATION, PAR LE DOCTEUR WIDENHORN (1).

Un homme de constitution artério-veineuse, préalablement affecté d'hémoptysie, fut atteint en outre d'un asthme humide, qu'il traîna pendant six années. Le 5 novembre il vint me trou-ver pour se soumettre au traitement homœopathique. Je crois

____

(1) Archives homœp. de Paris, vol. II, pag. 303 ; 1835.

inutile de reproduire les résultats de mon examen, chacun connaissant les symptômes qui s'observent chez un asthmatique.

Je fis prendre *hepar sulph.* 12, gtt. j, et *sambuc.* 6, gtt. j, chacun dans un gros d'alcool, et alternativement, à la dose d'une goutte, prescrivant de continuer pendant à peu près huit jours. Quinze jours se passèrent sans que le malade revînt; je le croyais dégoûté du traitement, lorsqu'il se présenta, m'assurant qu'il était parfaitement guéri. Pendant dix jours, il avait pris chaque jour une dose des deux médicamens.

AVORTEMENT.

280e OBSERVATION, PAR LE DOCTEUR B. (1).

Christine Müller, paysanne de vingt-six ans, d'une constitution forte et robuste, avait déjà fait deux enfans et était enceinte pour la troisième fois depuis quatre mois, lorsqu'elle se refroidit vraisemblablement en allant pieds nus le matin en sortant du lit dans son jardin. A dix heures, le 16 septembre, elle éprouva les douleurs suivantes :

Pesanteur dans les membres, fréquens bâillemens, froid par tout le corps, frisson intérieur, agitation extrême, tressaillemens convulsifs isolés des membres, violentes douleurs d'enfantement dans les reins, s'étendant dans le bas-ventre et de là dans les parties génitales. Tout présageait donc un avortement.

Je lui recommandai le repos le plus absolu, lui défendis toutes les boissons échauffantes et lui fis prendre *chamom.* 3, *gut.* 1, dans du sucre de lait.

Jamais je n'avais vu encore un médicament agir aussi promptement. Le soir déjà le flux de sang avait cessé, ainsi que les douleurs d'enfantement.

(1) Archives homœop., vol. II, cah. 2, pag. 90 ; 1823.

Le 17, en se levant, elle ressentit encore quelques douleurs ; aussi lui recommandai-je le plus grand repos.

Le 18, mêmes symptômes. Je renouvelai donc la dose.

Le 20, toutes les douleurs avaient disparu ; la malade s'occupait des affaires de son ménage, et sa grossesse se passa sans accident.

Je pourrais citer d'autres cas où la *chamom.* m'a rendu d'aussi grands services.

281ᵉ OBSERVATION, PAR LE DOCTEUR JOSEPH DE PLEYEL (1).

La femme du seigneur turc Hassan Bey, à Svillay sur la Save, âgée de vingt-un ans, d'une constitution délicate et irritable, avait le malheur depuis quatre ans d'être atteinte d'une métrorrhagie et d'avorter à la moindre émotion un peu vive, de frayeur, de crainte, de joie, de colère, de tristesse, et même à la suite du plus léger refroidissement. Elle avait été traitée par plusieurs médecins d'après toutes les méthodes allopathiques, antiphlogistique, antispastique, stimulante, roborante, intérieurement, extérieurement ; ils lui avaient même fait prendre des bains de glace, lui avaient mis force cataplasmes, lui avaient fait boire des eaux minérales ; mais, tout ayant été inutile, ils l'avaient enfin déclarée incurable à l'unanimité. Hassan Bey s'adressa à moi en 1823. Les propriétés de la sabine, généralement connue comme violent emménagogue, et les cures qu'elle avait déjà opérées, me décidèrent à l'administrer dans ce cas.

J'en fis donc prendre à la malade, qui sentait de nouveau tous les symptômes d'une grossesse, une goutte 12 ; le second mois, une goutte 15 ; et le troisième une goutte 18. Dans le quatrième mois, à la suite d'une violente émotion, elle éprouva des tiraillemens et des déchiremens depuis les reins jusqu'aux parties génitales, semblables aux douleurs de l'enfantement, mais sans traces de flux de sang. Je lui donnai donc à l'instant *sabin.* 9,

(1) Archives homœop., vol. IV, cah. 1, pag. 118 ; 1825.

et les douleurs disparurent, après avoir duré près d'une heure
sans interruption. Le cinquième mois, elle venait de prendre
sabin. 12, lorsqu'une grande frayeur lui fit éprouver des élancemens passagers dans l'hypogastre, lesquels cessèrent cependant bientôt. Le sixième mois, je lui fis prendre *sabina* 15, et,
quoiqu'elle fût entrée dans une violente colère, il n'en résulta
pas le moindre accident. Le neuvième mois, elle accoucha d'un
enfant parfaitement bien portant, et depuis elle jouit elle-même
de la santé la plus florissante.

282ᵉ OBSERVATION, PAR LE DOCTEUR SCHULER (1).

Sch., âgée de trente ans, d'une constitution robuste, et saine
du reste, mariée depuis neuf ans, me fit appeler. Dans trois grossesses déjà, elle avait eu le malheur de faire une fausse couche à
quatre mois. Le troisième était passé, et elle redoutait un accident pareil ; car elle sentait tous les symptômes qui avaient précédé les autres avortemens : frisson, chaleur, pression sur les
parties naturelles avec émission d'un peu de sang.

Je lui fis prendre le matin *ipecacuanha* 2 dans du sucre de
lait, et le soir *sabin.* 15. Le lendemain, elle était guérie et accoucha à terme.

Je n'ai pas obtenu des résultats moins satisfaisans avec une
autre femme qui avait eu également trois fausses couches ; seulement, au lieu de *sabina*, je lui fis prendre *ferrum*.

283ᵉ OBSERVATION, PAR M. TIETZE (2).

Madame P. de C., petite blonde éveillée, était enceinte depuis six semaines lorsqu'elle fit un voyage en voiture par de
mauvais chemins. De retour à la maison, tout annonça la nuit
même un avortement. L'hémorrhagie était en outre considérable.
Le lendemain matin on me fit appeler et je trouvai le fœtus qui
était sorti avec ses membranes et tout entier dans une masse de

(1) Archives homœop., vol. VI, cah. 3, pag. 94; 1827.
(2) Annales homœop., vol. II, pag. 296; 1831.

sang. La mère était couchée, abattue, comme engourdie, pâle et défigurée. Elle avait une grande chaleur par tout le corps, mais surtout à la tête, se plaignait de violentes palpitations de cœur, d'une soif extraordinaire, de pressions douloureuses dans la tête. Gémissemens continuels. Oppression de la poitrine. Violente agitation. Elle se tournait et se retournait sans cesse. Pouls fréquent et accélérée.

Je lui fis prendre le 30 juin 1829 *bellad.* 2/30.

Le 3 juillet, je la trouvai très-gaie. Elle ne se plaignait plus que d'un peu d'embarras dans la tête, et n'avait point encore eu de selle. Elle avait toujours été sujette à la constipation.

Elle prit *bryon.* 3/30.

Le 8, elle était allée faire des visites, lorsque je lui fis la mienne.

284ᵉ OBSERVATION, PAR LE DOCTEUR GLASOR (1).

Une paysane forte, robuste, d'un tempérament flegmatico-sanguin, âgée de vingt-six ans et mariée depuis six ans, avait eu, lorsqu'elle allait encore à l'école, la gale, dont on l'avait guérie en la frottant d'un onguent. Elle était en outre assez sujette à des congestions à la tête accompagnées de vomissemens et d'obstructions quelques jours avant et après ses règles, qui du reste arrivaient toujours à époque fixe: mais dans l'intervalle elle se trouvait bien. Elle s'était mariée à l'âge de vingt ans, sans que le mariage apportât de changement dans son état. Dans les premiers mois de ses trois premières grossesses, elle avait eu chaque fois de pareils accès et avait avorté chaque fois aussi entre le cinquième et le sixième mois. Enfin, à sa quatrième grossesse, les mêmes symptômes s'étant encore représentés avec une égale violence, elle s'adressa à moi et fut délivrée de ses souffrances en quinze jours par *nux* et *ipecac.* Cependant, redoutant toujours un avortement, je continuai à lui faire prendre de temps en temps trois doses *sabina.* Je prévins ainsi l'avortement; mais elle accoucha, trois se-

(1) Archives homœop., vol. X, cah. 3, pag. 8; 1831.

maines avant le terme, d'un enfant mort, à son grand chagrin et
à celui de son mari. Elle n'avait plus de confiance en mes remèdes.
Cependant elle consentit à faire une nouvelle tentative lorsqu'elle
se retrouva enceinte, ce qui eut lieu trois mois après. Je lui fis
prendre *calcar.*, remède antipsorique indiqué par les symptômes
dont j'ai parlé, et six semaines après, lorsqu'elle ressentit des
douleurs bien moins fortes cependant, *sulphur.*, puis de nouveau
silicea au bout de deux mois.

Elle accoucha au bout de quarante semaines d'un gros garçon
en vie.

Six mois après, la petite-vérole fut inoculée à cet enfant; tout
se passa heureusement et il n'eut aucune éruption cutanée depuis.

285ᵉ OBSERVATION, PAR LE DOCTEUR EHRHARDT (1).

Madame L. avait eu deux fausses couches 18 mois et 9 mois
auparavant à la suite d'une violente frayeur. Elle avait éprouvé
les douleurs les plus cruelles chaque fois et avait perdu beaucoup
de sang. Enceinte de nouveau de deux mois et demi, elle eut peur
et tout à coup elle fut prise d'une métrorrhagie accompagnée de
douleurs semblables à celles de l'enfantement.

De 11 à 1 heure, le 9 novembre, elle avait déjà perdu une
grande quantité de sang liquide, d'un rouge clair, lorsque j'ar-
rivai. *Secale cornut.* 2/30 fit aussitôt cesser l'hémorrhagie et les
douleurs. Quelques heures après il s'opéra une réaction générale au milieu d'une chaleur, d'une soif, d'une oppression, d'é-
lancement aux côtés, de maux de tête qui durèrent jusqu'après
minuit. Le lendemain, à l'exception d'un peu de pesanteur dans
le derrière de la tête et de la faiblesse, la malade était assez bien
pour s'asseoir dans son lit, et le troisième jour déjà, elle pouvait se livrer à ses occupations dans la maison. Le lendemain elle
pouvait sortir.

(1) Gazette homœop., vol. III, pag. 172; 1834.

286e OBSERVATION, PAR LE DOCTEUR EHRHARDT (1).

Madame Hubert, âgée de quarante-quatre ans, avait eu il y avait deux ans, pendant une grossesse de neuf mois, un flux de sang par les parties génitales que tous les remèdes de son médecin allopathe n'avaient pu arrêter. A neuf mois, elle avait accouché d'un enfant mort. Enceinte de nouveau de quatre mois et attaquée d'une hémorrhagie pareille, qui la forçait à ne pas quitter, pour ainsi dire, la chaise percée, et qui se manifestait, dès qu'elle marchait, par des coliques et une perte de sang, elle n'avait employé que des remèdes domestiques de temps en temps et n'avait consulté que la sage-femme, parce qu'elle avait perdu toute confiance à la médecine. Cependant quelques unes de ses connaissances lui persuadèrent d'essayer de l'homœopathie.

Je lui donnai le 28 septembre de cette année *secale cornut.* 1/30. Les coliques et le flux de sang cessèrent bientôt ; mais par contre se déclarèrent le soir même de violens tiraillemens par tout le corps et au visage, douleur qu'elle avait déjà éprouvée fréquemment auparavant.

Nux, bellad., carbo veget., et d'autres *antipsoriques*, la guérirent peu à peu de ce mal, qui revenait sans cesse, et dans les derniers mois de sa grossesse, la malade se trouva parfaitement bien. Le 7 février, elle accoucha d'un garçon bien constitué, mais petit et faible, qui eut souvent des attaques de crampes et mourut six mois après d'une atrophie.

287e OBSERVATION, PAR LE DOCTEUR EHRHARDT (2).

Une primipare de trente-six ans, d'une constitution robuste, brune, sanguine, petite, rachitique dans son enfance, qui avait eu pendant trois ans la teigne et une inflammation d'yeux scrofuleuse, inoculée, dont les règles paraissaient régulièrement toutes les trois semaines et coulaient abondamment, qui souffrait

(1) Gazette homœop., vol. III, pag. 178; 1834.
(2) Gazette homœop., vol. III, pag. 173; 1834.

alternativement de coliques, de constipation, de déchiremens dans les membres, mais qui du reste se portait bien depuis qu'elle était enceinte, cette paysanne donc, fit une chute, sans se blesser toutefois, un mois avant que d'accoucher. La commotion violente qu'elle éprouva fit sortir aussitôt les eaux de l'amnios et lui causa des douleurs qu'augmentait le moindre mouvement. C'étaient des déchiremens, des tiraillemens, des pressions, des contractions qui commençaient dans la région des reins et entre les épaules pour reprendre ensuite dans le ventre, dans la région de l'anus et de la vessie.

Appelé le 6 septembre au soir pour l'accoucher, je la trouvai très-impatiente et très-agitée; face terreuse, pâle, défigurée. Tête libre, digestions meilleures, respiration rapide, courte, ir-régulière, ventre tendu, dur, utérus soulevé, douloureux au moindre attouchement comme s'il eût été en suppuration inté-rieurement; peau flasque, fraîche, visqueuse, soif modérée, pouls petit, fréquent, vide.

Les parties génitales extérieures et le vagin frais, rigides, sans le moindre turgor ; l'orifice de la matrice relevé en forme de bour-relet, dur comme un cartilage, enflé, de la largeur d'un écu, re-levé fortement par derrière.

La tête engagée dans une entrée étroite, très-inclinée, du bassin, qui du reste était normal.

Je lui fis donner pour boisson, au lieu du thé de camomille dont elle abusait, de l'eau de fontaine fraîche et une décoction d'orge ; je lui fis placer sur le ventre des linges chauds, ainsi que sur les parties génitales, je lui administrai *chamom.* 3/30, et cherchai à relever son moral.

Une heure après, je lui fis prendre *ignat.* 2/30, et deux heu-res après, à huit heures du soir, *ignat.* 4/30. A minuit son état n'avait point changé, sauf quelques instans de tranquillité. Mais *secalè cornut.* 4/30 changea bientôt la face des choses. L'haleine devint plus libre, le pouls se releva, il se déclara un turgor gé-néral, une chaleur et une transpiration de la peau et du système génital, le vagin fut remué, l'orifice de la matrice s'amollit, devint élastique, se dilata régulièrement ; le pli, flasque auparavant, de l'occiput, se sentait, et la tête avançait au milieu de douleurs d'enfantement qui perdaient de plus en plus leur caractère spasmodique.

Après avoir pris à 2, 4 et 6 heures, le 7 septembre, trois nouvelles doses *secale cornut.* 4/30, elle accoucha d'un gros garçon bien portant. Toutes ses douleurs avaient cessé comme par enchantement; l'arrière-faix sortit bien, les couches se passèrent réguièrement.

Le *secale cornut.* s'est montré comme un excellent spécifique, administré à haute dilution, contre la métrorrhagie après l'avortement, après l'accouchement, et une fois aussi après un coup violent qu'une femme enceinte s'était donné au ventre.

288ᵉ OBSERVATION, PAR LE DOCTEUR CROSERIO (1).

Madame C..., enceinte pour la troisième fois, de sept mois et demi. Après quelques fatigues, elle perdit un peu de sang pendant quelques jours. A cet état se joignit une faiblesse générale; des maux de reins ; le ventre portait très-bas vers les parties génitales ; malaises ; pendant cette grossesse, elle avait eu beaucoup de flueurs blanches; urines claires ; constipation ; sommeil inquiet, interrompu ; humeur irritable, emportée, sensible, *nux vomica* 2/30.

Toutes les douleurs diminuent insensiblement. Au bout de huit jours, elle était entièrement rétablie, et les flueurs blanches arrêtées. Pendant ce temps, elle avait fait tous les jours une petite promenade à pied.

289ᵉ OBSERVATION, PAR LE DOCTEUR CROSERIO (2).

Madame S., âgée de vingt-trois ans, blonde, yeux bleus, peau très-blanche et fine ; elle a toujours joui d'une bonne santé

(1) Bibliothèque homœop., vol. II, pag. 194 ; 1834.
(2) Bibliothèque homœop., vol. II, pag. 495 ; 1834.

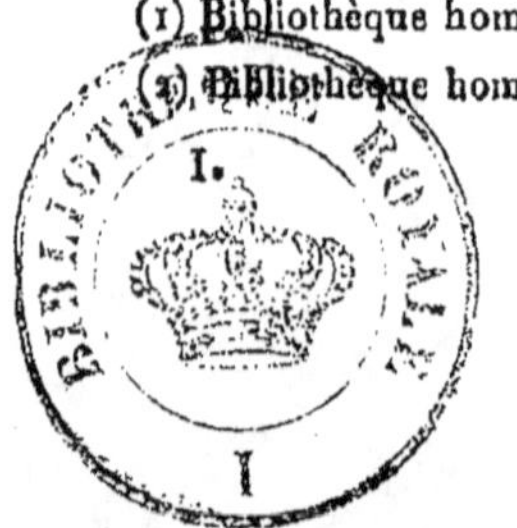

dans son enfance ; réglée à quatorze ans, elle devint enceinte à seize, et eut un accouchement prématuré de huit mois; à dix-huit ans, nouvelle grossesse et accouchement prématuré ; à vingt ans, grossesse à terme, mais accompagnée de beaucoup de douleurs abdominales ; à vingt-un ans, nouvelle grossesse et accouchement à terme ; les enfans vivent, quoique très-délicats. Elle se relevait toujours assez facilement de ses couches, mais elle en conservait de la faiblesse ; ses seins commençaient à laisser écouler, au cinquième mois de grossesse, une sérosité laiteuse, qui continuait cinq à six semaines après les couches ; devenue enceinte pour la cinquième fois, elle jouit d'une assez bonne santé jusqu'à son quatrième mois, où, à la suite d'un court voyage, les membranes de l'amnios se rompirent, et, quelques heures après, la fausse couche eut lieu, sans une trop forte perte de sang ; le lendemain elle était très-bien, et aussi forte qu'avant l'accident.

Le deuxième jour, fièvre de lait ; fluxion laiteuse considérable ; écoulement abondant de lait par les seins ; le cinquième jour, elle se lève et vaque à ses affaires ; le septième, elle sort ; le lait coule toujours ; le soir, elle se trouve plus fatiguée ; les lochies deviennent plus rouges et plus abondantes ; elle prend une petite toux sèche, qui augmente beaucoup la nuit ; pas d'appétit ; malgré cela, le lendemain, elle continue ses occupations. Le dixième jour de sa couche, ces accidens devenaient inquiétans ; elle me fit appeler, et je reconnus, le 14 août, l'état suivant :

Toux sèche, fréquente, très-forte la nuit, empêchant entièrement le sommeil, causée par un chatouillement au milieu du sternum. Le grand air, le parler et lire à haute voix excitent la toux ; douleurs à l'épigastre, aux deux côtés des rebords des cartilages des fausses côtes, très-violentes, comme si l'estomac s'éclatait, avec étouffemens par intervalles, de quelques secondes, sans renvois ; ces douleurs arrachent des cris ; les alimens déterminent ces accès ; continuellement un poids sur l'estomac, surtout la nuit ; pas d'appétit, ni de soif ; elle ne peut pas supporter d'être serrée ; constipation ; la toux détermine une douleur dans l'estomac ; très-portée aux plaisirs sensuels ; écoulement de lochies sanguinolentes abondantes, sans douleurs ; écoulement considérable de lait par les seins ; faiblesse générale ; ennuyée, triste, disposée à pleurer ; elle pleure beaucoup. *Nux vomic.* 1/30.

Le 16, les crises de l'estomac ont cessé ; le lait coule moins des seins ; les lochies ont diminué, et ne sont plus sanguinolentes ; elle éprouve encore la toux sèche et le chatouillement dans la poitrine ; inappétence ; faiblesse. *China* 3/15, le lendemain matin.

Le 18, la toux et tous les accidens ont disparu ; l'appétit est régulier ; elle se sent des forces ; son humeur est moins triste ; rétablissement complet sans autres médicamens.

290ᵉ OBSERVATION, PAR LE DOCTEUR SCHRŒN (1).

Un femme enceinte de six mois, qui avait déjà fait une fausse couche, était menacée d'avortement. Je lui fis prendre *sabin.* 19, gutt. 1.

Aussitôt elle sentit de violens tiraillemens dans les cuisses, qui s'étendaient quelquefois jusqu'aux parties génitales, comme si ses règles allaient paraître ; puis elle vomit tout ce qu'elle avait mangé, et se sentit un besoin continuel d'aller à la selle ; forte diarrhée ; fièvre, violent frisson, angoisse, abattement.

Je lui fis prendre une position horizontale, ce que la diarrhée rendit d'abord difficile, et, bientôt après, elle tomba dans un paisible sommeil de six heures, dont elle se réveilla guérie. Trois mois après, elle accoucha d'un gros garçon très-bien portant.

(1) Gazette homœop., vol. V, pag. 152 ; 1835.

BLÉPHAROPHTHALMIE.

291° OBSERVATION, PAR LE DOCTEUR GROSS (1).

La guérison la plus remarquable que j'aie opérée dans ces derniers temps, est incontestablement celle d'une blépharophthalmie invétérée, qui avait entièrement rongé les cils et presque détruit les paupières. J'avais administré d'abord les remèdes homœopathiques d'après la méthode ordinaire ; mais, malgré tous mes soins, je n'avais obtenu aucun résultat, jusqu'à ce que je fisse dissoudre dans huit onces d'eau *calcar. carb.* 3/30, remède que j'avais déjà employé sans succès, et que je fisse prendre chaque jour au malade une cuillerée de cette mixtion. La guérison presque complète s'opéra en trois semaines. Une des paupières est bien encore un peu rouge et enflée, mais elle ne cause aucune douleur.

292° OBSERVATION, PAR LE DOCTEUR GROSS (2).

Une dame souffrait depuis long-temps d'une inflammation maligne et chronique des paupières, contre laquelle avaient échoué tous les remèdes allopathiques. Tous les cils étaient tombés, les paupières étaient fortement enflées et comme corrodées, et jetaient continuellement, au milieu des élancemens et des cuissons les plus douloureuses, une matière épaisse, purulente en grande partie. *Sulphur, arsenicum, calcarea, lycopodium*, et autres remèdes convenables, loin de la guérir, paraissaient au contraire avoir empiré son état, et je ne pouvais regarder cette exacerbation comme une crise homœopathique, puisqu'il ne s'ensuivait aucune amélioration. En vain administrai-je les remèdes tantôt à doses simples, tantôt à doses réitérées, tantôt à des intervalles

(1) Gazette homœop., vol. III, pag. 90; 1833.
(2) Archives homœop., vol. XIV, cah. 1, pag. 6; 1834.

rapprochés, tantôt à des intervalles plus éloignés : tout fut inutile. Il y a trois semaines environ que je lui ai envoyé enfin une dose *calcar. carbon.* 3/30. On devait la faire dissoudre dans huit onces d'eau distillée, et lui en faire prendre chaque jour une cuillerée. Je viens d'apprendre, à ma grande satisfaction, que le mieux s'était déclaré, même pendant l'usage de cette solution. La guérison avait fait dès-lors des progrès journaliers, sans crise homœopathique, en sorte que la malade était parfaitement guérie, à l'exception d'une paupière encore un peu rouge et enflée, mais non douloureuse.

293ᵉ OBSERVATION, PAR M. TIETZE (1).

Sept doses *psorin.* 2/30, une tous les quatre jours, guérirent presque complétement une inflammation scrofuleuse des paupières. Celles-ci étaient couvertes de croûtes épaisses, et sur presque tout le corps s'étendait une dartre sèche, furfuracée, se levant par écailles.

BRONCHITE AIGUE.

294ᵉ OBSERVATION, PAR LE DOCTEUR MULLER (2).

Un enfant de trois ans et demi, qui avait des dispositions à des congestions à la tête, à des saignemens de nez, et qui avait déjà eu quelquefois des fièvres dangereuses accompagnées de menaçantes inflammations du cerveau, souffrait d'une fièvre et éprouvait des douleurs dans le cou en avalant. Violens accès de toux sans expectoration, pendant lesquels la tête lui faisait mal et le visage devenait tout rouge. Depuis huit jours il se plaignait de

(1) Communic. pratiq. de Thorer, cah. 2 , pag. 168 ; 1835.
(2) Archives homœop., vol. III , cah. 1 , pag. 27 ; 1824.

lassitude dans les pieds; le jour, il était assoupi; la nuit, son sommeil était agité. Il avait eu auparavant la diarrhée, et s'était plaint de maux de ventre causés peut-être par des carottes qu'il avait mangées.

Il était facile de pressentir que la *balladonne*, préparée homœopathiquement, le guérirait. Mais peut-être aussi le mal céderait-il à une *emulsio nitrosa*. Je lui en fis faire pendant deux jours, et le troisième, je ne lui donnai rien. Son état ne s'améliora pas; il semblait même qu'il empirât. Ses parens devinrent inquiets; ils pensaient à l'application de sangsues à la tête, à une maladie causée par les vers, aux laxatifs et aux clystères. Je prescrivis une goutte *bellad.* 3o, que je lui fis prendre le soir même, et le lendemain il était guéri. Il eut encore quelques jours une toux légère et sans douleur.

295ᵉ OBSERVATION, PAR LE DOCTEUR HARTLAUB (1).

C. L., petite fille de six ans, avait depuis onze jours une toux qui la prenait rarement le jour, mais à plusieurs reprises la nuit. Depuis la veille seulement elle expectorait un peu : jusque-là sa toux avait été sèche.

Pendant l'accès, l'enfant avait la face toute rouge; sa respiration restait quelques instans suspendue, et elle vomissait chaque fois une mucosité blanche. Après la toux, maux de ventre. Depuis quelques jours, diarrhée, plusieurs fois par jour.

Le 25 mai 1830, je lui fis prendre *hyoscyam.* 2/12.

La nuit suivante déjà la toux était moindre, et dès-lors elle ne reparut plus.

296ᵉ OBSERVATION, PAR LE DOCTEUR HARTLAUB (2).

C., tailleur, âgé de vingt-huit ans, qui s'était toujours bien porté jusque-là, éprouva, le 1ᵉʳ mai 1830, des maux de tête de plus en plus fréquens. Le 24, se déclara une toux sèche accom-

(1) Annales homœop., vol. II, pag. 305; 1831.
(2) Annales homœop., vol. II, pag. 305; 1831.

pagnée d'élancemens dans le côté droit et d'oppression de la poitrine. Il ne fit rien pour se guérir.

Ce ne fut que le 1ᵉʳ juin qu'il vint me trouver. Il se plaignait encore de la toux, qui était cependant moins forte, mais toujours sèche, et qui ne le prenait que le matin ou quand il avait marché. Oppression, pesanteur de la tête. Chaque fois qu'il se baissait, il lui semblait qu'elle allait se fendre.

Je lui donnai *bryon.* 2/30.

Une heure environ après avoir pris le médicament, il se sentit beaucoup mieux, et trois jours après, toutes ses douleurs avaient disparu.

297ᵉ OBSERVATION, PAR LE DOCTEUR N-G. (1).

Un enfant d'un an avait été atteint subitement d'une toux sèche, accompagnée d'une chaleur générale, de soif, et d'une très-grande agitation ; elle ne lui laissait de repos ni jour ni nuit. Ses selles étaient régulières, et il continuait à téter. Une dose *aconit.* 1/30 diminua la chaleur le même jour, et l'enfant fut plus tranquille ; mais dans l'après-midi du lendemain, tous les symptômes reparurent. Une nouvelle dose d'*aconit* les fit disparaître de nouveau : ils ne revinrent qu'au bout de sept jours, et cédèrent également à ce remède ; mais le lendemain soir, ils se manifestèrent une troisième fois d'une manière menaçante, et l'enfant était tellement faible, qu'il semblait sur le point d'expirer. Il était couché les yeux fermés, gémissait, et ne prenait plus le sein de sa mère ; sa face était rouge et enflée. Je lui fis prendre *bella-donna* 1/40. La nuit suivante tous les symptômes disparurent, et depuis ce temps l'enfant jouit d'une bonne santé.

298ᵉ OBSERVATION, PAR LE DOCTEUR GROSS (2).

L'automne passé, et même au commencement de cet hiver extraordinaire, les petits enfans surtout furent attaqués d'une

(1) Annales homœop., vol. III, pag. 25 ; 1832.
(2) Archives homœop., vol. XIII, cah. 1, pag. 86 ; 1833.

espèce de toux extrêmement violente, qui, si elle n'était pas soignée de suite, les conduisait en peu de temps au tombeau. Les accès de toux, courts, violens, mais suivis d'expectoration, se succédaient si rapidement et leur laissaient si peu de repos, que non-seulement ils ne pouvaient respirer, mais qu'ils ne pouvaient même pleurer, quelque envie qu'ils en eussent. Chaque respiration paraissait provoquer une nouvelle quinte accompagnée le plus souvent de vomissemens. L'accès durait une demi-heure, et était beaucoup plus cruel que la plus cruelle coqueluche. Des enfans parfaitement bien portans se trouvaient tout à coup atteints d'un pareil paroxysme qui, dès l'abord, avait la plus grande violence. *Ipecacuanha* 2/40, répété toutes les une ou deux heures, les guérissait promptement.

299° OBSERVATION, PAR LE DOCTEUR HARTLAUB (1).

Louise D., enfant de trois mois, souffrait depuis cinq jours de la maladie suivante :

Fièvre brûlante presque continuelle. Respiration râlante et sifflante. Toux. L'enfant ne pouvait ni respirer ni téter. Elle était toute défaite, d'humeur chagrine et ne dormait pas.

Je lui donnai *bryon.* 5/30, le 1er juin 1832.

Le 5, elle paraissait plus gaie, riait, respirait librement, ne râlait ni ne sifflait plus, tétait avec plaisir et dormait bien. Cependant elle toussait encore beaucoup et avait parfois des chaleurs. Au bout de quelques jours les symptômes disparurent sans médicament.

300° OBSERVATION, PAR LE DOCTEUR BETHMANN (2).

Un homme de trente ans avait de la fièvre jointe à un peu d'enrouement et de toux. S'il ne souffrait pas beaucoup physiquement, son moral n'en était pas moins attaqué. Il s'était fermement imaginé qu'il en mourrait ; aussi faisait-il toutes ses dis-

(1) Annales homœop., vol. IV, pag. 204 ; 1833.
(2) Annales homœop., vol. IV, p. 292 ; 1833.

positions comme à l'article de la mort ; il allait même jusqu'à choisir son linceul et son cercueil. Il regardait déjà ses enfans comme des orphelins et éprouvait le plus violent chagrin lorsqu'un d'entre eux s'approchait de lui. *Phosphor.* 1/3o fit cesser cet état maladif en moins d'une heure, et le convalescent pouvait à peine trouver des paroles pour faire part à ses amis de sa miraculeuse guérison. Ses souffrances physiques étaient si peu de chose qu'elles ne valaient, pour ainsi dire, pas la peine de s'en occuper ; elles disparurent entièrement au bout de deux jours.

Veut-on dans de pareils cas guérir le corps, qu'on donne tous ses soins à l'âme.

3o1^e OBSERVATION, PAR LE DOCTEUR ROHL (1).

M. H. de C., vieux soldat habitué à la bonne chère et à la pipe, souffrait depuis quelques semaines d'une toux violente qui le prenait le matin et qui lui ébranlait tout le corps. Il étranglait, l'eau lui sortait de la bouche, et il avait des envies de vomir suivies d'expectoration d'une mucosité blanche sans goût ni odeur. Le reste de la journée il se portait fort bien.

Je commençai par faire éloigner le café, le tabac et tous les alimens nuisibles, puis, quelques jours après, je lui administrai *pulsat.* 12, qui le guérit parfaitement en trois jours. Depuis il n'éprouva pas de rechute quoiqu'il fût retourné à son ancien genre de vie. C'était encore un homme vigoureux, père de dix enfans tous en vie et tous très-bien portans.

3o2^e OBSERVATION, PAR LE DOCTEUR KNORRE (2).

J'ai employé avec succès *calcar. sulphur* dans des bronchites aiguës dont étaient atteints des enfans et qui présentaient les symptômes suivans :

Violente fièvre continuelle, avec maux de tête, rougeur de la face, soif ardente, etc. Respiration difficile, courte, pénible.

(1) Annales homœop.; vol. IV, pag. 43o; 1833.
(2) Gazette homœop.; vol. V, pag. 84; 1834.

Voix enrouée. Toux violente, sèche, douloureuse, tantôt forte, tantôt sourde. Douleur à une place fixe du larynx, augmentée par la pression, la respiration, la toux, le parler.

303ᵉ **OBSERVATION** (1).

Frédérique B., âgée de trente ans, avait eu quelques semaines auparavant des douleurs spasmodiques dans la région ombilicale, s'étendant jusqu'à l'estomac et lui causant du malaise; douleurs auxquelles s'était jointe une diarrhée et qui avaient été guéries par une dose *camom.* Depuis trois jours elle était atteinte d'une toux sourde, âpre, accompagnée d'une espèce de râle causé par les glaires dans sa poitrine. Picotemens semblables à des piqûres d'aiguilles dans le milieu de la poitrine, manque de respiration, le cou rude et écorché ; battemens douloureux dans le devant de la tête ; pas d'appétit ; soif ardente ; constipation. Le matin même douleur spasmodique dans le bas-ventre et apparition des règles.

Nous fîmes respirer à la malade *nux vom.* 30. Elle se sentit promptement soulagée et quatre jours après elle nous annonça qu'elle était guérie.

304ᵉ **OBSERVATION** (2).

Léonore Wilhelmine P., âgée de dix-neuf ans, qui avait eu dans son enfance la fièvre scarlatine, la rougeole, un exanthème au visage et la teigne (la petite-vérole lui avait été inoculée), avait souffert plus tard et pendant plusieurs années de tiraillemens dans les pieds ; il y avait cinq ans et trois mois, d'une longue fièvre intermittente ; il y avait trois ans, de dartres rouges qui lui étaient venues à plusieurs reprises sur le corps. Ces dartres devenaient brunes et lui causaient des cuissons sur la peau. Ses règles, qui auparavant étaient quelquefois six mois sans reparaître, arri-

(1) Annuaire de l'Instit. homœop., vol. I, cah. 2, pag. 151; 1834.
(2) *Ibid.*, cah. 2, pag. 151; 1834.

vaient ordinairement alors toutes les trois semaines. La semaine précédente elle les avait eues pour la dernière fois.

Il y avait trois jours qu'elle avait été prise d'un violent frisson, de maux de tête, d'élancemens dans la poitrine, de toux et d'une faiblesse générale. Ces douleurs alternaient. Ce jour-là elle se plaignait :

D'élancemens douloureux dans la tête, surtout dans le front ; de pesanteur dans la tête ; de fréquens vertiges ; d'une forte toux accompagnée d'expectoration de glaires épaisses. Elle n'avait pas d'appétit, un goût amér dans la bouche. Constipation, pas de selles depuis plusieurs jours. Sommeil agité par des rêves pénibles; elle parlait en dormant. Souvent son corps se couvrait d'une sueur générale qui était bientôt remplacée par un frisson momentané. Grande faiblesse, elle ne pouvait rester long-temps debout. Pouls modérément fréquent. Avant midi, toux plus forte que dans l'après-dînée où elle se trouvait mieux en général.

Une dose *nux vom.* opéra bientôt un mieux sensible, et au bout de quatre jours elle était délivrée de toutes ses souffrances.

3o5ᵉ OBSERVATION (1).

Jean Israël R., âgé de soixante-neuf ans, avait été atteint plusieurs fois de la syphilis pendant qu'il était soldat. Deux ans et demi auparavant, il avait souffert long-temps d'une fièvre intermittente ; du reste, il s'était toujours bien porté.

Depuis trois jours frissons alternant avec des chaleurs ; élancemens douloureux dans tout le côté gauche du cou jusqu'au dos, surtout en toussant ou en respirant profondément. Toux sèche, sourde. Cuisson dans l'urètre en urinant, ce qui lui arrivait souvent, mais peu à la fois. Depuis trois jours pas de selle. Pas d'appétit. Soif ardente. Dès qu'il s'endormait rêvasseries. Pouls petit, interrompu, médiocrement rapide.

Le malade prit deux doses *aconit* en 24 heures. Le lendemain, il allait déjà un peu mieux, les élancemens de la poitrine étaient

(1) Annuaire de l'Institut homœop., v. I, cah. 2 ; p. 152 ; 1834.

moins forts, le sommeil un peu plus tranquille ; cependant il rêvassait toujours. Pouls toujours le même.

Une dose *bryon.* lui procura une nuit paisible, sans rêves, et en général il se trouvait beaucoup mieux. Une transpiration abondante l'affaiblit beaucoup ; l'oppression augmenta, ainsi que la soif, et deux fois il eut la diarrhée. Dans les matières qu'il crachait, non sans peine, se montraient des filets de sang.

Une dose *arsen.* opéra dès le lendemain une amélioration importante. Ce fut au point que deux jours après le malade pouvait quitter le lit et ne se plaignait plus que d'un peu de toux et d'une haleine un peu courte. Ces derniers symptômes disparurent en quatre jours.

306ᵉ OBSERVATION (1).

Frédéric S., âgé de trente-six ans, avait eu en 1813 la fièvre nerveuse, et en 1815, la gale, dont il s'était guéri par l'emploi intérieur et extérieur du foie de soufre.

Depuis quatre jours il se plaignait de cruelles pressions à l'occiput. Malaise, vomissement la nuit précédente des alimens qu'il avait pris ; goût amer dans la bouche ; peu d'appétit. Constipation. Tension douloureuse dans les os de la joue droite et du visage. Violens battemens de cœur la nuit précédente. Sentiment de vide dans l'épigastre. Toux violente, le plus souvent sèche, plus forte la nuit, et le privant de sommeil. Sentiment de crudité dans toute la poitrine. Soif plus vive. Grande faiblesse, surtout dans les pieds. Frissons et chaleurs alternativement. Pouls dur, peu rapide. Langue chargée, blanche.

Une dose *caust.* améliora son état, au point que le second jour il put retourner à ses occupations. C'était un imprimeur. Quelques jours après, il était parfaitement guéri.

(1) Annuaire de l'Institut homœop., vol. I, cah. 2, p. 153 ; 1834.

307ᵉ **OBSERVATION** (1).

Eléonore A., âgée de quarante-quatre ans, avait eu la teigne dans son enfance, et plus tard le pourpre et une fièvre intermittente. Elle était mariée depuis vingt-quatre ans et avait eu un enfant, qu'elle avait nourri. Sa menstruation avait cessé depuis un an.

Depuis long-temps elle se sentait de la lassitude dans les membres et manquait d'appétit. Il y avait trois semaines qu'elle avait été prise de violens maux de tête et de cou. Le lendemain ses douleurs avaient cessé; mais à la place s'était déclaré un rhume violent ainsi qu'une forte toux accompagnée d'expectoration abondante. Peu à peu s'y était jointe une faiblesse générale. Elle se plaignait alors d'une violente toux, le plus souvent sèche, surtout le soir en se couchant; de vertiges; d'éblouissemens; de bruissemens dans les oreilles; goût fade et mauvais, langue chargée, jaune; selles rares; amaigrissement et grande faiblesse; grand sentiment de sécheresse dans le cou; soif violente, surtout avant midi; forts frissons la veille et l'avant-veille au matin.

Elle prit *nux vom.* Au bout de trois jours, la toux avait un peu diminué, les selles étaient plus régulières et les frissons n'étaient point revenus.

Le septième jour, on nous annonça qu'elle recommençait à manger, que sa soif était moindre, que sa faiblesse était toujours fort grande, que la langue était moins chargée, qu'enfin la toux n'était plus que peu de chose. Le matin elle était comme toujours : elle se tourmentait beaucoup. Elle n'expectorait que peu de glaires. Nous prescrivîmes *pulsat.*

Le dixième jour, appétit meilleur; elle ne pouvait manger que de la viande. Depuis la veille, ses pieds étaient enflés, et elle croyait moins uriner qu'auparavant.

(1) Annales de l'Institut homœop., vol. I, cah. 2, pag. 154; 1834.

Le treizième, les pieds toujours enflés ; la veille, de nouveau des frissons ; moins d'appétit. On lui fit prendre *prun. spinos.*

Le dix-huitième, diminution de l'enflure des pieds ; elle n'était plus sensible qu'autour des chevilles, où elle causait une forte tension. Après avoir mangé, plénitude dans le bas-ventre. Nous répétâmes *prun. spin.*

Le vingt-troisième, les pieds dans le même état ; appétit bon, mais l'estomac ne supportait rien. Elle prit *arsen.*

Le trentième, l'enflure des pieds avait disparu ; estomac encore faible ; vomissement de bile et des alimens. Depuis cinq nuits, forte transpiration.

Le trente-septième, la transpiration était presque nulle, mais la malade se plaignait encore de faiblesse et du manque d'appétit. Quelquefois chaleurs passagères accompagnées d'inquiétudes.

Le quarante-quatrième, elle se trouvait guérie.

3o8ᵉ OBSERVATION, PAR M. TIETZE (1).

Verbascum 5/3 est le remède le plus sûr et le plus prompt contre une espèce de toux âpre, sèche, qui paraît surtout le soir et la nuit pendant le sommeil, sans réveiller cependant les malades, communément les enfans. J'ai administré, sans avoir à m'en repentir, ce médicament le soir et la nuit même à des malades qui avaient des symptômes de fièvre, et sans avoir fait prendre auparavant *aconit.*

3o9ᵉ OBSERVATION, PAR LE DOCTEUR HIRSCH (2).

Henri Bruné, âgé de quatre ans, était très-sujet à la toux. Depuis quelques jours il souffrait d'une bronchite catarrhale. Après chaque accès, il se mettait à pleurer et montrait son cou et son sternum comme les endroits qui lui faisaient mal quand il toussait. Il avait d'ailleurs tous les symptômes d'une violente fièvre.

(1) Gazette homœop., vol. IV, pag. 279 ; 1834.
(2) *Ibid.,* page 3o7 ; 1834.

Aconit et *nux* produisirent bientôt une amélioration assez grande, mais *pulsat.*, *hepar sulphur.*, *senega*, restèrent presque sans résultat contre une haleine continuellement courte jointe à un râle muqueux fort, incessant dans la poitrine quand il respirait. Deux jours après qu'il eut pris le dernier médicament, on me fit tout à coup chercher en grande hâte ; l'enfant, disait-on, était à la dernière extrémité. Ses traits décomposés, la couleur bleuâtre de sa bouche et de son nez, la sueur froide qui lui couvrait le front, sa respiration excessivement pénible, son pouls irrégulier, les battemens de son cœur violens par momens, tout me convainquit qu'il était perdu. Cependant je lui fis prendre encore *arsen.* 1/30, que je lui mis sur la langue, et quel fut mon étonnement, lorsqu'un quart d'heure après sa respiration devint plus libre et tout son extérieur moins effrayant ! Son état dès-lors s'améliora d'heure en heure ; le troisième jour il était guéri.

310° OBSERVATION, PAR LE DOCTEUR HIRSCH (1).

Amalia Kind, âgée de cinquante-quatre ans, souffrait depuis quinze jours d'une toux violente qui se joignait surtout le soir à de l'oppression, à des battemens de cœur, et dans les derniers temps à de fréquens crachemens d'un sang rouge écumeux. *Aconit* 1/30, et le lendemain *arnica* 3/18, dissous dans six cuillerées d'eau, une cuillerée toutes les deux heures, la guérirent en moins de trois jours.

311° OBSERVATION, PAR LE DOCTEUR HIRSCH (2).

Dans deux cas de violente toux spasmodique, où, au dire des malades, ils ne pouvaient commencer assez vite à tousser et où ils portaient involontairement la main devant leur bouche pour ne pas aspirer beaucoup d'air à la fois, *ipecacuanha* 2/6 a produit de si heureux effets que le lendemain il n'existait plus aucune trace de cette maladie. Cependant le troisième jour, chez l'une, et le cinquième, chez l'autre de mes deux malades, il se déclara

(1) Gazette homœop., vol. IV, pag. 308 ; 1834.
(2) *Ibid.*, pag. 308 ; 1834.

subitement des envies de vomir bientôt suivies de selles aqueuses. Mais ces symptômes disparurent d'eux-mêmes en peu de temps.

312ᵉ OBSERVATION, PAR LE DOCTEUR EHRHARDT (1).

La femme de l'instituteur Ploss, à Mersebourg, âgée de vingt-un ans, d'une constitution florissante, d'un tempérament sanguino-colérique, fut atteinte d'une grippe, le 20 mars, dans le huitième mois de sa première grossesse. Une frayeur et un refroidissement la firent bientôt dégénérer en bronchite des plus aiguës, dont les symptômes étaient les suivans :

Face rouge avec l'expression de la plus grande angoisse, agitation et tristesse. Nez sec et bouché. Battemens douloureux dans le front ; pressions et élancemens sur les yeux. Yeux brûlans, pleins de larmes, rouges. Langue brunâtre, sèche. Goût amer. Eructations fréquentes. Soif intarissable. Elancemens très-sensibles dans la région de l'estomac, surtout à la pression du doigt. Selles paresseuses, dures, peu copieuses. Evacuations d'urine fréquentes, mais peu abondantes. Tiraillemens, déchiremens, pressions douloureuses dans les reins descendant des deux côtés du ventre. Le changement de position ne les diminuait pas, quoiqu'elle en changeât souvent. L'agitation les augmentait.

Au dessous du cou, dans la partie supérieure de la cavité de la poitrine, douleur fixe, élancemens, pressions. Pression douloureuse, serrement dans toute la poitrine. Respiration extraordinairement oppressée, rapide, inquiète, désordonnée, pénible, s'arrêtant parfois complétement, bruyante. Toux sèche, âpre, sourde, quelquefois glapissante, sans expectoration. Voix un peu enrouée. Cou très-sec et rude. Pouls très-fréquent et dur. Peau sèche, rouge, brûlante.

La malade devait constamment rester assise ; il lui était impossible de se coucher, et il lui fallait à chaque instant changer de position.

(1) Gazette homœop., vol. V, pag. 129 ; 1834.

C'étaient bien là tous les symptômes d'une inflammation qui, autrefois, aurait mis en mouvement saignées, sangsues, nitre, etc., et tout l'appareil antiphlogistique, ou qui, abandonnée à la nature, aurait certainement amené la paralysie des poumons et la mort. Il fallait agir avec promptitude et vigueur si l'on ne voulait mettre en danger la vie de deux personnes. La responsabilité était d'autant plus grande dans le cas où l'on commettrait une erreur et où l'on renoncerait à une expérience de plusieurs années pour entrer dans une voie nouvelle que tant de médecins regardent encore comme une fausse voie. Mais la force de la vérité est telle, et le principe de l'homœopathie est tellement vrai, que, dans les momens les plus décisifs, les praticiens consciencieux le trouvent, pour ainsi dire, sous la main. Je n'hésitai pas un instant, et je fis prendre à la malade, pour diminuer d'abord l'orgasme, à six, huit et dix heures du soir, *aconit* 2/30, et à minuit *spongia* 1/30, après avoir fait remplacer la tisane qu'elle buvait en quantité par de l'eau de source fraîche. Bientôt les douleurs, l'oppression, l'angoisse, l'agitation, diminuèrent, la toux devint moins violente, l'expectoration facile. Les matières expectorées étaient épaisses, brunâtres, sanguinolentes. On mit la malade au lit, où elle put non seulement rester couchée, mais même dormir quelques heures, le corps couvert d'une douce transpiration. Lors de ma visite le lendemain matin, tout danger avait disparu, et je ne lui fis plus rien prendre, à l'exception de quelques doses *spongia.* Quelques jours après, la malade était retournée à ses travaux domestiques.

313e OBSERVATION, PAR LE DOCTEUR KNORRE (1).

Ipecacuanha m'a rendu des services dans une toux sèche, spasmodique, violente, excitée par un chatouillement et une irritation continuels dans le larynx, à la suite d'un rhume; toux qui plus tard était devenue grasse.

(1) Gazette homœop., vol. V, pag. 192; 1834.

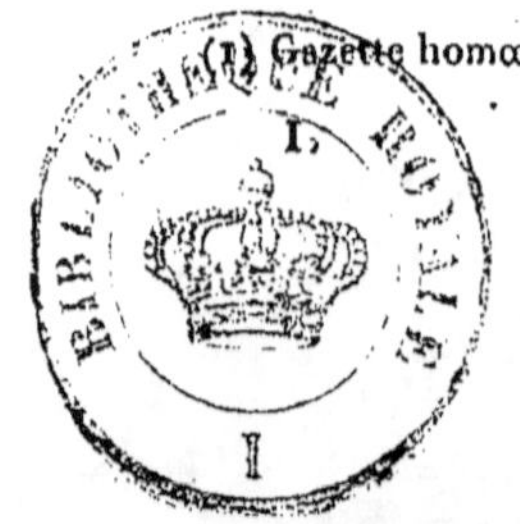

26

314e OBSERVATION, PAR LE DOCTEUR KNORRE (1).

La *pulsatille* est un excellent remède contre les toux spasmodiques, lorsque la toux arrive de préférence le soir ou la nuit,
que les malades toussent sans discontinuer, qu'ils éprouvent des
titillations continuelles, ainsi que de la sécheresse dans le larynx,
des douleurs de poitrine, de l'oppression, des suffocations, des
palpitations de cœur.

315e OBSERVATION, PAR LE DOCTEUR ALTHER (2).

Une femme souffrait depuis huit jours d'une toux accompagnée
d'enrouement. Le soir du huitième jour, elle se refroidit de nouveau en sortant par la neige et la pluie, et le lendemain matin, à
six heures, elle fut prise d'un violent accès de suffocation; il lui
semblait avoir une pellicule dans le cou. Deux doses *phosphor.*
2/40, dans l'espace d'une heure, firent disparaître le danger.
Phosph. 4/40, dissous dans quatre onces d'eau et administré
toutes les deux heures une cuillerée, fit cesser la toux et l'enrouement en deux jours.

316e OBSERVATION, PAR LE DOCTEUR ÆGIDI (3).

Dans les catarrhes aigus, de tous les remèdes celui qui m'a
rendu le plus de services, c'est l'*arsenic*, dans ces derniers temps
surtout, où je ne l'ai presque administré qu'à la première dilution
ou trituration en gouttes ou en grains. Donné sous cette forme et
à cette dose, même à de petits enfans, il n'a jamais déterminé de
crise menaçante. C'est un véritable polychreste anticatarrhal, si
des circonstances particulières ne nécessitent pas l'emploi de quelque autre médicament.

Ammonium carbonicum pyro-oleosum, depuis la dilution 3 à la
dilution 6, a produit aussi des effets salutaires dans plusieurs cas
de catarrhe aigu.

(1) Gazette homœop., vol. V, pag. 311; 1834.
(2) Hygea, vol. I, pag. 338 ; 1834.
(3) *Ibid.*, vol. II, pag. 216; 1835.

317ᵉ OBSERVATION, PAR LE DOCTEUR GUEYRARD (1).

Un homme de quarante ans, blond, gras, peu coloré, bien constitué, malade depuis deux mois, ne peut guérir par les ressources ordinaires de l'art. Il est dans l'état suivant au 9 mars 1832 : Yeux injectés, jaunâtres; langue blanche, appétit nul; toux grasse, plus forte le matin au réveil que dans le cours de la journée; expectoration mucoso-séreuse, abondante, douleur dorsale; par l'auscultation médiate, râle sous-crépitant; mouvement fébrile avec paroxysmes irréguliers; constipation opiniâtre. La plupart de ces symptômes, ceux surtout qui se rapportent aux viscères digestifs, l'état des yeux et de la langue, l'expectoration du matin, la constipation, désignent le choix de *strychnos*, encore indiqué par les habitudes du malade, astreint aux calculs de tête et amateur de boissons spiritueuses. Une dose de *strychnos* 3/30 rétablit en peu de jours l'appétit et la liberté des selles; la douleur dorsale disparaît; la toux devient plus rare, plus sèche et plus fréquente la nuit. D'après cette dernière considération, le malade prend *hyosciam.* 1/12. Le 14 mars, tout s'améliore, et une dernière dose de *strychnos*, prise le 18, confirme la guérison.

Le mieux qui survint après chaque dose ne fut point précédé, chez ce malade peu irritable, de l'aggravation homœopathique qui a souvent lieu. Il en fut de même dans le cas suivant.

318ᵉ OBSERVATION, PAR LE DOCTEUR GUEYRARD (2).

Un négociant de Paris, trente-quatre ans, gros, brun, fortement coloré, pléthorique, est alité depuis trois semaines par suite d'une fièvre catarrhale qui a résisté à plusieurs évacuations sanguines, aux rubéfactions cutanées, aux évacuans et à toutes les ressources de la médecine vulgaire. Tableau de la maladie au 29 mars 1833 : Face rouge, vultueuse, sourcils contractés, langue

(1) Doctrine homœopathique, pag. 145; 1834.
(2) *Ibid.*, pag. 148; 1834.

blanchâtre ; pouls dur, vibrant , quatre-vingt-quinze pulsations ; toux vive , brusque , dont les secousses répondent douloureusement au front ; expectoration peu abondante et glaireuse ; respiration courte et gênée ; urine trouble.

Thérapie. D'après l'état pléthorique du sujet , on débute par *aconitum* 1/30, trois doses à prendre de six heures en six heures ; pour boisson , eau lactée. Le lendemain 30 , la tête est dégagée ; les secousses de la toux ne se font plus ressentir ; celle-ci est facile , suivie d'une expectoration plus grasse, ayant lieu principalement le matin. Le pouls est élargi, souple et lent ; la langue est dans le même état. Plusieurs modificateurs se présentaient ici pour achever de mener à bien cette maladie : *dulcam.* 24 , *arnica* 6 , *bryonia* 24 , *stannum* 6 , etc. ; mais deux circonstances devaient leur faire préférer *strychnos* 30 : savoir, l'expectoration plus forte le matin , et la constitution pléthorique du malade.

La durée d'action de l'*aconit* étant courte , on donne *strychnos* 3/30 et du bouillon de bœuf alterné avec eau lactée ou sucrée.

Le 2 avril , le malade se trouve bien et sort.

4. Il éprouve un léger retour des mêmes accidens : il prend ce jour-là *aconitum* 1/30 trois fois. Le lendemain , une nouvelle dose de *strychnos* 2/30. Deux jours après, il se trouva guéri , et cette fois sans rechute.

319e OBSERVATION , PAR M. STRECKER (1).

Un aubergiste , âgé de quarante ans , bien portant, robuste, mais dont l'extérieur annonçait des dispositions à l'apoplexie, fut atteint d'une toux sèche , très-violente, presque continuelle , jointe à une très-forte oppression de la poitrine , à un pouls dur, accéléré , à une chaleur brûlante , à une soif ardente , à une langue chargée , blanchâtre. En toussant , il se plaignait d'une pression douloureuse dans toute la poitrine , et de violens maux de tête qui lui causaient des élancemens. Constipation, pas d'ap-

(1) Gazette homœop., vol. VI , pag. 84 ; 1835.

pétit, goût terreux, insomnie; douleurs dans les bras et les jambes, comme si on les lui avait rompus. Cette maladie ne pouvait être qu'une *bronchite*. Je lui fis prendre *aconit.* 24, gut. 1. Au bout de quelques heures, tout son état s'était déjà amélioré, surtout l'oppression de poitrine était beaucoup moindre; mais six heures après, elle était revenue au même point qu'auparavant. Je répétai donc *aconit*. Il s'ensuivit également une amélioration momentanée, moins longue encore que la précédente. Le lendemain, c'est-à-dire douze heures après, je renouvelai la dose d'*aconit.*, sans apercevoir le moindre changement. Le soir, je lui fis prendre, à cause de sa constipation, *nux vom.* 24. Il eut une selle la nuit, et son état devint plus supportable; mais le lendemain matin, tout était de nouveau au même point qu'au commencement de la maladie.

Le troisième jour, dans l'après-midi, je lui administrai *bryon.* 2/30, qui me paraissait parfaitement indiquée par les élancemens douloureux dans la tête qu'il éprouvait chaque fois qu'il toussait. Ce médicament opéra en effet une amélioration sensible, surtout relativement aux maux de tête; mais déjà à midi il avait cessé d'agir, à en juger par l'exacerbation qui se déclara. Cependant je résolus d'attendre vingt-quatre heures avant de lui rien faire prendre; mais, dans l'intervalle, son état empira tellement, sa face surtout devint si rouge, le sang se précipita tellement sous la conjonctive des yeux et jaillit avec tant d'abondance par le nez à chaque accès un peu fort; le vertige enfin, accompagné même d'un léger délire, devint si fort, que je regardai la *bellad.* comme le remède convenable, et que je lui en fis prendre, le quatrième jour, une dose 2/30. Vingt-quatre heures après, il n'était pas encore survenu le moindre changement dans son état. Pour l'acquit de ma conscience, je crus devoir faire une saignée, qui fut peu copieuse à cause de la profondeur à laquelle était la veine, ce qui me détermina à poser douze ventouses sur la poitrine du malade. L'amélioration qui s'ensuivit fut visible et durable cette fois. Je ne fis rien prendre au malade, à l'exception d'une décoction de racines de guimauve. Trois jours après, tout son corps était couvert de pétéchies. L'orgasme continuant toujours, je continuai le traitement allopathique, et administrai *oxim. acet.* Mais, le malade se sentant incommodé chaque fois qu'il en prenait, je ne crus pas devoir continuer ; et comme d'ailleurs aucun nouveau symptôme ne se présentait, je le laissai douze jours sans lui rien donner que la tisane. Le 21, on pouvait le considérer comme en pleine convalescence, puisque, à l'exception de l'agitation et de la transpiration qui l'empêchaient de dormir la nuit, il n'éprouvait plus de douleurs. Une dose *coffea* fit cesser ces derniers symptômes, et la guérison fut complète.

320° OBSERVATION, PAR M. NG. (1).

Dans une violente toux sèche, dont l'accès se terminait toujours par des vomissemens, et qui affaiblissait beaucoup une jeune fille de onze ans, une seule dose de *conium* 5/30 le matin à jeun, suffit pour la guérir. Par précaution, la dose fut répétée le lendemain.

321° OBSERVATION, PAR M. SCHULZ (2).

Un jeune homme de vingt ans, d'une constitution assez robuste, ayant commis l'imprudence de boire froid étant très-échauffé, avait bientôt été attaqué d'une fièvre à laquelle se joignit une toux violente accompagnée d'expectoration. Il chercha à se guérir par l'usage de différens remèdes domestiques ; mais aucun ne lui procura le moindre soulagement. Il s'adressa enfin à moi le 7 avril 1833. Je trouvai les symptômes suivans :

Pression douloureuse sur la poitrine ; toux le tourmentant jour et nuit ; expectoration abondante de matières muqueuses d'une douceur rebutante. Face pâle, terreuse ; amaigrissement ; pouls accéléré, petit ; chaleur brûlante dans l'intérieur des mains ; soif ardente l'après-midi ; forte transpiration la nuit ; langue un

(1) Gazette homœop., vol. VII, pag. 73 ; 1835.
(2) Communicat. pratiq. de Thorer, vol. II, pag. 195 ; 1835.

peu chargée ; selles régulières ; appétit autrefois bon , mais complétement disparu depuis quelque temps.

Je lui donnai teinture-mère *cort. sambuc. nigr.* dans du sucre de lait , à prendre une goutte tous les trois jours.

A la seconde dose , il s'était déjà déclaré du mieux ; la toux et l'expectoration étaient beaucoup moindres ; l'appétit lui revenait. Au bout de quinze jours , la pression sur la poitrine et la transpiration pendant la nuit avaient cessé. Je lui fis prendre quatre nouvelles doses du même médicament , une tous les quatre jours. Il fut complétement guéri.

J'ai guéri trois autres cas semblables par le même remède , administré à 6, 8 et 12 doses. Mais , dans les toux sèches et les expectorations difficiles , il n'a pas produit d'aussi heureux résultats , même à de hautes dilutions.

BRONCHITE CHRONIQUE.

322ᵉ OBSERVATION, PAR LE DOCTEUR T. C. M. (1).

Dans le printemps de 1826, un homme de quarante ans, d'une constitution robuste, vint se plaindre à moi d'une violente toux qui le tourmentait depuis deux ans, et que rien n'avait encore pu guérir. Toute la nuit il dormait bien ; mais à peine avait-il mangé, qu'il était pris d'un accès de toux spasmodique sèche qui durait d'un quart d'heure à une demi-heure. C'était à recommencer après dîner ; mais l'accès était cependant le plus violent après souper ; souvent alors il vomissait.

Du reste, il était bien portant et fort, ne sentait aucune douleur, avait bon appétit, une soif modérée. Ses selles étaient ordinairement dures ; quelquefois il n'en avait que tous les deux jours.

(1) Correspondance de la société homœop., pag. 9; 1828.

Je lui prescrivis une goutte *bryon.* 4. Huit jours après il n'existait plus aucune trace de la toux ; ses selles même étaient redevenues régulières. J'ai eu plusieurs fois l'occasion de lui parler ;
il continuait à jouir d'une santé excellente.

323° OBSERVATION, PAR M. RUCKERT (1).

M. S., catéchiste dans une ville voisine, âgé d'une cinquantaine
d'années, n'avait jamais eu d'autre maladie qu'une toux titillatoire avec enrouement périodique, dont les accès n'avaient jamais
été d'ailleurs d'une longue durée. Depuis plusieurs semaines il
souffrait d'un fort enrouement qui lui permettait à peine de s'ac-
quitter de ses fonctions. Il devait en outre beaucoup tousser, surtout le matin ; avait une abondante expectoration de glaires, et
quand il éternuait, ce qui lui arrivait fréquemment, il avait dans
le cou une odeur de putréfaction des plus désagréables. Il se sentait d'ailleurs très-abattu et très-faible. Ses sermons, qu'il faisait
autrefois sans la moindre peine, le mettaient alors tout en sueur.
Il était souvent enrhumé. Du reste, ses autres fonctions physiques
étaient encore régulières ; mais son moral était très-affecté. Qui
aurait méconnu à ces symptômes le commencement d'une phthisie
trachéale ? Le malade s'adressa à moi le 24 mai 1829.

Je lui fis prendre *calcar. carb.* 24, la petite partie d'une
goutte. Le 21 juin, il m'écrivit : « La toux et l'enrouement sont
toujours aussi forts ; je me suis surtout senti très-mal vendredi,
samedi et dimanche (29 à 31 mai), où j'ai beaucoup souffert
d'un rhume violent qui a cessé maintenant. Depuis deux jours, il
me semble que je crache davantage en toussant, surtout le matin. »
Je laissai agir encore le remède. Le 10 juillet, je reçus une seconde
lettre. « Je ne me trouve pas beaucoup mieux qu'il y a huit jours.
Il est vrai que les accès de toux sont moins fréquens ; mais ils me
causent souvent encore des douleurs aiguës dans la poitrine, et
même quelquefois dans le bas-ventre et le dos. Les glaires que
je crache sont toutes blanches, et moins épaisses que la semaine

(1) Annales homœop., vol. II, pag. 304 ; 1831.

passée; elles n'ont aucune odeur. Mes nuits sont un peu plus
.tranquilles; la toux ne m'éveille guère qu'à quatre heures. Autrefois mon urine faisait toujours un dépôt assez considérable;
mais, depuis quelques semaines, elle reste claire. » Je ne reçus
plus de nouvelles depuis, mais j'eus l'occasion de le voir plus
tard. Il était délivré de son enrouement et de sa toux; les forces
lui étaient revenues, et il pouvait remplir ses fonctions sans difficulté. Je lui aurais volontiers donné encore un antipsorique convenable, afin d'extirper jusqu'aux dernières racines de la maladie;
mais, comme il se sentait bien, il ne voulut plus rien prendre.
Je l'ai revu dans l'été de 1830; il était encore parfaitement bien
portant.

324ᵉ OBSERVATION, PAR LE DOCTEUR GASPARY.[1]

J. L. S. de K., village de la Nouvelle-Marche, âgée de dix-
neuf ans et demi, était malade depuis dix-huit mois. Elle assurait
qu'elle était née de parens sains, et qu'à l'exception des maladies
d'enfance, elle n'avait jamais été malade. Cependant elle avait
eu, petite fille, une teigne qu'on avait guérie par des remèdes
domestiques.

La malade était de stature moyenne, avait le teint terreux,
les yeux enfoncés, entourés de cercles bleus. Elle était très-
maigre et défaite, et pouvait à peine se tenir sur ses jambes. Sa
maladie offrait les symptômes suivans :

Étourdissemens et vertiges joints à des chaleurs à la tête.
Maux de tête presque continuels accompagnés d'une forte pression
au sommet de la tête et sur le front. Élancemens dans la tête et les
oreilles. Yeux faibles et troubles. Pupilles dilatées. Bruissement
dans les oreilles semblable à celui des arbres d'une forêt ou au
murmure d'un ruisseau. Sécheresse continuelle du nez. Langue
et lèvres pâles; la première sèche et chargée. Le palais, les mâchoires, les amygdales, la luette d'un rouge pâle, et couverts
d'une mucosité visqueuse. Mauvaise odeur par la bouche soir et

(1) Annales homœop., vol. II, pag. 329; 1831.

matin. Maux de gorge, surtout du côté droit. Fourmillemens, grattemens, démangeaisons comme si son cou eût été en chair vive. Il lui semblait aussi que son cou fût intérieurement trop étroit, enflé, serré. Une pression spasmodique empêchait la déglutition. Aussi la malade ne pouvait-elle prendre d'alimens solides; depuis long-temps elle ne se nourrissait que de liquides, encore avait-elle de la peine à les avaler. Peu d'appétit, mais le goût bon. Après avoir mangé, éructations, quelquefois acides, d'autres fois muqueuses. Parfois des rapports amers lui faisaient monter de l'eau depuis l'estomac jusque dans le gosier. Selles régulièrement chaque jour. Elle n'était pas encore réglée. Enrouement; elle ne pouvait parler à haute voix. Titillations continuelles dans le cou avec raucité et besoin continuel de tousser. Il lui fallait tousser sans cesse à cause de ces titillations et de l'engorgement qu'elle éprouvait dans le cou. Toux quelques fois sèche; d'autres fois accompagnée d'expectoration. Serremens violens autour de la poitrine et du creux de l'estomac, lui coupant la respiration. Respiration difficile et accompagnée de sourds élancemens dans la poitrine. Maux de reins, quelquefois très-forts. Douleurs dans les membres, tiraillemens, tensions, comme s'ils eussent été brisés ou comme à l'approche d'une fièvre, avec frissons, malaise et abattement. Lassitude et inertie. Elle ne pouvait marcher long-temps, devenait bientôt faible au point de tomber à terre. Sommeil bon; toux moins forte la nuit que le jour. En se couchant le soir, tiraillemens dans les jambes et froid lui parcourant tout le corps. Elle restait long-temps au lit avant que de pouvoir se réchauffer, surtout les pieds. Elle ne pouvait rester en plein air. Tous les symptômes précédens augmentaient alors de violence.

Elle était indifférente, ne prenait part à rien, restait assise, absorbée dans ses pensées, ne travaillait jamais. Pendant le jour, elle se traînait dans la chambre, rarement elle restait couchée toute la journée. Elle me raconta aussi qu'au commencement de sa maladie, elle avait eu pendant trois semaines, à la suite d'un refroidissement, une fièvre aiguë, avec alternation de frissons et de chaleurs, élancemens dans la poitrine et le cou. Elle était guérie de cette maladie depuis dix-huit mois ; et elle avait tellement souffert depuis, qu'elle ne se souvenait plus de rien. Aucun médecin ne l'avait encore traitée ; elle avait pris d'elle-même tous les remèdes domestiques possibles ; mais ils n'avaient servi qu'à empirer son état.

Je trouvai la plus grande analogie entre ces symptômes et ceux du *carbo ligni*. Je lui en fis donc prendre un grain 3 au mois de mars 1830.

Pendant que le remède agissait, la malade se sentit mieux sous plusieurs rapports. Elle n'éprouva pas ou presque pas d'exacerbation homœopathique, mais une démangeaison presque insupportable à la tête. La chute de ses cheveux l'inquiéta beaucoup aussi ; mais elle cessa au bout de trois semaines. Au commencement de mai, elle se plaignait encore des douleurs suivantes :

Quelquefois vertige avec embarras de la tête et faiblesse de mémoire. De temps à autre démangeaisons à la tête. Faiblesse de la vue, pupilles dilatées. Langue chargée, blanche, sèche. Le palais et l'intérieur de la bouche encore couverts d'une matière visqueuse abondante, mais sans rougeur. La luette encore allongée et enflammée. Goût détestable dans la bouche ; mauvaise odeur le matin.

Ses maux de gorge avaient tellement diminué qu'elle pouvait prendre des alimens solides sans que la déglutition fût douloureuse ; son gosier, d'ailleurs, n'était plus aussi rétréci. Mais elle éprouvait toujours des douleurs dans le côté droit du cou ; c'étaient encore les mêmes démangeaisons, les mêmes grattemens, les mêmes fourmillemens. Les titillations qui la forçaient à tousser constamment, duraient également encore. Enrouement comme auparavant.

Les quatre symptômes dont nous avons parlé plus haut, titillations continuelles dans le cou, etc., étaient restés les mêmes. L'expectoration était glaireuse, quelquefois mêlée à du sang. Elle ne crachait jamais qu'avec beaucoup de peine, et éprouvait ensuite un sentiment de froid dans l'intérieur de la poitrine. Maux de reins plus forts chaque jour.

Les douleurs qu'elle avait éprouvées dans les membres avaient disparu ; elle se sentait beaucoup plus de force, s'occupait presque toute la journée dans la chambre, filait même déjà pendant une heure entière quelquefois ; cependant le grand air la rendait encore plus malade. Mais c'était surtout le soir qu'elle était le plus mal. Elle éprouvait toujours alors des douleurs dans les membres et du malaise par tout le corps. Elle ne pouvait se lever le matin, tant elle était endormie et faible. Après dîner, elle se sentait de mauvaise humeur, paresseuse, endormie, et toussait beaucoup. Forte transpiration la nuit.

Je lui fis prendre *zincum*, en lui conseillant de se forcer à passer chaque jour une demi-heure ou une heure en plein air. Quelques jours après, se déclara une crise homœopathique peu importante, mais remarquable néanmoins. Je n'en fus pas prévenu parce que la malade demeurait à une distance de huit lieues et ne savait pas écrire.

Un mois après, elle vint me voir, après avoir fait la route à pied. Elle était tellement changée que je ne la reconnaissais plus. Toutes ses douleurs avaient disparu ; sa voix était encore un peu faible, mais intelligible ; ses accès de toux ne la prenaient plus que rarement ; elle se sentait heureuse ; ses règles parurent au bout de quinze jours à la nouvelle lune, sans la faire souffrir ; elles coulèrent cinq jours, et, dès lors, la toux disparut entièrement, et sa voix redevint naturelle.

Depuis cette époque, elle n'a pas cessé de se bien porter ; ses règles reviennent régulièrement tous les mois, et la pauvre fille, qui se regardait déjà comme la proie de la mort, jouit maintenant (septembre 1830) d'une santé excellente. Elle a travaillé dans les champs pendant toute la moisson ; elle est gaie et contente, à la grande joie de ses parens et à l'honneur de l'homœopathie.

325ᵉ OBSERVATION, PAR M. SEIDEL, CHIRURGIEN MILITAIRE (1).

Madame L. de Z., âgée de vingt-neuf ans, d'un tempérament sanguin, colérique et d'une constitution qui annonçait de la disposition à la phthisie, s'était toujours bien portée. Son père et sa mère, ainsi que deux de leurs enfans, étaient morts d'une consomption pulmonique. Elle était mariée depuis cinq ans, et était accouchée depuis trois ans et demi d'un premier enfant mort-né. Les couches avaient été des plus pénibles et accompagnées d'une hémorrhagie dont elle s'était ressentie près de trois mois. En vain avait-elle eu recours à la médecine; jamais elle n'avait pu recouvrer son ancienne santé.

Il y avait dix-huit mois qu'elle était accouchée de nouveau, mais avec autant de peine, d'un enfant bien portant qu'elle avait nourri plus d'un an, malgré l'affaiblissement visible de ses forces. Vers ce même temps, elle, qui avait été habituée à un genre de vie actif, se vit contrainte par ses occupations à rester constamment assise; aussi ses forces diminuèrent-elles de plus en plus; elle perdit tout son embonpoint, et se vit successivement exposée à toutes sortes de maladies qui se confondirent enfin en une seule, laquelle présentait en novembre 1829 les symptômes suivans : Vertiges en se baissant; le matin, embarras dans la tête; teint blême avec des taches brun-jaune à la figure, surtout au front, ainsi qu'aux mains; cuisson sur la langue, souvent jusque dans le cou; sentiment continuel de sécheresse dans la bouche, sans soif extraordinaire; vacillation des dents; gencives pâles, saignant facilement et causant des douleurs cuisantes; lèvres blêmes, sèches, enflées; haleine mauvaise. Le pain avait pour elle un goût putride; du reste, elle avait bon appétit. Selles dures, souvent tous les deux jours seulement. Menstruation régulière, assez forte depuis le dernier accouchement et durant environ huit jours. Titillations et cuissons dans le cou, excitant souvent une toux brève, sèche. Le matin, le cou comme bouché, la voix

(1) Annales homœop., vol. II, pag. 333; 1831.

enrouée. Ces symptômes ne disparaissaient qu'après qu'elle avait expectoré non sans effort une certaine quantité de glaires visqueuses amassées dans sa gorge. Pression continuelle dans la partie supérieure de la poitrine ; oppression, somnolence le jour, difficulté à s'endormir le soir ; la nuit, sommeil profond, mais accompagné cependant de rêves pénibles. Le soir, frissons ; le jour, souvent une chaleur passagère au visage avec vertige. Faiblesse générale. Humeur chagrine, irritabilité.

Dans ces circonstances, après avoir prescrit la diète convenable, je fis prendre à la malade, à des intervalles réglés, *pulsat.* 12, puis *paris quadrifol.* 6. Le seul changement favorable que ces médicamens produisirent, fut de faire cesser le frisson le soir.

Quoique la malade n'eût jamais eu d'exanthème ou de douleurs qui annonçassent la psore, je n'hésitai pas à regarder celle-ci comme la cause primitive de la maladie, et je lui administrai en conséquence, le 30 novembre, une dose *carbo veget.* 18.

Plusieurs symptômes disparurent, et au bout de quelques semaines, la malade se sentait beaucoup mieux. Cependant elle ne fut complétement rétablie que l'été suivant, après avoir pris, à des intervalles convenables, *caust.*, *phosphor.*, *calc. carb.* et *kali carb.* Elle était assez bien au mois d'août pour ne plus avoir besoin de médecin, et à la fin de décembre 1830 elle se portait parfaitement, quoique bien des influences contraires eussent pu troubler sa santé.

326ᵉ OBSERVATION, PAR LE DOCTEUR HARTLAUB (1).

Mademoiselle R.-e, jeune fille de vingt ans, à la taille grêle, à la mine florissante, fut atteinte, dans l'été de 1829, de crampes dans la poitrine, qui lui revinrent l'été suivant à pareille époque, et disparurent.

Depuis la Saint-Michel 1829, elle souffrait constamment d'une toux qu'elle avait déjà eue auparavant et que le docteur S-z avait traitée inutilement.

(1) Annales homœop., vol. III, page 23 ; 1832.

Le 10 juin 1830 , elle s'adressa à moi.

La toux provenait d'au dessous du sternum, où elle sentait de la pression et de l'oppression , et était violente surtout le matin , lorsqu'elle se réveillait. Elle durait une demi-heure. Cependant elle revenait aussi dans la journée à plusieurs reprises , et était tantôt sèche , tantôt accompagnée d'une légère expectoration de glaires jaunes. La marche en plein air l'augmentait. Sifflement dans le larynx, en respirant. Serrement de poitrine pénible, en marchant, en faisant le moindre effort, même en se baissant. Depuis quinze jours, elle transpirait ordinairement la nuit. Grande faiblesse. La malade était devenue extrêmement maigre et était excessivement irritable. Elle fondait en larmes en pensant à sa maladie ; pas d'appétit, tout la dégoûtait. Selles et sommeil bons. Menstruation régulière, mais acompagnée de fortes coliques. Je lui donnai le jour même *sp. sulphur.* teinture mère. Le 15 , elle me manda qu'elle avait encore un peu craché le sang. Je lui fis respirer *pulsat.*

Peu à peu la toux diminua ; elle avait presque entièrement disparu le 25, et avec elle les autres sypmtômes s'étaient affaiblis proportionnellement. Elle était de nouveau forte et vigoureuse , et se rattachait à la vie. A la fin d'août , elle ne toussait plus du tout.

En septembre et en décembre, elle eut encore de nouveau quelques légers accès , mais qui ne lui causèrent qu'une faible oppression de poitrine. Je lui fis prendre la première fois une dose nouvelle *sp. sulphur.* teinture mère, et la seconde *ignat.* 4/12, remèdes qui eurent l'un et l'autre d'heureux effets. Depuis cette époque, cette jeune fille a joui d'une bonne santé , si ce n'est que ses règles lui causent toujours des coliques , mais trop peu considérables pour qu'elle croie nécessaire de se faire traiter.

327e OBSERVATION , PAR M. TIETZE (1).

Christian R. , âgé de soixante-cinq ans , brun au yeux bleus, d'une constitution robuste, d'un tempérament sanguino-colérique,

(1) Annales homœop.; vol. IV, pag. 81 ; 1833.

avait depuis quelques années la respiration courte dont il souffrait principalement le matin. Il lui semblait que sa poitrine fût trop étroite, et en même temps il éprouvait une douleur déchirante dans la nuque et une pression douloureuse sur les yeux. Quand sa poitrine le faisait moins souffrir, il avait des tranchées et des vents, et sentait une pression sur la vessie, quoiqu'il évacuât peu d'urine. Toute la journée, mais surtout le matin, il était tourmenté par une toux continuelle jointe à une horrible oppression. Cette toux était sèche le plus souvent, ou du moins il rejetait fort peu de glaires blanches. Ces éjections le soulageaient.

Il se plaignait en outre d'avoir des vertiges et comme un voile devant les yeux. Manger augmentait ses souffrances et l'oppression. Quelquefois le matin malaise et envie de vomir. Disposition à la diarrhée ; douleurs déchirantes dans les reins et dans le dos ; quelquefois aussi tiraillement dans les articulations du pied. Sommeil troublé par la toux et l'oppression. Fréquens frissons le jour et battemens dans le creux de l'estomac. Il ne pouvait travailler ; le moindre mouvement augmentait la toux et l'oppression au point de lui faire craindre de suffoquer.

Je lui fis prendre le 14 mars *carbo lign.* 3/12, et le 4 mai 1831 *sepia* 3/30.

Ces deux remèdes le secouèrent beaucoup et déterminèrent une crise qui dura près de quinze jours ; mais ils produisirent une amélioration sensible.

Je lui donnai le 29 *nux vomic.* 4/30, médicament qui fit diminuer beaucoup la maladie jusqu'au 6 juillet, jour où je lui administrai *kali carb.* 2/30. Moins d'oppression et de toux.

Kali opéra une amélioration rapide et durable ; ce fut au point que le malade put reprendre son travail à la fin d'août. Respiration facile ; presque plus de toux, selles normales.

Le mieux se soutenait encore en novembre 1831 et même en janvier 1832, quoique le malade n'eût plus pris de remède. Il avait singulièrement gagné en force et en bonne mine ; on eût dit qu'il avait rajeuni.

328e OBSERVATION, PAR LE DOCTEUR HARTLAUB (1).

Oppression et douleur dans le sternum. Face bleue. Impossibilité de parler. Respiration courte. L'accès se renouvela au bout d'un mois, mais *sulphur* 100, gutt. 1 en prévint le retour pour long-temps. Plus tard, légers accès que *sepia* 30 a toujours guéris heureusement jusqu'ici.

329e OBSERVATION, PAR LE DOCTEUR HARTLAUB (2).

Sophie H., petite fille délicate de cinq ans, fut atteinte de la rougeole au commencement de mai de cette année, et fut traitée allopathiquement; elle prit entre autres beaucoup de camphre. L'exanthème suivit une marche régulière et disparut sans accident; néanmoins l'enfant ne recouvra pas la santé, et depuis trois semaines elle était, lorsqu'on m'appela, dans l'état suivant : Toux fréquente, courte, jour et nuit, avec éjection de mucosité blanche. Souvent le jour, à des époques indéterminées, fièvre brûlante accompagnée d'une légère transpiration; légère rougeur des joues, autrefois pâles, et soif. A chaque mouvement, frissons et mains froides. Urine trouble. Pas le moindre appétit. Grande maigreur, faiblesse, indifférence. L'enfant restait tranquillement couchée sans prendre part à rien, sans demander à se lever, et ne pouvant même pas se tenir debout.

Je lui fis prendre le 27 mai *sulphur* 1/30.

Le 30, pour la première fois, elle demanda à se lever et put rester debout; elle mangea même un peu avec appétit. La toux et la chaleur avaient déjà diminué. L'amélioration continua ainsi jusqu'au 7 juin, où elle s'arrêta. La chaleur, la soif et la toux redevinrent plus fortes. Je lui donnai *sepia* 1/30.

La guérison commença de nouveau à marcher, mais lentement, surtout par rapport aux forces; car pendant long-temps l'enfant ne put marcher qu'à pas lents, en chancelant. Une nouvelle dose

(1) Annales homœop., vol. IV, pag. 254; 1830.
(2) Annales homœop., vol. IV, p. 194; 1833.

sulphur 1/30 , administrée le 14, fit cesser la fièvre ; seulement
la soir , elle avait encore les mains brûlantes et les pieds froids.
La toux s'améliora , ainsi que l'appétit et les forces. Enfin une
dose *lycopod.* 1/30 , le 25 , lui rendit entièrement la santé. La
gaîté n'avait pas cessé de lui revenir à mesure que les souffrances
physiques diminuaient. Huit jours déjà après l'administration de
lycopod., elle courait et sautait comme elle ne l'avait jamais encore fait.

330ᵉ OBSERVATION, PAR LE DOCTEUR HARTLAUB (1).

G., jeune fille de quinze ans , bien faite , n'ayant pas encore
eu ses règles , avait eu dans son enfance la teigne et était sujette à
transpirer la nuit. Depuis neuf mois elle souffrait d'une toux,
brève le plus souvent , qui la prenait parfois le jour et ne la
laissait pas dormir la nuit. Pas d'expectoration ; pression et raideur dans le sternum. Serrement de la poitrine , même en étant
assise, mais surtout en marchant ; il fallait qu'elle s'arrêtât à chaque instant ; la respiration lui manquait. Douleur et sentiment de
rétrécissement dans la gorge en avalant , au point que la déglutition était très-difficile. Tout travail la fatiguait beaucoup.

Je lui donnai deux doses *sp. sulphur.* 1/30 , à sept jours d'intervalle.

Pendant tout ce temps , la malade éprouva un tiraillement depuis l'hypochondre gauche jusque dans le genou, lequel se manifestait quelquefois aussi du côté droit. Enrouement. Moins de
toux , maux de gorge moins forts.

Dix jours après l'administration de la seconde dose *sulphur* ,
je lui en fis prendre une troisième , et une quatrième sept jours
après.

Les accès devinrent de plus en plus rares dans l'intervalle ; elle
commença à expectorer quelques glaires blanches. Le serrement
de poitrine existait toujours. Les maux de gorge, l'enrouement et
le tiraillement avaient disparu ; transpiration la nuit moins forte.

(1) Annales homœop., vol. IV, pag. 207 ; 1833.

Au bout de quinze jours tous les symptômes avaient disparu, à l'exception d'une légère transpiration la nuit.

331ᵉ **OBSERVATION, PAR LE DOCTEUR HARTLAUB** (1).

Un jeune homme de dix-neuf ans, appelé Hofer, clerc de notaire, d'une constitution qui n'était ni robuste ni faible, dont la poitrine était assez étroite, né de parens qui ne jouissaient pas d'une excellente santé sans être cependant phthisiques, dont deux sœurs étaient mortes déjà d'une pulmonie purulente, tandis qu'une troisième souffrait dès son enfance d'une toux et d'une oppression de poitrine habituelles ; ce jeune homme, dis-je, qui avait déjà souffert précédemment d'une carie de l'os du bras dont l'ouverture était encore couverte d'une eschare, sans suppurer cependant, avait été pris l'hiver précédent d'une toux dont les accès étaient bientôt devenus tellement violens et tellement fréquens qu'ils ne lui laissaient pas un instant de repos, surtout le soir et la nuit. C'était une toux sèche qui semblait provenir de la partie supérieure et du côté antérieur du poumon gauche, place à laquelle le malade éprouvait constamment de l'irritation et une espèce d'oppression. Cette toux durait depuis quelques semaines. Il avait perdu enfin l'appétit et le sommeil, et déjà il avait des symptômes de fièvre. *Nux vom.*, *sulphur* et plusieurs autres médicamens qui me paraissaient convenir cependant, n'ayant produit aucun effet, il me vint en idée que c'était l'inflammation des poumons qui entretenait la toux, et je ▮▮ aussi prendre soir et matin au malade une dose *aconit*, 10/24. La toux cessa en proportion du temps qu'il prit ce remède, et au bout de douze à quatorze jours elle avait disparu. Le jeune homme jouissait depuis quelques semaines d'une parfaite santé, lorsqu'il attrapa une péripneumonie à la place même où il avait déjà souffert pendant la toux. Chose étonnante, l'*aconit* ne produisit plus aucun effet, et je regardais déjà la maladie comme devant incessamment se changer en phthisie, lorsqu'une dose *lycopod.*, 2/30, vint changer

(1) Gazette homœop., vol. II, pag. 123 ; 1833.

l'état des choses d'une manière merveilleuse. Le jeune homme guérit parfaitement sans avoir besoin d'autre remède.

332ᵉ OBSERVATION, PAR LE DOCTEUR BETHMANN (1).

Un enfant de six ans avait eu pendant trois semaines, ce printemps, une toux maligne, presque une coqueluche, sans que ses parens eussent consulté un médecin. A ma première visite, je trouvai les symptômes suivans :

Beaucoup de chaleur, lèvres brûlantes, prostration complète, au point qu'il ne pouvait se tenir debout. Toux suffocante, expectoration de glaires ; en toussant, élancemens parfois dans le ventre ; le front couvert de sueur ; pouls accéléré.

Deux doses *aconit.* 28 diminuèrent la fièvre ; mais *chamom.* 10, *nux vom.* 27, *ipecacuanha* 6, *drosera*, restèrent sans effet. Je lui fis donc prendre, au bout de quinze jours, *sulphur* 30. Trois heures après, cet enfant était comme ranimé : yeux clairs, appétit ; mais il portait involontairement la main à son oreille, qui, pendant sa maladie, n'avait pas coulé comme auparavant. Je laissai le soufre agir pendant huit jours, et, pendant ce temps, l'enfant toussait bien encore, mais il reprenait visiblement des forces de jour en jour, en sorte que le troisième jour déjà il se remettait. *Ipecacuanha* fit cesser complétement la toux en trois jours.

333ᵉ OBSERVATION (2).

H. A. Müller, âgé de quinze mois, très-scrofuleux, élevé artificiellement, avait, depuis l'âge de neuf mois, les glandes inguinales fortement enflées.

Son ventre était alors très-dur et très-enflé, avec des veines transparentes ; son appétit naturel, ses selles quelquefois régulières, d'autres fois elles dégénéraient en diarrhée, qui durait trois jours de suite ; sa respiration très-courte, plaintive, sa

(1) Gazette homœop., vol. III, pag. 64 ; 1833.
(2) Annuaire de l'Institut homœop., vol. I, cah. 1, pag. 187 ; 1833.

bouche toujours ouverte. Violente toux sifflante , surtout la nuit, quand il était couché sur le dos ; l'air lui manquait , sa face devenait bleue , sa voix de plus en plus inquiète. Si on lui posait la main sur la poitrine, on remarquait à chaque aspiration ou expiration une espèce de petillement, de râle. Le soir, sa tête était brûlante et inondée de sueur, surtout quand il dormait. Pouls inégal , du reste naturel ; grande faiblesse.

Une dose *cina* suffit pour changer tellement son état au bout de quatre jours, que les accès ne le prenaient plus qu'une fois la nuit.

On lui donna ensuite une dose *merc. solub.* Les accès s'affaiblirent trois jours après, et le ventre désenfla. Le malade avait toujours un peu de diarrhée , mais son extérieur annonçait une amélioration incontestable.

Quatre jours après, il était encore beaucoup mieux. La toux avait entièrement disparu , son sommeil était bon , ses selles hachées et répandant une forte odeur.

Une dose *sulphur* suffit pour faire cesser les derniers symptômes, et après un mois de traitement il fut parfaitement rétabli.

334ᵉ OBSERVATION (1).

Jean Hufnagel, âgé de quarante-deux ans, tailleur, d'une constitution robuste , avait eu , quatorze ans auparavant, la gale, dont des remèdes extérieurs et intérieurs l'avaient guéri.

Depuis huit semaines , il souffrait d'une toux accompagnée d'expectoration de glaires, à laquelle s'était jointe depuis quelques jours de l'oppression de poitrine. Il en souffrait surtout le soir en se couchant et le matin.

Sentiment de pesanteur sur la poitrine , quelquefois accompagnée d'élancemens ; abattement et faiblesse des membres. Soif ardente.

On lui fit prendre *nux vom.* Huit jours après , la toux avait

(1) Annuaire de l'Institut homœop.; vol. I, cah. ɪ , pag. ɪ89 , 1833.

beaucoup diminué. Il avait eu une forte transpiration pendant la nuit, avait bien dormi, et le lendemain matin ses selles, de dures qu'elles étaient, étaient devenues molles.

On lui fit prendre *sulphur*, qui diminua les douleurs de la poitrine. La toux ne paraissait plus que le matin, encore était-ce peu de chose, et était accompagnée d'une expectoration épaisse, jaune. Tous ces symptômes disparurent peu à peu, et au bout de trois semaines, le malade put quitter l'établissement.

335e OBSERVATION (1).

Jean-Christian C., de S., manœuvre, âgé de cinquante-quatre ans, avait joui d'une bonne santé dans son enfance, avait eu à dix-huit ans la fièvre chaude, plus tard la fièvre nerveuse, enfin la fièvre intermittente pendant quatorze semaines, souffrait en outre maintes fois de démangeaisons aux mains, suait par les pieds, moins cependant que jadis, ce n'était plus guère qu'une mauvaise odeur, et était enfin attaqué depuis un an d'une respiration courte qui n'avait fait qu'augmenter dans les derniers temps. Au moindre mouvement, respiration courte, oppression en marchant ; il devait s'arrêter à chaque instant, faute d'air. Toux parfois violente et durant long-temps, mais surtout le matin en se réveillant. Expectoration modérée, glaireuse, difficile. En toussant, élancemens douloureux dans le creux de l'estomac, diminués par la pression de la main. Les pieds et les jambes enflés, œdémateux. En aspirant profondément, tension dans le creux de l'estomac. Il fallait qu'il eût la tête haute la nuit. En toussant, douleur dans tout le corps. Peu d'appétit. Goût pituiteux, amer après la déglutition. En se baissant, quelquefois un sentiment dans le bas-ventre comme si quelque chose y montait et y descendait.

On lui donna *pulsat*. Cinq jours après, l'expectoration avait augmenté et était de couleur jaune. Glaires dans la gorge. Pas d'appétit. Constipation.

(1) Annuaire de l'Institut homœop., vol. I, cah. 2, pag. 145 ; 1834.

Le malade reçut une dose *nux vom.*, et cinq jours après, il se sentit soulagé sous certains rapports. Le creux de l'estomac lui faisait moins mal, mais il éprouvait encore de la difficulté à respirer profondément, et se sentait inquiet, oppressé en toussant. Pas d'appétit ni de sommeil ; urine peu copieuse.

On lui donna *arsen.*, et huit jours après il allait un peu mieux. La respiration lui manquait encore en marchant, mais la toux était moins forte et l'expectoration plus facile. Cuisson légère en urinant. Sommeil meilleur.

Sept jours après, le malade se plaignait encore de douleurs dans la région du foie ; ses pieds étaient encore enflés jusqu'aux genoux, sa toux peu importante, son sommeil et son appétit très-bons ; la cuisson, en urinant, continuait à se faire sentir.

Huit jours après avoir pris une dose *prun. spin.*, son état s'était de beaucoup amélioré. Respiration plus facile, pénible seulement en toussant ; plus de douleur dans la région du foie ni de cuisson en urinant ; enflure des pieds beaucoup moindre.

Huit jours après, il avait encore, le matin surtout, une forte toux sèche, et ce n'était qu'avec peine qu'il parvenait à cracher quelques glaires. Enflure peu considérable et faiblesse dans les pieds.

Une dose *nux vom.* suffit pour le guérir de ces derniers symptômes, et il put retourner à ses occupations.

336ᵉ OBSERVATION, PAR LE DOCTEUR HARTLAUB [1].

N., jeune homme de dix-huit ans, qui avait crû rapidement, et qui depuis un an saignait fréquemment du nez (sa sœur était morte d'une phthisie pulmonaire), souffrait depuis quinze jours d'une toux le plus souvent sèche, à laquelle s'était jointe deux ou trois jours auparavant une pression douloureuse dans le sternum. Depuis vingt-quatre heures il crachait un peu de sang.

Je lui donnai le 4 août *sp. sulphur.* 1/30.

La toux diminua, mais ne cessa point ; au contraire, dix jours

[1] Annales homœop., vol. IV, pag. 455 ; 1834.

après, elle augmenta d'une manière inquiétante ainsi que les crachemens de sang, qui, comme elle, avaient cessé pendant quelque temps. Le malade expectorait des glaires jaunâtres mêlées à
un sang de couleur foncée. Il continuait à éprouver la pression
douloureuse dans le sternum ; respirer profondément excitait la
toux.

Je lui fis prendre le 15¦ *bismuth* 2 gr. ß.

Presque aussitôt les crachemens de sang cessèrent, les douleurs
de poitrine disparurent en quelques jours, et la toux peu de
temps après.

337ᵉ OBSERVATION, PAR LE DOCTEUR SCHULER (1).

Les troupes étrangères et allemandes avaient infecté de la gale,
en 1806, la cure de Str. Le pasteur seul, M. Sch., n'en avait pas
été atteint, au moins en apparence. Néanmoins il devait en avoir
le germe en lui, car depuis cette époque il avait été très-sujet à
des furoncles ; il avait alors soixante–quatre ans. Mais avec l'âge,
ses furoncles étaient devenus plus rares, et il semblait qu'ils vou-
lussent s'établir à l'intérieur, ce qui arriva effectivement bientôt.
Au mois de janvier 1832, il fut pris d'un frisson, dans l'église,
après le sermon. De retour chez lui, sa femme lui conseilla de
boire de suite quelques verres de vin chaud, parce que, disait–il,
son indisposition ne pouvait être que la suite d'un refroidissement. Mais bientôt après il éprouva de grandes chaleurs, des
douleurs dans la poitrine et une soif ardente. Il se fit appliquer
des vésicatoires sur la poitrine et entre les épaules. L'inflammation de poitrine augmenta.

On m'appela le troisième jour. Le malade avait une forte fièvre, le teint pâle, la poitrine très–douloureuse, la respiration
pénible et inquiète. Il prit *aconit, ipecacuanha,* qui ne pouvaient
beaucoup le soulager, parce que les irritans extérieurs en troublaient l'effet et entretenaient l'orgasme. Le lendemain ; après
avoir pris la veille au soir *bryonia,* la fièvre et les douleurs

(1) Archives homœop., vol. XIV, cah. 3, pag. 139 ; 1834.

étaient moins fortes ; mais il ne pouvait plus rester assis dans son lit, parce que la respiration lui manquait. Il était donc couché tout-à-fait horizontalement, la tête très-basse ; dans cette position, il souffrait moins de l'oppression ; il n'en changeait pas, même pour boire. Je lui fis prendre alors *nux*. Il se déclara bientôt une toux accompagnée d'expectoration de matières vertes, qui diminua l'oppression. Si on voulait le déranger de sa position horizontale, à l'instant il était pris d'un menaçant accès de suffocation ; on entendait un râlement très-fort dans les bronches, et l'on devait se hâter de le recoucher. En un mot, sa maladie prit tous les caractères d'une bronchite exsudatoire chronique. Je lui fis prendre alors alternativement *senega* et *hepar sulphur*. Ces remèdes facilitèrent un peu l'expectoration ; mais le malade devint de jour en jour plus faible ; déjà se montrait le décubitus ; l'exsudation dans les bronches augmentait, la force lui manquait souvent pour cracher, tout le monde désespérait de sa guérison. Je prescrivis à l'instant *kali sulphurat.*, 3 gouttes dans une cuillerée d'eau toutes les trois heures. Le lendemain matin son fils aîné vint m'annoncer, plein de joie, que son père était sauvé.

Il m'apportait, dans une tasse, des membranes que son père avait expectorées dans la nuit. Il y en avait une qui pesait une once et demie ; je ne pus les faire dissoudre dans l'eau chaude.

Dès-lors le malade put s'asseoir de nouveau, et tous les symtômes disparurent. Il jouit maintenant d'une meilleure santé qu'auparavant et n'a plus eu de furoncles.

De nombreuses expériences m'ont prouvé que *hepar sulphur. kalin.* est préférable à *hepar sulphur. calc.* dans les maladies inflammatoires des organes de la respiration avec forte exsudation et paralysie.

338ᵉ OBSERVATION, PAR LE DOCTEUR HIRSCH [1].

A. P., jeune fille de seize ans, qui jouissait d'une excellente santé, souffrait depuis deux mois d'une toux titillatoire sèche qui

[1] Gazette homœop., vol. IV, pag. 307; 1834.

lui laissait rarement quelque repos, et qui était toujours jointe à une grande oppression de poitrine et à des symptômes de fièvre le soir. *Conium* 2/24 opéra en quatre jours une amélioration importante; mais, la guérison paraissant rétrograder le neuvième jour, je lui en fis prendre une seconde dose. Au bout de quelques jours, le mieux était de nouveau sensible, et une troisième dose suffit pour la guérir parfaitement d'une maladie qui inquiétait fort ses parens.

339ᵉ OBSERVATION, PAR LE DOCTEUR HIRSCH (1).

Mathilde Jed..., petite fille de dix ans, d'une constitution maladive, avait toujours été sujette à des accès de toux sèche accompagnée de titillation dans la fossette du cou. Cette toux s'était changée tout à coup en un asthme violent. Dès les premières attaques, on fit chercher un médecin allopathe, qui eut recours aux sangsues, aux vésicatoires, au calomel. Quant à moi, je lui fis prendre, au commencement de l'accès, *ipecac.*, et le plus violent accès s'étant néanmoins déclaré quelques heures après, je lui donnai *sambuc.* 2/12, qui produisit une amélioration momentanée. La seconde et la troisième dose de ce médicament ayant également bien opéré, je fis préparer une seconde infusion de fleurs de *sambuc.*, en recommandant d'en faire boire à l'enfant à des intervalles de quelques minutes une cuillerée à café. Ce procédé réussit parfaitement; en moins d'un quart d'heure, l'attaque d'asthme cessa. Pour combattre la toux titillatoire, qui reparaissait encore de temps en temps, je lui donnai une dose *nux* 2/30, et quelque temps après une dose semblable *carbo veget.*

340ᵉ OBSERVATION, PAR LE DOCTEUR KNORRE (1).

La *pulsatille* doit être administrée dans les toux catarrhales qui traînent en longueur et qui menacent de dégénérer en phthisie.

(1) Gazette homœopathique, vol. IV, pag. 308; 1834.
(2) Gazette homœop., vol. V, pag. 311; 1834.

Expectoration de grandes masses de mucosité jaune, épaisse, en grumeaux, surtout le matin; enrouement, sécheresse et douleur dans le cou comme s'il était écorché, douleurs perçantes dans la poitrine, oppression, faiblesse générale, amaigrissement et aspect misérable, fièvre brûlante ordinairement accompagnée de soif et suivie de transpiration. La toux commença le soir et dura sans interruption toute la nuit. Se tenir assis, soulage le malade, qui est d'ailleurs fortement ébranlé. Souvent vomissemens de glaires ou des alimens, d'un goût amer. Une boisson froide prise dans un instant où le malade était très-échauffé, avait déterminé la maladie.

Calcar. sulphur. 3 rend aussi des services dans des cas pareils.

341e OBSERVATION, PAR LE DOCTEUR KNORRE (1).

J'ai employé avec succès *scilla* dans un cas de catarrhe chronique accompagné d'abondante expectoration de glaires visqueuses, blanches, lesquelles ne pouvaient être rejetées qu'après les plus grands efforts. Les enfans surtout sont exposés à ces espèces de catarrhes.

342e OBSERVATION, PAR LE DOCTEUR KNORRE (2).

Dans une inflammation chronique de la membrane muqueuse du larynx, toux sèche, quelquefois expectoration de glaires visqueuses, j'ai administré avec succès *spongia tosta*.

343e OBSERVATION, PAR LE DOCTEUR KRAMER (3).

Une dame souffrait depuis plusieurs semaines d'une toux spasmodique qui la prenait la nuit et contre laquelle avait échoué le traitement allopathique. Trois doses *bellad.* 3/18, une chaque soir avant de se coucher, suffirent pour la guérir entièrement.

(1) Gazette homœop., vol. V, pag. 323; 1834.
(2) *Idem*, vol. VI, pag. 17, 1835.
(3) Hygea, vol. I, pag. 19; 1834.

344e OBSERVATION, PAR LE DOCTEUR KRAMER (1).

J'ai guéri au moyen de *arsenic.*, *sepia*, *calcar.*, *stann.*, *chin.*, *silic.*, *lycopod.*, quelques personnes ou âgées ou encore jeunes, soit pour des maladies, soit pour un mauvais genre de vie, lesquelles souffraient de catarrhes provenant surtout de la faiblesse des bronches. Toux le matin et le soir. Expectoration de glaires ou de pus d'un goût salé ou doux, quelquefois putride, jaunâtres, verdâtres. Pas de fièvre.

345e OBSERVATION, PAR LE DOCTEUR KRAMER (2).

Une toux sèche, datant de deux ans, dont était attaqué un jeune homme de vingt-six ans, et à laquelle se joignaient de fréquens crachemens de sang, des élancemens et des douleurs cuisantes dans le côté droit de la poitrine en respirant et en toussant, de l'oppression et de la tension dans la poitrine, des palpitations de cœur, de la froideur dans les pieds, des excrémens sanguinolens, des mouvemens fiévreux, un amaigrissement général, fut guérie en trois mois par *tinct. sulph.*, *acid. phosphor.*, *bryon.* et *nux.* L'allopathie n'y avait rien pu pendant un traitement de vingt-un mois.

346e OBSERVATION, PAR LE DOCTEUR KRAMER (3).

J'ai guéri au moyen de *arsen.*, *conium*, *china*, *phosph.*, *calcar.*, *sulphur*, *ipecacuanha*, *spongia*, administrés en doses plus ou moins fortes, selon la durée de la maladie ou la différence des symptômes, et toujours en peu de temps, plusieurs cas de toux sèche et invétérée, qui faisait même craindre la consomption chez quelques malades d'une constitution faible, et contre laquelle une foule de mixtures allopathiques n'avaient rien pu.

(1) Hygea, vol. I, pag. 22; 1834.
(2) *Ibid.*, pag. 22.
(3) *Ibid.*, pag. 23.

347ᵉ **OBSERVATION, PAR LE DOCTEUR KRAMER** (1).

Une jeune fille de vingt-trois ans souffrait depuis deux ans
d'une toux sèche, d'élancemens dans le côté droit de la poitrine; de pression et d'oppression en aspirant, de palpitations
de cœur, de douleurs et de crampes dans la région du foie et le
bas-ventre, de chlorose, de flueurs blanches, de coliques avant
l'apparition de ses règles peu copieuses, de vertiges en se baissant, de tiraillemens douloureux dans la tête, de bruissemens
dans les oreilles, d'enflure des pieds, de fièvre lente, d'amaigrissement et de faiblesse générale. Tristesse et abattement. *Nux*,
pulsat., *arsenic.*, *calcar.* et *phosphor.*, la guérirent.

348ᵉ **OBSERVATION, PAR LE DOCTEUR CONVERS** (2).

La fille du gouverneur de Saint-Pétersbourg, comtesse Kutu-
soff, allait en Italie, où elle était envoyée par les médecins pour
une affection de poitrine. Elle venait de faire une cure aux eaux
d'Ems, et s'arrêtait à Vevey pour y manger du raisin. Il lui survint une toux à laquelle elle était sujette, qui ne lui laissait de
repos ni jour ni nuit, et fatiguait par son opiniâtreté une poitrine
déjà irritée par la maladie. La malade avait une douleur profonde
au bas du thorax, du côté gauche, qui la faisait souffrir presque
continuellement; les secousses que la toux occasionait répondaient en entier à ce point douloureux, ce qui rendait l'état de
cette jeune dame insupportable. M. le docteur Rauch, médecin
de l'empereur de Russie, et M. Holinski, médecin de sa garde,
lui donnaient des soins; ils avaient déjà employé beaucoup de
remèdes qui n'avaient point entravé la persévérance de la toux.
Ayant ouï dire que je pratiquais la médecine homœopathique,
ces messieurs m'invitèrent à aller voir leur malade. Je reconnus
cette toux d'irritation nerveuse, que quelques auteurs ont nom-

(1) Hygea, vol. I, pag. 23; 1834.
(2) Bibliothèque homœop., vol. III, p. 141; 183 .

mée *tussis caniculi*, à cause de sa ressemblance avec le léger aboiement du jeune chien, et que d'autres attribuent à l'irritation du pneumo-gastrique; elle durait, sans rémission, depuis trois jours; on l'avait vue durer une semaine. Je ne promis pas à la malade de la guérir sur-le-champ, mais je l'assurai d'un prompt soulagement; *bellad.* et *opium* restèrent sans succès; mais *cina* coupa entièrement cet accès de toux jusqu'alors si tenace; la psore était évidemment la cause première du mal; elle se déclarait par une quantité de boutons à la figure, et des symptômes de scrofules se faisaient apercevoir. J'engageai la malade à suivre le traitement antipsorique, qui fut commencé sous l'influence du *soufre*.

349ᵉ OBSERVATION, PAR LE DOCTEUR GUEYRARD (1).

Une dame de trente-six ans, blonde, lymphatique, pommettes colorées, éclat vitreux des yeux, respiration habituellement courte, caractère inquiet, sensible, irascible, a fait, à diverses époques, des maladies longues et graves, toutes plus ou moins analogues à celle qui la tient alitée depuis deux mois, quand, au 25 février 1832, je suis demandé en consultation avec deux de mes confrères.

Les apparitions morbides sont celles d'un catarrhe suffocant parvenu à un degré assez avancé pour laisser peu d'espoir. Toutes les ressources de l'allopathie ont été épuisées sans succès. La veille encore on a placé six nouveaux vésicatoires, prescrit vingt grains de *calomélas* en 10 doses, des frictions stibiées, un lavement de *kina*, etc.

Tableau de la maladie au moment de notre visite : Yeux brillans; face colorée, couverte de sueur et contractée; expression d'angoisse; langue saburrale, rouge aux bords, tapissée d'aphthes; salivation visqueuse; moiteur continuelle, chaleur élevée à la peau; excessive sensibilité de l'épigastre et des hypochondres, palpitations violentes; pouls petit, serré, inégal et intermittent,

(1) Doctrine homœop., pag. 150; 1834.

à 130 pulsations; toux vive, brusque, déchirante, par quintes répétées coup sur coup, rendant la face violette, accompagnée d'une anxiété extrême et suivie d'expectoration écumeuse, jaunâtre et souvent liquide. Système nerveux très-exalté; respiration obscure dans quelques points, crépitante dans d'autres, un peu de bronchophonie et de râle sibilant; urine rare et foncée; selles nulles malgré les 20 grains de calomélas récemment pris.

Nos avis réunis furent de ménager à l'avenir la sensibilité du système nerveux, de se borner à une médication douce, émolliente, et, comme supplémentaire des menstrues, à l'application sur la vulve de quelques sangsues. L'usage encore actuel de médicamens à grande dose mettait obstacle pour le moment à une médication homœopathique.

Tout ayant empiré malgré ces moyens, il fallut, au bout de quelques jours, céder au désir exprimé avec instance d'essayer en dernier ressort les ressources de l'homœopathie.

3 mars 1832.— Les symptômes sont ceux déjà énumérés, avec plus de prostration et des nuits horriblement pénibles. Ce jour-là une dose *aconitum* 1/30 ne produit rien. (La malade a respiré de l'eau de Cologne pendant une syncope, et un emplâtre vésicatoire est resté appliqué par oubli.)

4. — *Aconitum* répété; injonction d'éloigner toute odeur et tout remède allopathique; bouillon et eau sucrée. Six heures après, état presque naturel du pouls. Nuit fatigante; quintes fort longues; mais nul retour de fièvre.

5. — Eu égard aux quintes nocturnes et à la couleur jaune des crachats, *hyosciam.* 3/12.]

6. — Nuit excellente; face épanouie, calme; espoir, appétit. La durée d'action de *hyosc.* étant courte, on donne ce même jour, à cause de la nature de l'expectoration et de la toux, qui devient plus grasse, *stannum*, 1/6. Les jours suivans, mieux progressif.

9. — Retour de toux par accès avec suffocation et spasme; *cina*, 3/20. Calme; nuit bonne; apyrexie.

10, 11, 12. — Bien.

13. — Ecart de régime ; on prend du café et de la salade , quintes de toux le soir et la nuit ; *hyosciam.*, 3/12. Mieux léger le lendemain.

14. — La malade est levée, mais en marchant elle ressent une douleur assez vive au côté et un prurit vulval très-incommode ; *bryonia* 3/30 soulage en huit heures de temps.

16. — Il ne reste que le prurit de la vulve , qui cède au bout d'une semaine à *dulcamara*, 1/24.

350ᵉ OBSERVATION , PAR LE DOCTEUR GUEYRARD (1).

Une demoiselle de vingt-deux ans , brune, forte, pâle , est affectée depuis plusieurs années d'une toux convulsive dont les accès se rapprochent chaque jour davantage. Quand elle tousse ou quand elle rit , douleur vive et lancinante au synciput ; pareille douleur se fait ressentir au dos lorsque la malade est assise ; voix rauque, gencives gonflées, dents vacillantes sans être altérées ; menstruation précaire, appétit diminué ; digestion lente ; borborygmes ; tuméfaction brusque de l'abdomen, alternant avec affaissement également instantané ; constipation et soif.

1ᵉʳ février 1832. — *Strychnos* 1/3 , qui répond à la plupart de ces symptômes.

7. — Sans aggravation appréciable , amélioration sensible dans l'ensemble des désordres. *Carbo vegetabilis*, 3/30.

Deux jours après le remède , mieux plus prononcé ; toux rare, voix moins rauque , mais les dents vacillent encore , les gencives sont rouges et sensibles.

12. — *Mercure soluble*, 2/6. Prompte action de cette substance sur les gencives et les dents , qui se raffermissent. La malade se trouve bien jusqu'au 19 mars. A cette époque, elle contracte un coryza aigu qui cède à deux doses d'*aconitum* 1/3. Sa santé depuis lors est bonne. J'avais soigné cette demoiselle depuis deux ans par les moyens allopathiques, et n'avais obtenu que de légères et peu durables améliorations.

(1) Doctrine homœop.; pag. 243 ; 1834.

351e OBSERVATION, PAR LE DOCTEUR GASTIER (1).

La sœur de la salle des hommes, ayant trouvé dans un seul globule de noix vomique 1/30, la guérison d'une toux, pour laquelle, depuis deux mois, elle avait vainement épuisé les ressources accoutumées des infusions béchiques, des sirops, des pâtes et sucreries diverses, j'insistai sur la nécessité, pour assurer la guérison, d'observer long-temps le régime, et, malgré le retour assez prompt de la malade à son café chéri, la guérison fut confirmée.

352e OBSERVATION, PAR LE DOCTEUR ALTHER (2).

Une toux chronique, née d'une irritation dans le larynx, spasmodique et se manifestant périodiquement, ne cédait que momentanément à plusieurs remèdes ; elle était plus grave le soir et la nuit. *Psorin.* 2/30 répété deux fois dans l'espace de trois semaines la guérit au bout d'un mois.

353e OBSERVATION, PAR LE DOCTEUR SCHRŒN (3).

Dans des cas de trachéite chronique, de la phthisie trachéale ou laryngo-trachéale naissante, j'ai vu le *calc. sulph.* opérer une parfaite guérison.

Deux hommes entre trente-six et quarante-cinq ans, et une femme de quarante ans non mariée, avaient la voix enrouée, et souvent, quand ils parlaient long-temps, ils éprouvaient une douleur piquante dans le larynx. Le matin, après qu'ils étaient levés, toux forte, glapissante, accompagnée d'élancemens douloureux dans le larynx, et d'une légère expectoration de glaires. Lorsqu'ils marchaient, surtout en plein air, ou qu'ils prenaient des alimens chauds, élancemens et cuissons dans la gorge. Point de fièvre encore ; mais le plus âgé des deux hommes, attaqué

(1) Bibliothèque homœop., vol. II, p. 534 ; 1834.
(2) Hygea, vol. III, pag. 85 ; 1835.
(3) *Ibid.*, p. 163, 1835.

plus fortement que les autres, avait souvent un catarrhe qui amenait une perte totale de la voix.

Je traitai les trois cas par *calc. sulph.*, d'abord non trituré, et en doses successivement moins fortes (jusqu'à la 6ᵉ dilut.). Cependant la dose était toujours de un grain, donnée d'abord tous les deux jours, et puis à des intervalles progressivement plus longs. Le plus âgé des malades ne se rétablit entièrement qu'au bout de dix mois.

354ᵉ OBSERVATION, PAR LE DOCTEUR SCHRON (1).

Je n'avais pas encore jugé l'homœopathie, et n'en étais pas encore partisan, quand je guéris un cas assez avancé de trachéite chronique chez un homme robuste d'une cinquantaine d'années, en lui faisant prendre pendant un assez long temps, tous les jours à plusieurs reprises, quelques gouttes *tinct. digit. purp.* En même temps, le malade mangeait beaucoup de harengs, particulièrement la laite broyée dans de l'huile, et entretenait un vésicatoire à son bras gauche. Le cas avait été fort grave ; le malade éprouvait une douleur térébrante, et parfois il perdait entièrement la voix.

Un autre cas résista à tous mes remèdes jusqu'à ce que le malade, qui était un meunier, renonçât à son état et choisît un autre genre d'occupations. Toutes les fois qu'il était une demi-heure au moulin, il devenait enroué, et avait le matin une toux accompagnée d'expectoration rayée de gris. Quand alors il voulait parler, il était obligé de cracher plusieurs fois avant que de pouvoir se faire entendre.

Dès qu'il ne s'exposa plus à la poussière du grain, il se rétablit bientôt. J'employai *spongia* 9 et *calc. sulph.* 1.

(1) Hygea, vol. III, pag. 164 ; 1835.

355ᵉ OBSERVATION, PAR LE DOCTEUR GROSS (1).

Un jeune homme, d'une constitution phthisique, avait eu en automne une inflammation de poitrine, et, comme c'est ordinairement le cas après les saignées, il était resté depuis maladif, et avait maigri d'une manière extraordinaire. Il était, en outre, tourmenté d'une toux continuelle. Il vint me consulter au printemps. Je crus que *sepia* était le remède convenable, et effectivement, après en avoir pris, il se trouva très-bien pendant quelques semaines, en sorte qu'il renaissait à l'espérance.

Mais le mieux ne se soutint que pendant trois semaines ; et, dès la seconde dose, il retomba plus malade qu'auparavant. Ce symptôme m'a toujours semblé annoncer que le médicament ne convient pas, et qu'il faut en administrer un autre qui ait avec lui de l'analogie. Plusieurs remèdes, entre autres *stannum*, n'opérèrent que sur des symptômes accessoires ; mais la maladie se dessina mieux. Par exemple, chaque fois qu'il avait dormi, sa toux était plus pénible. Je crus devoir lui faire prendre *lachesis*. Les symptômes étaient les suivans :

Toux brève, superficielle, haletante, qui le secouait beaucoup, quelquefois jusqu'à le faire vomir. L'expectoration étai très-difficile, toujours en petite quantité, tantôt peu épaisse, visqueuse ; tantôt épaisse, de forme ronde, et, dans ce dernier cas, dès qu'il avait craché, elle roulait de différens côtés. Souvent il avait beau tousser, se râcler le gosier, il ne pouvait parvenir à cracher. Il n'avait la toux que le jour. C'était là un des caractères de *lachesis*, ainsi que la toux en dormant ; mais le malade ne savait pas s'il toussait pendant la nuit ; ce qui est cependant le cas quelquefois, sans qu'on s'en doute. Toux plus forte après avoir marché en plein air et après avoir parlé, ce qui paraissait lui dessécher le cou et la poitrine, et exciter la toux. Quand le temps était humide ou qu'il avait mangé du poisson, elle devenait également plus pénible. Souvent elle paraissait avoir

(1) Archives homœop., vol. XV, cah. 1, pag. 56 ; 1835.

son siége dans le creux de l'estomac, où il sentait des titillations et de violentes douleurs en toussant, en sorte qu'il devait la comprimer. Pendant l'accès il éprouvait, sous les côtes et dans le larynx, des douleurs semblables à celles d'un abcès, et l'eau lui venait à la bouche. Il avait, en outre, constamment l'haleine courte, surtout après avoir travaillé des bras. Il éprouvait, principalement en se levant de dessus son siége, une telle raideur et une telle faiblesse dans les genoux, qu'il pouvait à peine marcher. Du reste, il marchait toujours courbé, comme par la faiblesse. Avant midi, malaise et manque d'appétit.

Après qu'il eut pris *lachesis*, sa toux augmenta pendant une heure, puis il cracha quelque chose de jaune, mais une seule fois. Bientôt la toux devint moins pénible, et les accès moins fréquens. Mais, au bout de trois ou quatre jours, tout était revenu au même état, excepté le teint et la mine qui étaient meilleurs qu'auparavant. Une seconde dose *lachesis* fit marcher de nouveau la guérison pendant quelque temps. Il en prit encore plusieurs doses; ses douleurs disparurent presque entièrement : sa voix, enrouée, comme celle d'un phthisique, devint plus pleine; il pouvait marcher droit et vite ; se sentait fort et bien portant, et fut même en état de faire un voyage pour ses affaires.

356ᵉ OBSERVATION, PAR LE DOCTEUR SCHLEICHER (1).

Dans les premiers jours de mai 1833, je fus appelé dans un petit village distant de quatre lieues et habité par de pauvres bûcherons et des faiseurs de perles de verre, le village d'Ingelshieb. Pendant la route, une femme de quarante-cinq ans vint me trouver pour me prier de la guérir.

Sa figure longue et maigre, sa respiration pénible qui l'empêchait de parler, son regard maladif, m'annoncèrent de suite une profonde souffrance physique, et ne me permirent guère d'espérer de la guérir. Elle me dit être malade depuis neuf mois.

(1) Archives homœop., vol. XV, cah. 2, pag. 126; 1835.

L'automne précédent, elle s'était exposée quelquefois, en ayant très-chaud, à l'air frais d'une cave, et bientôt elle avait été atteinte d'une toux accompagnée alors d'éjections abondantes de glaires visqueuses. Elle n'avait presque pas d'haleine, ne pouvait manger, et se sentait si faible qu'elle pouvait à peine marcher et devait passer la plus grande partie du jour au lit ; à peine si elle espérait guérir.

Je ne jugeai pas convenable de prescrire à cette pauvre femme des remèdes qu'elle dût acheter, et je lui promis de lui en envoyer. Je lui fis parvenir effectivement, le lendemain, six globules *ipecac.* 30, avec la recommandation d'en prendre un chaque matin.

Huit jours après, j'appris que la toux avait beaucoup diminué. Elle n'en avait plus d'accès que le matin, mais très-faibles. Je lui envoyai donc tous les deux jours un globule *china* 30.

Au bout de seize jours, la malade me manda que la toux était devenue encore plus faible et plus rare. La nuit elle éprouvait un tiraillement convulsif dans les jambes. Elle n'avait pas recouvré l'appétit et se sentait toujours très-faible. Je lui envoyai deux globules *nux vomic.*, et, huit jours après, un globule *sulphur*.

Au bout du mois, la toux avait entièrement disparu. La malade mangeait avec appétit ; mais, vers le soir, elle avait des crampes d'estomac.

Après avoir laissé le soufre agir trente-six jours, je lui envoyai un globule *lycopod*. Un refroidissement troubla l'effet de ce remède, et l'oppression reparut. Je lui fis prendre *sepia*, deux fois à huit jours de distance, et la respiration courte disparut de nouveau. La toux ne revenait pas, l'appétit était bon et la malade recouvrait des forces, seulement elle se plaignait encore d'une pression dans l'estomac. Deux globules *nux vomic.* guérirent ce dernier symptôme.

Je vis la malade six semaines après ; à peine pouvais-je la reconnaître, tant elle avait changé. Elle se porte encore très-bien, et me conserve toujours la plus vive reconnaissance.

357ᵉ **OBSERVATION, PAR LE DOCTEUR HIRSCH** (1).

François Seidler, enfant de dix-huit mois, scrofuleux, était traité depuis vingt jours par un allopathe, au sujet d'une maladie qu'on avait prise dans le principe pour une péripneumonie. Les efforts du médecin étant restés jusque-là sans succès, ses parens effrayés voulurent essayer de l'homœopathie. La maladie présentait les caractères suivans :

Face pâle, tout le corps extrêmement maigre ; les yeux sans éclat, abattus ; les coins de la bouche ulcérés ; les lèvres sèches, enflées, saignant facilement, le palais et la langue chargés, blancs ; soif ; préférence pour les alimens consistans, comme la bouillie au lait ; déglutition difficile. Il était bientôt rassasié, et refusait de manger de la soupe grasse ou de la bouillie au bouillon.

Plusieurs fois par jour il évacuait, au milieu de pressions et de serremens, une petite quantité d'excrémens glaireux, verdâtres.

Souvent les muscles de son visage se contractaient pour pleurer, ses yeux se remplissaient de larmes ; mais, malgré tous ses efforts, il ne poussait qu'un cri enroué qu'on entendait à peine. Respiration sifflante, assez profonde, mais se produisant par le jeu des muscles du ventre et le mouvement continuel des ailes du nez. Accès d'une toux sèche, enrouée, joints à des angoisses, toujours suivis de suffocation. Le larynx n'était pas enflé à l'extérieur : cependant il ne laissait pas que d'être douloureux au toucher, à ce qu'il paraissait. Sommeil très-agité, accompagné de soubresauts inquiets, interrompu par le manque d'air. Température de la peau diminuée, surtout aux joues et autour des genoux. Urine pâle et claire.

Je fis dissoudre *hepar sulphur. calcar.* 6/12 dans six cuillerées d'eau, et je donnai cette solution aux parens, en leur recommandant de lui en faire prendre une cuillerée toutes les deux

(1) Gazette homœop., vol. VII, pag. 113 ; 1835.

heures. Je jugeai convenable d'administrer ce remède à doses aussi souvent répétées ; non seulement parce qu'il me semblait répondre assez bien aux symptômes de la maladie , mais encore parce que c'était un antidote à la poudre de calomel qu'on avait employée jusque-là.

Le lendemain , déjà il s'était opéré un changement favorable sous le rapport des selles ; elles étaient beaucoup plus rares , et l'évacuation se faisait sans effort. Elles avaient d'ailleurs plus de consistance, et étaient d'un brun jaunâtre. Quant aux douleurs de poitrine, elles étaient les mêmes.

Je crus devoir laisser agir encore ce remède quelque temps , mais, les douleurs de poitrine paraissant augmenter, j'administrai le lendemain trois doses *spongia* 3/18, une toutes les quatre heures, en ayant soin toutefois de recommander aux parens de discontinuer si le mieux se déclarait. Dès la seconde dose, il s'était déclaré un changement favorable. La respiration était plus facile, la toux beaucoup moins violente, sans angoisses. Le malade avait aussi dormi trois heures d'un sommeil très-paisible, et pendant tout ce temps la respiration avait été normale, sans interruption. La voix était devenue un peu plus claire.

Dans ces circonstances, je dis à la mère de n'administrer la troisième dose d'éponge que dans le cas d'une exacerbation, mais cela ne fut pas nécessaire. Le lendemain, après une nuit paisible, l'enfant était beaucoup plus gai. Tout ce qui lui restait de ses maux de poitrine, c'était une espèce de râle produit par les glaires, surtout quand il dormait, lequel disparaissait dès qu'on portait l'enfant. La voix beaucoup moins enrouée, l'ap-pétit assez bon; les selles normales. Les derniers symptômes dont j'ai parlé ne diminuant pas , je lui fis prendre une dose *senega* 2/6 ; trois jours après, le petit malade était guéri.

358ᵉ OBSERVATION, PAR LE DOCTEUR EMMRICH [1].

George Schaw, de Weitnau, âgé de quarante ans , grand et

(1) Gazette homœop., vol. VI , pag. 259; 1835.

grêle, maladif dès sa jeunesse, avait sans interruption depuis vingt ans une toux pénible accompagnée de fortes éjections et interrompue souvent par des inflammations de la poitrine, à la suite desquelles les matières qu'il rejetait prenaient pour quelque temps une apparence purulente ; mais toujours ces éjections épaisses et jaunâtres le soulageaient.

A l'approche de ces affections de poitrine, sa respiration devenait de plus en plus courte, de plus en plus oppressée, et depuis plusieurs années l'oppression le mettait hors d'état de travailler dans les champs. A chaque effort se joignait à l'oppression de violentes palpitations de cœur, une chaleur extraordinaire, du malaise qui allait jusqu'à l'évanouissement ; l'appétit disparaissait, la fièvre se déclarait le soir ; la nuit transpiration surabondante, qui l'affaiblissait ; amaigrissement frappant, irritabilité d'esprit allant jusqu'à la fureur pour des bagatelles. On l'avait déjà longuement médicamenté, mais sans grand succès. Une nouvelle affection inflammatoire des organes de la poitrine le décida à s'adresser à moi.

Le 14 octobre 1833, sa maladie offrait les caractères suivans :

Face pâle, maigre ; yeux enfoncés ; pommettes des joues rouges. Vertiges, maux de tête, pression dans les yeux ; bouche amère, glaiseuse ; élancemens et fourmillemens dans les dents et les sourcils. Enflure, pas d'appétit, beaucoup de soif, souvent intarissable. Selles le plus souvent solides ; quelquefois cependant diarrhée. Respiration courte, très-oppressée ; palpitations de cœur, oppression, malaise ; faiblesse de la vue, picotemens des deux côtés de la poitrine, jusque sous les aisselles ; douleur dans la nuque, toux avec picotemens dans la poitrine et éjections rougeâtres, douleur dans le dos, faiblesse et abattement extrêmes dans les membres, pesanteur dans les pieds qui le forçaient à les tenir haut la nuit, pieds froids.

Le soir, fièvre ; la nuit, agitation, très-peu de sommeil ; le matin, transpiration surabondante. Quelquefois cuissons sous la plante des pieds.

Je lui fis prendre toutes les heures *aconit.* 24, une goutte dans 5 ℥ *aq.*

Le 16, douleurs de poitrine moindres, transpiration la nuit plus forte, toux accompagnée de légères éjections, douleurs dans la nuque et le dos. *Sulph.* 3/30 et 2/30, à prendre la première dose le soir, la seconde le lendemain matin.

Le 18, moins de toux, transpiration moindre la nuit, respiration encore très-pénible. Maux de tête, pression dans les yeux, pieds froids, plus de cuissons.

Le 20, sommeil plus tranquille, poitrine moins opressée, membres moins abattus.

Le 22, respiration presque libre.

Le 25, la poitrine assez dégagée ; à jeun, picotemens légers dans toute la poitrine, urine rouge foncé.

Le 27, éruption sans pustules sur la poitrine et le dos.

Le 29, le malade allait très-bien. L'éruption séchait. L'oppression avait disparu. Le malade se sentait aussi bien qu'il ne l'avait jamais été depuis trois ans.

Cependant je lui fis prendre encore une dose *sulphur*, parce que je n'avais éprouvé que trop souvent que les malades qui, dans des cas pareils, se sentent légèrement soulagés d'une souffrance de plusieurs années, ne peuvent s'estimer assez heureux et se croient parfaitement guéris.

Tout a répondu à mon attente, et au-delà. Le malade a pu retourner travailler dans les champs et se trouve encore très-bien.

359ᵉ OBSERVATION, PAR LE DOCTEUR NEUMANN (1).

Un homme de trente-sept ans, d'un tempérament colérique, qui souffrait depuis sa jeunesse d'un engorgement de la glande thyroïde, eut, en revenant d'un voyage pendant lequel un vent froid lui avait soufflé sur la nuque, un accès de suffocation qui le réveilla. Cet accès se renouvelait toutes les nuits, vers minuit. La malade offrait les symptômes suivans :

(1) Communications pratiques de Thorer, vol. II, pag. 148 ; 1835.

Toux accompagnée d'éjections de glaires blanches, visqueuses. Cette toux était excitée par un chatouillement dans le voile du palais, et les secousses se succédaient avec tant de rapidité, qu'il en perdait la respiration et qu'il devait faire d'inutiles efforts pour vomir. Les bâillemens l'excitaient également. A minuit, il se réveillait d'un bon sommeil en toussant légèrement deux fois ; bientôt il lui semblait que son cou se rétrécissait, et il éprouvait de la difficulté à respirer. Cet accès durait quelques secondes au milieu d'une grande inquiétude ; le malade se mettait vivement à genoux dans son lit, s'agitait de tous côtés, et une expiration violente, comme produite par une secousse, annonçait la fin de l'accès. Le malade devait encore avaler quelquefois, comme s'il avait eu quelque chose dans le cou qu'il voulût faire descendre, puis il éructait et se sentait un besoin d'uriner.

S'il respirait de l'*esprit camphré*, l'accès passait plus vite. *Moschus* le soulageait peu, *sambucus* davantage, mais seulement pour quelques instans, ainsi que *veratr.*, *hep. sulphur.*, etc.

Un jour que le malade se réveilla enfin quelques minutes avant l'accès, il sentit comme une membrane muqueuse depuis le voile du palais jusqu'à la langue, laquelle excitait l'accès de suffocation.

Une dose *pulsat.* suffit pour faire disparaître le mal, qui n'a pas reparu depuis.

360° OBSERVATION, PAR LE DOCTEUR SCHULZ (1).

U., de L..bug, âgé de quarante-six ans, d'une constitution robuste, souffrait des douleurs suivantes :

Depuis l'âge de trente ans, coliques causées par des flatuosisités et crampes du bas-ventre, accompagnées d'une forte transpiration.

Depuis quelques années, oppression de la poitrine, grande angoisse, la poitrine et le larynx comme rétrécis.

Ces douleurs ne se faisaient sentir d'abord que toutes les six

(1) Communications pratiques de Thorer, vol. II, pag. 188 ; 1835.

ou huit semaines ; mais depuis un an, elles revenaient tous les quinze jours et ordinairement la nuit.

Il ne pouvait rester au lit pendant le paroxysme ; il fallait qu'il se levât et qu'il passât la moitié de la nuit sans dormir.

L'accès cessait, si le malade pouvait tousser et cracher quelques glaires ; mais il reparaissait aussitôt qu'il se chagrinait ou faisait quelque effort.

Les lavemens le soulageaient d'abord, mais seulement pour quelque temps ; depuis long-temps ils ne produisaient plus rien. Les douleurs étaient d'ailleurs plus violentes qu'elles ne l'avaient jamais été, et le malade croyait mourir bientôt.

A en juger par les symptômes, *arsenic.* devait faire merveille, et je lui en envoyai une dose 5/3o. Mon attente ne fut pas trompée ; trois semaines après, je reçus la lettre suivante :

« La poudre que vous m'avez envoyée a fait des prodiges ; car
» deux heures après l'avoir prise, j'ai senti mes douleurs dimi-
» nuer, et de jour en jour mon état s'est amélioré. Il y a bien des
» années que je n'ai été aussi bien ; car je suis entièrement délivré
» de toutes mes souffrances. »

Je lui aurais donné volontiers encore quelques *antipsoriques*, mais il me déclara qu'il ne prendrait plus rien.

J'ai appris, en août 1832, qu'il continuait à jouir d'une excellente santé.

36: OBSERVATION, PAR LE DOCTEUR CHUIT (1).

Madame R......, de Novarre, âgée de vingt-sept ans, mère de cinq enfans, était, dès le mois d'octobre 1834, atteinte d'une toux irritante, avec crachats visqueux le matin, lorsque, vers le commencement de 1835, en suite d'un refroidissement, elle fut saisie par une forte fièvre. Un allopathe des plus renommés de Novarre lui prescrivit des saignées et divers remèdes qui n'apportèrent pas de soulagement, et l'état fébrile s'exacerbant chaque dixième ou quinzième jour, on avait recours à de nouvelles

(1) Bibliothèque homœop., vol. V, pag. 241 ; 1835.

saignées. La malade se trouvant de plus en plus mal, le docteur conseilla à son mari de lui faire changer d'air, en disant qu'il n'y avait plus pour elle de chances de salut, vu que la condition pathologique de la poitrine était héréditaire (sa mère et une de ses sœurs sont mortes de phthisie tuberculeuse).

Le mari conduisit en conséquence sa femme à Crescentino, son pays natal, et le 4 avril 1835, à six heures du soir, il me fit appeler pour tâcher de pallier au moins ses souffrances.

Tableau de la maladie. Sensation de froid, et frissonnemens à trois ou quatre heures de l'après-midi, auxquels succède une chaleur brûlante, pouls fréquent, serré, peu résistant ; la nuit et le matin, sueur générale, plus forte à la poitrine et à la tête ; chatouillement au larynx, et sensation de froid à la gorge ; toux le matin avec crachats visqueux, blancs, douceâtres, très-abondans ; pendant le jour, la toux est sèche, irritante, plus forte après le dîner, jusqu'à exciter le vomissement des alimens ; sensation de poids au sternum ; douleur aux dernières vraies côtes droites, avec élancemens par le mouvement et par une inspiration profonde ; la douleur diminue par l'application du chaud extérieur ; enrouement matin et soir ; bouche sèche, soif ; pas d'appétit et même aversion pour les alimens ; dyspnée ; palpitations de cœur au plus léger effort ; sommeil inquiet, agité par des rêves effrayans ; mélancolie, crainte de la phthisie. Je donnai aussitôt *aconitum* 2/15 à répéter trois fois.

Le 5 avril, au matin, la sueur a été moindre ; même prescription.

Le 6, le sommeil a été tranquillé, pas de sueur, toux modérée ; l'après-midi, ni frissons, ni fièvre ; elle a mangé avec goût.

Les 7 et 8, le bien-être continue, elle est plus forte ; il y a encore cependant de la toux le matin, mais les crachats sont plus faciles, *nux* 3/30 le soir.

Les 9 et 10, la toux a diminué, n'a plus lieu pendant la journée, mais seulement le matin, avec un ou deux crachats muqueux, rendus sans efforts. Elle a fait une promenade à pied de plus d'une demi-lieue sans être fatiguée ; elle est de très-bonne humeur, et elle me dit qu'elle est guérie.

Le 11, même bien-être ; petits boutons pruriteux au front, *sulphur.* 4/30 répété trois jours de suite.

Le 16, les boutons ne démangent plus, les forces augmentent, elle mange avec appétit et digère très-bien.

Le 25, madame R. est partie pour Novarre, d'où son mari m'écrivit qu'ayant présenté sa femme au docteur qui l'avait soigné, en lui disant qu'elle était redevable de son bien-être à l'homœopathie, celui-ci a répondu que la guérison était due au changement d'air plutôt qu'à la médecine ; mais madame ayant insisté sur les effets qu'elle a réellement éprouvés des remèdes, le médecin a haussé les épaules en disant qu'il ne pouvait le croire, et que d'ailleurs il ne lui convenait plus d'étudier une nouvelle doctrine.

362e OBSERVATION, PAR LE DOCTEUR CLÉMENT (1).

M. Pontremoli, professeur de langue hébraïque, âgé de vingt-deux ans, d'un tempérament nerveux, sec, irritable, voix criarde, obligé de beaucoup parler, rhumes fréquens, malade depuis un an, obligé de suspendre ses cours.

Tête libre. Face décolorée, sèche, creuse, ridée ; boutons rouges, pointus, épars, fixes, sans démangeaison. Nez effilé, sec, point d'hémorrhagie. Gorge rouge, irritée, cuisante ; palais abaissé ; chatouillement au larynx. Poitrine souvent irritée, chaleur derrière le sternum, persistante ; toux sèche, par quinte, très-forte, déchirante le matin, et depuis minuit jusqu'à quatre heures du matin ; chaque quinte dure une heure. Suffocation surtout aux changemens de temps ; douleur fixe à la mamelle droite ; palpitations en marchant vite ; l'exploration stéthoscopique a fourni un son très-fort le long du rameau bronchique sous-axillaire droit, râlement quelquefois aigu à la partie supérieure du sternum ; cependant le malade crachait peu ou point ; on n'en-

(1) Bibliothèque homœop., vol. VI, pag. 164 ; 1836.

tendait pas au dessus et au dessous du sein droit le poumon se di-
later et s'affaisser, et à la percussion on retirait un son mat ; aggravation par vent sec et froid.

Estomac : fonctions digestives bonnes ; point de soif ; cependant
selles dures, irrégulières.

Extrémités froides le soir.

Peau : transpiration très-faible ; dartres rouges, farineuses,
boutons rouges, plats, se couvrant d'une pellicule croûteuse,
blanche, persistante sur le dos ; démangeaisons le soir.

Remèdes administrés : *aconit* répété, *puls.* aussi répété, *aur.*,
sulph., *graphit.* et *nux.* — *Aconit.* enleva l'irritation avec le secours de *nux* et *puls.* alternés, d'une manière beaucoup plus
prompte que je ne l'eusse espéré ; les dartres avaient éprouvé
peu de modification ; je donnai quelques prises *sulph.* et *aur,*
alternés, qui d'abord parurent peu agir, mais au premier mois les
dartres diminuèrent d'étendue et de rougeur ; le nombre des boutons qui hérissaient le front et la face alla en diminuant progressivement ; je laissai beaucoup de temps aux doses pour achever
leur action, puis je revins à *puls.*, *nux* et *aconit.*, qui achevèrent
la cure des symptômes pectoraux ; l'affection herpétique dura
plus long-temps et ne disparut entièrement qu'au bout de six
mois.

363ᵉ OBSERVATION PAR LE DOCTEUR MALAISE (1).

Joséphine Charlier, âgée de vingt-quatre ans, journalière,
d'un tempérament lymphatique, est amenée à l'hôpital le 29
août. Depuis l'hiver dernier, cette femme est attaquée d'une affection de poitrine dont le principal symptôme est une toux avec
expectoration, accompagnée de sueur pendant la nuit. Elle a
été soumise à plusieurs reprises au traitement antiphlogistique,
qui n'a point empêché la maladie de faire des progrès. Il y a
environ dix jours que la malade a été en proie à une violente
émotion morale (une grande frayeur), qui fit subitement passer
son affection chronique à l'état aigu.

(1) Bibliothèque homœop., vol. VI, pag. 339 ; 1836.

Symptômes de la maladie : vertiges en se baissant, céphalalgie pulsative à l'occiput et au front ; chute de cheveux, qui continue depuis trois mois ; les yeux supportent difficilement la lumière ; conjonctives injectées ; assourdissement et murmure des oreilles ; douleur pongitive avec sécheresse dans la gorge, accompagnée de tiraillement aux oreilles. La déglutition de la salive augmente ce symptôme, tandis que le passage des boissons produit du soulagement ; soif, inappétence, langue blanche, rouge à la pointe et aux bords ; douleurs d'estomac, comme s'il était blessé. Ce symptôme est augmenté par la pression et par l'inspiration ; les règles ont coulé il y a environ quinze jours ; elles ont été précédées, comme de coutume, de flueurs blanches ; voix rauque, toux creuse, tantôt sèche, tantôt humide, avec expectoration puriforme ; ce symptôme a plutôt lieu la nuit que le jour. La toux diminue de fréquence lorsque la malade est couchée en supination, ayant la tête fort élevée ; respiration courte, grand essoufflement et palpitation au moindre mouvement ; douleur de courbature aux lombes et aux membres ; nuits agitées, insomnie, chaleur à la peau, fièvre, sueurs abondantes pendant la nuit, lesquelles se renouvellent le jour lorsqu'elle peut dormir. Les symptômes sont plus violens le soir et la nuit que pendant le jour ; caractère mélancolique, portée aux pleurs. Cette femme est soumise à la diète, au repos et à la tisane d'orge et de réglisse, pendant l'espace de trois jours, afin d'apprécier la marche de la maladie sans l'emploi des moyens homœopathiques. Pendant l'usage de cette médecine dite expectante, l'état de la malade, loin de s'améliorer, devient de plus en plus grave.

La nuit du 31 août au 1ᵉʳ septembre est marquée par une aggravation violente des symptômes ; il se déclare une toux trachéale douloureuse, occasionant de vives souffrances aux oreilles et au pharynx ; les parties latérales du cou sont brûlantes et douloureuses. Ne pouvant continuer plus long-temps le rôle de spectateur en présence des souffrances de la malade, je me décide à lui administrer, le 1ᵉʳ septembre, à quatre heures du matin, trois globules de *pulsatille*. A huit heures du matin, le médecin de l'hôpital vient faire sa visite ; la malade était encore dans un état plus alarmant que la nuit. Je dois faire quelques instances pour que le médecin retarde jusqu'après-midi l'application de seize sangsues, moyen qu'il jugeait nécessaire pour sauver la malade. Je l'assure que cette exaspération est due à l'influence du remède, et j'ajoute que je me charge d'appliquer moi-même les sangsues si l'amélioration se faisait attendre ; et en effet, à une heure de l'après-dînée, il existe un mieux très-prononcé dans l'état de la malade ; la fièvre est tombée, et les douleurs son tbeaucoup diminuées.

A six heures du soir, nouvelle exaspération des symptômes ; réapparition de la fièvre. Je prescris deux doses d'*aconit.* 2/24 à prendre à six heures d'intervalle, et une dose de *belladon.* 2/30 pour le 2 septembre, à six heures du matin.

Le 3, dans la journée, la malade n'inspirait plus la moindre crainte ; la fièvre, les douleurs de la tête et la plupart des symptômes avaient disparu.

Le 4, il existait encore de légères douleurs à la gorge, avec tiraillement aux oreilles ; vertiges comme produits par l'ivresse ; sensation d'un poids à l'épigastre, dans l'inspiration profonde. La nuit, toux avec expectoration puriforme ; sueurs nocturnes abondantes. Prescription : *mercur. solub.* 3/12.

Le 5, tous les symptômes de la fièvre disparaissent.

Le 6 et le 7, la malade a une diarrhée qui a cédé à la *camomille* et à la *rhubarbe.*

Le 11, les symptômes de la poitrine ne se sont point améliorés ; les sueurs colliquatives de la nuit ont toujours lieu. Prescription : *kali carbonic* 3/30.

Le 12, éruption de taches rouges, de la grandeur d'une lentille, aux mains et aux avant-bras. Les jours suivans, les sueurs nocturnes deviennent moins abondantes, la toux est moins forte, l'expectoration prend un aspect plus naturel. Vers la fin du mois, la malade quitte l'hôpital dans un état de santé qui surprend beaucoup le médecin de l'hospice, qui ne peut croire à la guérison de cette maladie. Il y a disparition complète de la toux, de l'expectoration et des sueurs.

A la sortie de l'hôpital, la malade a reçu cinq globules de *carbo vegetabilis*. J'ai eu occasion de revoir cette femme au milieu du mois d'août dernier ; elle paraissait continuer de jouir d'une bonne santé.

CANCER.

364ᵉ OBSERVATION, PAR LE DOCTEUR CASPARI (1).

P., laboureur des environs de Leipzig, d'une constitution vigoureuse, né de parens sains, et toujours bien portant lui-même, marié depuis plusieurs années, vit se former petit à petit sur la lèvre inférieure un petit squirrhe de la grosseur d'un pois chiche, couronné d'une eschare noire, auquel il ne pouvait attribuer d'autre cause que de longs chagrins domestiques. Un chirurgien imprudent lui cautérisa plusieurs fois cette tumeur, jusqu'à ce qu'elle disparût ; mais à sa place se forma aux deux coins de la bouche, sur la lèvre inférieure, un ulcère indolent, à bords relevés, inégaux, de couleur blanche, qui ne jetait qu'une petite quantité de pus peu épais et sans mauvaise odeur particulière, d'un rouge pâle dans le fond, et de la grosseur d'un liard. Il salivait en outre constamment ; sa salive était corrosive, au dire d'une personne qui avait posé son pied nu dessus. Du reste, il n'existait en lui aucun autre symptôme maladif ; son caractère était violent, son humeur chagrine, et il prétendait que sa maladie et ses chagrins domestiques lui ôtaient tout goût à la vie.

Cette dernière circonstance, jointe à l'exacerbation du mal par le chagrin et la peine, me décidèrent d'abord à lui administrer

(1) Archives homœop., vol. IV, cah. 2, pag. 29 ; 1825.

nux vomica, dont je lui fis prendre le matin à jeun une dose 18, en lui recommandant d'éviter avec soin tout ce qui pourrait le contrarier.

Le lendemain il éprouva, en sortant en plein air, des démangeaisons plus vives ; les deux ulcères étaient devenus plus purs, s'étaient relevés, saignaient un peu lorsqu'on les touchait, jetaient un pus blanc, et étaient moins larges, surtout celui du côté gauche. Extérieurement, je n'y avais fait mettre que de la charpie sèche.

Le cinquième jour, l'ulcère de gauche était fermé entièrement par une bonne cicatrice ; mais celui de droite suppurait encore comme auparavant.

Le sixième jour, je lui fis prendre *conium macul.* 21. L'amélioration fit des progrès rapides , et le dixième jour il était parfaitement guéri.

365ᵉ OBSERVATION, PAR LE DOCTEUR CASPARI (1).

Une jeune femme de vingt-deux ans, d'une constitution délicate, mais bien portante néanmoins, s'était donné un coup cinq ans auparavant au sein gauche, et avait, depuis ce temps, un squirrhe qui s'était développé lentement et avait atteint alors la grosseur d'une noix. Rarement il lui faisait mal, mais il était immobile ; la peau qui le recouvrait avait une couleur naturelle et lui causait quelquefois des démangeaisons. Au reste, la maladie était purement locale, au moins ne paraissait-elle pas exercer la moindre influence sur le reste de l'organisme. Ayant égard à la cause qui avait produit ce squirrhe, je prescrivis *conium maculat.* à très-petite dose, remède qui répondait parfaitement à l'endurcissement des glandes, résultant du coup et de la contusion. Bientôt après, elle ressentit des élancemens plus forts dans la tumeur ; ces élancemens ne durèrent pas long-temps, mais ils revinrent le soir. Le lendemain, la tumeur elle-même était un peu moindre et plus mobile. Je découvris alors que sous ce squirrhe il y en avait un autre plus gros sur lequel était enté le

(1) Archives homœop., vol. IV, cah. 2, pag. 22 ; 1825.

premier en quelque sorte. Au reste, la faible dose de médicament que je lui avais fait prendre cessa bientôt d'agir, et l'amélioration s'arrêta. Je choisis alors *camom.*, et en administrai à la malade, le quatrième jour, une goutte 3, qui produisit bientôt un changement remarquable dans son état. Pendant quinze jours qu'agit le remède, il se manifesta chaque soir une exacerbation propre à la camomille, mais qui cessait le lendemain matin. Dans la première soirée, le squirrhe avait augmenté jusqu'à la grosseur d'un écu et lui causait des palpitations et des pressions douloureuses ; mais le lendemain matin il avait repris sa grosseur ordinaire et ne la faisait plus souffrir : il était même un peu plus mou. Le soir il avait crû de nouveau ; mais le lendemain matin il était beaucoup moindre que la veille à pareille heure. Tout en diminuant ainsi, il devenait plus mobile, et la grosseur qu'on sentait au dessous de lui s'amollissait également. Ces alternatives d'exacerbation et de rémission durèrent pendant dix jours ; mais tout ce temps le squirrhe ne cessa de diminuer. Le douzième jour, il n'y eut pas d'exacerbation le soir, et le lendemain matin la tumeur n'avait plus que la grosseur d'un centime ; mais la guérison s'arrêta. Ayant administré sans succès un grand nombre de remèdes intérieurs, je crus que le plus sage était de recourir aux médicamens extérieurs, et en conséquence je prescrivis *tinct. cicut.* dont on devait lui frotter chaque soir la partie malade. Au bout de huit jours, la tumeur avait disparu.

366ᵉ OBSERVATION, PAR LE DOCTEUR CASPARI (1).

Le journalier Billig, de Grosstadtel, avait depuis quelques années, au milieu de la lèvre inférieure, un squirrhe de la grosseur d'un petit pois, qui provenait, disait on, de la pression de la pipe sur les lèvres. Au dessus de cette tumeur, il existait une longue ligne exulcérée, et la peau s'était convertie en une masse filandreuse blanche qui ressemblait beaucoup à du lard. Les bords du squirrhe étaient cornés et tout unis, la surface du côté des

(1) Archives homœp., vol. IV, cah. 2, pag. 24 ; 1835.

dents enflée, molle, fongueuse, d'un aspect naturel. En chambre, le malade n'éprouvait aucune douleur; mais aussitôt que le squirrhe était frappé par le grand air, il lui causait des élancemens douloureux par intervalles. Du reste, il était bien portant et vigoureux. Il m'avait été envoyé par un chirurgien qui me demanda de le soumettre à une autre espèce de traitement.

La maladie provenant de pressions et de contusions, je lui fis prendre *conium maculat.* 15, dont j'espérais d'heureux effets. Je lui administrai le médicament le soir, et à minuit déjà s'était déclarée une crise, signe évident que le remède commençait à agir. Il prouva, dans toute la circonférence de l'induration, des démangeaisons et des déchiremens douloureux, lesquels se faisaient même sentir quelquefois dans les genoux, et continuaient en chambre. Au bout de trois jours, la plaie, dont la peau avait été détruite, était couverte d'une eschare; la dureté était elle-même plus molle et moins relevée. Le malade m'assura qu'il se sentait beaucoup mieux et beaucoup plus fort qu'auparavant; son sommeil était parfaitement tranquille, son appétit plus grand que jamais. Dès-lors il n'éprouva plus de douleurs. Petit à petit le fond du squirrhe se rétrécit. Plusieurs remèdes intérieurs que je lui fis prendre ensuite firent disparaître l'enflure de l'intérieur de la lèvre, mais ne purent guérir la tumeur. Au bout de huit semaines, je résolus enfin d'employer les remèdes homœopathiques extérieurs; mais j'appris que le malade s'était fait opérer. Il était à supposer que l'opération réussirait, puisque mes médicamens intérieurs avaient déjà fait disparaître toutes les souffrances dynamiques, détruit l'influence que le mal avait eue sur l'organisme, et l'avaient isolé complétement, en sorte qu'il n'y avait plus à craindre qu'il agît encore sur l'organisme entier.

367ᵉ OBSERVATION, PAR LE DOCTEUR STAPF (1).

Christiane Itting, enfant de dix ans et demi, fille d'un vigneron près de Naumbourg, souffrait depuis long-temps déjà d'une

(1) Archives homœop., vol. VII, cah. 2, pag. 56; 1828.

enflure douloureuse des glandes submaxillaires et d'autres maux qui annonçaient une constitution scrofuleuse, ainsi que tout son extérieur. Elle avait le visage pâle, boursouflé et un assez gros ventre. Au commencement de mai 1827, elle fut attaquée d'une inflammation scrofuleuse des yeux qui troubla bientôt la cornée. Ses parens s'adressèrent à plusieurs médecins, entre autres à un oculiste renommé et professeur dans une académie; mais la maladie ne fit qu'augmenter en dépit de tous les remèdes, des sangsues, des laxatifs, des révulsifs, des collyres et des onguens, et malgré les soins dont la petite malade était l'objet. Enfin, après quatre mois de traitement allopathique, on s'adressa à moi. Je la vis alors pour la première fois; elle était dans un triste état. Sa maladie présentait les symptômes suivans :

L'œil gauche peu enflammé, mais la cornée toute trouble, sale, la pupille très-dilatée, la vue très-affaiblie. Elle ne percevait les objets que comme à travers un épais brouillard et très-indistinctement.

L'œil droit, par contre, enflammé au plus haut degré, les paupières enflées, rouges, écorchées; une matière corrosive, peu épaisse, purulente, coulait des coins de ses yeux comme d'abondantes larmes, et lui rongeait les joues. Horreur de la lumière. Le moindre rayon lumineux augmentait les douleurs de l'intérieur de l'œil, qui lui causait d'ailleurs des cuissons, des élancemens et des percemens violens et s'étendant souvent jusque dans le front. Les paupières fermées, collées fortement par cette matière; souvent elle y éprouvait des cuissons et des démangeaisons douloureuses. Elle ne pouvait ouvrir les yeux même en marchant. Si elle parvenait à les ouvrir dans l'obscurité, non sans de grands efforts et pour quelques instans seulement, elle assurait qu'elle ne voyait absolument rien; tout était confondu, pêle-mêle, comme de sombres nuages. Un regard fugitif, momentané, imparfait, tel que le lui permettaient ses paupières constamment fermées par crainte de la lumière, laissait voir tout l'intérieur de l'œil rouge, enflammé, la cornée couverte d'abcès et de taches dont la vraie nature ne pouvait être reconnue sur-le-champ. Outre cette ophthalmie, l'état de la malade n'était rien moins que normal. Son corps était assez maigre, sa face gonflée, pâle, son appétit moindre qu'auparavant, ses selles irrégulières, tantôt dures, tantôt en diarrhée ; son urine blanchâtre, son sommeil très-agité, interrompu, plein de rêves ; ses glandes fortement enflées et douloureuses ; son humeur chagrine, triste. Depuis long-temps elle souffrait, et son état n'avait fait jusque-là qu'empirer lorsqu'on me l'apporta. Depuis quelques jours on ne lui donnait plus de remèdes ; on se bornait à lui humecter les yeux avec du lait tiède.

Le plus pressant, à mon avis, c'était de diminuer l'inflammation et d'arrêter autant que possible les ravages qu'elle exerçait dans l'organisme. Pour cet effet, deux remèdes me paraissaient également bons, l'*aconit* et la *belladonne;* cependant plusieurs raisons importantes me décidèrent pour ce dernier. La malade n'ayant pris aucun médicament depuis plusieurs jours et ayant suivi d'ailleurs un régime convenable, je n'hésitai pas à lui en faire prendre sur-le-champ, le 2 septembre, *la plus petite partie d'une goutte* 3o. Le 4, lorsque je la revis, les violentes douleurs du globe de l'œil et l'horreur de la lumière avaient un peu diminué ; ce qui fut plus sensible encore le 6, où la petite fille pouvait, sans de trop grands efforts, tenir son œil ouvert quelque temps dans l'obscurité. L'albugine, d'ailleurs, était moins enflammée ; mais la cornée était toujours aussi trouble et aussi malade ; la malade assurait qu'elle ne distinguait absolument rien. La *belladonne* ayant répondu ainsi à mon attente, j'étais en droit d'espérer qu'elle continuerait à produire d'aussi heureux effets, et je la laissai agir jusqu'au 9. Ce jour-là, la maladie présentait les symptômes suivans :

L'horreur de la lumière avait encore diminué, ainsi que les élancemens et les douleurs perçantes dans le globe de l'œil. Les paupières étaient encore très-enflammées, moins cependant qu'auparavant ; elles étaient aussi moins douloureuses ; l'écoulement moindre, le pus bon. La malade pouvait ouvrir dans l'obscurité les paupières un peu davantage, ce qui me permit d'examiner de

plus près que je ne l'avais pu jusque-là l'état du globe de l'œil.
Je trouvai l'albugine très-rouge encore, la cornée couverte çà
et là d'ulcères sur lesquels s'étendaient des vaisseaux enflammés
en gros faisceaux, et trouble en général. Au segment inférieur
de la cornée, on apercevait une tache relevée d'un rouge plus
foncé que partout ailleurs, que je reconnus bientôt pour la base
d'un fungus hématode de la cornée, lequel, partant de la cornée,
s'étendait jusqu'à l'iris, humide, aqueux, et remplissant presque toute la moitié inférieure de la chambre antérieure de l'œil.

L'état de l'œil gauche n'avait point changé ; la cornée en était
trouble, sale, semée çà et là de taches légères ; la vue très-
faible.

On voit que le cas était des plus graves. Le fungus qui s'était
formé peu à peu pendant le traitement allopathique menaçait de
s'étendre de plus en plus et de couvrir enfin l'œil entier. L'expérience apprend combien l'opération réussit rarement dans des
maladies pareilles, et combien il est même rare que l'extirpation
de l'œil s'opère sans que le malade coure les plus grands dangers.
Il était évident que cette inflammation chronique et ce monstrueux fungus avaient de profondes racines dans l'organisme ;
aussi était-il problématique qu'un traitement local réussît. Il fallait donc attaquer la maladie originelle d'où provenait la maladie des yeux.

De tous les remèdes antipsoriques, celui qui répondait le
mieux au cas actuel, était *calcar. carbon*. Je lui en fis donc
prendre *trois globules* 12, le 9, c'est-à-dire après que la belladone eut agi sept jours. Cette dose était bien forte, d'après les
expériences récentes, et pouvait facilement amener une crise que
rien ne nécessitait. Il y eut effectivement exacerbation jusqu'au
13 ; les douleurs des paupières étaient plus vives, l'écoulement
de matière plus abondant ; l'horreur de la lumière plus grande,
les douleurs de l'œil plus violentes, les glandes du cou plus sensibles, l'humeur plus triste ; la peau même lui causait des démangeaisons pénibles, ce qui ne lui était jamais arrivé auparavant.
Mais le 14, déjà, s'était déclarée une légère amélioration ; les

paupières étaient moins rouges, moins enflammées, moins écorchées ; l'écoulement avait diminué, le pus était bon, l'horreur de
la lumière moindre. L'état général de la malade paraissait d'ailleurs s'améliorer ; les glandes étaient moins douloureuses, plus
molles et plus petites ; la face moins pâle, moins enflée ; les
selles plus régulières, le ventre moins dur, l'humeur plus gaie.
A la fin de septembre, la malade pouvait tenir pendant des quarts
d'heure les yeux ouverts sans éblouissemens et sans douleurs ;
l'inflammation si terrible du bulbe paraissait beaucoup moins
forte, la cornée était encore toute trouble, les ulcères et les taches encore considérables, et le fungus d'un rouge un peu moins
foncé, mais encore très-grand. Naturellement la vue n'était pas
très-bonne.

L'amélioration continuant, et le *calcar. carb.*, comme tous les
antipsoriques, agissant lentement et long-temps, je résolus de
n'administrer encore aucun remède, et je n'eus qu'à m'en applaudir en voyant le mieux faire chaque jour de nouveaux progrès, en sorte que le 16 octobre, c'est-à-dire quarante-quatre
jours après l'administration du *calcar.*, la maladie présentait les
symptômes suivans :

La cornée de l'œil gauche beaucoup moins trouble et moins
sale, plus transparente ; les taches moins épaisses, un peu plus
petites ; la vue un peu meilleure.

Les paupières de l'œil droit encore un peu enflammées, peu
rouges, peu douloureuses, et ne causant plus que de légères démangeaisons. L'écoulement, beaucoup moindre, n'était d'ailleurs
plus corrosif, mais l'œil pleurait toujours. La nuit, les paupières
beaucoup moins collées. Il lui était d'ailleurs plus facile de les
ouvrir et de les tenir ouvertes assez long-temps, même par un
jour modéré. La rougeur inflammatoire du globe de l'œil avait
disparu en grande partie, les ulcères étaient beaucoup plus petits,
plus purs ; les faisceaux des vaisseaux enflammés beaucoup moins
gros, les taches plus claires, plus petites. Le fungus et les autres
ulcères de la cornée, d'un rouge si foncé auparavant, beaucoup
plus pâles, et évidemment moins gros. Les douleurs si violentes,

les élancemens, les percemens qui l'avaient tant fait souffrir au-paravant, beaucoup moindres. L'horreur de la lumière moins grande. Elle pouvait assez bien supporter alors la clarté du jour, et sa vue s'était renforcée : elle distinguait les objets assez bien.

Elle se trouvait d'ailleurs beaucoup mieux sous tous les rap-ports.

Pensant que *calcar.* avait produit tout ce qu'il pouvait pro-duire, je fis prendre à la malade, le 24 octobre, une dose *semen lycopod.* 12, deux globules.

Pendant quelques jours, ce remède détermina une crise im-portante, au point que je commençais à craindre une rechute. Les paupières devinrent plus rouges et plus douloureuses, l'écou-lement plus fort, l'intérieur de l'œil plus enflammé, la vue moins distincte. Mais, au bout de quelque temps, cette exacerbation, produite par la dose trop forte de *lycopod.*, fit place à une amé-lioration visible. Le 15 novembre, la rougeur des paupières avait presque entièrement disparu, ainsi que l'humidité et les douleurs; le globe de l'œil était à l'état normal, à l'exception de l'excroissance fongueuse et des taches; on n'y apercevait plus que quelques vaisseaux légèrement enflammés sur la cornée et l'albugine. Les taches d'ailleurs étaient beaucoup moins épaisses, plus claires; les ulcères de la cornée avaient disparu sans laisser de traces, pour ainsi dire; les douleurs dans le globe de l'œil avaient considérablement diminué, ainsi que l'horreur de la lu-mière; la vue était beaucoup meilleure, en sorte qu'elle pouvait distinguer assez bien même de petits objets. Le fungus était d'un rouge pâle et évidemment plus petit, quoiqu'il fût facile de l'a-percevoir encore, comme un corps étranger dans la chambre an-térieure de l'œil. En général, l'enfant devenait de plus en plus gaie; elle avait presque une mine florissante, signe incontestable, que son état s'améliorait en même temps que ses yeux.

Dans ces circonstances, je ne vis pas d'inconvénient à laisser agir *lycopod.* jusqu'au 10 décembre, et effectivement la guérison continua à faire de remarquables progrès. Je commençai donc à croire, ce dont j'avais presque désespéré, que je ferais disparaître entièrement le fungus en détruisant la psore intérieure au moyen de mes remèdes. Je fis prendre en conséquence à la malade, le 11, *sepia* 1/30. Au bout de six semaines, l'inflammation de l'intérieur de l'œil et des paupières avait entièrement disparu, la cornée était beaucoup moins trouble, et les taches avaient beaucoup diminué. La vue, d'ailleurs, s'était essentiellement renforcée ; le fungus était beaucoup plus petit et presque tout pâle.

Mais il fallait encore un grand nombre d'antipsoriques pour détruire le mal dans sa racine. Je choisis, vu l'enflure toujours considérable des glandes submaxillaires, ainsi que les restes du fongus et les taches encore existantes sur la cornée, *silicea*, de tous les remèdes celui qui agit le plus puissamment sur le système glanduleux. J'en fis donc prendre à la malade *un globule* 12, le 30 janvier 1828.

Je la revis à la fin de février, et, à ma grande joie, je trouvai l'enflure des glandes extraordinairement diminuée, la cornée beaucoup plus pure, plus claire, le fungus presque entièrement disparu, en sorte qu'elle pouvait non seulement voir, mais même lire. La cornée de l'œil gauche était parfaitement claire et transparente. Je laissai agir encore le remède.

Au milieu d'avril, les deux yeux étaient purs, la vue parfaite, l'inflammation avait disparu sans laisser la moindre trace ; seulement, à la place du fungus, la cornée était encore un peu trouble, leucomateuse. Je lui donnai, le 20, *calcar. carb.* 2/18, qui, dès le lendemain, détermina une crise homœopathique qui cessa cependant bientôt. Dès lors la guérison ne cessa de faire des progrès jusqu'au milieu de juin. A cette époque, la cornée était encore légèrement trouble, mais la vue n'en était pas moins bonne ; les yeux, du reste, étaient purs et clairs, et cette enfant, si maladive auparavant, offrait l'image de la santé.

368e OBSERVATION, PAR LE DOCTEUR MUHLENBEIN (1).

En décembre 1823, le voiturier Kamehl conduisit chez un

(1) Archives homœop., vol. VII, cah. 1, pag. 51 ; 1828.

jeune médecin de cette ville, sa petite fille, âgée de cinq ans, qui souffrait beaucoup d'une maladie d'yeux. Après l'avoir examinée, le médecin déclara que c'était un fungus, et que le seul moyen de la guérir était de lui extirper promptement l'œil malade. Il prescrivit en même temps *cicuta* et *mercur.*, à assez fortes doses. Le père, très-inquiet sur son enfant, vint me consulter. Je lui déclarai à mon tour que jamais je n'avais vu guérir de cette maladie, et que l'extirpation même ne servirait de rien ; cependant je lui conseillai d'aller trouver un chirurgien habile et de faire ce qu'il lui dirait, dans le cas où la maladie ne serait pas incurable, et même de consulter plusieurs autres médecins. Le chirurgien affirma qu'il avait traité lui-même cinq cas pareils qui auraient tous été mortels sans l'extirpation. Les autres médecins confir-mèrent son jugement. J'allai voir moi-même le chirurgien pour m'informer s'il persistait dans son opinion, et s'il était sûr de sauver la petite malade au moyen de l'extirpation. Il me répondit que la maladie était incurable, et que l'extirpation était le seul remède qui offrît peut-être quelque chance de lui prolonger la vie pour quelques mois. J'éprouvais une peine extrême à sou-mettre une enfant si jeune à une opération aussi douloureuse et aussi incertaine cependant, et je me décidai à essayer des remèdes homœopathiques. Le père y consentit, aimant mieux, puisque sa fille devait mourir, adopter un traitement plus doux et moins douloureux.

Henriette Kamelh, âgée de cinq ans, blonde, d'un teint qui changeait à chaque instant, d'une constitution robuste et d'un caractère excellent, avait été atteinte, au commencement de dé-cembre 1823, d'un mal d'yeux, sans que les parens pussent dire d'où il provenait. Elle se plaignait d'élancemens dans l'œil gau-che, de faiblesse de la vue, ne pouvait supporter la lumière, éprouvait de temps en temps des élancemens dans la tête, presque toujours du côté gauche, et souvent aussi de violentes douleurs dans la jambe droite et au côté droit des reins. Ces douleurs étaient telles qu'elles l'empêchaient de marcher et lui donnaient la fièvre. Elle avait eu dix accès en deux mois.

Appétit très-modéré, selles irrégulières, urine souvent de couleur sombre, sommeil souvent très-agité.

Dans les premiers jours de sa maladie, l'enfant s'était plainte
de violentes douleurs dans l'œil gauche; elle ne pouvait l'ouvrir.
Il s'y était formé un point rouge assez grand qui pénétrait profondément dans l'intérieur, et permettait de voir que le développement s'opérait de l'intérieur à l'extérieur : à l'exception de ce
point, la cornée était à l'état normal. On pouvait en sentir à
l'extérieur l'élévation ou plutôt la dureté, et même la voir,
l'œil étant fermé. Des larmes abondantes ne cessaient de couler
de l'œil malade; l'albugine était très-rouge, surtout du côté
du nez; les deux pupilles dilatées, la vue de l'œil gauche absolument perdue, l'iris injecté de vaisseaux sanguins et d'un
brun très-foncé. Les élancemens duraient toujours, mais moins
long-temps qu'auparavant. Quelquefois ils étaient assez faibles;
alors ils étaient accompagnés de fièvre et de violentes douleurs
dans le genou droit.

Je proscrivis tous les alimens qui auraient pu contrarier l'effet
des remèdes homœopathiques; mais je permis par contre à l'enfant
d'aller se promener tant qu'elle le voudrait, en plein air, sans
abat-jour et sans bonnet, à moins qu'un paroxysme ne la retînt
au lit, ou que ses douleurs à la cuisse, au genou ou à la jambe,
ne l'empêchassent de marcher. Dans l'intervalle s'étaient déclarés
du malaise et des vomissemens.

Ce fut le 13 mars 1824 que je lui fis prendre la première dose
bellad. 26, gutt. 1, et *sacch. lact.* 4 grains. Je laissai agir le
remède jusqu'au 22, et renouvelai la dose le 30 et le 6 avril.

Le 13, je lui donnai *nux vom.* 30, dose qui fut répétée trois fois
jusqu'au 24. L'œil pleura beaucoup et il lui fut impossible de
l'ouvrir. La lumière la faisait beaucoup souffrir, ainsi que les
jambes, et le fungus était devenu tellement gros qu'il menaçait
à chaque instant de se crever. La répétition trop fréquente de la
nux vom. était peut-être la cause de ce redoublement de la maladie. Pouls normal, appétit très-modéré, sommeil bon.

Le 31 mai et le 9 juin, je lui fis prendre de nouveau *bellad.*

3o. L'écoulement lacrymal cessa, la lumière ne lui fit plus autant de mal, l'œil put s'ouvrir de nouveau et le fungus s'arrêta dans sa croissance.

Le 16, le 24 juin, le 1ᵉʳ, le 15, le 29 juillet, nouvelle dose de *belladonne*. Le fungus s'aplatissait et perdait sa couleur rouge. L'enfant devenait de jour en jour plus gaie et mieux portante.

Le 12 août, le 19 septembre, le 11, le 25 octobre, le 13, le 23 novembre, le 14 et le 28 décembre, nouvelle dose de *belladonne*. La forme de l'œil devenait de plus en plus naturelle, le fungus de plus en plus petit et gris. A la lumière ou le soir à la chandelle, la malade voyait des objets de toutes les couleurs, vert-clair, bleus et rouges, ainsi que des poupées danser devant son œil malade, mais sans lui causer de douleur. Elle ne voyait rien de pareil de l'œil droit.

Le 15 janvier 1825, je lui fis prendre *bellad.* 32. L'œil ne cessait de devenir plus libre, les douleurs qu'elle avait ressenties de temps à autre dans le côté gauche des reins, dans le genou et dans les pieds, avaient entièrement disparu.

Le 22 février, nouvelle dose *bellad.* 3o. Toutes les fonctions du corps étaient à l'état normal, l'œil seul restait un peu sensible à la lumière. Le fungus devenait de plus en plus gris, l'albugine plus blanche. Le premier couvrait en grande partie la pupille et ressemblait à l'agglutination de l'iris qui suit une forte inflammation et une suppuration abondante.

Le 9, le 20 mars, le 5 avril, nouvelle dose de *bellad.* Du 11 au 14 avril, l'enfant éprouva des douleurs dans le côté droit des reins et dans la région inguinale ; elle avait de la peine à marcher et devait rester en chambre. Son œil était plus sensible à la lumière et ne s'ouvrait pas bien de lui-même.

Le 17, on put apercevoir une partie du fungus qui paraissait s'avancer de plus en plus. Il faisait un très-mauvais temps.

Le 18, je lui administrai *nux vom.* 3o, gutt. 1 ; dès-lors il lui fut possible de supporter l'éclat de la lumière et de voir tous les objets qu'on lui présentait devant son œil malade ; il est vrai qu'elle ne les distinguait pas parfaitement ; mais aussi elle les voyait se mouvoir. Comme on l'avait déjà envoyée à l'école et qu'elle devait apprendre à lire, elle éprouvait quelquefois des picotemens dans l'œil malade ; il fallut donc renoncer à la faire lire. Elle redoutait moins la lumière, seulement le coin extérieur de l'œil gauche était encore rouge, sans être douloureux.

Le 4 mai, j'essayai *euphrasia;* mais, ce remède lui ayant donné des maux de tête, je revins à la *bellad.*, dont je lui fis prendre une goutte le 9 et le 29, le 13 juin, le 8 juillet et le 15 août.

Le 31 août, une tumeur érysipélateuse se déclara sur le bras gauche et un ulcère sur le droit. L'œil n'était plus aussi clair ; je lui donnai *sulphur* 30.

Le 2 septembre, l'érysipèle et l'ulcère avaient disparu. L'œil pouvait supporter l'éclat de la lumière et une place de la pupille paraissait libre du côté extérieur.

Le 31 novembre, je lui donnai de nouveau *bellad.* 30, quoiqu'elle fût parfaitement bien portante et qu'elle allât tous les jours à l'école, quelque temps qu'il fît.

Curieux de m'assurer si l'*euphraise* ne produirait pas quelque heureux résultat, je lui en fis prendre, mais sans succès, 1 goutte 2 et 4, le 8 et le 19 janvier 1826, ainsi que le 1ᵉʳ et le 26 février.

Dans la crainte d'une rechute, je continuai à lui administrer tous les mois *bellad.* 30.

En avril, la masse grise de l'iris et les pupilles recommencèrent à devenir plus grosses, ce qui n'empêchait pas l'enfant de supporter l'éclat du jour et de la chandelle.

Le 14 juin, elle fut atteinte d'une fièvre rhumatismale dont les symptômes répondaient à l'*aconit*. Une dose *aconit* 24 la fit bientôt cesser, sans qu'elle eût eu d'influence funeste sur l'œil.

Le 26, il se déclara une fièvre quotidienne qui céda, au bout de six jours, à trois doses *china* 10. L'enfant devenait de plus en plus forte et robuste ; mais son œil restait toujours dans le même état. Je fis quelques essais avec *rhus tox.* et *bryon.*, mais sans résultat favorable. Je cessai donc tout traitement.

Dans l'hiver de 1827, elle eut la rougeole avec ses frères et sœurs; mais une dose *aconit*. 20 la guérit aussi facilement et même plus facilement que les autres. Les yeux, d'ailleurs, en souffrirent beaucoup moins. On ne peut voir une enfant mieux portante qu'elle ne l'était au printemps de 1827.

369e OBSERVATION, PAR LE DOCTEUR KAMMERER (1).

Un homme avait à la lèvre inférieure du côté gauche un ulcère cancéreux qui avait été produit par la pression de la pipe. Il ne la soutenait pas et la laissait pendre, retenue seulement par les lèvres. Je le guéris en peu de temps en lui administrant extérieurement et intérieurement *conium maculat*. L'ulcère disparut comme si on l'avait coupé avec un instrument tranchant.

370e OBSERVATION, PAR LE DOCTEUR HERING (2).

J'ai eu à traiter, dans la maison d'un missionnaire morave, à Paramaribo, un vieux nègre, nommé Content, qui avait à la cuisse une tumeur de la grosseur du poing. Il aurait bien voulu être traité homœopathiquement; mais, connaissant le mal, et n'ayant pas grande confiance au malade, je voulus attendre que la nécessité devînt urgente, avant de commencer la cure. Autrement les nègres n'auraient pas manqué, comme ils ont coutume de le faire, de rejeter la faute sur les remèdes. La suite justifia mes prévisions. Trois jours après, je fus appelé. Il s'était donné un coup sur cette tumeur, qui, dès-lors, ne cessait de saigner, ou si le sang s'arrêtait un instant, il recommençait à couler à la moindre pression. Cette tumeur était située sur la cuisse droite entre le trochanter et l'épine sciatique, sous la peau. Elle était de forme ronde, de la grosseur du poing à la racine, la pointe émoussée, un peu inclinée vers le bas, longue de quatre pouces, un peu mobile à la racine, peu élastique, autrefois sans douleur, fraîche, sans pulsation, mais alors un peu chaude et douloureuse. Le sommet avait une ouverture semblable à celle d'un abcès. De

(1) Archives homœop., vol. VIII, cah. 2, pag. 70; 1829.
(2) *Ibid.*, vol. IX, cah. 3, page 133; 1830.

cette ouverture coulait incessamment un sang veineux ; si on l'essuyait, il était facile de reconnaître la contexture du fungus. Tantôt le sang coulait goutte à goutte, tantôt les gouttes ne tombaient qu'à une seconde d'intervalle les unes des autres. Le malade, quoique vigoureusement constitué, avait déjà perdu beaucoup de sang et se sentait très-affaibli. J'appris que deux ans et demi auparavant il avait déjà eu une pareille tumeur au genou, qu'on la lui avait coupée, et qu'il avait été long-temps à se rétablir. C'était à cette époque que s'étaient formées celle qu'il avait alors et une autre sur la cuisse gauche, à la même place à peu près, mais plus petite, comme une glande dure au toucher, mais moins mobile.

Tenter une nouvelle opération n'eût pas été sûr ; les antipsoriques seuls pouvaient être employés dans ce cas ; mais, malgré toutes mes questions, je ne pus plus rien tirer du nègre. Ses angoisses et ses craintes croissaient en proportion de son affaiblissement et de la perte de son sang.

Je lui fis prendre en toute hâte *china* 1/12, qui ne pouvait naturellement avoir que peu d'influence. Après lui avoir posé quelques compresses, conformément à ses désirs, et avoir arrêté le sang par un bandage, je songeai au remède qu'il fallait administrer. Il était facile de le trouver malgré le danger que présentait la maladie. Ce ne pouvait être autre chose que *phosphor.*, quoiqu'il répondît à un seul symptôme, « la petite plaie saigne très-fort » ; pas un autre ne répondait à ce symptôme important, et d'ailleurs l'état d'esprit du malade, ses angoisses, sa frayeur, se retrouvaient également parmi les symptômes du phosphore.

Malgré ses cheveux gris, le nègre était encore robuste, ainsi que le prouva le cours de sa maladie, et si la crise l'affaiblissait trop, je pouvais avoir recours au mesmérisme.

J'ajouterai que je ne pus empêcher le malade de poser sur la plaie de la toile brûlée, par-dessous laquelle le sang coulait encore de temps en temps en petites gouttes, lorsque je lui fis prendre le matin *phosphor.* 1/30.

L'exacerbation fut plus forte encore que je ne l'avais craint. Le saignement augmenta non seulement pendant toute la journée, mais même le lendemain et les jours suivans. Quoiqu'il s'arrêtât de temps en temps, ce qui n'avait jamais été le cas auparavant, il ne laissait pas, en recommençant à couler, d'inquiéter tellement le malade que je craignis qu'il n'essayât d'autres remèdes à mon insu ; aussi, au bout d'une semaine, rien n'étant changé dans son état, je me vis forcé de recourir à un puissant médicament local. Je liai la tumeur aussi près que possible de la racine ; par ce moyen le sang qui se trouvait dans la partie supérieure sortit et le saignement s'arrêta.

Le quatorzième jour, se déclara une fièvre accompagnée de frissons le soir, de chaleurs la nuit, d'agitation, d'une soif ardente. Le matin, je m'aperçus qu'il s'était formé au dessous du cordon qui liait la tumeur, lequel, du reste, lui avait causé très-peu de douleur, un grand nombre de vésicules. Pendant la fièvre, il éprouvait en outre des élancemens dans toute la grosseur. Je coupai le cordon qui était remonté jusqu'au milieu de la tumeur et avait un peu pénétré dans les chairs, preuve que la tumeur avait enflé. Le lendemain, la fièvre ne parut pas, les vésicules séchèrent ; le sang d'ailleurs ne coulait plus. Du milieu de la plaie s'élevait le fungus, qui s'était étendu sur les bords, à peu près comme l'écume dans un verre ; mais alors il avait cessé de croître. Depuis quelques semaines le malade était devenu très-pâle. Il voulait boire du vin ; je lui permis d'en boire un petit verre. La plaie coupée par le cordon était ulcérée, humide, mais sans suppurer ni saigner. Bientôt le sommet de la tumeur devint sec, un peu ridé ; le tout était mou et moins tendu.

Tout à coup, le trentième jour, il recommença à saigner, mais le saignement s'arrêta bientôt de lui-même. Il diminuait d'ailleurs visiblement de jour en jour. La tumeur paraissait se retirer, puis on n'en aperçut plus ; tout devint mollasse, et ce qui restait de l'enflure guérit.

Mais le quarante-deuxième jour, mon malade fut atteint d'une fièvre qui régnait ici au mois de juillet, et qui le rendit sérieusement malade. Pendant quelques jours il éprouva des élancemens douloureux dans son excroissance, surtout lorsqu'il se levait de dessus son siége ; ses yeux étaient jaunes, sa langue blanche. Chaleurs suivies de frissons, sans soif, point de sommeil, somnolence, selles paresseuses, aphthes dès le premier jour. Je ne lui fis rien prendre, et le troisième jour il était guéri.

Cependant la tumeur devenait de plus en plus petite. Elle rentrait par la pointe de manière à former un petit cratère ; la substance intérieure disparaissait plus rapidement que la peau, qui formait tout à l'entour comme un rebord dur, tubéreux. Cette ouverture, d'abord de la grosseur d'un écu, se rétrécit de plus en plus malgré sa dureté, et se ferma enfin au point qu'on aurait pu y introduire à peine une noisette. La cicatrice rougeâtre, rayée, de la plaie causée par le cordon, l'entourait comme un anneau de plus en plus étroit. Au fond de cette ouverture, on apercevait la toile brûlée qui s'y était attachée, et ce charbon végétal n'avait pas produit les funestes effets que j'avais craints. Cependant il s'agissait de l'extraire. Le cinquantième jour, le fond de l'ouverture devint humide et répandant une mauvaise odeur ; le malade se plaignit d'y éprouver des douleurs comme s'il y avait dans la tumeur un fil qu'on tirât du haut en bas ou une veine enflée. Il commença aussi à pâlir et à maigrir.

Je me hâtai de lui administrer un autre remède. *Carbo* paraissait convenir ; mais il pouvait avoir déjà opéré. Je me décidai à attendre. Le soixantième jour, le fond était encore sale et puant, et saignait quelquefois même encore. Le malade me dit tout joyeux que la petite tumeur de la cuisse gauche diminuait aussi. Celle de la cuisse droite diminua de son côté tellement que je n'eus plus besoin de rien donner.

Le soixante-dixième jour, l'enflure était fort petite ; le quatre-vingtième, il y avait encore une espèce de trou où l'on n'apercevait plus rien de noir ; toute la tumeur ressemblait à une petite bosse mollasse et aplatie, d'un demi-pouce de haut. Quant au malade, il était considérablement plus fort, beaucoup plus noir et plus gai. Il attribuait sa nouvelle guérison à l'excellent emplâtre, et me suppliait de lui en appliquer un nouveau. C'était un emplâtre emplastique tout simplement que j'avais placé sur l'ouverture d'abord en bandes, puis en rond. Le quatre-vingt-dixième jour, un mouvement du malade le fit tomber; il ne lui restait plus qu'une cicatrice un peu épaisse. Dès-lors le malade ne voulut plus s'abstenir d'eau-de-vie et refusa de continuer le traitement. Cela n'empêcha pas la cicatrice de continuer à diminuer d'épaisseur, en sorte qu'à la fin du quatrième mois il n'en restait plus de trace.

Lorsque je le revis deux mois après, il était bien portant et joyeux; mais il avait une quantité de petites taches rondes, jaunâtres, ce à quoi les nègres sont très-sujets. Je trouvai la place où avait été le fungus en tout semblable au reste de la peau ; on ne la reconnaissait qu'à une petite cicatrice qui avait la même couleur que la peau, mais qui était entourée d'un petit cercle plus clair, reste du serrement du cordon. L'incision, qui avait eu près de huit pouces, en avait un à peine. La tumeur dure de la cuisse gauche n'avait plus diminué. Je parvins à lui persuader de prendre encore quelque remède et lui administrai *sulphur* 1/6. Ce médicament lui fit beaucoup de bien, à ce qu'il me dit ; les taches disparurent, la tumeur de la cuisse gauche s'amollit considérablement et diminua en proportion. Mais elle ne s'en alla pas entièrement, parce que le malade ne voulut plus rien prendre ; au reste, depuis plus d'un an, il n'a pas cessé de se bien porter.

J'ai guéri par les mêmes remèdes un cas pareil, mais moins grave.

Dans la même maison se trouvait un jeune garçon de six ans, faible et malade, fils du missionnaire B. Il avait entre autres depuis des années des taches rouges de couleur plus foncée qu'à l'ordinaire, qui lui venaient parfois subitement. Je lui avais administré *sulphur*, à cause de différentes douleurs qu'il éprouvait, telles que toux, enflure des glandes de l'aine, et quelque temps après *calcar.* contre des maux de tête et de dents. Un jour sa mère, qui lui prodiguait les soins les plus tendres, s'aperçut qu'il avait au petit doigt de la main droite une petite vésicule bleuâtre. On crut que c'était une vessie sanguine, et on la perça ; mais, rien n'en étant sorti, on supposa que c'était une verrue. Mais huit jours après, elle commença à saigner tellement que le sang repoussait le fil et qu'on eut beaucoup de peine à l'arrêter par un bandage fortement serré. Dès qu'on enleva le bandage et qu'on eut lavé le doigt, il recommença à saigner comme auparavant. Je voulus, avant que d'administrer des remèdes, voir ce qu'il en résulterait. Pendant tout ce temps, l'enfant ne cessa pas d'être gai et bien portant. Quant au sang, il continua à couler. L'hémorrhagie le prit même un jour au milieu de la nuit, sans cause connue, et il fut difficile de l'arrêter. Lorsque j'examinai le doigt, le fungus avait beaucoup diminué et s'était couvert d'une petite croûte de dessous laquelle coulait du pus, ce qui provenait vraisemblablement du bandage qu'on lui avait mis la nuit, et qu'on avait trop serré. Bientôt après il semblait avoir disparu, mais par contre sa base se souleva et devint douloureuse au toucher ; enfin il se forma tout autour un petit cercle d'un rouge clair. Il ne tarda pas à se former autour de ce cercle même une nouvelle élévation semblable à une vessie et également d'un rouge clair. Cependant le petit malade n'avait cessé de se plaindre de maux de tête et de dents ; ses cheveux étaient tombés en quantité, les taches mêmes avaient reparu ; mais la vésicule sanguine une fois reformée, tout cela avait cessé à la fois. Cette vésicule continua à grossir ; elle était unie, d'un rose éclatant, et au sommet on apercevait une petite cicatrice. J'aurais volontiers attendu qu'elle se fût formée davantage ; mais je dus me hâter de l'attaquer dès que je vis s'y joindre une chaleur fiévreuse, des maux de tête, de l'enflure dans les glandes de l'aine droite. Souvent l'enfant se retirait silencieux dans un coin, et tout à coup il se mettait à rire d'un rire immodéré ; un refroidissement lui avait donné une toux qui le tourmentait la nuit ; enfin il avait au pied une petite plaie exulcérée. Quelques remèdes eurent bientôt fait disparaître ces symptômes et augmenté par contre le fungus. Deux mois s'étaient ainsi écoulés depuis le moment où on l'avait découvert pour la première fois, lorsque je me vis forcé d'administrer *phosphor.* 1/30, de tous les remèdes celui qui me parut le plus convenable.

Le septième jour, l'ulcère du pied avait disparu, le sommeil était meilleur, mais par contre l'appétit moins bon. Le malade ressentait en outre, après avoir mangé, une douleur dans le creux de l'estomac et dans l'estomac ; il était d'ailleurs extrêmement maigre. Le fungus était resté le même.

Le quatorzième jour, il avait eu de nouveau des taches rouges sur la nuque et avait éprouvé au bras droit des démangeaisons. Le sommet du fungus était un peu sec et n'était plus surtout aussi brillant ni aussi uni.

Le vingt-unième jour, il avait beaucoup diminué ; le quarante-neuvième, il avait presque entièrement disparu. Mais le malade était toujours aussi maigre ; il éprouvait en outre de violentes démangeaisons à l'anus qui le forçaient de se gratter constamment. Mais ce symptôme ayant bientôt disparu, je n'eus à consulter dans le choix du remède que les restes de la maladie pour me diriger en conséquence. Il existait encore une place rouge qui devint pâle à la fin, mais avec plusieurs facettes rouges.

Quelques semaines après, il ne restait plus qu'une petite facette rouge au milieu, qui était à peine visible une semaine plus tard. On ne reconnaissait la place qu'à la couleur claire de la peau.

Enfin ce dernier symptôme disparut aussi ; mais un jour il reparut accompagné d'enflure des glandes et de taches rouges. Je crus que le fungus allait revenir, mais il s'en alla de lui-même peu de temps après. Je fis prendre alors au malade, trois mois après, l'administration du phosphore, quelques remèdes homœopathiques, et depuis un an il n'a plus senti aucune douleur.

371ᵉ OBSERVATION, PAR LE DOCTEUR HARTMANN (1).

Jusqu'ici les médecins homœopathes n'ont publié que les cures heureuses qu'ils ont opérées, afin de montrer au public quelles ressources l'homœopathie offre dans toute-espèce de ma-

____

(1) Annales homœop., vol. I, pag. 272 ; 1830.

ladies. Le but est atteint, et il est temps, à mon avis, de parler
aussi de celles où l'on a échoué, afin de prouver aux allopathes,
dont la plupart rient à la lecture des guérisons que nous publions
et doutent même de la vérité de nos récits, afin de leur prouver, dis-je, que nous aussi nous agissons dans l'intérêt de la
science, et que nous ne sommes pas assez simples pour nous ima-
giner que l'homœopathie possède des remèdes souverains pour
tous les maux. Que la description que je vais faire d'une maladie
où je n'ai pas réussi, malgré le traitement homœopathique, trouve
un auditoire complaisant, c'est ce dont je suis d'autant plus convaincu que le résultat n'a pas répondu à mes désirs ; mais je n'en
soumets pas moins sans crainte au jugement de nos adversaires
la marche que j'ai cru devoir adopter dans cette circonstance,
parce que je suis persuadé que, dans un cas pareil, pas un médecin n'aurait eu plus de succès que moi. Je regarde la guérison
par le moyen d'une opération, quoi qu'on en dise, comme un
remède héroïque, et j'en tiens la réussite pour très-probléma-
tique ; car je ne suis pas de l'avis de certains médecins, qui pensent
qu'un remède qui attaque si profondément l'organisation humaine,
vaut encore mieux que pas du tout. Tant que des moyens plus
doux, ne fût-ce que des palliatifs, sont à notre disposition, on
doit renoncer au scalpel, d'autant plus qu'il extirpe non pas la
maladie, mais le produit de la maladie. Supposé même qu'une
opération eût pu réussir dans le cas dont je parle, les suites assu-
rément n'en auraient pas été moins terribles que le mal même,
ainsi que l'expérience l'a prouvé mille fois. Ce serait même un
prodige qu'en coupant un chancre on détruisît le germe de la
syphilis, ou qu'en extirpant un thymus attaqué d'un cancer, on
extirpât en même temps la psore invétérée qui l'a produit. On le
croyait il y a des dizaines d'années ; mais, grâce à Dieu, on ne le
croit plus, généralement au moins ; car autrement on ne verrait
plus tenter de pareilles opérations sur des êtres vivans, et l'on
abandonnerait le traitement de ces maladies à des médecins habiles et non à des chirurgiens.

L'homœopathie peut rendre d'immenses services, même dans

les maladies carcinomateuses ; c'est ce que prouvera l'histoire de
la maladie dont je vais parler. C'est le troisième cas que j'ai eu
à traiter depuis onze ans que j'exerce la médecine. Comme dans
les deux autres , dans celui-ci aussi, j'ai procuré un soulagement
momentané à la malade, mais je n'ai pu la guérir radicalement.
Ce fut pendant ce dernier traitement que parut l'ouvrage de
Hahnemann intitulé les *Maladies chroniques ;* mais j'étais trop
inhabile encore pour employer comme il fallait les antipsoriques ;
je ne l'osai même pas, car je ne croyais pas possible de réussir
dans ce cas par ces remèdes. L'issue malheureuse de mes trois
traitemens m'a suffisamment convaincu que je ne pourrais attendre
de guérison de cette manière d'agir, et, quoique je ne puisse pas
regarder comme possible d'opérer une guérison radicale quand la
désorganisation a atteint un tel degré, même après avoir écarté
les produits maladifs, je crois qu'il serait possible qu'on réussît
plutôt avec les antipsoriques qu'avec les remèdes connus à cette
époque, puisque je les considère comme des remèdes intermé-
diaires applicables dans certains cas, et que dans quelques maladies, au nombre desquelles je mets celle dont je parle, les antipsoriques ont besoin d'être appuyés par d'autres. Mais arrivons
au fait.

Le 19 décembre 1827, je fus appelé dans une petite ville de
l'Erzgebirge saxon pour voir une malade dont les souffrances
avaient résisté jusque-là à tous les remèdes. Voici ce que j'appris
de sa vie jusqu'à l'invasion de la maladie.

Née de parens sains, elle avait eu dans sa jeunesse la fièvre
scarlatine, la rougeole et la petite-vérole naturelle ; du reste,
elle s'était toujours bien portée jusqu'à sa quinzième année. A
cette époque, l'apparition de ses règles amena à sa suite différens
symptômes de maladie qui tous avaient rapport aux parties génitales, et qui disparurent dès qu'elle fut bien réglée. Dans sa
dix-neuvième année, elle fut atteinte d'une violente fièvre nerveuse qui l'enchaîna au lit pendant neuf semaines, et qui fut
suivie d'une convalescence aussi longue. Pendant la fièvre, sa
menstruation avait cessé une fois ; mais elle avait reparu, quoique

irrégulièrement et en petite quantité, le mois suivant. Un an après, elle se maria. Sa santé était excellente, ses menstrues paraissaient régulièrement. Au bout de trois ans elle devint enceinte, et donna le jour à une petite fille forte et bien portante, son unique enfant. Elle vivait heureuse, contente, sans chagrin, sans inquiétude; seulement sept ans auparavant une nouvelle fièvre nerveuse lui avait ravi quelques beaux jours. Enfin, dans le printemps de 1826 (elle avait alors près de quarante ans), ses menstrues durèrent extraordinairement long-temps; quelquefois le sang était coagulé, d'autres fois semblable à du sérum, ce qui la fatiguait beaucoup.

Elle ne prit d'abord aucun remède et laissa à la nature le soin de la guérir. Effectivement, au bout de trois semaines la menstruation cessa, mais pour reparaître quinze jours après et céder de nouveau la place à l'hémorrhagie de la matrice. Celle-ci fut accompagnée cette fois de symptômes plus graves, de crampes du bas-ventre, de maux de reins, de froid par tout le corps, froid que la chaleur extérieure ne pouvait chasser. Sa faiblesse toujours croissante, jointe aux conseils de ses amis, la décidèrent à aller aux bains de Wolkenstein. Elle n'eut qu'à s'en applaudir; car au bout de huit jours l'hémorrhagie et toutes ses douleurs avaient disparu, et elle continua à se bien porter pendant le reste de l'année; mais au commencement de 1827, ses souffrances recommencèrent, la quittèrent quelques jours, et reparurent bientôt, chaque fois avec une violence nouvelle. Elle attendait donc avec impatience la saison des bains qui devait la rétablir et qui la rétablit effectivement pour le reste de l'été. Mais vers la Saint-Michel reparut la métrorrhagie pour ne plus cesser. Aucun sacrifice ne coûta gour la guérir; plusieurs médecins furent consultés, un grand nombre de remèdes ordonnés et pris, sans qu'elle en éprouvât le moindre soulagement. Je la trouvai dans cet état. Sa maladie présentait les caractères suivans :

Ce qui frappait le plus en elle au premier aspect, c'était sa maigreur extrême et la sécheresse de sa peau qui ressemblait à du parchemin.

Les symptômes principaux dont elle avait à se plaindre étaient une douleur déchirante, cruelle, depuis la cuisse gauche jusqu'au pied, l'empêchant d'étendre la jambe, et ne lui permettant de se coucher que sur le côté droit, sans qu'elle osât cependant trop remuer même cette partie du corps, sous peine d'éprouver de plus vives douleurs dans l'autre. En général, tout mouvement du corps, mais surtout de la cuisse gauche, lui causait toujours de violentes douleurs. L'attouchement me fit découvrir, au milieu de l'os de la hanche, une enflure de la grosseur d'un œuf de poule qui lui faisait éprouver aussi au moindre toucher des élancemens et des douleurs déchirantes.

En même temps que ces douleurs dans la cuisse, se déclarèrent des déchiremens, des cuissons dans le côté gauche, qui, partant de l'os sacrum, s'étendaient dans la région inguinale gauche, jusque près de l'os pubis, et empêchaient également tout mouvement.

Un autre symptôme non moins douloureux, c'était un sentiment de vide dans l'épigastre, comme si on lui avait enlevé les entrailles.

Toutes ces douleurs augmentaient ordinairement dans l'après-midi, et allaient croissant jusqu'au soir, où elles arrivaient à un degré insupportable ; à elles se joignaient encore un tremblement et un tressaillement convulsif dans la jambe gauche qui les rendaient encore plus cruelles. Les douleurs cuisantes qu'elle éprouvait alors dans la région inguinale ressemblaient aux douleurs qu'y auraient produites des charbons ardens. Oppression de poitrine, angoisses indicibles, sentiment de faiblesse extrême par tout le corps, comme si elle allait mourir, soif intarissable. Ces accès ne diminuaient petit à petit que vers minuit, et le matin elle se retrouvait dans son état ordinaire ; elle pouvait alors sommeiller quelques instans. Vers huit heures du matin, elle était prise d'un second accès de douleurs cuisantes dans la région inguinale, mais il était moins violent et durait au plus deux heures.

La malade se plaignait surtout, en outre, de ce qu'il lui était impossible de se lever par les raisons suivantes :

1ᵒ Aussitôt qu'elle était levée, il lui semblait qu'elle allait tomber en faiblesse ; une sueur froide lui couvrait le front ; elle voyait tout trouble, et était forcée de regagner bien vite son lit. Aussitôt recouchée, ces symptômes disparaissaient.

2ᵒ Le sentiment qui l'incommodait même au lit, savoir, une pression sur les parties génitales et l'anus, comme s'ils allaient lui sortir du corps, devenait insupportable et la forçait à s'accroupir bien vite.

3ᵒ Enfin les douleurs de la cuisse gauche et du côté gauche surtout augmentaient beaucoup, en sorte qu'il lui était impossible de redresser le pied et de marcher.

Agitation continuelle dans tous les membres ; elle voulait à chaque instant changer de position et le demandait avec instance.

Constipation, pas de selle sans lavement de camomille, de valériane, de lin ; car ses excrémens étaient toujours durs et comme brûlés ; il lui était d'ailleurs impossible de les expulser par le jeu des muscles du ventre, à cause de la pression qu'elle éprouvait sur le bas-ventre. Chaque fois que les excrémens passaient par l'anus, elle ressentait aussi des tranchées et des cuissons tellement violentes, que l'angoisse l'inondait de sueur.

Il ne lui était pas possible d'évacuer autrement que couchée dans son lit une urine de couleur foncée, mêlée à des filamens muqueux et à de petits morceaux de sang, ou bien encore que soutenue et la partie supérieure du corps inclinée, à cause de sa descente de matrice, qui pesait sur l'urètre. En urinant, douleurs cuisantes dans le vagin qui duraient long-temps encore.

Elle sentait constamment de la chaleur dans le bas-ventre, qui augmentait avec les douleurs ; pendant l'accès, sa soif, continuelle du reste, devenait plus vive.

Son appétit et son sommeil étaient tellement troublés qu'il n'y avait à attendre de rafraîchissement pour le corps ni de l'un ni de l'autre. S'il lui arrivait de manger avec appétit, elle pouvait compter d'être prise bientôt de pressions douloureuses dans la région de l'estomac avec oppression de la poitrine et angoisse.

Une des choses dont elle se plaignait le plus aussi, c'était la douleur cuisante qu'elle éprouvait au coccyx et à l'os de la hanche ; ces places étaient très-rouges.

Comme le médecin, avant que de palper le malade, commence toujours par l'interroger, on ne me fera pas un reproche d'avoir mis en première ligne les symptômes secondaires et d'avoir rejeté à la suite les signes principaux que l'attouchement m'ont fait découvrir comme ayant leur siége dans les parties génitales intérieures.

La malade se plaignait d'une violente cuisson dans l'intérieur des parties génitales, cuisson qui augmentait lorsqu'il s'y était accumulé une grande quantité de sang, et qui diminuait dès que ce sang était sorti, ce qui avait toujours lieu bientôt après.

L'écoulement par les parties génitales était continuel, mais tantôt plus fort, tantôt plus faible, tantôt coagulé, tantôt liquide, jamais d'une couleur de sang pure ; mais ordinairement d'un brun noirâtre, d'une couleur hépathique, quelquefois comme le sérum, putride, très-fétide et corrodant les parties génitales extérieures et le côté interne des cuisses, en sorte qu'il fallait les laver à chaque instant avec une éponge imbibée d'eau tiède. Quelquefois avec le sang sortaient des flocons rouges et des substances spongieuses fétides ; d'autres fois se déclarait aussi une hémorrhagie d'une couleur et d'une odeur dégoûtantes, au milieu de cuissons et d'élancemens plus douloureux.

Au dessus de l'os pubis, le ventre était très-tendu et le toucher y causait de violens élancemens.

A l'intérieur, je trouvai les symptômes suivans : en introduisant le doigt dans le vagin, je lui causai de violentes cuissons qui durèrent tout le temps qu'il y resta. La température intérieure était beaucoup plus élevée qu'à l'état normal. L'orifice de la matrice ainsi que tout le vagin était tellement abaissé, qu'une phalange du doigt pouvait l'atteindre. On conçoit aisément que la forme du vagin et celle de la partie de la matrice qui se trouvait dans le bassin n'avaient rien de normal. Tout le vagin, la partie postérieure de la matrice étaient en effet tellement durs et tellement couverts d'une espèce de verrues, semblables à celles qui viennent sur les mains, que je n'y pus découvrir une seule petite place saine. Cette désorganisation ne me permit de pénétrer qu'avec peine dans la cavité de l'os sacrum, où je remarquai les mêmes excroissances et la même dureté. Lorsque je retirai mon doigt, il s'y était attaché des fibres et des filandres muqueuses rouges ainsi que de petits caillots d'un sang noir, d'une odeur pénétrante et détestable.

Je ne pouvais guère, dans une maladie pareille, conserver quelque espoir de guérison, puisque surtout aux douleurs de la matrice s'étaient jointes d'autres souffrances qui, par leur violence, enlevaient à la malade le sommeil qui lui aurait été si nécessaire pour rendre un peu de force à son corps épuisé. Cependant c'était déjà quelque chose que d'apporter un peu de soulagement à ces horribles souffrances, et, comme je me flattais d'y parvenir, je me chargeai du traitement. Afin d'apprendre de temps en temps dans quel état était la matrice, j'appris à la sage-femme du lieu à toucher la malade et lui donnai les instructions nécessaires. Depuis la veille on ne lui faisait déjà plus rien prendre ; les remèdes qu'on lui avait administrés jusque-là avaient consisté surtout en acide de Haller, en teinture de cannelle, en injections de ciguë et de belladonne, en frictions avec du mercure. Je proscrivis tous ces médicamens ainsi que les boissons acides, telles que limonades, etc. Je trouvai un air lourd et chaud dans la chambre, comme cela arrive fréquemment dans l'Erzgebirge, où l'on fait du feu hiver et été, et je recommandai d'ouvrir chaque jour pendant plusieurs heures une fenêtre et de peu chauffer le poêle. Je prescrivis pour boisson de l'eau panée avec un peu de sirop de framboises, ou un jaune d'œuf avec un peu de sucre, ou bien encore de la crème d'avoine très-claire. Ne jugeant pas prudent de supprimer de suite les lavemens, j'ordonnai de ne lui en faire prendre que de crème de gruau d'avoine, ou si cela ne suffisait pas, d'eau de savon claire et d'huile.

Je ne pouvais pas me flatter de guérir la malade de toutes ses souffrances avant que d'avoir guéri la matrice; les adoucir, tel devait être mon principal but. Il fallait d'abord diminuer les douleurs qui la privaient du sommeil; car le sommeil seul pouvait opérer une révolution favorable dans la maladie en rendant des forces au corps épuisé. La perte énorme de sang qu'elle avait faite et l'hémorrhagie qui continuait toujours, étaient les premières causes de sa faiblesse, qui se caractérisait par l'agitation et les douleurs dans les membres. *China* non seulement répondait à ce symptôme, mais il servait en même temps d'antidote au mercure dont on lui avait fait des frictions. Je lui en fis donc prendre le soir même une dose 12. Lorsque je pris congé d'elle le lendemain, elle me dit toute joyeuse qu'elle avait dormi quelques heures d'un doux sommeil, ce qui ne lui était jamais arrivé encore depuis sa maladie. Je laissai agir le remède six jours, et le septième je lui fis prendre *thuja* 18, eu égard surtout aux douleurs de la matrice. Le 3 janvier 1828, on me manda ce qui suit :

La matrice s'était retirée de la longueur d'une demi-phalange; les espèces de verrues commençaient à devenir molles et la chaleur dans l'intérieur des parties naturelles avait diminué. La malade urinait quelquefois avec un peu plus de facilité, ce qui provenait sans doute de ce que la matrice ne pressait plus autant sur l'urètre.

Le sommeil n'était pas plus long, mais un peu meilleur. La malade devait beaucoup boire, surtout quand la chaleur du bas-ventre augmentait. L'appétit était meilleur. Les douleurs devenaient plus vives ordinairement quelques heures après dîner, et étaient accompagnées d'oppression de la poitrine et d'accès de crampes dans la cuisse gauche, d'angoisses inexprimables et de la plus grande faiblesse. L'hémorrhagie n'était ni plus forte ni plus faible.

L'arsenic me paraissant répondre le mieux à cet état, j'en envoyai une dose 2/30 et permis en même temps à la malade pour se rafraîchir du lait d'amandes douces. Le 13, on me manda que les douleurs dans la cuisse gauche ainsi que les crampes,

l'oppression de la poitrine et les angoisses avaient déjà diminué
le second jour après l'administration du remède, et n'avaient
point reparu depuis. De l'extrême faiblesse, il ne restait plus que
de l'abattement. Les douleurs dans le côté gauche, depuis les
reins jusqu'à l'aine, avaient un peu diminué, il est vrai, surtout
dans la matinée ; elles ne duraient pas non plus aussi long-temps
après midi, mais elles étaient d'autant plus vives alors à cause de
la chaleur brûlante dans le bas-ventre qui s'y joignait. L'arsenic
avait considérablement diminué le sentiment de vide dans l'épigastre. Les lavemens de crème de gruau d'avoine amenaient toujours des selles qui ne causaient plus de douleurs à l'anus. L'urine
s'évacuait sans difficulté, mais non sans quelques cuissons assez
peu considérables. L'écoulement par les parties génitales cessait
souvent des heures entières ; c'était tantôt du sang d'un rouge
clair, tantôt du sérum, mais presque toujours il avait une
odeur forte et pénétrante, quelquefois il était sale et mêlé à
des caillots de sang ; mais depuis quelques jours il entraînait avec
lui des morceaux de mucosité de la grosseur d'un grain d'orge,
qui ressemblaient à de petites verrues, pouvaient s'écraser et
contenaient des fibres. La matrice ne s'était plus retirée, mais
elle avait pris une autre place ; on la sentait plus à gauche. Les
verrues de la paroi droite avaient d'ailleurs disparu, et tout le col
de la matrice s'était amolli. La maladie, en un mot, laissait espérer quelque amélioration.

J'aurais volontiers administré *bellad.*, qui répondait à la chaleur brûlante dans le bas-ventre et aux douleurs dans le côté
gauche, et qui paraissait même convenir parfaitement aux symptômes de la matrice ; mais je considérai ces derniers comme des
effets des éjections de belladonne, et je préférai choisir un remède qui agît sur ces douleurs de la même manière que la belladonne, mais qui fût en même temps un antidote du mercure. Je
me décidai pour *hepar sulphur.*, dont j'envoyai le 14 janvier un
grain 2.

Le 24, on me fit dire ce qui suit :

L'hémorrhagie avait beaucoup diminué ; elle était d'ailleurs plus aqueuse et mêlée à un pus muqueux ; cependant elle avait toujours son odeur putride et pénétrante. La matrice s'était de nouveau retirée de la moitié d'une phalange ; elle était devenue plus molle et avait beaucoup moins d'excroissances verruqueuses. La malade pouvait rester plus long-temps assise au lit ; mais il lui était toujours impossible de se lever, parce que la pression qu'elle ressentait sur le bas-ventre la forçait à s'asseoir à terre. La douleur cuisante du côté gauche n'avait que très-peu diminué.

Le foie de soufre n'avait donc pas répondu à mon attente relativement à ce dernier symptôme. Il était possible que je me fusse trompé sur les effets des éjections de *belladonne*, et que ce ne fût pas eux qui produisissent les douleurs dans le bas-ventre. N'était-ce pas plutôt le résultat de la maladie de la matrice ? Je le crus, et, dès lors, rien ne m'empêchant plus d'administrer la *belladonne*, j'en envoyai une dose, convaincu qu'elle opérerait de la manière la plus satisfaisante. Je ne me trompai pas ; la malade prit le médicament le 26, et, le 3 février, j'appris ce qui suit :

Les forces lui étaient tellement revenues qu'elle pouvait un peu se lever et même se promener dans la chambre quand la pression sur le bas-ventre et les douleurs déchirantes dans la jambe gauche, qui avaient diminué, mais non cessé entièrement, lui laissaient quelque répit. Le sentiment de vide dans l'épigastre avait tout-à-fait disparu, ainsi que les douleurs cuisantes au côté gauche du ventre. Elle avait quelquefois des selles naturelles, mais encore un peu dures, ce qui obligeait souvent à lui donner un lavement. Elle urinait sans la moindre douleur. La matrice s'était encore retirée et tournée du côté droit, les verrues avaient disparu sur la paroi droite ; on n'en apercevait plus que sur la paroi gauche.

Le 16, la pression sur les parties génitales intérieures continuant toujours à se faire sentir, je lui fis prendre *platin*. 6 ; je me convainquis par mes propres yeux de l'effet qu'elle avait produit le 21. Je trouvai la matrice dans un bien meilleur état ; mais l'espoir que j'aurais pu concevoir de voir la malade se guérir, se

serait bientôt évanoui en la voyant tellement faible et abattue, et
cela sans qu'on pût attendre que les forces lui revinssent, car les
douleurs qu'elle éprouvait dans la hanche et la cuisse gauches
lui ravissaient le sommeil. La matrice s'était tellement retirée que
je pus arriver avec facilité jusque dans la cavité de l'os sacrum :
l'orifice de la matrice du côté gauche n'était plus ni dur ni couvert de verrues. La partie antérieure m'en offrit encore un grand
nombre, mais plus molles, plus petites ; la place où elles étaient
me sembla plus dure que le reste de la matrice. A la paroi postérieure du vagin, je découvris aussi une quantité de petits durillons
semblables à des verrues, tous rangés sur une ligne horizontale.
Dans la cavité gauche du bassin, on sentait une tumeur un peu
molle, qui paraissait correspondre aux tumeurs des os à l'extérieur. En retirant mon doigt, je n'y aperçus que de petits morceaux de mucosité rouge, qui n'avaient plus une odeur aussi pénétrante que la première fois. La tumeur extérieure des os de la
hanche gauche n'avait subi aucun changement favorable, non plus
que les douleurs qu'elle y éprouvait, ainsi que dans la cuisse
gauche. Selles et urine normales ; soif modérée. Appétit et sommeil plus que médiocres. Elle pouvait rester assise des demi-
heures sur un sofa, et même marcher, quand on la soutenait.
Elle se plaignait plus que jamais de cuissons douloureuses au
coccyx et à la hanche droite.

Les douleurs qu'elle ressentait dans les os de la hanche gauche
et dans la cuisse me décidèrent à lui administrer *mercur. solub.* Je
lui en fis donc prendre une dose le 22 au matin avant mon départ, espérant qu'il agirait aussi d'une manière favorable sur la
matrice. Le 27, j'appris que les douleurs dans la hanche et la
cuisse avaient augmenté. Elles la prenaient surtout après dîner,
et duraient jusqu'à deux ou trois heures de la nuit, où elles cessaient un instant ; car, le plus souvent, elles reparaissaient déjà
le matin, et continuaient sans interruption, mais moins violentes,
jusque dans l'après-midi. L'écoulement par les parties naturelles
était muqueux, mêlé à un peu de pus. Dans l'intérieur, pas de
changement. Les cuissons au coccyx et à la hanche droite étaient

presque insupportables, et empêchaient la malade de dormir.

J'envoyai, pour essayer de les adoucir, *arnica* 4, et, quatre jours après, *pulsat.* Le 6 mars, on me manda qu'après l'*arnica*, le décubitus était devenu moins douloureux, ainsi que les élancemens et les douleurs déchirantes dans les os ; mais, dès le lendemain déjà, elles avaient recommencé, et n'avaient pas cessé d'augmenter jusqu'au quatrième jour après l'administration de la pulsatille, où les douleurs dans les os avaient de nouveau diminué, mais non les douleurs du décubitus.

J'envoyai de nouveau *thuja* 18. Le 16 mars, il s'était opéré les changemens suivans dans son état :

Intérieurement, la tumeur correspondante à la tumeur extérieure des os s'était développée davantage ; elle était brûlante ; on y sentait de sourds battemens, comme s'il s'y fût formé un abcès. La matrice était un peu redescendue, et sa partie postérieure reposait davantage sur l'os sacrum. Odeur faible, peu de verrues, l'écoulement peu considérable. Les douleurs cuisantes et mordantes dans toutes les parties étaient insupportables, et empêchaient la malade de fermer l'œil. Elle maigrissait beaucoup, et n'avait que peu d'appétit.

Avant d'avoir eu le temps de répondre, je reçus une seconde lettre qui m'annonçait qu'il s'était déclaré une violente diarrhée aqueuse, que la malade lâchait souvent sous elle à son insu. Je me hâtai d'envoyer *china* 7. Le 23, j'appris que, quelques heures après l'administration de ce remède, la diarrhée avait cessé ; mais elle avait tellement affaibli la malade qu'elle ne pouvait plus se promener par la chambre. Les douleurs dans le ventre, la hanche et la cuisse ne revenaient qu'à leurs heures accoutumées, mais l'abattement était extrême. Soif assez vive le matin. La langue couverte de petites vessies, ainsi que les lèvres. Peu d'appétit. Elle s'endormait toutes les nuits après minuit. La tumeur du bassin avait diminué ; on n'y sentait plus de battemens. La matrice était à la même place qu'auparavant ; mais le côté gauche devenait de plus en plus mou, et les verrues disparaissaient.

Les douleurs de l'utérus s'étant tellement améliorées, je crus

31

devoir donner tous mes soins à la maladie des os, et, à cet effet,
j'envoyai *staphys.* 24. Le 8 avril, on m'écrivit ce qui suit :

Selle régulièrement chaque jour, sans effort. Cuissons extrêmement violentes. Douleurs de la hanche et de la cuisse plus supportables. La tumeur extérieure de la hanche un peu moins grosse ;
l'intérieure à peine sensible. L'utérus à la place convenable ; l'o-
rifice de la matrice, parfaitement fermé, n'était plus dur ; à la
paroi antérieure on apercevait encore deux petites verrues molles ;
le vagin tout-à-fait pur ; l'écoulement aqueux, jaune, sans odeur
trop forte ; plus de douleurs dans le ventre. Tout le reste comme
auparavant.

Quoique la malade ne se souvînt d'avoir eu dans sa vie ni gale,
ni teigne, ni dartres, ni aucune autre espèce d'efflorescence, je
crus cependant pouvoir agir plus énergiquement par un antipsorique que par tout autre remède, puisque, à l'exception des
douleurs de la matrice, pas un seul des autres symptômes n'avait
subi une amélioration importante, et qu'au contraire la faiblesse
n'avait fait qu'augmenter. Je lui envoyai donc *spirit. vini sulphur.*,
préparé d'après la recette de Hahnemann. Le résultat parut d'a-
bord répondre à mon attente, et me redonna quelque espoir ;
mais huit jours après se déclara de nouveau une diarrhée des plus
violentes, à laquelle se joignit au bout de quatre jours une métrorrhagie qui mit fin le jour même à toutes les souffrances de la
malade.

Quoique cette maladie ait eu une issue malheureuse, je crois
néanmoins rendre autant de services à la science en en publiant le
traitement et le résultat, qu'en racontant un grand nombre de
guérisons opérées par l'homœopathie. J'ai transcrit, pour ainsi
dire, mot à mot les détails qu'on m'a envoyés, et cela pour
plusieurs motifs. D'abord, je serais bien aise de savoir si les homœopathes habiles approuvent mon traitement, et si, dans ce
cas, ils auraient agi comme moi. Je ne serais pas fâché non plus
d'apprendre ensuite si, dans les circonstances où je me trouvais,
j'aurais pu tenter un essai d'après les vues nouvelles de Hahnemann, et à quelle époque aurait pu commencer la cure par les

antipsoriques ; si nommément, comme je le crois, il ne me restait pas trop peu de temps pour entreprendre quelque chose de pareil, puisque je traitais la malade depuis un mois entier lorsque j'aurais pu employer les antipsoriques. En troisième lieu, je crois la publication de ce traitement utile, afin de montrer aux homœopathes encore novices de quelle utilité est l'attouchement des parties génitales intérieures dans les maladies de matrice. Je regarde comme indispensable l'attouchement (et l'expérience m'a confirmé dans cette opinion) quand le médecin ne s'aperçoit pas que le remède qu'il a administré produise quelque résultat favorable , mais que la maladie continue à augmenter au contraire. Souvent l'attouchement est nécessaire déjà , pour convaincre les malades qu'on ne se trompe pas sur leur maladie, ou qu'on ne la traite pas à la légère. Enfin, je voulais aussi , en publiant cette observation, faire voir quels excellens remèdes sont *thuja*, *belladona*, *mercur.*, *staphysagr.* et même *acid. nitr.*, qui, quoique je n'aie pu l'employer dans cette maladie , sera toujours administré par moi dans des cas semblables comme un des premiers antipsoriques , parce que j'ai mis son efficacité à l'épreuve maintes fois.

372e OBSERVATION, PAR LE DOCTEUR GROSS (1).

Au nombre des maladies chroniques que j'ai eues à traiter dans ces derniers temps, se sont trouvés deux cas de cancer au nez chez deux jeunes filles de quinze à seize ans, qui n'avaient pas encore leurs règles. Toutes deux avaient eu la gale, toutes deux avaient été guéries par des allopathes. L'une, dont le cancer avait attaqué les parties charnues du nez, sans avoir fait cependant encore de grands progrès, prit successivement *spirit. vini sulphur.*, *sepia*, *calcar.*, *aurum fol.* 2/30. Après la *sepia*, parurent les règles en abondance, ce qui me décida à administrer *calcarea*. Au bout de neuf semaines, son état s'était tellement amélioré que l'on n'apercevait plus que quelques croûtes, et qu'une peau saine recouvrait les parties attaquées par le cancer. Je puis être certain

(1) Archives homœop., vol. XI, cab. 1 , pag. 96 ; 1831.

maintenant de la guérir parfaitement. Quant à la seconde, le cas était beaucoup plus grave. Le cancer lui avait rongé presque toutes les parties charnues du nez, et avait déjà attaqué celles qui recouvrent les os de la mâchoire supérieure. Elle avait, en outre, un polype dans une narine. Je lui ai fait prendre *spirit. vini sulphur.* et *sepia* 1/30, et tout récemment *aurum* 4/30; je lui ai fait appliquer en outre, sur le dos, une emplâtre de poix avec un peu de térébenthine, et laver le cancer avec *spirit. vini rectificatissimus*, ce qui lui a causé des douleurs insupportables. Les douleurs ont bientôt disparu, et le cancer a pris un meilleur aspect, en sorte qu'elle espère être bientôt parfaitement guérie. Mais je ne puis partager entièrement son espérance, et je me réserve de publier le résultat de cette cure.

373e OBSERVATION, PAR LE DOCTEUR SCHWEIKERT FILS (1).

Il y a quelques semaines qu'un médecin homœopathe du gouvernement d'Orel m'a raconté qu'il avait envoyé, six mois auparavant, à une dame qui était attaquée d'un squirrhe à l'utérus, une petite bouteille contenant 100 gouttes *murias magnes.* à respirer. Mais, soit qu'elle l'eût mal compris, soit de son propre mouvement, elle en prit tous les trois jours une goutte pendant six semaines. Chaque jour son état s'améliora, et maintenant elle est délivrée de toutes ses souffrances.

374e OBSERVATION, PAR LE DOCTEUR HAUBOLD (2).

Une femme, attaquée d'un cancer à l'estomac, avait été inutilement traitée pendant dix-huit mois par des médecins allopathes. Elle vomissait tout ce qu'elle mangeait, et les matières ainsi vomies consistaient en une masse noirâtre, puante. *Nux vomica* diminua ses souffrances en dix jours environ; tous les autres remèdes, à l'exception de *ferrum*, ne produisirent abso-

(1) Gazette homœop., vol. I, p. 127; 1832.
(2) *ibid.*, pag. 146; 1833.

lument aucun effet. Après *nux vomica*, j'administrai *lycopod.*, qui augmenta d'abord tous les symptômes; mais, trois jours après, il se déclara une amélioration telle que la malade ne se plaignait plus que de quelques douleurs d'estomac et de quelques éructations.

Au sujet de cette cure, le docteur Franz déclare que l'expérience lui a appris que *lycopod.* est le meilleur remède dans les cas de cancer à l'estomac.

375ᵉ OBSERVATION (1).

Un officier de moyen âge, qui jouissait du reste d'une bonne santé, s'était coupé, il y avait quelques mois, la lèvre supérieure en se rasant. Cette coupure négligée dégénéra en un ulcère qu'on essaya de guérir à Pesth et à Vienne, au moyen d'onguens de sublimé et d'or; mais ces remèdes n'ayant produit aucun effet, on décida que c'était un cancer, et qu'il fallait en faire l'opération, en extirpant une partie de la lèvre depuis la cloison du nez jusqu'à l'aîle. L'officier vint me trouver dans une grande perplexité. Au lieu d'un cancer, je ne trouvai qu'une dureté cartilagineuse avec un profond sillon qui ressemblait à un bec de lièvre, et coupait la partie gauche de la lèvre supérieure. Le fond en était recouvert d'une croûte cartilagineuse. Je fus bien vite décidé sur le choix du remède, et lui fis prendre *silicea* 18, à cause des nombreux médicamens qu'il avait déjà employés. Neuf jours après, toute la dureté avait disparu. J'administrai *silicea* 30. En quinze jours, le bord inférieur de la lèvre s'était reformé, la profondeur du sillon diminuait visiblement; à peine apercevait-on encore quelque trace de cette coupure, qui l'avait tellement défiguré.

376ᵉ OBSERVATION, PAR M. SCHULER (2).

La santé d'une veuve de trente-trois ans, gaie, robuste, tou-

(1) Gazette homœop., vol. II ; pag. 69; 1833.
(2) Annales homœop., vol. IV, pag. 338; 1833.

jours bien portante, avait tellement été ébranlée depuis la mort de son mari, par une chute de matrice, qu'elle ne pouvait, pour ainsi dire, plus quitter la maison. Un grand nombre de médecins avaient déjà essayé vainement de la guérir, avant qu'elle s'adressât à moi. Outre la descente de matrice, elle avait une hémorrhagie tellement enracinée, qu'il se passait rarement une heure sans qu'elle perdît plus ou moins de sang de différentes qualités. Elle se plaignait d'ailleurs encore de douleurs dans le dos, d'élancemens passagers dans la région de l'aine, de constipation et de difficulté à marcher. Afin d'arrêter la chute de la matrice, on lui avait appliqué un pessaire de bois informe, mais on avait oublié d'extirper la cause qui l'avait produite. L'attouchement me fit sentir dans tout l'utérus une dureté de la nature du squirrhe, qui manifestait une tendance prononcée à dégénérer en cancer, *imago diræ mortis*. Ce n'était que dans la bonne constitution de la malade et dans la reproduction encore active, qu'il fallait chercher le motif pour lequel l'intégrité du reste de l'organisme n'avait pas été attaquée davantage malgré la durée de ce mal local, et le danger était si peu menaçant. Dans ces circonstances, je n'osai pas attaquer corps à corps cet ennemi ; mais je crus plus prudent de ne pas cacher à la malade son dangereux état, et de lui conseiller de faire extirper par un chirurgien habile le squirrhe de la matrice, cette opération devant présenter moins de difficultés et de danger à cause de la descente. Mais toute mon éloquence ne put la convaincre ; elle me répondit que, dans le cas où je ne conserverais plus d'espoir, elle préférerait mourir. Dès lors, je n'hésitai plus à entreprendre la cure. Je commençai par faire remplacer le pessaire, dont la pression et la dureté lui avaient fait plus de mal que de bien, par une éponge en forme de cône tronqué. Afin qu'on pût la retirer sans peine pour la nettoyer, j'y fis attacher un petit ruban, et je réussis ainsi à retenir la matrice à sa place. Mais, voulant mettre aussi cette éponge à profit pour agir directement sur le squirrhe, je la fis imbiber d'une infusion de *belladonne* chaque fois qu'on la retira, après toutefois qu'on l'avait bien lavée et séchée. Puis, après avoir prescrit une diète sévère, j'administrai à la malade, toutes les quarante-huit heures, une goutte *essent. bellad.* 20.

Quinze jours après, la malade me mandait déjà que l'hémorrhagie avait considérablement diminué, que les élancemens et les affections douloureuses dans l'organe malade étaient beaucoup plus rares, et, qu'au lieu de l'abondant écoulement de sang de jadis, elle remarquait une matière assez semblable à du petit-lait, et d'une odeur quelque peu forte. Quelquefois aussi elle éprouvait un sentiment passager de sécheresse dans le cou, joint à la vue un peu trouble. Dès que ces symptômes, résultat de l'essence de *belladonne* administrée trop souvent, eurent disparu, je lui fis prendre tous les quatre jours une dose *arsenic. alb.*, en recommandant de ne plus imbiber l'éponge.

J'allai voir la malade six semaines après. L'hémorrhagie, l'écoulement séreux avaient entièrement cessé. Lorsque je la touchai, elle n'éprouva plus aucune douleur; je n'aperçus plus rien d'anormal d'ailleurs dans la matrice. Elle se tenait d'elle-même à sa place naturelle. La malade s'est mariée depuis, et jouit d'une excellente santé.

377ᵉ OBSERVATION, PAR LE DOCTEUR SCERON (1).

Une demoiselle de cinquante-neuf ans me fit voir une pustule qui lui était venue sur le dos de la main droite, pendant la nuit vraisemblablement. Elle était persuadée qu'elle devait s'être brûlée la veille; du reste, cette pustule s'était formée sans lui causer aucune douleur. Lorsque je la vis, c'était une croûte cunéiforme de la grosseur d'un centime, entourée d'une aréole bien dessinée, d'un rouge bleu et d'une grosseur double. Au point où la croûte cessait, on voyait un cercle blanchâtre, suintant, dans lequel se formait sans cesse une croûte nouvelle. La malade y éprouvait quelque cuisson et une tension violente. Le lendemain matin, l'abcès avait augmenté du double; la malade n'avait pu dormir la nuit, et avait la fièvre.

(1) Gazette homœopathique, vol. III, pag. 116; 1833.

Quel nom l'ancienne école aurait-elle donné à cette maladie?
Ce n'était pas un anthrax, ce n'était pas davantage une gangrène
sénile; je crus que c'était une pustule maligne : cependant la
malade, qui souffrait depuis quatre mois d'un cancer à la mamelle gauche, et qui avait eu pendant plusieurs années un squirrhe, pouvait aussi avoir touché de la matière avec une place de sa
main dépourvue d'épiderme, et avoir ainsi été cause de la pustule.
Malgré la fièvre, je lui fis prendre, le 18 août, *psoricum* 30, remède qui me parut le meilleur dans ce cas. Je fis, en outre, couvrir
l'endroit malade d'une toile de lin. Le 22, le mal ne cessant pas
d'augmenter, je renouvelai le remède et je demandai à M. Lux de
l'*anthracin*. Cependant l'abcès, le 28, avait atteint la grosseur
d'un écu; mais alors il cessa d'augmenter, et commença même à
guérir. La guérison fit des progrès rapides. Huit jours après, la
croûte tomba. A sa place on aperçoit encore aujourd'hui une tache
d'un rouge de cuivre au milieu d'une aréole.

M. Lux m'ayant parlé des effets de l'*ozaenin* dans les cancers,
j'en fis prendre à la malade 2/30, le 8 septembre, pour agir
contre celui qu'elle avait au sein. Ce médicament lui procura
plusieurs nuits excellentes contre son ordinaire, quoiqu'elle eût
déjà été soulagée en partie par *arsenic.*, *carbo veget.* et *animal.*,
con., *silic.*, etc., c'est-à-dire que ces remèdes avaient fait cesser
les douleurs que le mal lui causait. Mais quel fut mon étonnement quand, dix jours après, je m'aperçus que le squirrhe, qui
avait la grosseur du poing d'un enfant, avait disparu! L'abcès ne
paraissait plus exister que dans le tissu cellulaire et la graisse,
sans avoir cessé toutefois d'être aussi sensible, et sans avoir changé
d'aspect (1). Plusieurs glandes, qui s'étaient montrées déjà sous
les aisselles, avaient disparu avec le squirrhe. Je fis prendre à la
malade une seconde dose d'*ozaenin*. J'aurai soin de tenir les lec-
teurs au courant de cette cure.

(1) L'odeur et l'écoulement étaient moindres cependant dans les derniers temps.

378ᵉ OBSERVATION, PAR LE DOCTEUR CROSERIO (1).

Madame Ch..., âgée de quarante-cinq ans, brune, yeux et cheveux noirs, tempérament bilioso-lymphatique, veuve, a eu beaucoup de gourmes dans son enfance ; réglée à quinze ans, elle a toujours souffert des coliques et des étouffemens aux époques de la menstruation. Elle a eu un enfant il y a douze ans ; depuis ce temps, les coliques hystériques sont plus fortes ; elle est sujette à une leucorrhée très-abondante, et à des dérangemens notables des organes digestifs.

Le 10 février. — Cette femme ayant demandé mes soins, et présumant l'impuissance des moyens ordinaires contre cette grave maladie, je me proposai de faire mon premier essai homœopathique. Les symptômes étaient les suivans :

Douleur continuelle, surtout quant elle est debout, et la nuit dans le lit ; élancemens à la région de l'utérus, s'étendant du sacrum au pubis ; douleur des reins comme d'efforts d'accouchement dirigés vers les parties génitales ; tiraillemens dans les reins ; poids à la région de la vessie ; fleurs blanches excessivement abondantes (à travers les matelas), parfois très-claires, parfois rougeâtres comme de la lavure de chair, et de très-mauvaise odeur ; ventre enflé avec fluctuation ; jambes et cuisses œdématiées, parsemées de cordons variqueux, très-gros, qui la font beaucoup souffrir quand elle est debout ; langue rouge, brûlante, comme écorchée ; un grand vide dans l'estomac avant et après le repas ; froid continuel dans les yeux ; constipation ; grande faiblesse, disposition aux défaillances ; dégoût pour les alimens. Elle pleure continuellement ; très-irritable, méchante pour les personnes qui la servent ; les règles sont arrêtées depuis un an ; les lavemens déterminent toujours des pertes de sang. L'attouchement fait reconnaître le vagin très-relâché et sensible ; le col de l'utérus baissé, très-béant, dur dans tout son pourtour, et une.

(1) Bibliothèque homœop., vol. III ; p. 10 ; 1834.

légère ulcération à son bord antérieur, très-sensible au toucher. *Sepia* 1/30.

Le 15. — La malade se plaint d'une faiblesse excessive ; elle demande des secours ; ses jambes sont plus enflées ; elle a plus de dégoût ; des pleurs, etc. Ces symptômes étaient évidemment une exaspération homœopathique ; je les ai pris pour une simple aggravation de la maladie, que le médicament n'aurait pas pu enrayer. Comme je trouvai la *sepia* très-d'accord avec les symptômes, je n'eus pas assez de foi dans les avis de notre vénérable maître ; j'ordonnai encore 4/30.

Le 17. — L'aggravation fut terrible ; la faiblesse si excessive, que la malade ne put quitter le lit ; pleurs, gémissemens continuels ; mal au cœur, malaise ; l'hydropisie et l'écoulement vaginal très-augmentés. Cette fois, je ne pus plus méconnaître l'effet primitif du médicament, et, comptant trop sur les forces de la nature, je craignis de déranger un médicament homœopathiquement convenable.

3 mars. — Très-forte diarrhée liquide ; mêmes symptômes. *Bryonia* 1/30 au matin.

5. — Le jour de la crise, étourdissemens légers ; fortes douleurs dans le ventre. Dans la nuit, fortes coliques, suivies de l'évacuation d'une quantité considérable de matières, ressemblant à de la suppuration mêlée de sang (selon l'expression de la malade). Depuis cet instant, les douleurs ont cessé insensiblement ; les jambes et le ventre désenflent ; l'écoulement vaginal et les douleurs de matrice diminuent sensiblement ; la malade est moins triste, reprend de l'espérance ; elle a cependant toujours du dégoût pour les alimens.

10 mars. — Les symptômes généraux continuent à s'améliorer ; l'œdème a disparu ; le teint s'éclaircit ; l'écoulement vaginal et les douleurs continuent à diminuer.

15. — Nouvelle exaspération des effets primitifs du médicament ; sensation de serrement excessif du gosier, qui empêche la déglutition ; serrement de la poitrine et des fausses côtes ; dévoiement excessif très-clair, borborygmes ; les symptômes uté-

rins ont entièrement disparu , ainsi que les varices des extrémités. Le col de l'utérus est souple et revenu à son état naturel ; on ne sent plus l'ulcération. La malade se sent excessivement faible : inappétence, vomissemens, nouveau désespoir de guérison, pleurs continuels.

L'*aconit*, l'*acide phosphorique* et l'*antimoine*, répétés soit à l'intérieur, soit par l'aspiration , ne faisaient que soulager passagèrement. Mon inexpérience ne m'a pas suggéré de donner un nouvel antipsorique. Au commencement d'avril , elle renonça au traitement homœopathique.

379ᵉ OBSERVATION , PAR LE DOCTEUR GUEYRARD (1).

Une femme de trente-quatre ans, brune , forte , grasse , accablée de chagrins domestiques , a fait un enfant qu'elle n'a pas allaité. Pendant sa grossesse , elle s'est aperçue de l'existence d'une tumeur située dans l'épaisseur de la glande mammaire droite , tumeur ovoïde , dure , mobile , indolente et de la grosseur d'un œuf de dinde. Six mois après sa couche , l'engorgement commence à devenir douloureux ; on le traite par tous les moyens connus jusqu'alors ; et , en définitive , on ne voit de ressources que dans l'ablation de la portion indurée ; la malade s'y refuse , et veut tenter la méthode homœopathique. Elle prend , le 19 avril 1833, *matricaria* 12/oo. De ce jour, les douleurs lancinantes disparaissent comme par enchantement , la malade palpe impunément sa tumeur, sans y éprouver la moindre sensibilité. J'ai répété l'expérience sur plusieurs tumeurs cancéreuses du sein. L'usage de cette substance m'a offert les mêmes effets.

25 du même mois , *tinct. sulphuris* 3o/o.

10 mai , légers retours de douleurs lancinantes , mais diminution sensible dans le volume de la tumeur.

25. — Décroissance plus remarquable encore.

10 juin , *conium maculatum* 3o/o.

(1) Doctrine homœop.; pag. 254; 1834.

15 juillet. — La tumeur est réduite au volume d'une noisette ; *phosphor.* et *silic.* ont achevé la cure.

380° OBSERVATION , PAR LE DOCTEUR GUEYRARD (1).

Une fille de quarante-sept ans, brune, grande, portait, depuis neuf ans, au sein droit, une tumeur carcinomateuse, adhérente, bosselée, d'un volume égal aux deux poings fermés, veinée de noir ; glandes subaxillaires ; douleurs lancinantes, etc. Les journaux de l'école nouvelle contiennent plus d'une histoire de tumeurs squirrheuses et carcinomateuses amenées à leur guérison. Moi-même j'ai vu à Leipsig le sujet d'une de ces cures, et ma pratique m'offrait alors l'observation de quatre tumeurs squirrheuses du sein en voie de résolution. Ces motifs ne suffisaient pas pour autoriser l'espoir de guérir le cas présent. Mais, curieux d'observer , je cédai au désir de la malade, qui avait depuis longtemps abandonné tout remède allopathique.

2 mars. — *Matricaria*, 6/00 : une heure après, les douleurs du sein disparaissent comme par enchantement, et font place à une forte diarrhée bilieuse, accompagnée de douleurs lombaires et d'une coxalgie violente (symptômes bien connus de *matricaria*). Ces phénomènes se soutiennent pendant deux jours, et cessent sans réapparition d'élancemens douloureux dans le sein. La malade palpe sa tumeur et frappe dessus sans y développer la moindre sensibilité.

7, 8, 9. — Même état.

12. — *T. sulphuris* 30/00. Les douleurs du sein reparaissent. Ne voulant pas pousser plus loin l'expérience, mes efforts tendirent à persuader à la malade l'urgente nécessité d'une opération qui présentait encore des chances de succès.

(1) Doctrine homœopathique, pag. 255 ; 1834.

381e OBSERVATION, PAR LE DOCTEUR MUHLENBEIN (1).

La fille du garde forestier Stolze, à Oebisfeld, enfant de dix ans, avait un fungus médullaire d'une grosseur considérable à l'œil droit. Lorsqu'on me l'amena pour que je la traitasse, elle était pâle, avait la fièvre, craignait beaucoup la lumière, même pour son œil gauche, qui était sain, et était très-irritable. Elle avait constamment la main droite posée sur son œil malade pour le préserver de l'air et de la pression, ce qui la lui avait rendue, ainsi que le bras, plus petite que la gauche. On avait consulté déjà plusieurs médecins ; on avait eu recours en partie à des remèdes héroïques qui n'avaient servi qu'à empirer son état, et l'on avait décidé enfin qu'il fallait extirper l'œil malade. Ses parens effrayés eurent recours à l'homœopathie.

La maladie avait commencé par une sensation comme si l'œil était trop gros et ne pouvait plus trouver assez de place dans son orbite ; puis, de temps à autre, par des élancemens douloureux et par l'affaiblissement de la vue. L'emploi des remèdes allopathiques n'avait fait qu'augmenter ces symptômes ; l'enfant perdit entièrement la vue ; son œil larmoyait sans cesse, il avait totalement changé de forme ; ses paupières s'étaient dilatées du double ; l'œil lui-même sortait de la tête comme une excroissance cunéiforme rouge qui tombait jusque sur les ailes du nez, et où l'on pouvait voir encore distinctement les pupilles de couleur gris-jaune. L'œil gauche lui-même avait été attaqué dès-lors et voyait beaucoup moins bien.

Un médecin de Magdebourg avait beaucoup engagé la mère à consentir à l'opération, en l'assurant que la mort serait la suite inévitable de ses refus.

Ce fut dans ces circonstances que j'entrepris la cure, et l'on comprend sans peine que, dans une maladie aussi dangereuse, je ne m'en sois pas tenu à un seul médicament, selon les préceptes stricts de l'homœopathie.

(1) Gazette homœop., vol. VII, pag. 179 ; 1835.

J'administrai d'abord *bellad.* et *calcar.* à des intervalles convenables. Le seul changement favorable dont je m'aperçusse pendant la première année (1830), c'est que l'œil gauche resta bon et sain, et que l'enfant elle-même se trouva mieux en général. Quant à l'excroissance, elle resta dans le même état.

Pendant l'année 1831, l'excroissance diminua de grosseur environ d'une ligne et demie, et l'enfant devint de plus en plus gaie. En 1832, l'excroissance continua à diminuer. En 1833, l'œil rentra dans sa cavité et il se forma une iris de couleur bleue ; mais la pupille restait grosse et toute jaune ; l'œil lui-même était assez gros, et le segment inférieur comme enflammé, rouge. La paupière supérieure pouvait couvrir presque entièrement l'œil, et l'enfant n'avait plus besoin de poser sa main dessus pour le garantir. Aussi cette main reprenait-elle peu à peu par l'exercice sa force et sa forme. La paupière inférieure, qui avait supporté pendant quatre ans la pression de la tumeur, était encore retournée, et il n'était pas possible de fermer l'œil de lui-même. J'ai essayé depuis de guérir ces derniers symptômes, et je suis parvenu effectivement à rendre l'œil un peu plus petit.

Les remèdes que j'ai employés dans le cours du traitement sont *silicea*, *euphorbium* et *calcarea*, intercalant *aconit.* et *bellad.*, quand les circonstances l'exigeaient. De ces médicamens, celui qui me parut produire le plus d'effet fut *calcar.* Cette petite fille a beaucoup grandi ; elle a pu suivre les leçons de l'école, et se porte très-bien maintenant.

382e OBSERVATION, PAR LE DOCTEUR DESGUIDI [1].

Madame Roviroux, âgée de trente-un ans, avait été traitée par le docteur Gueyrard, alors allopathe, lequel avait affirmé, après exploration, qu'elle avait un squirrhe à la matrice, dont elle ne guérirait jamais.

Le 24 mars 1831, *belladona* ; le 1er avril, elle digérait bien le bouillon et les soupes. La perte jaunâtre diminuait tous les jours.

[1] Bibliothèque homœop., vol. V, pag. 367 ; 1835.

Le 2 avril, *pulsatilla;* le 11, à l'exception d'un peu de pesanteur, elle était beaucoup mieux; elle était restée cinq à six mois au lit, et elle se leva.

Le 15 mai, *platina.* Ce n'était que d'après des rapports que je donnais les remèdes.

Le 27 mai, elle est venue elle-même me remercier, et a dit: « Je vais aussi bien que possible; mes règles ne m'ont point fatiguée; » et depuis elle a continué d'être bien portante, et même elle est devenue enceinte, ce que je n'ai point vérifié. Le docteur Gueyrard m'a dit lui-même que ce cas de guérison était un de ceux qui l'avaient converti à l'homœopathie.

383e OBSERVATION, PAR LE DOCTEUR OLIVEIRA (1).

Madame M., mère de plusieurs enfans, était en butte à des chagrins continuels. Quoiqu'elle eût une constitution éminemment nerveuse, son embonpoint ne semblait pas du tout en souffrir. L'éducation de ses enfans et la lecture occupaient toute son attention.

Depuis plusieurs années, il s'était formé un ulcère au palais de cette dame, qui, devenant de plus en plus opiniâtre et rebelle, l'avait rendue très-inquiète de son avenir, et la frappait de la plus sombre mélancolie. Dans cette situation désespérante, on vint me prier de consacrer mes soins à la malade; mais mon peu de confiance en moi-même et ma prudence me conseillaient de refuser cet avantage, ne me croyant pas plus capable de réussite que mes confrères connus par leur habileté. L'ulcère présentait l'aspect cancéreux dont voici la description:

Une ulcération sèche occupait le milieu de la voûte palatine; elle avait de cinq à six lignes de long sur trois à quatre de largeur; le fond en était profond, grisâtre et à bords renversés, inégaux et calleux. Tout le palais, les piliers et les amygdales, d'une couleur blafarde et gonflés, gênaient beaucoup les mouvement de la langue; l'aphonie était complète, et l'haleine, d'une

(1) Bibliothèque homœop., vol. VI, pag. 166; 1836.

odeur repoussante, me faisait craindre la carie des os du palais et de la partie postérieure des fosses nasales.

Le traitement que je devais prescrire n'était nullement douteux. D'après l'aveu du mari de la malade, il avait, dans sa jeunesse, contracté une affection siphilitique constitutionnelle, et de temps en temps, quelques blennorrhagies.

La malade fut néanmoins guérie dans trois mois :

1° Par onze prises de *mercure soluble* à la 30ᵉ dilution, pendant un mois, de deux en deux jours ;

2° Par trois grains de *cyanure de mercure* porphyrisés, triturés avec du sucre de lait dans un mortier de marbre pendant dix minutes, et divisés en cent prises, dont une par jour pendant un mois, deux pendant le second, et dix à plusieurs intervalles dans le troisième ;

3° Et par deux prises de *thuja* à la 3ᵉ dilution, pour compléter la guérison.

Remarquons : 1° le *mercure soluble* fit diminuer le diamètre de l'ulcère, mais bien lentement ; aussi, pour en abréger la cure, j'ai employé le *cyanure de mercure*, dont les effets plus rapides conduisirent la malade à la santé.

2° L'ulcère guéri ne laissa aucun vestige, la muqueuse palatine reprit sa couleur naturelle, et toutes les parties gonflées, revenues à leur état normal, dissipèrent entièrement l'aphonie.

384ᵉ OBSERVATION, PAR LE DOCTEUR DAVET [1].

Une jeune dame anglaise, âgée de vingt-huit ans, brune, d'un tempérament lymphatico-nerveux, s'était toujours bien portée jusqu'à sa première couche, qui eut pour suite des douleurs de reins fréquentes, élancement à la matrice, écoulement leucorrhéique lactiforme, douleurs dans les aines et les cuisses, perte d'appétit, insomnie, amaigrissement. Ces malaises s'étant changés en véritables souffrances, elle vint à Paris, il y a près de trois ans, pour y recevoir les soins des chirurgiens les plus habiles

[1] Archives homœop. de Paris, vol. IV, pag. 201 ; 1836.

de la capitale; aucun moyen ne fut négligé pour la rendre à la santé; sangsues sur le col de la matrice, petites saignées du bras de mois en mois, douches ascendantes, bains de siége émolliens et narcotiques, demi-lavemens de graines de lin et de têtes de pavot, cataplasmes sur le bas-ventre, boissons rafraîchissantes, repos absolu, etc.; mais tout fut inutile; la maladie faisait des progrès lents, il est vrai, mais sûrs, et on s'attendait à une catastrophe prochaine, lorsque je fus appelé pour donner des soins à la malade, que je trouvai dans l'état suivant : Aspect cadavéreux, maigreur effrayante, teint jaune-paille, yeux caves, ternes, mornes, entourés d'un cercle bleuâtre; pupilles dilatées, peau jaune, flétrie et si sensible que le poids seul des draps l'incommode; faiblesse qui lui permet à peine de se tenir sur ses jambes, elle marche courbée en avant; pouls petit, faible, à 90; tristesse, morosité, instabilité; sensibilité du cuir chevelu, qui l'oblige à ôter souvent son peigne, douleurs de pression et de brûlure à la nuque, faiblesse de la vue, éblouissemens, bourdonnemens d'oreilles, finesse de l'odorat, lèvres sèches, bouche pâteuse et amère, anorexie, soif vive par momens, soif pour les acides, langue sèche, fendillée, rapports sans odeur et sans goût, digestions lentes, difficiles, avec pesanteur de l'estomac; coliques venteuses, sentiment de pression sur le fondement, constipation opiniâtre; douleurs élançantes sous les fausses côtes, douleurs lancinantes se propageant de la région des reins vers les lombes et les hanches, dans la direction du muscle fascia lata et dans toute l'étendue du plexus crural; élancemens à la matrice, sentiment de brûlure presque constant à la matrice, écoulement roussâtre abondant, âcre, fétide, tachant le linge en brun, sortie fréquente de caillots de sang; les règles manquent depuis longtemps; douleurs vives de tension, de déchirement dans les aines, à l'endroit où les ligamens larges viennent s'insérer dans l'anneau inguinal, infiltration des pieds et des jambes. Le toucher fait découvrir une altération du col de l'utérus, qui est dur, boursouflé, insensible, près de deux fois aussi volumineux que dans l'état naturel, et une altération à la lèvre supérieure du museau

de tanche, saignant au plus léger attouchement. Qui n'aurait
pas reculé devant une réunion aussi formidable de symptômes,
qui ne se le disputaient que par leur plus ou moins de gravité?
c'était, certes, mettre l'homœopathie à une rude épreuve, surtout en passant en revue tout ce qui avait été fait jusque-là sans
succès ; et cependant telle était ma confiance dans la bonté de la
cause que nous défendons, que je n'hésitai point à assumer sur
moi la responsabilité de cette entreprise aventureuse. Je débutai
par *bell.*, le 19 août 1834. Les effets de cette première dose eurent quelque chose de magique ; dès la première nuit, la malade
dormit d'un profond sommeil, si tranquille, si calme et si rafraîchissant, qu'à son réveil elle crut un instant que toute sa maladie
n'avait été qu'un rêve pénible ; les narcotiques les plus actifs n'en
avaient jamais provoqué de semblable ; sa bouche était plus fraîche, son haleine plus pure, et, pour la première fois depuis
bien long-temps, elle avait un véritable désir de prendre des alimens. Pendant les trois semaines que je laissai agir ce médicament, l'appétit se développa d'une manière remarquable ; la malade était obligée de manger toutes les deux ou trois heures, ses
digestions étaient fort bonnes, elle engraissait à vue d'œil, son
visage avait perdu cette teinte jaune-paille qui décèle si souvent
une lésion organique grave ; elle renaissait à la vie et à la santé,
mais il y avait encore des momens bien pénibles où les douleurs,
se réveillant avec force, la plongeaient dans le découragement ;
le cuir chevelu était resté très-sensible ; il y avait encore sentiment fatigant de brûlure à la nuque, yeux souvent ternes,
entourés d'un cercle bleuâtre, soif violente, désir d'eau fraîche
et d'acides, hémorrhoïdes douloureuses, sensation comme si les
intestins voulaient sortir, élancemens brûlans dans la matrice,
écoulement âcre, gonflement de la vulve, douleurs élançantes
sous les fausses côtes, douleur de fatigue dans les reins, douleur
de brûlure dans les aines et tiraillement comme d'une griffe qui
serre, douleur de fatigue dans les cuisses, poids de cent livres
dans les cuisses jusqu'au mollet, crampes dans les mollets, faiblesse extrême, irritabilité et peur de la mort. Elle reçut *ars.*

le 14 mai. Démangeaisons à la tête et sur tout le corps, migraine, pression dans les tempes, aggravée par le mouvement, chaleur et picotement dans les yeux qui oblige à les frotter, impossibilité de s'occuper, salivation, soif moins vive, appétit très-fort, borborygmes, constipation, grande diminution de l'écoulement, idées érotiques plusieurs matins de suite, palpitation de cœur, sueur et douleurs aux reins et aux aines, irritabilité et propension à la colère.

Plat. le 8 juin. Les douleurs ne reviennent plus qu'à de longs intervalles ; les idées érotiques ont disparu, les règles reparaissent, accompagnées de crampes dans le bas-ventre ; tout allait assez bien, lorsqu'un accès de colère vint troubler les digestions, rendre la bouche amère, donner des nausées et un sentiment de poids à l'épigastre. Elle reçut *camom.* le 2 juillet. Déjà j'avais eu plusieurs fois occasion d'observer que certains médicamens jouissent de la propriété singulière de produire une sorte d'engourdissement moral, une espèce d'indifférence pour tous les accidens de la vie, qui permet d'entendre avec calme les nouvelles les plus affligeantes, et en fait supporter les conséquences avec résignation ; les effets de la camomille sur ma malade donnèrent un degré de certitude de plus à ces observations. Nerveuse à l'excès, et douée d'une sensibilité exquise, elle apprit sans sourciller, et sans en paraître le moins du monde affectée, un accident fort grave arrivé à une personne qu'elle chérissait tendrement ; du reste, tous les troubles digestifs avaient disparu. Je terminai cette cure intéressante par deux doses d'*ars.*, dont je trouvai l'indication dans la sensation de brûlure qui accompagnait la plupart des douleurs, assez légères du reste, qui reparaissaient de temps en temps à la nuque, aux reins, dans les aines, et aux organes extérieurs de la génération. Après trois mois de traitement, ma malade put supporter les fatigues d'un voyage assez long, et toutes les nouvelles qui m'en sont parvenues depuis le moment de son départ, m'ont confirmé dans la croyance que la guérison avait été radicale.

CARDITE.

384e OBSERVATION, PAR LE DOCTEUR BETHMANN (1).

Une jeune femme de vingt-huit ans, très-irritable, fut atteinte d'une cardite à la suite d'un rêve affreux, à ce qu'elle prétendait du moins. Le traitement antiphlogistique ne lui procura aucun soulagement. Angoisse et agitation très-grandes; symptômes menaçans.

Quoique j'eusse traité déjà, et avec succès, par la méthode homœopathique, plusieurs pneumonies et d'autres inflammations, je n'étais pas sans quelque inquiétude; car la moindre erreur dans le choix du remède ou la grandeur de la dose, pouvait lui causer la mort. J'avais la conscience d'avoir suivi en tous points les prescriptions de l'ancienne école, et, comme je n'avais pas réussi, je me décidai à tenter de l'homœopathie, et je lui fis prendre *bryon. alb.* 18.

Bientôt l'angoisse, l'agitation et l'oppression, ainsi que la pression continuelle dans la poitrine, diminuèrent, et, quelques jours après, j'eus le plaisir de voir la malade guérie. Elle reprit bientôt des forces, et n'a pas fait la moindre rechute.

385e OBSERVATION, PAR LE DOCTEUR SCHULER (2).

Un homme de trente ans, très-petit de taille, bossu, était très-mal depuis le 16 avril 1832. La veille, il avait beaucoup travaillé par un temps froid dans un jardin, pour arracher les mauvaises herbes. Le soir, déjà il s'était senti mal à son aise, et n'avait pu dormir la nuit. Le lendemain matin, un fort frisson l'avait forcé à garder le lit. On me fit appeler. Le frisson avait diminué; mais

(1) Correspondances pratiques; pag. 1, 1827.
(2) Archives homœop., vol. XIV, cah. 3, pag. 122; 1834.

tous les symptômes me faisaient craindre une cardite ; car le malade ressentait une douleur permanente dans le côté gauche, de grandes angoisses, de la faiblesse, des battemens de cœur. Pouls intermittent, asthme sec, soif ardente. Deux doses *aconit.*, puis une dose *pulsat.* et *cannab.*, et tous les symptômes disparurent, sans évacuation de sang.

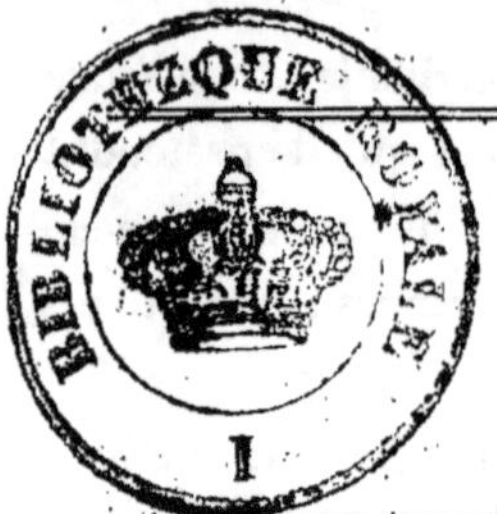

CARIE.

386ᵉ OBSERVATION PAR LE DOCTEUR BAUDIS (1).

Ma femme, âgée de quarante ans, d'une constitution robuste, d'un tempérament colérique, toujours bien portante, fut piquée, le 12 août 1818, par un cousin dans la région de la partie inférieure du tibia, en dedans du pied gauche. Quelques heures après, la plaie devint très-enflammée, et le pied enfla. Elle se fit faire un bain de pieds de son, après lequel elle éprouva de vives douleurs. La rougeur augmenta, l'enflure devint plus forte et s'étendit jusqu'au milieu du mollet. Le lendemain, on appela un chirurgien, qui fit appliquer sur la partie malade un emplâtre blanc (empl. *alb. coct. c. camphora*). Le second jour, l'inflammation augmenta encore, et l'on aperçut çà et là, sur la partie enflammée, de petits boutons qu'on perça, et sur lesquels, le soir même, se formèrent de petits ulcères. Comme j'étais absent alors, on fit venir un second médecin, qui ôta l'emplâtre et prescrivit des cataplasmes d'herbes aromatiques et un onguent de *ung. basilic., c. merc. præcip. rub.*, avec lequel on devait panser deux fois par jour les ulcères. Mais ces remèdes n'eurent d'autre effet que d'augmenter les douleurs ; l'inflammation s'étendit davantage, les ulcères ne guérirent pas, mais en formèrent tous

(1) Archives homœop., vol. VI, cah. 3, pag. 110 ; 1827.

ensemble un seul. Tel fut le traitement qu'on fit suivre à la malade pendant dix-huit mois.

Devant faire le voyage de Carlsbad avec mon comte, je priai un ancien chirurgien d'état-major de soigner ma femme. Il fit préparer une décoction de fort vin rouge, dans laquelle il jeta une forte dose de sulfate de cuivre, et en fit appliquer des compresses sur l'ulcère. La malade crut devenir folle, tant les douleurs qu'elle ressentit furent horribles ; mais l'espoir de se guérir lui fit surmonter ses cruelles souffrances. Ce traitement donna naissance à un ulcère chancreux, et empira beaucoup l'état général de la malade. Plusieurs autres médecins furent appelés ; une foule d'onguens, de cataplasmes, de bains, furent prescrits ; elle fit même le voyage de Vienne pour aller consulter des médecins célèbres ; là aussi on lui fit prendre des remèdes de toute espèce, mais sans le moindre résultat favorable. Depuis six ans déjà, elle supportait ses souffrances avec une patience exemplaire, lorsque, de retour pour quelque temps au sein de ma famille, je résolus de la soumettre au traitement homœopathique. Le 15 mars 1826, la maladie présentait les symptômes suivans :

Engourdissement du côté gauche de la tête surtout. Pression dans les tempes, ainsi que sur le bord extérieur de l'orbite de l'œil gauche. Cuissons dans le globe de l'œil gauche. Éblouissemens en lisant ou en écrivant, comme si elle avait un voile devant les yeux. Élancemens cuisans dans la joue gauche. Tintemens dans les oreilles. Pression dans l'oreille gauche. Maux de dents. Sécheresse dans la bouche. Tiraillemens du haut en bas dans le côté gauche du cou, quand elle se remuait. Battemens sensibles dans le creux de l'estomac. Pressions et élancemens dans la cavité de la poitrine, en étant assise. Peu d'appétit.

Après avoir mangé, sentiment de chaleur au visage, et pression dans la région de l'estomac. Élancemens dans le flanc gauche en marchant. Cuissons dans le bas-ventre. Tranchées et flatuosités. Diarrhée et coliques. Douleur sourde dans l'omoplate gauche. Élancemens dans les muscles du dos. Picotemens, comme avec des aiguilles, autour des reins du côté gauche. Tiraillemens douloureux le long du bras jusqu'à l'articulation du coude. Déchiremens dans l'avant-bras jusqu'au bout des doigts. Pressions et tiraille-mens dans l'articulation de la main gauche. En remuant les doigts de la main gauche, douleurs déchirantes dans l'avant-bras. Dé-chiremens dans la cuisse gauche en marchant. Picotemens dans le jarret gauche, en étant assise. Elancemens le long du tibia gauche. Tension cuisante dans le mollet gauche. Grande difficulté à mar-cher. Enflure brûlante, rouge foncé, au côté interne du pied gauche, depuis le mollet jusqu'à la cheville. Fouillemens dans le côté interne du pied gauche. Ulcère de deux pouces et demi de long sur un demi de large, aux rebords durs, à l'aspect bleuâtre sur le côté interne de la jambe, avec carie visible du tibia. Dou-leurs insupportables pour peu qu'on touchât les bords de l'ulcère, qui jetait un pus fétide, peu épais. Morceaux de chair noirs, gan-greneux, au dessus et au dessous de l'ulcère. Enflure froide autour de la cheville interne du pied gauche. Extrême sensibilité tout autour de la carie. Violentes douleurs quand on enlevait la charpie ou les compressés. Picotemens dans l'orteil gauche. Pesanteur dans tout le corps. Peu de sommeil, mais beaucoup de rêves. Toutes les nuits, à minuit, violentes douleurs dans tout le côté gauche, depuis la tête jusqu'au pied. Fièvre. Humeur chagrine, irri-table.

Quiconque connaît un peu la pharmacodynamique conviendra que la plupart de ces symptômes provenaient de toutes les dro-gues qu'on lui avait administrées. Sa manière de vivre avait tou-jours été simple et réglée; depuis dix-huit ans, elle n'avait bu ni café ni vin. Aucun remède ne me parut convenir mieux que *assa fœtida*, dont je lui fis prendre une goutte 6 dans quelques grains de sucre de lait, le matin du 17 mars, après lui avoir fait appliquer préalablement sur le pied, pendant vingt-quatre heures, de la charpie imbibée d'eau pure, et un cataplasme chaud de *pulv. hb. malvœ*, renouvelé toutes les heures.

Le 18, les douleurs du pied avaient un peu diminué. L'ulcère avait un aspect pur, les bords en étaient un peu plus mous; la malade éprouvait un sentiment de chaleur dans la partie malade;

le pus coulait en abondance, toujours fétide ; l'enflure et l'inflammation étaient moindres, et l'on s'apercevait aisément qu'une
esquille allait sortir. Les douleurs dans tout le côté gauche, depuis la tête jusqu'au pied, augmentaient toujours vers minuit ;
mais celles que causait l'enlèvement de la charpie étaient bien
moins vives.

Le 21, lors du pansement, on vit une petite partie du tibia
couverte de points noirs ; je fis laver l'ulcère deux fois par jour
avec de l'eau tiède, et renouveler les cataplasmes toutes les heures.
Les symptômes restèrent les mêmes jusqu'au 24. Le matin de ce
jour-là, lorsqu'on enleva la charpie, on y trouva une esquille
cariée d'un demi-pouce de long sur un huitième de large. L'ulcère
fut lavé avec précaution avec de l'eau tiède, et l'on s'aperçut qu'un
morceau du tibia s'était détaché. Dès lors l'ulcère prit un aspect pur,
et l'on pouvait prédire avec certitude que le mal se guérirait en peu
de temps. L'odeur du pus était moins forte ; l'enflure, la rougeur et
la dureté des bords moins considérables ; l'ulcère lui-même diminuait de grosseur à vue d'œil. Les autres douleurs s'affaiblissaient en proportion, et, le 31, la malade put se promener dans
sa chambre.

Le 2 avril, les bords durs de l'ulcère avaient disparu ; l'ulcère
lui-même continuait à diminuer, et jetait moins de pus.

La guérison fit des progrès d'heure en heure, et à mesure que
la malade souffrait moins, elle reprenait des forces.

Le 21, elle était guérie. Deux ans se sont écoulés depuis, et
ma femme jouit d'une excellente santé. Le changement de température ne lui cause pas même la moindre douleur.

387e OBSERVATION ; PAR LE DOCTEUR GROSS (1).

F., petit garçon âgé de huit ans environ, fils d'un paysan, d'une
constitution saine et robuste, fut attaqué sans cause connue, au
mois de juin de l'année passée, d'une violente inflammation à la
jambe gauche, au dessus de la cheville intérieure. Ses parens em-

(1) Archives homœop., vol. IX, cah. 3, pag. 91 ; 1830.

ployèrent toutes sortes de remèdes domestiques pendant plusieurs semaines, mais sans succès. Le mal paraissant augmenter sans cesse, ils me firent enfin appeler le 15 juillet. Je ne pus leur promettre d'abord de guérir le malade, parce que le tibia était déjà carié en plusieurs endroits, le pied excessivement douloureux et ne pouvant supporter le moindre attouchement, la plaie d'une mauvaise couleur, et répandant une odeur très-désagréable. Déjà l'articulation était attaquée, et je n'avais rien de bon à attendre si je ne parvenais à neutraliser l'inflammation et à prévenir la carie de l'os du tarse.

Je fis aussitôt poser un appareil de charpie sèche, en recommandant aux parens de le renouveler deux fois par jour; puis j'administrai *solut. silic.* 1/3o. Je revis le malade le 24, et, à mon grand étonnement, je m'aperçus que l'inflammation avait beaucoup diminué. L'extrême sensibilité avait disparu; la plaie, peu considérable, jetait un pus bon et doux, et promettait une prompte guérison. Elle était presque complète le 27, et j'étais en droit de prédire qu'elle s'opérerait bientôt.

Mais je reconnus bientôt que j'avais eu tort; car les parens, sans inquiétude dès lors, négligèrent la plaie et ne surveillèrent plus leur enfant, qui, abandonné à lui-même, ne se fit pas faute de se servir de son pied, se mit à courir toute la journée dans la rue, ne voulut plus souffrir d'appareil, en sorte que la plaie revint bientôt au même état qu'auparavant. On ne m'en prévint pas, soit qu'on ne s'aperçût pas du danger, soit qu'on n'en eût pas le temps, et le temps où l'on aurait dû administrer un nouveau remède se passa ainsi. Cependant *silic.* ayant cessé d'agir, l'exacerbation de tous les symptômes devint bientôt telle, que le malade et ses parens durent enfin ouvrir les yeux. Ils vinrent me trouver le 13 septembre. L'état du premier était assez triste. L'inflammation s'était étendue non seulement aux parties déjà malades, mais même à tout le tibia jusqu'au dessous du genou, et en plusieurs endroits s'étaient formées des plaies infectes, d'où sortaient déjà en partie quelques esquilles. Il me parut superflu de faire une incision pour les extraire, les médicamens homœo-

pathiques me paraissant devoir suffire pour les expulser. En général, j'ai trouvé le plus souvent de pareilles opérations fort inutiles dans des cas semblables. Je fis donc reposer un appareil sec,
et donnai au malade *assa fœtid.* 2/18.

Le 20, je trouvai l'inflammation diminuée, il est vrai, mais
je me convainquis de plus en plus qu'une partie du tibia pouvait
être regardée comme perdue. Çà et là des esquilles assez grosses
paraissaient prêtes à sortir. Cependant, jusqu'au 3 octobre, tout
alla assez bien ; les plaies avaient un aspect assez satisfaisant ; mais
bientôt l'inflammation parut vouloir augmenter de nouveau, et
je crus nécessaire de faire prendre à l'enfant *calcar.* 1/30. Ce
remède agit énergiquement sur l'expulsion des os cariés. Il se
forma au dessous de la cheville une plaie alongée, d'où sortait
le tibia visiblement de plus en plus. Mais, le 24 novembre,
calcar. paraissant avoir cessé d'agir, j'administrai *mezereum* 2/18.
Le 15 décembre, ce remède ne semblant plus devoir produire de
favorables effets, je fis prendre de nouveau à l'enfant *silic.* 1/30,
et le 13 février, *spirit. vini sulphur.* 1/30. Ces deux remèdes
firent sortir de plus en plus les esquilles, circonscrivirent de plus
en plus l'inflammation, en sorte que, le 29 mars, le morceau de
tibia put être extrait sans grande peine. Il avait cinq pouces et
demi de long, et était singulièrement carié et rongé. J'administrai
alors au malade *acid. nitr.* 1/30, et lui recommandai d'exercer
chaque jour son pied, en lui imprimant de légers mouvemens :
ce qu'il fit sans en ressentir de douleurs. Bientôt il fut en état de
se passer de béquilles ; cependant il était encore un peu boiteux,
parce que la position recourbée que sa jambe avait eue pendant
long-temps avait légèrement raccourci le tendon du jarret. Au mois
d'avril, une esquille sortit encore de la plaie au dessous du genou,
qui se ferma dès lors. Quant aux autres, elles étaient déjà parfaitement guéries, et la jambe n'est pas plus contrefaite qu'elle ne
l'aurait été à la suite d'une opération. L'enfant se sert maintenant
de son pied aussi bien que de l'autre.

388ᵉ OBSERVATION, PAR LE DOCTEUR HARTLAUB (1).

Madame W., âgée de soixante-dix ans, avait mal au doigt depuis plus d'un an. Elle y avait déjà appliqué des emplâtres de toute espèce.

L'extrémité du doigt du milieu de la main droite enflée, blanche, comme bulbeuse, et tout au bout une petite ouverture pas plus grosse que la tête d'une épingle d'où sortait du pus en petite quantité, mais d'une odeur extrêmement mauvaise. Violens élancemens dans le doigt, même la nuit; douleurs déchirantes dans le bras jusqu'aux aisselles.

Six semaines auparavant, une petite esquille était sortie d'elle-même de l'ouverture.

Du reste, rien d'anormal.

Je lui fis prendre, le 28 juillet, *silic.* 1/30.

Huit jours après, les douleurs disparurent, et il sortit une esquille d'un pouce et demi de long et de l'épaisseur d'une paille, après quoi la plaie se ferma.

Jusqu'à présent (mars 1831), le mal n'a pas reparu, et cette dame peut se servir de ce doigt comme des autres.

389ᵉ OBSERVATION, PAR M. TIETZE (2).

C. F. A. Hermann, de Oberebersbach, petit garçon de dix ans, aux cheveux châtains, aux yeux bleus, au tempérament vif, était encore petit pour son âge et maigre.

Petit enfant, il avait été long-temps malade, n'avait appris à marcher qu'à trois ans, et avait eu long-temps encore les glandes enflées, surtout celles du cou. Cependant elles s'étaient guéries, mais lentement, et quelques unes après être venues à suppuration. Dès lors il s'était toujours assez bien porté jusqu'à sa maladie actuelle. Il y avait deux ans et demi qu'il avait été pris, sans

<hr>

(1) Annales homœop., vol. II, pag. 365; 1831.
(2) Annales homœop., vol. II, pag. 365; 1831.

cause connue, de violentes douleurs à la cuisse droite, quelques pouces au dessus du genou, lesquelles avaient disparu au moyen de quelques remèdes domestiques, mais pour faire place à une forte enflure froide qu'on reconnut pour une exostose. Le chirurgien auquel on s'adressa n'osa rien entreprendre; mais il conseilla d'abandonner à la nature le soin de le guérir. S'il se formait cependant une tumeur m___ qui indiquât un commencement de suppuration, on devait l'en prévenir.

Un an après, il se forma à quelques pouces au dessus du genou, sur le côté externe de la cuisse, une tumeur qui fut ouverte par le chirurgien dès qu'elle montra quelque fluctuation. Il en sortit un pus clair, et la sonde fit reconnaître la présence d'une petite esquille, qu'on enleva. Mais les douleurs les plus violentes ne tardèrent pas à se faire sentir de nouveau, et une nouvelle tumeur à se reformer sur le côté interne de la cuisse, à quelques pouces également au dessus du genou. On l'ouvrit; il en sortit une tasse à café de pus, et la plaie se referma promptement.

De l'ouverture du premier abcès sortaient, dès lors, tous les huit ou quinze jours, de petites esquilles nécrotisées; mais, depuis trois mois cependant, il n'en sortait plus.

Il ne s'en échappait pas de pus, mais une matière aqueuse, et sanieuse.

La jambe malade était moins forte et d'un moindre volume que la saine.

Depuis long-temps le malade n'y éprouvait plus de douleurs, et pouvait marcher sans difficulté.

La sonde me fit découvrir une longue fistule, qui se dirigeait vers le genou et dans la région du condyle extérieur du fémur; au bout de cette fistule, une petite place dans l'os qui était rude et cariée.

Appétit bon. Deux ou trois selles molles par jour. Depuis un mois, toux le matin, souvent très-forte, au point de le faire vomir quelquefois. Elle le prenait parfois le jour aussi, et était toujours sèche.

A l'extrémité inférieure du radius de l'avant-bras gauche, exostose douloureuse au toucher, de quatre pouces de long. Cette exostose avait toujours été dissoute jusque-là par un emplâtre de camphre, mais aussi elle avait reparu sans cesse. Souvent le malade se plaignait d'avoir des frissons, même dans une chambre chaude. Sommeil agité; il se jetait de côté et d'autre, et parlait à haute voix en dormant.

Dans la conviction intime que la guérison ne pourrait être opérée dans ce cas que par les antipsoriques, quoique la psore ne se fît voir dans aucun des symptômes, je fis prendre au malade, le 16 septembre 1830, *sepia* 2/30.

2 novembre. Dans ces derniers jours, le malade se plaignait de douleurs dans la cuisse par intervalles. Chaque fois qu'on levait l'appareil, qui ne consistait qu'en charpie sèche, on le trouvait imbibé d'un peu de pus jaune, épais, d'une bonne qualité. L'exostose, à l'extrémité inférieure du radius, avait presque entièrement disparu, ainsi que les douleurs. La toux continuait. Selles normales. Grincemens de dents en dormant. Sommeil agité. Il parlait encore quand il dormait.

Le 3, je lui administrai *nitr. acid.* 1/30.

Le 15, son père vint m'annoncer, plein de joie, que l'ulcère de la cuisse était guéri depuis quelques jours.

Le 17, j'allai voir le malade. La cicatrice ne présentait rien d'anormal, en sorte que j'étais en droit d'espérer que la plaie serait définitivement fermée. L'exostose du radius n'était plus sensible, mais la plaie en était de nouveau un peu douloureuse au toucher depuis huit à douze jours. Je trouvai également, à peu près à la moitié de la cuisse, une place où l'os était douloureux à la pression. Du reste, l'enfant se trouvait très-bien.

S'il se présente par la suite quelque phénomène remarquable, j'aurai soin de le publier.

390e OBSERVATION, PAR LE DOCTEUR MULLER (1).

Un homme d'une quarantaine d'années, de constitution scrofuleuse, souffrait depuis son enfance d'ulcères scrofuleux aux ex-

(1) Hygea, vol. I, pag. 41 ; 1834.

trémités , lesquels attaquèrent enfin les os de plusieurs doigts de ses deux mains et de ses pieds. Depuis huit ans , ces ulcères avaient augmenté et avaient attaqué les os de l'avant-bras droit et du carpe , du métatarse droit et de la jambe. Les extrémités malades étaient fort enflées , le malade avait la fièvre lente et était aussi maigre qu'un squelette.

Ce fut dans cet état qu'il entra à l'hôpital en octobre 1832. Si un seul membre avait été carié , on aurait pu espérer le sauver en l'amputant ; mais il n'y avait aucun espoir de le guérir ; on devait le regarder comme perdu. Cependant on lui administra tout ce que prescrivait l'allopathie ; on lui fit suivre un bon régime, on lui donna du vin, du quinquina , de l'acide phosphorique, de l'assa fœtida , etc.; enfin on lui posa un appareil convenable qu'on eut soin de renouveler souvent.

Le mal néanmoins , loin de se guérir, ne fit qu'augmenter de jour en jour. Au mois de juillet 1833 , il offrait les symptômes suivans :

L'avant-bras droit , depuis les doigts jusqu'à l'articulation de l'épaule, était énormément enflé et avait une couleur bleu-rouge, mais sans causer de douleurs. Des ulcères du carpe , du radius et de l'ulna fluait une matière extrêmement fétide. La jambe droite, le métatarse et le pied étaient excessivement enflés , bleu-rouge, durs et insensibles. Des ulcères du métatarse et du tibia coulait une matière rouge , fort puante. Le corps du malade était très-maigre, son pouls petit, accéléré. Il souffrait évidemment de la fièvre lente. Son appétit était bon , ses selles régulières.

Dans ces circonstances, je regardais le malade comme incurable. Cependant je voulus au moins essayer du traitement homœopathique. Je fis donc éloigner tous les remèdes employés jusque-là, et je lui prescrivis une diète convenable.

Huit jours après , je lui administrai *china* 3/15, trois doses, une tous les trois jours. Au bout de quelques jours , on s'aperçut déjà d'une amélioration sensible. Le pus était plus consistant et avait perdu son odeur pénétrante. Je lui fis prendre alors à des intervalles convenables *assa fœtida, phosphor.. sulphur., silic., acid. nitr., carbo animal, china.* Pendant ce traitement, l'état du malade s'était tellement amélioré, qu'aujourd'hui (octobre 1833) les seuls symptômes qui restent de sa maladie sont les suivans :

L'avant-bras droit a repris sa forme et sa couleur naturelles, l'exostose a disparu ; des ulcères de l'ulna, du radius et du carpe sont sorties de grandes esquilles cariées, et l'ulcère approche de sa guérison. L'exostose de la jambe droite a disparu en grande partie, mais pas aussi complétement que celui de l'avant-bras. Des ulcères sont sorties plusieurs esquilles cariées, et quelques uns de ces ulcères se sont fermés. L'écoulement du pus a beaucoup diminué, et ne répand plus une odeur aussi forte. L'extérieur du malade lui-même est beaucoup meilleur, les forces lui reviennent. J'espère beaucoup le guérir complètement.

391e OBSERVATION, PAR LE DOCTEUR SCHINDLER (1).

Un homme d'une cinquantaine d'années, qui avait eu des maladies siphilitiques de toute espèce et avait pris du mercure sous toutes les formes, fut atteint d'une carie de l'apophise alvéolaire de la mâchoire supérieure. Il avait en outre un ozène, qui depuis des années l'empêchait de respirer librement, et, s'il ne prenait pas garde, le sang et le pus lui coulaient du nez, quoique les narines fussent constamment bouchées par une croûte épaisse et solide. Il lui semblait toujours que l'air qu'il aspirait lui traversait la tête. Il avait la fièvre, était maigre, et se sentait moins tourmenté par ses souffrances physiques que par sa mélancolie. Après avoir été long-temps traité sans succès, il s'adressa à moi. Je lui fis prendre chaque jour trois doses de 1/8 grain de *muriate d'or*, et j'eus la joie de le voir parfaitement guéri au bout de trois semaines.

392e OBSERVATION, PAR LE DOCTEUR ELWERT (2).

Le fils aîné de l'instituteur Hofe, à Eitzum, jeune homme

(1) Communic. pratiq. de Thorer, vol. II, pag. 11 ; 1835.
(2) Gazette homœop., vol. VIII, pag. 120 ; 1836.

d'environ quatorze ans, souffrait depuis trois ans d'une carie à l'articulation du coude. Il s'y était formé des ouvertures d'où coulait un pus jaunâtre quelquefois mêlé à du sang. Les bords de ces ouvertures fistuleuses étaient enflammés, rouges et brillans, sans causer toutefois de douleurs particulières. Une eschare sèche, blanche, lui couvrait la tête; sa face était pâle et souffrante. Souvent le soir des frissons, la nuit des transpirations; sous le bras droit, une glande enflée. Quelquefois des douleurs dans le ventre qui le forçaient à se tenir plié.

Le père de ce jeune homme avait déjà essayé de toutes sortes de remèdes allopathiques, mais tout cela n'avait servi qu'à rendre son état pire qu'auparavant. La demoiselle R., à Hanovre, chez laquelle était la sœur du malade, en fut informé. Elle pensa que son médecin, le docteur T...n, réussirait mieux, et elle demanda qu'on lui envoyât le malade. Le docteur T...n, de son côté, crut nécessaire de l'amputer, ce qui n'aurait pas cependant fait cesser la maladie; mais le jeune homme ne voulut pas y consentir, et il retourna chez ses parens.

Je me chargeai de son traitement le 16 juillet 1834, et jusqu'au 29 août, je lui fis prendre huit doses *calcar. carb.* 6/30. La plaie supérieure guérit, mais l'eschare restait encore. Sur le bras sain, la poitrine et les joues parurent des efflorescences grosses et rouges, que firent disparaître trois doses *rhus* 5/30 administrées tous les neuf jours. Ce remède ne produisit pas cependant une amélioration sensible relativement à la fistule.

Du 21 septembre au 3 décembre, je lui donnai tous les six jours une dose *silic.* 5/30, remède qui fit paraître quatre nouvelles fistules.

Depuis cette époque jusqu'au milieu de février de l'année suivante, je lui fis prendre cinq doses *lycopod.* 6/10 ou 6/30. Cependant le reste de l'ulcère ne fut guéri que par *calcarea,* dont il prit de nouveau huit doses du 17 février au commencement d'avril; mais le 13 juin, il s'était formé une nouvelle ouverture, qui disparut devant quatre doses *sulphur.* 5/20, administrées tous les six jours.

Jusqu'à présent, le jeune homme est resté bien portant. Comme il se trouve actuellement au séminaire d'Alfeld, je n'ai pu continuer le traitement contre l'éruption à la tête.

393ᵉ OBSERVATION, PAR LE DOCTEUR RUCKERT (1).

N. Zeitzmann, enfant de onze mois, n'était venue au monde qu'au moyen du forceps, lequel lui avait tellement meurtri le côté droit de la tête et la tempe, que ces parties étaient fortement enflées. Le médecin de la maison employa toutes sortes de remèdes allopathiques, mais sans succès. La tumeur creva dans la région de l'os jugal et temporal, et il en sortit du pus mêlé plus tard à de petites esquilles. En même temps, il se déclara un écoulement purulent à l'oreille droite.

On m'appela le 7 février 1831. Je trouvai la plaie de la grosseur à peu près d'un pois; il en sortait beaucoup de pus mêlé à quelques points noirs. L'enfant était très-maigre, son bas-ventre gros et dur, ses selles peu copieuses. Ces derniers symptômes m'engagèrent à lui donner d'abord *sulphur* 2/30. Ses déjections devinrent plus copieuses et normales, mais les autres symptômes restèrent les mêmes.

Assa 2/6, administré le 6 mars, n'ayant opéré aucun changement jusqu'au 18, je prescrivis *calcar.* 2/30, afin d'agir contre les dispositions scrofuleuses de la petite malade.

Les premiers jours d'avril, les bords de la plaie parurent très-rouges; l'enfant était inquiète et paraissait beaucoup souffrir; le pus était parfois teint de sang, quelquefois même il sortait des gouttes de sang pur. La sonde indiquait au fond de la plaie une petite esquille mobile. L'écoulement purulent par l'oreille droite continuait toujours.

Le 11 avril, en la pansant, on trouva sous ce pus une petite esquille que l'on enleva sans peine. Une chose digne de remarque, d'ailleurs, c'était la rapidité avec laquelle l'enfant avait fait ses

____

(1) Gazette homœop., vol. VIII, pag. 309; 1836.

dents pendant que la *calcar.* opérait; elle en poussa sept en peu de temps.

L'écoulement purulent de la plaie à la figure et de l'oreille continuant toujours, je lui donnai, le 3 mai, *silic.* 2/30. Aucun changement ne se fit d'abord remarquer; mais enfin l'enfant redevint très-agitée, et ne put plus supporter qu'on lui touchât les oreilles. La droite donnait toujours beaucoup de pus sanguinolent.

Le 19, se montra au fond du conduit auditif une esquille assez grosse et mobile, que la mère de l'enfant enleva en mon absence au moyen d'une épingle. A la suite de cette extraction, l'écoulement purulent diminua et cessa bientôt.

Le 25, l'enfant prit un réfroidissement qui amena la fièvre. Je lui donnai *dulcamar.* 2/24. L'écoulement de la plaie au visage cessa complétement, mais recommença aussitôt que la fièvre fut guérie.

Le 8 juin, je lui fis prendre encore *assa* 2/6; mais le seul changement que j'aperçus fut que l'enfant devint plus gaie en général, mangea un peu davantage, et dormit d'un sommeil plus tranquille qu'auparavant.

Le 27, je prescrivis de nouveau *silic.* 2/30.

Au commencement de juillet, il se manifesta chez la malade, surtout sur les bords de la plaie, une grande irritation, jusqu'à ce que le 5, il sortit encore une assez grosse esquille. L'écoulement diminua dès-lors, et à la fin du mois, la plaie était fermée.

J'ai eu depuis l'occasion de revoir souvent cette enfant, sans jamais remarquer en elle le moindre symptôme de maladie; au contraire, je la vis croître et se développer, sous tous les rapports physiques et moraux, de la manière la plus satisfaisante.

CATALEPSIE.

394ᵉ OBSERVATION, PAR M. RUCKERT (1).

B..., jeune paysanne de vingt-trois ans, de stature moyenne, d'une constitution assez faible et d'un tempérament colérique, avait fait peu de maladies dans le cours de sa vie, n'avait pas encore eu d'enfans, mais avait fait maintes fois auparavant des excès en amour. Le 6 septembre, après avoir battu en grange, elle sentit le soir dans le ventre, dans la région de l'ovaire droit, en respirant et en remuant la cuisse droite, des élancemens douloureux, et bientôt après des frissons, de l'agitation et de l'insomnie. Le lendemain, elle dut garder le lit. Pas d'appétit, soif modérée, petits accès passagers, ordinairement le soir, de chaleurs, surtout à la tête, mais sans sueurs; sa peau, au contraire, était sèche.

Les élancemens douloureux augmentèrent de jour en jour, mais changèrent de place et remontèrent jusque dans la région des reins à peu près. Un médecin allopathe lui fit appliquer sur la partie malade des sangsues, des vésicatoires à deux reprises, et lui administra intérieurement quelques doses *calomel*, ainsi que plusieurs remèdes rafraîchissans et sudorifiques, tels que *ammoniac*, *émétique* et *boisson chaude* de malt et de fleurs de sureau. Les douleurs du bas-ventre diminuèrent peu à peu jusqu'au 16; mais la faiblesse générale, la prostration des forces et l'agitation pendant la nuit augmentèrent en proportion. Le soir, elle eut un accès pareil à ceux que je décrirai plus bas, lequel fut suivi d'une transpiration des plus violentes, mais sans que la malade en éprouvât de soulagement. Le lendemain soir, une nou-

(1) Archives homœop., vol. IV, cah. 2, pag. 60; 1825.

velle exacerbation engagea à me faire chercher. Je la trouvai dans l'état suivant :

Elle était fort affaiblie, n'avait pas d'appétit, la langue un peu chargée, un goût de paille dans la bouche et souvent de fortes éructations. Les douleurs du bas-ventre n'étaient pas très-vives, et l'on pouvait, sans les augmenter beaucoup, presser fortement le ventre avec la main ; ses selles étaient régulières. Ses parens me dirent que tous les soirs elle était prise d'un accès d'une espèce particulière. Elle se sentait tout à coup très-abattue ; sa faiblesse lui permettait à peine de répondre ; elle devenait pâle et immobile. Au bout d'un quart d'heure ou d'une demi-heure, elle devenait agitée, rouge au visage, ne pouvait rester en place, mais voulait aller d'un lit dans un autre. Elle avait plus souvent soif, mais buvait peu à la fois. Elle passait toute la nuit à se tourner et retourner dans son lit sans fermer l'œil. N'ayant pas vu un de ces accès par mes propres yeux, je dus m'en rapporter à ce qu'on me disait, et, ne trouvant pas de remède plus convenable que *arsenic.*, j'en fis prendre le soir même à la malade *une goutte* 3o.

Le résultat ne répondit cependant pas à mon attente. Si la grande agitation et le désir d'aller constamment d'un lit dans un autre cessèrent, par contre les accès revinrent chaque jour une ou deux fois, surtout dans l'après-midi. Le 20, j'eus enfin l'occasion d'en observer un moi-même.

Maux de tête, élancemens dans le front avec vertige et pesanteur de la tête. Elle se sentait extraordinairement faible et abattue, restait tranquillement couchée, la tête de côté, et étendait assez les bras et les jambes. Yeux à moitié fermés, fixes, ternes. Les paupières supérieures agitées de mouvemens convulsifs. La bouche ouverte. Respiration assez paisible ; mais pas de réponse aux questions qu'on lui adressait. Chaleur du corps naturelle, cependant accès de chaleur dans quelques cas. Pouls un peu plein, ondoyant, mais non fréquent. Je pouvais facilement remuer à mon gré chacun de ses membres, comme si elle eût été morte, et *ils restaient dans la position que je leur avais donnée.*

Si je lui pliais le coude, par exemple, elle le laissait plié ; si je lui posais la tête dans une place, elle l'y laissait ; mais si je lui fermais les yeux, elle les rouvrait ; si je lui pliais le pied à l'articulation, on le voyait se redresser au bout de quelques instans comme par secousses convulsives. Cet accès durait une demi-heure, quelquefois un peu moins. La malade recommençait alors à respirer un peu plus haut, quoique péniblement ; elle remuait la tête ; ses yeux reprenaient de l'éclat ; elle s'agitait dans son lit et répondait aux questions qu'on lui adressait. Ses maux de tête avaient disparu ; elle se sentait un obstacle dans le cou en avalant, était très-abattue, et ne savait rien de ce qui s'était passé pendant l'accès. Depuis qu'elle prenait *arsenic.*, les accès n'étaient plus accompagnés de la grande agitation de jadis. Le courage de la malade était très-abattu ; elle désespérait d'être jamais sauvée et ne pouvait dormir de toute la nuit. Je m'aperçus sans peine que je m'étais trompé sur sa maladie, qui, au lieu d'être simplement un accès de faiblesse et d'abattement, comme on me l'avait dépeinte, était un véritable état spasmodique, et demandait par conséquent un autre remède. C'était évidemment ce que la nosologie désigne sous le nom de catalepsie.

Parmi le peu de remèdes connus contre cette espèce de maladie, le plus convenable me parut être *stramon.*, dont je lui fis prendre le soir même, après un second accès, une *goutte* 9.

Le résultat fut plus favorable que je n'aurais pu l'espérer. La malade eut une nuit tranquille et dormit même quelques heures. Le lendemain matin, elle se sentit assez bien ; cependant le soir elle eut de nouveau les maux de tête précurseurs de l'accès, et éprouva un peu de faiblesse ; mais quant à l'accès lui-même, il ne vint pas, et dès-lors elle n'en eut plus.

Jusqu'au 23 septembre, tous les symptômes disparurent successivement, à l'exception d'un grand abattement, d'un manque d'appétit, on aurait pu dire d'un dégoût pour les alimens, et de l'insomnie. Je crus nécessaire, pour la guérir de ce reste de maladie, de lui faire prendre le soir *china* 12. Le 25, aucune amélioration ne s'étant encore opérée, et la malade étant tou-

jours tourmentée par des rêves pénibles, je changeai de remède
et administrai *pulsat.* 12, à deux heures après-midi. Elle s'endormit bientôt. L'appétit et les forces lui revinrent peu à peu,
et depuis trois mois, elle se sent mieux que jamais.

CARREAU.

395e OBSERVATION, PAR LE DOCTEUR MULLER (1).

Un enfant de dix mois, bien portant jusqu'alors, commença
tout à coup à maigrir au mois de juin de cette année, après avoir
été sevré depuis quelques mois et avoir fait heureusement ses
dents jusque-là.

Peau sèche, ridée. Quelquefois de grosses taches rouges, éry-
thémateuses, sur les pieds ; face et plante des pieds enflées des
journées entières, puis redevenant maigres tout à coup. Le cordon glandulaire du cou et de la nuque sensiblement enflé. Ventre
dur. Diarrhée ; quatre à six selles par jour, menues, vertes,
contenant souvent les alimens non digérés. Rhume continuel.
Toux fréquente, légère, la nuit, quelquefois le jour.

Il dormait beaucoup, voulait toujours être couché, et était
rarement chagrin, capricieux. Peu d'appétit ; vomissement de ce
qu'il mangeait. Soif ardente. Gencives brûlantes ; quelquefois
chaleur, les mains toujours froides.

Le frère de cet enfant avait eu, six mois auparavant, la
même maladie, une atrophie des glandes, qui l'avait enlevé. La
ressemblance des deux cas n'échappa pas même aux parens, qui,
la première fois, avaient laissé mourir leur enfant sans appeler de
médecin, persuadés qu'il faisait ses dents.

Je fis prendre au petit malade une dose de *bellad.* Au bout de

(1) Archives homœop., vol. III, cah. 1, pag. 56 ; 1824.

quinze jours, pendant lesquels je remarquai quelque amélioration, quoique son état fût toujours dangereux, je lui administrai *arsenic*. 30. Quelques semaines après, j'eus le plaisir de le
voir guéri.

396e OBSERVATION, PAR LE DOCTEUR RŒHL (1).

Un enfant de trois ans, qui souffrait d'une angine membraneuse, en fut heureusement guéri allopathiquement par *cuprum
sulphur.*; mais il est vraisemblable que l'usage du cuivre lui causa
une enflure du bas-ventre longue et pâteuse, un grand amaigrissement des bras et des jambes, une grande voracité, de fréquentes selles blanchâtres et semblables à de la bouillie, une
humeur triste et chagrine. Une diète sévère et *china* 12 le guérirent en quinze jours.

397e OBSERVATION, PAR LE DOCTEUR SCHONCKE (2).

Un enfant de dix-huit semaines, attaqué d'atrophie, qui,
comme on dit, n'avait plus que les os et la peau, mais qui, du
reste, paraissait gai et éveillé, prenait avec grand plaisir le sein
de sa mère, femme bien portante et parfaitement constituée,
usait en quelques heures un assez gros nouet à sucer, était très-
constipé, criait souvent, fut rétabli parfaitement en quelques
mois par une petite dose *nux vomic.*, une toute petite dose *arsenic.*
et une dose *china*.

398e OBSERVATION, PAR LE DOCTEUR HARTLAUB (3).

Élise H., âgée de deux ans, s'était bien portée jusqu'à l'âge
de dix-huit mois; mais alors elle devint malade; sa face pâlit,
elle voulait qu'on la portât sans cesse, et ne put plus enfin se
tenir sur ses jambes. Ventre dur et enflé. Grand appétit. Soif
vive. Amaigrissement progressif.

Depuis dix-huit semaines, elle avait une diarrhée un peu san-

(1) Correspondance de la société homœop., pag. 27; 1828.
(2) Annales homœop., vol. IV, pag. 329; 1833.
(3) Annales homœop., vol. IV; pag. 463; 1833.

guinolente, qui la forçait à aller à la selle dix à douze fois en vingt-quatre heures, et, depuis quelques semaines; chaque après-midi, elle était prise d'un accès de fièvre brûlante. Joues rouges. Les seuls remèdes employés jusque-là étaient quelques remèdes domestiques.

Je lui fis prendre, le 16 mai 1832, *rhus* 5/30.

La diarrhée devint moins fréquente. Les autres symptômes restèrent les mêmes.

Une seconde dose, le 23, produisit les mêmes résultats; en sorte que, le 29, elle n'alla plus à la selle que deux fois par jour. En même temps la soif avait diminué, et l'enfant reprenait plaisir à marcher, quoiqu'elle ne pût encore se tenir sur ses jambes.

Je lui donnai, le 29, une troisième dose *rhus*.

La fièvre cessa; elle eut encore deux fois la diarrhée en vingt-quatre heures; la dureté du ventre diminua beaucoup; la soif s'affaiblit de plus en plus, et l'enfant put commencer à courir; seulement on devait la soutenir encore. Cependant l'appétit était toujours trop grand.

Le 28 juin, je lui donnai *arsenic.* 2/30, mais sans succès. Au contraire, la fièvre reparut accompagnée d'une forte transpira-tion; ses pieds enflèrent jusqu'au dessus de la cheville, et il lui fut de nouveau impossible de se tenir sur ses jambes.

Cette rechute, qui se fit apercevoir cinq ou six jours après l'administration *arsenic.*, était-elle produite par ce médica-ment, ou était-elle simplement causée par les progrès naturels de la maladie? c'est ce que je ne sais pas; cependant je crois pouvoir admettre la première supposition, parce que j'observai un rapide décroissement des forces chez un pulmonique à qui j'avais fait prendre *arsenic.*

Je donnai donc à l'enfant, le 9 juillet, *calc. carb.* 2/30.

Elle n'eut pas besoin d'autre remède. Tous les symptômes dis-parurent dès lors peu à peu, et, à la fin de juillet, il lui vint une teigne qui dura un mois et qui guérit d'elle-même. L'enfant prenait de l'embonpoint, son air devenait florissant; ses selles étaient naturelles, et elle se portait bien sous tous les rapports,

399e **OBSERVATION, PAR M. NESCHKE** (1).

Le 13 août 1825, un pauvre charpentier vint me prier d'aller voir son enfant, âgé de vingt-sept mois, qui était malade depuis huit semaines. Je trouvai les symptômes suivans :

Face blême, jaunâtre, gonflée. Ventre gros. Diarrhée fréquente, puis constipation. Beaucoup de coliques. Soif ardente. Il mangeait beaucoup et volontiers du pain ; mais il rendait aussitôt tout ce qu'il prenait, cuit ou non. Il était presque sans cesse couché, ne pouvait marcher, maigrissait, était de très-mauvaise humeur.

Comme c'était un malade très-petit et très-faible, je ne lui fis prendre qu'une demi-goutte *nux vomic.* 30.

J'allai le revoir chaque jour par curiosité, et bientôt j'eus tout lieu d'être content de mes visites. La face devint moins blême, il se mit bientôt à rire, demanda à se lever, et, onze jours après, me vint à la rencontre avec sa mère. Je conviens qu'il ne sautait pas encore ; mais son corps, si faible peu de temps auparavant, avait pris de l'embonpoint, et il avait recouvré assez de forces pour pouvoir marcher seul. Bientôt il fut parfaitement guéri.

Mais, le 6 novembre, ayant mangé trop de saucisse, il retomba malade, et je le trouvai en proie à une fièvre considérable lorsque j'allai le voir. Il avait des éructations, et avait même vomi quelquefois la nuit. Pressions douloureuses sur l'estomac, fréquentes éructations et borborygmes, selles normales, soif modérée ; sommeil agité, sans délire ; faiblesse générale ; il se laissait faire tout ce qu'on voulait. Peu versé encore dans l'homœopathie, je ne savais trop quel remède employer. L'apathie et les vomissemens pendant la nuit m'indiquaient bien la *pulsatille ;* mais, ce qui me décida surtout, c'est que ce médicament excite les mêmes symptômes qu'une indigestion de viande de porc. J'en fis donc prendre à l'enfant une goutte 12, et, sept jours après, il était guéri.

(1) Annales homœop., vol. IV, pag. 447 ; 1830.

400ᵉ **OBSERVATION**, **PAR LE DOCTEUR BUTE** (1).

Madame Schenk, de Caston (à soixante milles anglais de Philadelphie), se vit forcée de recourir à l'assistance d'un médecin, lors de sa première grossesse.

Elle souffrait déjà depuis longtemps de différentes espèces de douleurs ; elle avait, entre autres, des dartres sur le sommet de la tête et aux jarrets, éprouvait de la sécheresse et de la chaleur dans les yeux, et se plaignait d'un dérangement dans ses règles. Enceinte depuis deux mois, elle n'avait cessé d'avoir un écoulement de sang. Le médecin prescrivit une salivation avec du *mercure*, qui fit cesser l'hémorrhagie. Mais la malade ne se sentait pas mieux pour autant. On employa donc différens remèdes jusqu'au septième mois, où elle accoucha. L'enfant vivait ; mais il était si petit, si misérable, que l'on n'osait le nourrir sans employer des moyens artificiels. Les remèdes du médecin de la maison ne produisant aucun effet, on lui en adjoignit un second, puis un troisième. Au nombre de ces messieurs était le docteur S., qui jouissait d'une grande réputation, parce qu'il se faisait payer très-cher. Pendant quatorze mois, les trois médecins, tantôt séparément, tantôt en commun, traitèrent le petit enfant jusqu'à ce que, fatigués enfin et perdant toute espérance, ils déclarèrent que l'enfant devait mourir. Mais, comme il ne voulait pas mourir, ils conseillèrent de lui faire prendre autant de *laudanum* qu'il pourrait en boire, afin de l'empêcher de crier jour et nuit comme il faisait. Ce conseil répugnant aux parens, et l'enfant ne mourant pas, malgré ses horribles souffrances, on eut recours enfin à l'homœopathie.

Le petit malheureux inspirait la pitié. C'était un être chétif, misérable, qui ressemblait plutôt à un squelette qu'à un enfant vivant. A peine pesait-il huit livres. Sa peau était ridée sur ses petits os, de couleur bleuâtre. Il s'était fait deux hernies à force de crier, et était toujours constipé, à moins qu'une purge ne lui

(1) Archives homœop., vol. XIV, cah. 1, pag. 138 ; 1834.

procurât une selle. Chaque jour on lui faisait prendre soixante-dix gouttes de *laudanum*, et chaque matin une pilule de *calomel*. Il rendait aussitôt tout ce qu'il mangeait, et ne cessait de crier en retirant les jambes. Pendant qu'il criait, une sueur froide lui couvrait tout le corps. Le *laudanum* seul l'assoupissait pour un instant. Avant d'uriner et en urinant, ses cris étaient plus forts que jamais. Son urine avait une couleur rouge et une forte odeur.

C'était le soir que je le vis. Je proscrivis donc le *laudanum* et les pilules, et lui fis prendre à plusieurs reprises *camph. spirit.*, en laissant pour le lendemain matin une petite dose poudre *bellad.*

Lorsque je voulus aller le voir le lendemain, on m'annonça, dès mon entrée dans la maison, que l'enfant était mort à force de crier, parce qu'on ne lui avait pas donné de *laudanum*. J'examinai le petit malade, et je trouvai qu'il était non pas mort, mais épuisé à un haut degré. Il revint bientôt à lui. Je lui donnai *bellad.*, en recommandant de lui faire prendre le soir une ving-taine de gouttes de *laudanum*. On le fit; mais cela ne servit de rien; on lui en donna donc vingt nouvelles gouttes, qui n'opérè-rent pas davantage; enfin, on alla jusqu'à soixante-dix.

Je lui avais administré la *bellad.* le 18, et, le 29, l'amélio-ration était déjà sensible. Je lui fis prendre ensuite *arsenic.*, *hepat*, *china*, *ipecac*. Ces remèdes lui étaient administrés le matin, tandis que, le soir, on continuait à lui donner les soixante-dix gouttes de *laudanum*. A mon grand étonnement, la guérison fit des progrès rapides. L'enfant mangeait et buvait, devenait gros et gras, jouait toute la journée. La teigne s'étant déclarée dans l'in-tervalle, je lui fis prendre *sulphur* pour la première fois. Je ne le revis qu'un mois après, et ne fus pas peu surpris du changement qui s'était opéré en lui. Ses jambes seules étaient encore trop grêles relativement au reste du corps, et il refusait d'apprendre à s'en servir; sa tête, par contre, était trop grosse. La dentition se fit sans douleur.

Ses parens le pesaient chaque semaine, et trouvaient qu'il pesait chaque fois une livre de plus.

Je lui fis prendre encore *calcar.*, *lycopod.*, *silic.*, *carbo veget.*, et enfin *sulphur*. Maintenant il est fort, vigoureux, parfaitement bien portant.

N. B. Pendant deux mois, je traitai cet enfant sans diminuer la dose de *laudanum* ; ce ne fut que lorsqu'il fut devenu plus gros et plus fort, que je la fis diminuer chaque soir de quelques gouttes, jusqu'à ce qu'il ne fût plus nécessaire de lui en donner.

401ᵉ **OBSERVATION, PAR LE DOCTEUR FISCHER** (2).

M. B. d'Unterseen, canton de Berne, est venu, le 27 mai 1833, réclamer mon secours à Berne, pour son enfant malade, Suzanne B.

Cette fille, âgée de huit ans, d'une constitution faible et dé-licate, n'avait pas eu de maladie autre que la gale, huit mois avant celle pour laquelle elle était soignée. Elle avait contracté une inflammation chronique du bas-ventre, contre laquelle trois médecins donnèrent, pendant trois mois, inutilement des conseils, et déclarèrent enfin la maladie mortelle. Les parens, attristés de cette nouvelle, se présentèrent avec l'enfant à l'hôpital de l'Ile à Berne, le 27 mai 1833. L'enfant fut renvoyé, et c'est depuis ce moment que j'entrepris la cure. Je trouvai la jeune malade dans l'état que voici :

Tout le corps était très-maigre, la peau pâle et brûlante, la tête penchée sur la poitrine, les pieds retirés contre le corps, le ventre gros, gonflé, très-sensible et douloureux, la langue sèche et blanchâtre ; vomissement de tout aliment et boisson ; forte diarrhée jour et nuit, liquide et claire ; aucun appétit et grande soif ; toux sèche, pouls faible et accéléré, peu de sommeil.

Je lui prescrivis pour toute nourriture des bouillons légers avec des œufs, et pour remède le *soufre*, un globule de la trentième atténuation matin et soir.

Dans les premiers dix jours, il y eut peu de changement ; dans les dix jours suivans, l'enfant éprouva une démangeaison à la

(1) Bibliothèque homœop., vol. VI, pag. 226 ; 1836.

pcau et une petite diminution des vomissemens et de la diarrhée. Entre le vingtième et le trentième jour, une forte éruption psorique se montra aux extrémités supérieures avec une démangeaison insupportable. Dès ce moment, il y eut une amélioration sensible dans tous les symptômes de la maladie de l'enfant. Entre le trentième et le quarantième jour de mon traitement, l'éruption galeuse commença à sécher, et je prescrivis, pour finir la cure , quelques doses de *calcarea.*

Au bout de six semaines, l'enfant était tout-à-fait rétablie , pouvait supporter tout aliment ; la diarrhée avait complétement cessé , le ventre s'était remis dans son état naturel ; elle jouissait d'un bon sommeil et pouvait faire usage des jambes, ce qu'elle n'avait pu faire pendant quinze semaines.

402ᵉ OBSERVATION, PAR LE DOCTEUR GRIESSELICH (1).

Le *soufre* est un excellent remède contre l'atrophie des enfans ; je m'en suis convaincu à plusieurs reprises. Une petite fille de deux ans, d'une famille sujette aux dartres, souffrait, quand je fus appelé il y a de cela plusieurs semaines, d'une diarrhée, à ce qu'on me disait. En examinant l'enfant, je trouvai une atrophie déjà fort avancée ; le ventre tendu, enflé, sans être douloureux ; les extrémités fanées, fort exténuées, la peau ridée ; le visage de l'enfant défait, vieux, grimaçant ; l'humeur excessivement changée. L'enfant, auparavant gaie, enjouée, était alors fort maussade, pleurait quand on la regardait, était impatiente, et rien ne lui convenait ; le pouls toujours dans un état d'irritation ; diarrhée fréquente ; selles non digérées, sans couleur, d'une odeur insupportable. Elle ne voulait manger que de la viande ; on lui en avait aussi donné pour la fortifier et combattre l'effet de la diarrhée ; mais, malgré ce fortifiant approuvé par un de nos collègues, le mal faisait toujours de nouveaux progrès. Mon premier soin fut de retrancher insensiblement la viande, qu'en dernier lieu on

(1) Hygea, vol. III, pag. 1 ; 1835.

donnait déjà à l'enfant pour son déjeuner, et de régler, en général, le régime, sans lequel il n'y a rien à attendre dans le traitement de l'atrophie ; je remarquerai cependant que la mauvaise diète seule et un régime mal ordonné constituent rarement l'atrophie ; on peut prendre pour règle et le démontrer, que l'atrophie provient des parens. On donna à l'enfant du *soufre*, et je suivis l'effet de la dose. Cet effet fut évident; il fut peu sensible dans les premiers jours, mais ensuite cela marcha assez promptement. La diarrhée cessa, les selles devinrent régulières, perdirent leur caractère indigeste; l'humeur devint plus gaie. A mesure que l'enfant allait mieux, je supprimai entièrement la nourriture substantielle de viande, ne permis que des bouillons, de l'arrow-root, et autres alimens de ce genre. Les bains font aussi un grand bien à ces enfans, notamment les bains de tripes ; on blanchit des intestins de veau, on les hache menu, et l'eau tirée au clair est jointe au bain. Cela forme une sorte de bouillon (1). Il ne serait pas prudent de les employer au commencement de la maladie; je ne les ai ordonnés dans le cas en question qu'après un mieux bien prononcé, au bout d'une quinzaine de jours; mais alors ils firent un grand bien, et, dans l'espace d'un mois, l'enfant fut presque entièrement rétablie. Le corps avait beaucoup repris ; on ne sentait plus d'enflure sous les enveloppes du ventre; les traits de vieillesse du visage avaient fait place aux grâces de l'enfance. La petite malade, qui ne voulait plus ni marcher ni se tenir droite, était revenue à ses habitudes; son sommeil était tranquille, et voilà trois ans qu'elle n'a jamais ressenti l'indice du moindre mal.

403ᵉ OBSERVATION, PAR LE DOCTEUR GRIESSELICH (2).

Un petit garçon de deux ans et trois mois, dont la mère avait éprouvé diverses incommodités scrofuleuses, avait passé fort bien,

(1) Ces bains opèrent aussi un grand bien pour les enfans qui, sans être affectés d'atrophie, ne se développent pas, quoique d'ailleurs bien soignés.

(2) Hygea, vol. III, pag. 7 ; 1835.

il y avait six mois, la miliaire; mais, depuis lors, il se montrait des tumeurs, des glandes au cou, et souvent de légères incommodités dans la digestion, qui étaient devenues plus graves.
L'enfant avait perdu de sa gaieté ; était morose et ne jouait plus ;
chair fanée et les extrémités maigres ; ventre très-gonflé, et cependant l'enflure n'était pas fort sensible au toucher; selles plusieurs
fois par jour, non digérées et d'une odeur détestable, contenant
beaucoup de glaires ; langue blanchâtre ; fréquens bâillemens,
éructations. Il se grattait volontiers le nez (chose commune dans
beaucoup de maladies des enfans, sans qu'il y ait de vers) ; le
petit malade se plaignait souvent d'avoir mal dans le ventre, et
mettait ses mains sur le creux de son estomac ; parfois une faim
dévorante ; on sentait aussi à son cou les glandes un peu gonflées.
Après les repas, l'enfant avait les joues rouges, il sentait de la
chaleur; mêmes signes le soir, et le pouls était alors aussi irrité ;
sommeil agité. Je réglai la diète, et donnai du *soufre* (les 10, 14,
24 novembre, 2 et 13 décembre). Après la troisième dose, l'enfant
reprit sa gaieté, toute sa vivacité, dormit et mangea régulièrement ; selle une fois par jour ; bonne digestion ; les selles, d'a-
bord si abondantes qu'on ne pouvait concevoir d'où provenaient
ces masses, étaient en proportion de la nourriture, mais avaient
encore leur odeur forte ; le ventre moins gros et plus mou ; la
langue pure, les maux de ventre rares ; plus de bâillemens, mais
encore des renvois ; le soir encore, la joue rouge. Cela alla toujours de mieux en mieux, et plusieurs doses de *quinquina* com-
plétèrent la cure. Au bout de six ou sept semaines, j'ordonnai
aussi les bains ; le malade devint un petit garçon éveillé et fort.

404ᵉ **OBSERVATION, PAR LE DOCTEUR GRIESSELICH** (1).

Une petite fille de deux ans, d'une famille scrofuleuse (j'avais
traité précédemment sa cousine germaine de l'atrophie, et l'avais
principalement rétablie par des bains de sel), d'une constitution fort

(1) Hygea, vol. III, pag. 8 ; 1835.

délicate, et qu'on avait élevée avec beaucoup de peine, souffrait toujours d'une desquamation de l'épiderme des deux joues. Cela se perdit; mais, depuis quelques semaines, se présentaient peu à peu tous les indices d'atrophie. Ventre gonflé, dur; diarrhée fréquente; selles glaireuses, souvent même non digérées éprintes; amaigrissement, privation d'appétit; visage creux, vieilli, des cercles bleus autour des yeux. L'enfant était fort maussade, voulait toujours être portée, et s'obstinait à ne pas marcher; sommeil mauvais. L'*arsenic* me sembla préférable; je le donnai par goutte 24, et en fis prendre quatre doses, de deux jours l'un. Il y eut un mieux sensible, et, au bout de huit jours, tout avait pris un autre aspect; sommeil meilleur, selles, pendant plusieurs jours, régulières sous tous les rapports; au visage et aux oreilles éruption de boutons. Quelques jours après la dernière dose, je donnai enfin *soufre* 2ᵉ trituration 1/4 grain, 2 doses à cinq jours d'intervalle. Au bout de huit autres jours, l'enfant avait sensiblement repris; le ventre était mou et tombé, et, au bout d'un mois environ, on pouvait regarder l'enfant comme entièrement rétabli. Le *soufre* eut bientôt desséché l'éruption, et l'apreté des joues était revenue.

CATARACTE.

—

405ᵉ OBSERVATION, PAR LE DOCTEUR CASPARI [1].

Madame W., âgée de trente-six ans, d'une constitution tout-à-fait saine, avait eu dans son enfance la petite-vérole naturelle, dont il lui était resté plusieurs infirmités. Elle me pria de l'en guérir. Son œil droit pleurait sans cesse, et l'humeur qui en sortait était si âcre, qu'elle lui avait rongé la paupière inférieure et la joue.

[1] Archives homœop., vol. III, cah. 3, pag. 70; 1828.

Trichiasis du peu de cils qui lui étaient restés à la paupière supérieure.

Conjonctive faiblement rouge ; quelques vaisseaux variqueux s'étendant jusque dans la cornée.

Quelquefois comme du sable dans l'œil.

La nuit, l'œil fermé par de la chassie.

Cataracte simple, lenticulaire, gris-clair, depuis six mois ; elle pouvait distinguer à quatre pas encore les objets d'une grosseur considérable.

Tous ces symptômes provenant vraisemblablement de la trichiasis, j'enlevai aussitôt tout le reste des cils, au grand soulagement de la malade. Le lendemain la rougeur avait diminué de beaucoup, et l'œil ne pleurait plus ; mais l'inflammation reparut trois jours après, à la suite d'un écart de la diète que j'avais prescrite. L'œil se remit à pleurer, surtout en plein air, quand la malade portait quelque fardeau sur le dos. Le matin, les paupières étaient collées ; à l'air du matin, elle éprouvait dans l'œil une pression comme s'il y avait eu du sable dedans. Je lui donnai *pulsat.* 9. Le lendemain, dans l'après-midi, se déclara une crise homœopathique qui augmenta les cuissons ; mais le second jour, déjà l'œil n'était plus douloureux et ne pleurait plus. Le cinquième jour, on ne remarquait plus qu'un peu de mucosité sèche aux cils. La lumière ne l'éblouissait plus ; elle distinguait assez bien les objets ; le cristallin était beaucoup plus clair sur les bords et la pupille transparente. Le septième, il n'y avait plus qu'une petite tache grise au milieu du cristallin ; les bords en étaient parfaitement transparens ; la malade voyait tout, mais comme à travers un brouillard peu épais. Je lui fis prendre une goutte *cannab.*, qui éclaircit davantage encore le brouillard, et une goutte *opium* 6, qui rendit le cristallin tout-à-fait clair et transparent. Elle n'a pas eu de rechûte depuis.

406ᵉ OBSERVATION, PAR LE DOCTEUR HOFFENDAHL (1).

Le comte de Schwérin souffrait depuis sa jeunesse d'une telle

(1) Archives homœop., vol. XII, cah. 2, pag. 177 ; 1832.

faiblesse de l'œil gauche, qu'il lui était à peu près inutile.

Après avoir pris les bains de Staubbad pendant un fort rhume, il fut attaqué d'une violente affection rhumatismo-catarrhale au côté gauche de la tête, laquelle affecta particulièrement son œil malade, en sorte qu'il se forma dans la pupille deux petites taches blanchâtres qui me firent craindre une cataracte, d'autant plus que son père en avait eu une. Je le fis mettre d'abord dans une chambre obscure, et pendant quinze jours qu'il y resta, je lui fis prendre *spigel.*, *bellad.* et *stram.* Non seulement il fut guéri de son catarrhe, mais les points blanchâtres disparurent même pour toujours

407e OBSERVATION, PAR LE DOCTEUR HAUBOLD (1).

Une cataracte assez avancée a été guérie en six semaines et radicalement par *sulphur* 30, et, quinze jours après, *caustic.*, chez une vieille femme de soixante-un ans.

408e OBSERVATION, PAR LE DOCTEUR SCHRON (2).

Jean Schneider, vieillard de soixante ans, habitant Weissdorf, à quatre lieues de Hof, souffrait d'une cataracte capsulo-lenticulaire sur les deux yeux. Lorsqu'il vint me consulter, en juin 1833 il avait la vue tellement trouble, qu'il ne put distinguer mes lunettes. Au mois d'août, non seulement il les distinguait fort bien, mais il pouvait même compter de l'argent et lire les gros caractères. Il me fut impossible de pousser plus loin la guérison. Je lui avais administré alternativement à des intervalles de huit jours *magnes. carbon.* 30 et *ess. cannab.* gut. 1.

(1) Gazette homœop., vol. I, pag. 155; 1833.
(2) *Idem*, vol. V, pag. 149; 1834.

409e OBSERVATION, PAR LE DOCTEUR EMMRICH (3).

Madame M., de B., âgée de trente-six ans, brune, vive, mariée et mère de plusieurs enfans, avait été réglée à l'âge de seize ans, avait eu à dix-neuf une fièvre catharrale, et quelques années après, une péripneumonie. Elle avait fait d'ailleurs trois fausses couches. A la dernière, il y avait sept ans de cela, elle avait eu pendant dix-huit semaines une hémorrhagie de matrice qui l'avait beaucoup affaiblie. Trois ans auparavant, elle avait eu aux mains et aux jambes une gale dont elle s'était bientôt guérie au moyen d'onguens ; mais depuis cette époque, elle souffrait de la goutte, surtout dans une moitié de la tête et des dents, et principalement du côté droit. Au printemps, elle en avait eu un violent accès accompagné de fièvre. Depuis-lors elle se plaignait de ses yeux, qui avaient été excellens jusque-là. Ils n'étaient ni rouges ni douloureux ; seulement elle éprouvait quelquefois des pressions dans le droit. Les pupilles se remuaient également ; mais en examinant bien le droit, on s'apercevait que le cristallin était un peu trouble. Si elle fermait le gauche, elle ne voyait pas distinctement les objets, mais les apercevait comme dans un demi-jour, à travers un brouillard, et devait regarder tout de côté. Le gauche était bon, moins cependant qu'auparavant ; il se fatiguait aussi plus facilement, surtout quand elle travaillait à la lumière. Elle avait déjà employé une quantité de remèdes, les pilules altérantes, les vésicatoires, les onguens de tartre stibié, etc. ; mais le mal n'avait fait qu'augmenter. Enfin elle s'adressa à moi. Je lui administrai, le 10 juillet, *sulphur* 3/30, dose que je renouvelai le 28.

Le 14 août, je lui fis prendre *psorin.* ; mais ni l'un ni l'autre de ces deux médicamens ne répondirent à mon attente.

Le 7 et le 13 septembre, je lui donnai *pulsat.* 2/30, qui produisit de plus heureux effets. L'œil droit parut s'améliorer un peu, et le gauche devint beaucoup meilleur.

(3) Archives homœop., vol. XV, cah. 2, pag. 123 ; 1835.

Le 5 et le 13 octobre, je lui donnai *cannab.* 2/30, qui augmenta d'abord les douleurs provenant de la goutte, surtout celles que lui causaient les molaires; mais la crise cessa bientôt, et les yeux s'améliorèrent beaucoup. En même temps, un écoulement de fleurs blanches qu'elle avait depuis plusieurs années, mais qui avait cessé depuis long-temps déjà, recommença avec autant de force qu'auparavant.

CÉPHALALGIE.

410ᵉ OBSERVATION, PAR LE DOCTEUR SCHUBERT [1].

Madame S. de R., âgée de cinquante-six ans, d'une constitution délicate, souffrait depuis long-temps d'une maladie éminemment chronique. Elle s'était déjà adressée à plusieurs médecins estimés ; mais, le traitement qu'ils lui avaient prescrit n'ayant apporté aucun soulagement à ses maux, elle s'était soumise patiemment à son sort, et n'avait plus pris de remède depuis six mois. Cependant, ayant appris que j'avais guéri de pareilles maladies par quelques unes de ses connaissances, elle se décida, sur les instances de ses parens, à avoir recours à moi dans le mois de novembre de cette année. Je trouvai les symptômes suivans :

Déchiremens violens, douleurs perçantes et pressions du dehors au dedans, tantôt dans l'occiput, tantôt dans les deux côtés, tantôt dans le front, tantôt aux tempes. Ces douleurs lui causaient toujours de telles souffrances qu'il lui semblait qu'on lui meurtrissait l'œil.

La peau de son crâne était aussi douloureuse que si elle avait eu un furoncle, et la douleur que lui causaient ses cheveux était presque insupportable, en sorte qu'elle ne pouvait ni les nouer, ni appuyer la tête sur son oreiller, mais qu'elle devait rester assise au lit.

Ces souffrances ne lui laissaient pas un instant de répit ; le jour elles étaient encore quelquefois supportables, mais toujours la nuit elles étaient affreuses. Elle ne pouvait rester long-temps couchée, mais ordinairement elle devait s'asseoir dans son lit ou même se lever et se promener dans sa chambre. Lorsqu'elles

[1] Archives homœop., vol. I, cah. 2, pag. 38; 1822.

étaient très-violentes, elle éprouvait en même temps de grands vertiges. Diminuaient-elles un peu, comme cela arrivait quelquefois
dans la journée, elle se sentait la tête très-faible. La moindre
tension d'esprit excitait aussitôt de terribles douleurs ; tout bruit
lui déplaisait, le chant et la musique lui faisaient beaucoup de
mal.

Grande faiblesse de mémoire. Tintemens d'oreilles ; quelquefois aussi bourdonnemens et bruissemens. Ses yeux avaient perdu
tout leur éclat, et elle ne pouvait voir distinctement, même avec
des lunettes. Couleur terreuse de la face. Maigreur, relâchement
et faiblesse dans tout le corps. Peu de sommeil ; elle s'endormait
très-tard, rêvait beaucoup, était agitée en dormant, et se réveillait
vers deux ou au plus tard vers trois heures du matin sans pouvoir se rendormir.

De temps à autre, chaleur par tout le corps, suivie d'une légère transpiration, plusieurs fois par jour. Extrêmement peu d'appétit, et seulement lorsqu'elle avait commencé à manger. Hoquets
de suite après avoir mangé. Sa boisson ordinaire était du café ;
mais dans les derniers temps, elle en prenait avec moins de plaisir ; il augmentait ordinairement ses souffrances. Après le plus léger
réfroidissement, surtout des pieds, elle sentait comme un poids dans
son estomac ; ce poids lui montait dans le gosier, qu'il resserrait, et
l'accès finissait par des bâillemens ou par quelques vents. Manque
d'énergie, dispositions à pleurer. Elle se chagrinait de la moindre
bagatelle. Comme elle avait toujours bu beaucoup de café très-fort,
que ce café dans les derniers temps augmentait ses douleurs et
qu'il lui répugnait même un peu, je pensai qu'il était la cause
de sa maladie, et je lui fis prendre *nux vom.*, qui agit efficacement dans le plus grand nombre des cas qui offrent de pareils
symptômes. Je lui défendis d'abord le café et tout aliment mé-
dicinal, et ce ne fut qu'après avoir suivi ce régime pendant
huit jours qu'elle prit *nux vom.* 30, gut. 1, deux heures avant
de se coucher.

Je revis la malade trois jours après ; mais je me trouvai bien
déçu de mes espérances. Les symptômes étaient les mêmes, à

l'exception de la douleur que lui avait causée le cuir chevelu.

La noix vomique n'ayant opéré en trois jours qu'une amélioration aussi faible, je ne la laissai pas agir davantage, et le lendemain je donnai à la malade *pulsat.*, parmi les effets primitifs de laquelle se trouvait aussi la disposition d'esprit, l'espèce de sommeil, plus menaçant que tous les autres symptômes, l'augmentation des douleurs le soir et la nuit, et leur diminution légère lorsque la malade était assise, qui caractérisaient principalement cette maladie. Je lui en fis donc prendre *une goutte* 12, et dès le lendemain on s'aperçut d'un mieux qui se soutint et augmenta les jours suivans, en sorte que le douzième elle se sentait très-soulagée. Sommeil arrivant de meilleure heure, plus continu, un peu plus tranquille et plus réparateur. Maux de tête moins violens et cessant quelquefois, surtout le jour, pendant des heures entières. Meilleure vue. Chaleur revenant encore quelquefois dans la journée, mais beaucoup moins forte et moins longue. Appétit bien meilleur ; hoquets moins fréquens. Elle reprenait courage et espérait sa guérison. Je choisis l'*ignat. amar.*, remède qui a beaucoup d'affinité avec la *pulsat.*, et je lui en fis prendre une faible dose 18 gut. 1, le matin.

Huit jours après, le mieux s'arrêta. La malade dormait presque sans interruption d'un sommeil profond et assez tranquille qui durait quatre heures, de onze heures du soir à trois heures du matin. Elle n'éprouvait plus que de légers maux de tête le jour, et quelquefois même elle était des heures sans avoir à s'en plaindre ; le soir et la nuit ils avaient d'ailleurs bien diminué de violence. Le tintement d'oreilles, la chaleur et les autres symptômes avaient suivi la même proportion décroissante. Les yeux avait repris de l'éclat, le turgor vitalis revenait peu à peu sur son visage et tout son corps, et la malade pouvait de nouveau s'occuper des soins de son ménage. La maladie avait au moins diminué de moitié.

Pour la guérir complétement, je lui fis prendre le lendemain *bellad.* 3o gut. 1, dose assez forte encore si le remède était bien choisi. Le résultat répondit à mes espérances ; car, douze jours après, la maladie avait presque entièrement disparu.

Sommeil continu de cinq heures. Maux de tête rares et très-faibles le jour ; plusieurs heures de libres même la nuit. Son ancienne gaîté lui revenait. Les autres douleurs étaient si peu de chose qu'elle s'estimait heureuse.

Je lui donnai *bryon. alb.*, parmi les effets primitifs de laquelle se trouvaient le sommeil tardif et tous les autres symptômes. Elle en prit le lendemain matin une goutte 18, et quinze jours après, elle jouissait d'une excellente santé.

411ᵉ OBSERVATION, PAR LE DOCTEUR MULLER (1).

M., femme d'une trentaine d'années, blonde, d'un tempérament mou, indolent, d'un caractère paisible et doux, irritable, très-craintive, avait souffert depuis l'âge de puberté de fréquentes convulsions spasmodiques, accompagnées de battemens de cœur et d'angoisses dans la région précordiale. Plus tard, elle avait été sujette à des inflammations des viscères. Elle s'était mariée après avoir été guérie de ses crampes, avait eu trois enfans et en avait nourri deux. Mais elle avait conservé de son ancienne maladie une grande inquiétude, qui ressemblait beaucoup à de l'hypochondrie. Sa menstruation, autrefois toujours anormale, tantôt trop peu abondante, tantôt trop copieuse, était alors régulière, mais était constamment accompagnée d'un surcroît d'inquiétude. Elle était d'ailleurs sujette à des maux de tête qui la prenaient de temps à autre, à la suite de réfroidissemens, de veilles, de chagrins, etc.

Ces maux de tête commençaient le matin lorsqu'elle se réveillait, augmentaient dans la journée, et la forçaient à se recoucher après-midi. Le soir, ils étaient si terribles qu'elle en perdait presque le sentiment. Ils lui prenaient et lui comprimaient tout le devant de la tête ; ses yeux, dès le matin, étaient sans éclat, vitreux et presque fermés ; sa face pâle. Elle ne pouvait supporter

(1) Archives homœop., vol. I, cah. 2, pag. 104; 1822.

le moindre bruit ni la lumière. De patiente qu'elle était, la force du mal la rendait chagrine, grondeuse ; elle faisait les demandes les plus injustes et les plus contradictoires. Dans l'après-midi, aux maux de tête se joignaient encore le plus souvent des battemens de cœur, de l'oppression, du malaise, des envies de vomir suivies d'inutiles efforts. Le résultat de toutes ces souffrances était, dans le cas le plus favorable et lorsqu'elle était parvenue à dormir un peu la nuit, que, le lendemain, les maux de tête étaient plus sourds et plus supportables, mais toujours joints à une grande faiblesse. Si, le soir du jour où ses maux de tête avaient été le plus violens, elle avait eu de la fièvre ; si son sang avait été agité, elle ne pouvait dormir et devait au moins passer deux jours au lit, en proie à la fièvre et aux maux de tête. Ces deux résultats avaient lieu lorsqu'elle ne prenait aucun remède, ce qu'elle préférait de beaucoup, instruite qu'elle était par l'expérience, et ce que je lui recommandais surtout. Tout ce que j'avais pu faire, tout ce qu'elle avait fait elle-même, tout ce que lui avaient prescrit d'autres médecins avant moi ou avec moi, n'avait produit aucun changement dans son état ou l'avait empiré. Les accès de fièvre devenaient plus longs, les douleurs allaient jusqu'au délire, jusqu'aux convulsions, jusqu'à la perte de la connaissance. Elle aimait donc mieux souffrir des douleurs temporaires, sans médecin, que d'avoir recours aux remèdes qui augmentaient son mal, loin de le guérir.

Le 28 février, elle eut, en se réveillant, de nouveaux maux de tête. Elle était alors, à l'exception de sa sensibilité extrême, relativement bien portante, et n'avait pris aucun médicament depuis long-temps. Elle avait évité, d'ailleurs, tous les alimens, toutes les boissons qui pouvaient produire quelque effet médical, excepté le café, dont elle ne pouvait se passer lorsqu'elle se sentait bien. Le motif de cette rechûte paraissait être un chagrin qu'elle avait éprouvé la veille ; mais le mauvais temps, auquel elle s'était exposée, n'y avait sans doute pas peu contribué. Les douleurs augmentèrent, comme nous l'avons déjà dit, après le dîner, où elle ne mangea absolument rien. Comme c'était toujours le cas lorsqu'elle souffrait, elle dut se mettre au lit. Vers le soir, elle avait une fièvre brûlante, le pouls haut et fréquent, la peau humide et rouge, une pression dans le cou alternant avec une oppression de la poitrine; enfin, des envies de vomir.

Vers huit heures du soir, comme elle n'avait encore avalé que quelques gouttes d'eau, et qu'elle me faisait des reproches sur mon insensibilité à ses horribles souffrances, je lui fis prendre *bryon.* 3 gutt. 1 dans de l'eau, remède que je préparai moi-même.

Elle resta tranquille pendant trois ou cinq minutes au plus, sans parler, et tomba dans un doux sommeil. Elle se réveilla vers dix heures, et m'assura qu'elle avait été soulagée de suite après avoir pris le remède; que ses nerfs s'étaient apaisés; que le sommeil qu'elle venait de faire par extraordinaire avait beaucoup diminué ses maux de tête; qu'ils étaient devenus supportables, et qu'elle espérait dormir. Sa fièvre était toujours aussi forte, à en juger par le pouls et la chaleur de la peau; la peau elle-même était plus humide.

Tranquillisée sur son état, la malade s'endormit effectivement, transpira un peu et reposa bien. Le matin, tous les symptômes avaient disparu; seulement le pouls était encore fréquent, la peau humide et la tête un peu engourdie. Je lui conseillai de garder le lit; mais elle se leva bientôt après, sans s'en trouver plus mal.

Sept jours après, le 7 mars, elle était tout-à-fait bien, lorsqu'elle reçut inopinément une mauvaise nouvelle. A onze heures, les maux de tête reparurent avec tous les symptômes. Je la vis à midi; elle avait les yeux vitreux, rétrécis, ne mangeait pas et cherchait en vain à dormir. A trois heures, la douleur était devenue si violente qu'elle ne croyait plus pouvoir rester levée. Outre les symptômes ordinaires, il s'en était encore déclaré un nouveau. Déjà quatre fois des épreintes l'avaient obligée d'aller à la garde-robe, mais sans résultat. Depuis deux jours, elle n'avait pas eu de selle. Elle m'assura qu'elle était toujours constipée lorsqu'elle était allée en voiture, ce qu'elle avait fait trois jours auparavant. Elle n'avait pas de fièvre. A trois heures, elle me témoigna le désir de prendre le remède qui l'avait soulagée quelques jours auparavant. Je lui en donnai aussi volontiers, d'autant plus qu'il répondait homœopathiquement à son état actuel. A peine une minute s'était-elle écoulée, qu'elle ressentit un besoin d'aller à la selle, et qu'elle eut sans difficulté une déjection. Elle se trouva mieux, ses nerfs étaient moins agités, et elle put rester levée. Les maux de tête cessèrent peu à peu, et disparurent au bout de quelques heures. Elle put manger, et se mit au lit le soir sans éprouver de douleurs. Contre son attente, elle ne put fermer l'œil, sans qu'elle sût pourquoi. Le lendemain, elle se portait parfaitement bien.

412ᵉ OBSERVATION, PAR LE DOCTEUR WISLICENUS [1].

St....., jeune homme de trente ans, bien portant, irritable, menant une vie sédentaire, avait été attaqué, cinq ans auparavant, sans qu'il sût d'où cela provenait, d'une douleur qui lui prenait un seul côté de la tête, et qui, au bout de quelques années de répit, lui était revenue à plusieurs reprises l'hiver précédent, à la suite de refroidissemens, croyait-il. Après l'avoir tourmenté quinze jours, elle avait cessé, et ne l'avait repris que peu de jours avant qu'il ne vînt me consulter, le 28 septembre 1820.

Aussitôt qu'il s'éveillait, après une nuit excellente, violent embarras de la tête, dégoût pour toute nourriture, même pour le café et le tabac, auxquels il était habitué. Immédiatement au dessus de la cavité de l'œil gauche, élancemens douloureux, et quelquefois aussi pressions, semblables aux douleurs qu'on éprouve quand on a mal aux dents, et qu'un nerf est fortement attaqué. Ces élancemens se faisaient sentir souvent jusque dans l'œil, et s'augmentaient par la pression de la main. Tiraillemens et contractions dans les paupières, horreur de la lumière, vue trouble, larmes brûlantes quand la douleur atteignait un haut degré. Toute

(1) Archives homœop., vol. II, cah. 1, pag. 147 ; 1823.

la région autour de l'œil gauche brûlante ; même extérieurement.
Douleurs dans la narine gauche , qui était ordinairement bouchée.
Impossibilité d'éternuer, même en prenant les plus violens ster
nutatoires. S'il y parvenait, les douleurs cessaient à l'instant.
Quand les douleurs étaient très-fortes, transpiration après laquelle
il se sentait encore plus mal. Quelquefois légères envies de vomir
pendant l'accès. Souvent ses idées se troublaient, et même, après
l'accès , il avait de la peine à les rassembler. Il ne pouvait travailler long-temps de tête, et avait la mémoire très-faible. Grande
sensibilité ; il n'aimait pas à parler ; le moindre bruit , la voix
même d'autres personnes lui faisaient mal et l'irritaient ; il voulait un silence absolu.

Cet accès le prenait chaque matin de bonne heure , le forçait à
rester couché, augmentait jusque vers midi, et atteignait parfois
un tel degré de violence, que le malade , du reste gai et résolu,
pleurait et était presque désespéré. Il se terminait ordinairement
par un court assoupissement. En s'éveillant , sa gaîté lui était
revenue ; il demandait à manger, et se sentait assez bien pendant
le reste de la journée et la nuit. Mais, si l'accès n'avait pas été
aussi violent, il éprouvait l'après-midi encore une sourde pression
au dessus de la cavité de l'œil. L'air frais lui causait aussi une impression désagréable sur cette partie. L'œil droit n'était nullement
affecté , non plus que le reste du corps.

Cette maladie ressemblait singulièrement à la migraine nerveuse
décrite par Hahnemann et observée par lui chez les personnes qui
boivent beaucoup de café. Notre malade en étant grand amateur
aussi, on pouvait à juste titre regarder cette boisson comme la
cause de ses souffrances. Le remède le plus convenable me parut
être *nux vomic.*, et je lui en fis prendre une dose 24.

Quoiqu'elle fût faible , elle n'en agit pas moins avec énergie.

Le lendemain matin, l'accès fut des plus violens et des plus
longs. Ce ne fut qu'à deux heures après midi que le malade put
se lever, encore ne se sentait-il pas aussi bien qu'à l'ordinaire. Le
second jour, la douleur était encore forte , mais moins cependant
qu'auparavant, et elle continua à diminuer dès lors de telle sorte,

que, le troisième jour, il n'y eut plus d'accès, mais seulement de légers mouvemens convulsifs, le matin, au dessus de l'œil. Quatre jours après, ces mouvemens convulsifs étaient devenus plus forts ; il éprouvait au dessus de l'œil une douleur sourde, et quelquefois des élancemens au dessus du sourcil. Du reste, sa maladie présentait les symptômes suivans :

Coryza fluante avec écorchure du nez et embarras de la tête. Toux accompagnée d'une expectoration peu copieuse de glaires, et excitée par un grattement dans la gorge. Transpiration abondante après minuit, pendant laquelle il ne se sentait pas bien.

Aucun changement ne se faisant remarquer au bout de quelques jours, je lui administrai, le 10 octobre, c'est-à-dire 13 jours après *nux vomica*, une seconde dose du même remède. Il est rare qu'on fasse prendre ainsi deux fois de suite le même médicament homœopathique ; mais pourquoi ne pas le faire quand ce médicament est vraiment spécifique ? Ma tentative fut couronnée du succès. Bientôt le malade fut parfaitement guéri.

413ᵉ OBSERVATION, PAR LE DOCTEUR SCHUBERT (1).

F. K..., jeune fille de vingt-quatre ans, grosse et forte, d'une humeur facile, que j'avais déjà guérie, il y avait long-temps, d'une espèce de crampes d'estomac jointe à une menstruation trop faible et irrégulière, me fit appeler un jour en toute hâte. Ses parens (parler augmentait ses douleurs) me dirent ce qui suit :

Le matin, en s'éveillant, elle éprouvait de violens maux de tête, dans le front d'abord, puis dans la tête entière ; il lui semblait qu'on la lui serrât dans un étau. En outre, vertiges et pesanteur dans la tête quand elle se soulevait dans son lit, continuant après qu'elle était levée, et augmentant de violence quand elle pensait ou parlait. Abattement extrême, se manifestant par le tremblement de tous les membres ; pâleur étonnante, remplacée souvent par une vive rougeur. Sentiment de malaise et fourmille-

(1) Archives homœop.; vol. II, cah. 2, pag. 135 ; 1823.

mens dans le creux de l'estomac, Pression sur la poitrine, comme
si ses habits étaient trop étroits ; angoisses et agitations terribles la
forçant souvent à se lever ; mais la faiblesse et les vertiges l'obli-
geaient bientôt à se remettre au lit. Grande sécheresse dans la bouche, sans soif. Dégoût extrême pour les alimens ; elle détournait
les yeux quand elle voyait manger. Frissons passagers par tout le
corps. Pouls faible, à peine sensible, lent. Humeur très-irritable ;
elle pleurait constamment sans motif.

Pulsat. répondant parfaitement à ces symptômes, je lui en fis
prendre, le matin même, une goutte 12.

Malgré la faiblesse de la dose, un quart d'heure s'était à peine
écoulé qu'il se déclarait déjà une légère exacerbation des principaux symptômes ; mais elle ne dura que quelques minutes. Bientôt
le mieux devint sensible, et la guérison continua à faire des
progrès jusqu'à quatre heures. Mais alors l'état de la malade
empira de nouveau, sans qu'elle se trouvât cependant aussi mal
que le matin. Les maux de tête recommencèrent à se faire sentir ;
mais ils ne l'empêchaient plus de penser et de parler. Plus de vertiges ni de pesanteur dans la tête en la relevant. Inquiétude et
agitation moins fortes, mais abattement toujours aussi grand.
L'irritation de l'esprit avait disparu, et l'appétit revenait. Plus de
frisson. Pouls normal. Le lendemain, je la trouvai levée ; elle
avait dormi d'un doux sommeil : seulement elle était encore pâle
et se plaignait toujours d'un peu de faiblesse ; mais, le troisième
jour, elle était parfaitement guérie.

414ᵉ OBSERVATION, PAR LE DOCTEUR SCHNIEBER (1).

Madame Bohmer, sage-femme à Grosselten, âgée de quarante-
trois ans, mal réglée, maigre, pâle, d'une humeur douce, toujours bien portante depuis plusieurs années, à l'exception de
quelques attaques de crampes d'estomac, fut prise, à Pâques
1822, d'un mal de gorge, sans qu'elle en connût le motif. Elle
s'adressa, pour se faire guérir de cette angine, à un barbier-étu-

(1) Archives hommop., vol. III, cah. 2, pag. 115 ; 1824.

viste qui lui administra du *mercure*, à en juger d'après ce qu'elle me dit. Après s'être frotté quelque temps le cou avec un onguent gris, elle fut attaquée d'un violent mal de tête qui continua même après la guérison du cou, et qu'elle attribuait à l'usage de cet onguent. Un chirurgien habile, M. Bischoff de Priebus, lui fit prendre contre cette céphalalgie plusieurs médicamens énergiques, *assa fœtida, valerian., opium, castor.*, des *vésicatoires*, des *ventouses*, etc., sans aucun succès. Le 28 juillet, la malade s'adressa à moi. La maladie présentait les symptômes suivans :

Maux de tête continuels, mais plus forts le soir. Ils diminuaient un peu la nuit ; cependant elle ne pouvait dormir. A chaque exacerbation, il lui semblait que la douleur lui montait dans la nuque et la lui contractait. Elle s'établissait ensuite dans les deux os pariétaux. Les accès étaient si violens, que la malade devait se coucher à l'instant ; cependant ils ne duraient qu'une heure environ dans toute leur force. Pendant le paroxysme, bruissemens dans les oreilles ; vertiges, surtout en marchant ; voile devant les yeux ; douleurs perçantes et élancemens. Avant midi, où la douleur était moins vive, déchiremens peu considérables. Quelquefois la douleur se retirait davantage entre les épaules ; elle se faisait moins sentir alors dans la tête. Mouvemens convulsifs de la paupière gauche ; cuissons et pressions dans l'œil gauche, d'où sortaient de temps en temps des larmes. Selles constamment dures ; un ou deux frissons chaque soir, avec élancemens douloureux dans les membres, puis chaleur sans transpiration et sans soif. Appétit toujours bon.

Bryon. me parut être le meilleur remède ; je lui en fis donc prendre une goutte 6, le 29 juillet.

Le 8 août, il ne s'était pas opéré la moindre amélioration. J'administrai, en conséquence, *anemon. pratens.* 6. Huit jours après, la guérison était complète.

Bernard Schuster, chasseur du comte Michel Veczay, âgé de trente-cinq ans, d'une constitution robuste, d'un tempérament sanguin, avait toujours joui d'une bonne santé. En novembre 1823, il dut accompagner son maître à la chasse et rester constamment à cheval, pour ainsi dire, surtout dans la quatrième, pendant laquelle il se sentit pris d'une soif ardente. Il monta donc à cheval, et alla boire dans la maison d'un employé. La porte de la maison étant très-basse, il se heurta la tête contre le linteau, et la violence du coup fut telle, qu'il tomba à la renverse et resta quelques minutes tout étourdi. Pensant que la douleur qu'il ressentait sur le devant de la tête ne serait rien, il n'en continua pas moins à suivre les autres chasses. Mais, au bout de quinze jours, elle devint si vive qu'il n'y put plus tenir, et qu'il dut recourir à la médecine. On lui appliqua des cataplasmes, des sangsues; on lui fit des frictions, on lui administra des remèdes de toute espèce; mais tout fut inutile: les maux de tête augmentèrent de jour en jour, et le pauvre chasseur désespérait de guérir jamais. Je fus appelé auprès de lui le 12 décembre, et je le trouvai dans l'état suivant:

Pressions douloureuses dans le front. Chaleur au visage et au front, avec le reste du corps frais ou au moins peu chaud. Bruissemens dans les oreilles. Exacerbation après avoir mangé. Pupilles rétrécies; pression sourde très-douloureuse sur le bord de la cavité de l'œil droit. Malaise le matin. Dégoût pour la pipe. Constipation. Soif sans chaleur extrême. Humeur chagrine, grondeuse; rêves pénibles. Fièvre le soir.

Je lui fis prendre, le même jour, à dix heures du matin, *arnica* 6.

J'allai le voir le 13. Une heure et demie après avoir pris le remède, il avait senti augmenter la douleur dans le front et les bruissemens dans les oreilles, au point qu'il avait été obligé de

(1) Archives homœop., vol. V, cah. 1, pag. 68; 1826.

se coucher; puis il était tombé dans un doux sommeil sans rêves. En s'éveillant, il avait mangé avec appétit et fumé une pipe de tabac. Les douleurs diminuèrent ensuite peu à peu jusqu'à huit heures du soir. Avant de s'aller coucher, il éprouva encore un peu de chaleur dans le front. Il dormit depuis dix heures du soir jusqu'à cinq heures du matin. Le 14, il était et resta parfaitement guéri.

416ᵉ OBSERVATION, PAR LE DOCTEUR W. DE PLEYEL (1).

Antoine Hollujevich, de Brood, fut attaqué d'une violente migraine, et, après avoir employé pendant près de huit jours toutes sortes de remèdes allopathiques intérieurs et extérieurs, mais sans aucun succès, il me fit appeler le 11 mars.

Chaque matin à six heures et demie, en s'éveillant, il sentait, au dessus de la racine du nez, des élancemens, des pressions douloureuses qui s'étendaient peu à peu au dessus du sourcil jusque dans la tempe gauche. Jusqu'à neuf heures, la douleur était encore assez supportable; mais, de neuf heures à onze heures et demie, elle atteignait un tel degré de violence que le malade en perdait presque connaissance. Il se jetait de côté et d'autre, et se démenait dans son lit comme un insensé. Sa face était pâle et couverte d'une sueur froide. A onze heures et demie, la sueur disparaissait et ne reparaissait plus jusqu'à deux heures. Quand il s'inclinait en avant, il lui semblait qu'une lourde balle lui tombait sur la racine du nez. La douleur était toujours la même, au lit, en plein air, au toucher, au chaud, au froid. Toute la tête, même les cheveux, lui faisaient mal quand on les lui touchait; à l'exception d'une corryza sèche, il n'y avait rien d'anormal en lui, et, depuis midi à sept heures du matin, il se sentait fort bien. Du reste, c'était un homme de quarante ans, d'un tempérament ardent, d'un caractère colérique. Il s'était toujours bien porté auparavant.

Je lui fis prendre, le 12, une goutte *nux vomic.* 15. Le len-

(1) Archives homœop., vol. V, cah. 1, pag. 88; 1826.

demain, l'accès arriva une heure plus tard et cessa une heure plus tôt ; il fut d'ailleurs moins violent qu'auparavant. Le 14, l'exacerbation ordinaire, de neuf à onze, ne fut pas sensible. Le 15, tiraillemens douloureux pendant une heure, au dessus de la cavité de l'œil droit et de la tempe. Le 16, ce symptôme avait disparu, mais pour faire place aux symptômes suivans :

Toute la tête prise, vertigineuse, vacillante en marchant ; congestion du sang ; picotemens dans le front, à la racine du nez et dans la tempe gauche. A midi, élancemens violens, mais passagers ; sécheresse douloureuse des paupières, qui étaient comme gercées, se faisant sentir avant midi, quand il se remuait ; après-midi, larmes dans les yeux.

Ces symptômes me déterminèrent à lui faire passer lui-même, pendant deux minutes, le pôle sud d'un aimant au dessus du sourcil droit, dans la direction de la racine du nez jusqu'à la tempe droite.

Le 17, la corryza sèche même avait disparu.

417ᵉ OBSERVATION, PAR LE DOCTEUR W. DE PLEYEL (1).

Betty Hollujevich avait depuis six mois un violent mal de tête. Après avoir employé vainement divers remèdes allopathiques, elle s'adressa à moi. Sa maladie présentait les symptômes suivans :

Hémicrânie au côté gauche du front, battemens et élancemens se succédant les uns aux autres le matin en se levant et le soir en se couchant. La pression extérieure et le grand air les diminuaient, mais ils augmentaient quand la malade était dans une chambre ou au lit, quand elle se penchait ou remuait les yeux. Cette douleur durait plusieurs heures, et devenait tellement insupportable que la malade ne savait quelle position prendre. Quand elle en était délivrée, elle était prise de violentes douleurs d'estomac suivies de vomissemens d'un goût acide ou bilieux. A ces vomissemens succédaient des pincemens violens, des tiraillemens, des contractions dans le ventre. Quelquefois ces trois espèces de

(1) Archives homœop., vol. V, cah. x, pag. 93 ; 1826.

douleurs se faisaient sentir alternativement dans la même jour‑
née, d'autres fois de deux jours l'un seulement, une ou deux
à la fois seulement. La malade était âgée de huit ans, avait un
tempérament doux, triste, une humeur égale.

Je lui fis prendre *pulsat.* 3. La nuit, il y eut exacerbation de
tous les symptômes, mais le lendemain déjà il s'était déclaré une
amélioration sensible, en sorte qu'elle n'éprouvait plus qu'un
léger mal de tête. Le troisième jour, douleurs d'estomac et vo‑
missemens. Le quatrième jour, tranchées très-faibles et selle
verdâtre glaireuse la nuit. Le cinquième, elle était guérie. Il
paraît que la dose était un peu trop forte, et je crois maintenant
qu'une goutte 12 l'aurait guérie sans exacerbation.

418ᵉ OBSERVATION, PAR LE DOCTEUR BAUDIS (1).

Marie Korziseck, femme de trente-cinq à trente six ans, d'un
caractère colérique, irritable, chagrin, souffrait depuis près de
trois ans de vertiges et de maux de tête périodiques, sans qu'elle
pût dire d'où ils provenaient. Elle avait toujours été bien por‑
tante auparavant. Je trouvai les symptômes suivans :

Violens maux de tête du côté gauche du front, comme causés
par un abcès ou par quelque instrument perçant. Il lui semblait
que son front allait se briser. Ces douleurs arrivaient subitement
à sept heures du matin et duraient jusqu'à une heure après midi,
où elles cessaient tout aussi subitement. Par un temps sec et se‑
rein, elles étaient beaucoup plus supportables ; aussi la malade
pouvait-elle se livrer à de légers travaux dans la maison ; mais
quand le temps était pluvieux ou venteux, elle était obligée de se
coucher, tant elle souffrait. Souvent elle avait aussi une constipa‑
tion opiniâtre.

Je lui donnai *nux vomic.* 9, le 14 mars au soir. Le lendemain,
quoique le temps fût sec et beau, il y eut une exacerbation ter‑
rible ; mais le 16, tous les symptômes avaient disparu, et elle est
guérie depuis.

(1) Archives homœop., vol. V, cah. 3, pag. 31 ; 1826.

419ᵉ OBSERVATION, PAR LE DOCTEUR HARTMANN (1).

Julie B., de P., jeune fille de vingt-cinq ans, qui n'avait jamais été malade, quoique d'une constitution faible et délicate, et qui avait été réglée dès l'âge de quatorze ans, sans douleurs, m'écrivit au mois de juillet pour me consulter au sujet d'une douleur chronique qu'elle me décrivait à sa manière. Mais cette description ne me paraissant pas assez claire, je crus devoir, avant que de commencer la cure, m'informer de différentes circonstances dont elle ne m'avait pas parlé. Elle entra donc dans de plus grands détails sur sa maladie, qui présentait les symptômes suivans :

Un frisson lui parcourait le dos et les épaules, le matin surtout, à huit heures, quand elle se levait; mais ce frisson passager faisait bientôt place à un sentiment de malaise par tout le corps. C'était un signe certain que la journée était perdue pour elle; car, bientôt après, elle éprouvait un violent dégoût qui n'allait pas cependant jusqu'à la faire vomir. Elle ressentait ensuite dans toute la tête, mais principalement dans le front, des pressions et des douleurs déchirantes qui devenaient insupportables au moindre mouvement, même des yeux. Le lit le plus doux lui paraissait dur, et le repos le plus absolu était seul en état de la soulager un peu. Si elle se permettait le plus léger mouvement, ses douleurs redevenaient aussi violentes qu'auparavant. Le moindre courant d'air produit par l'ouverture de la porte, le moindre bruit de pas dans la chambre, les augmentaient également. Au bout de quelque temps, les douleurs se retiraient dans le derrière de la tête; elle sentait sur son front une place brûlante, et l'os du nez lui faisait également mal. Il fallait qu'elle restât dans l'obscurité, parce que le moindre rayon de lumière faisait sur ses yeux une telle impression, qu'il lui semblait qu'on lui tirât tous les nerfs des yeux, ce qui accroissait encore ses maux de tête.

Elle se sentait d'ailleurs extrêmement affaiblie; tous ses mem-

(1) Archives homœop., vol. VI, cah. 3, pag. 84; 1827.

bres étaient comme brisés ; cependant elle ne pouvait fermer l'œil, parce qu'elle avait en outre de violentes palpitations de cœur dont chaque battement lui répondait dans la tête.

S'il y avait parfois une rémission de huit à quinze jours, la maladie n'en revenait qu'avec plus de violence ; mais jamais l'accès ne durait plus d'un ou deux jours.

Chaque fois elle avait une faim extraordinaire. Elle n'osait prendre de boissons chaudes, parce qu'aussitôt elle éprouvait un accès.

Son estomac paraissait être très-affaibli ; car la viande et même la soupe lui causaient des pressions et des renvois pendant toute la journée.

Elle souffrait ainsi depuis huit ans. Les jours où elle n'avait pas d'accès, elle se portait fort bien. Ses règles paraissaient régulièrement et sans la moindre douleur.

Comme elle avait pris déjà différens remèdes, entre autres des vomitifs, je la laissai huit jours sans lui rien donner, après quoi je lui administrai *bellad.* 24.

J'appris quinze jours après que les maux de tête avaient reparu le second jour, comme à l'ordinaire, mais seulement dans l'après-midi, et pas assez violens pour l'obliger à se coucher. Depuis, elle n'en avait plus éprouvé.

Six semaines après, elle fut attaquée de nouveau d'une manière très-violente à la suite d'un voyage à pied ; mais une seconde dose *bellad.* 30 la guérit parfaitement.

420e OBSERVATION, PAR LE DOCTEUR BETHMANN (1).

Un pasteur robuste et très-actif avait été attaqué quelques années auparavant d'un mal de tête si violent, qu'il lui avait enlevé toute son activité. Il lui semblait avoir à l'occiput une place de la grosseur de la main enfoncée ; la peau lui faisait mal comme s'il y eût eu un abcès ; mais ce qu'il y avait de plus remarquable, c'est que les racines de ses cheveux étaient sensibles au plus

(1) Correspondances pratiques, pag. 35 ; 1827.

léger toucher, et ne lui causaient aucune douleur quand on appuyait fortement dessus. Douleur et raideur dans les reins, en sorte qu'il ne pouvait marcher que courbé, et qu'il ne pouvait pas bien se redresser.

Ne connaissant pas de remède qui répondît parfaitement à ces symptômes, je lui fis prendre d'abord une goutte *tinct. china.*, qui fit disparaître la migraine en trente heures. Je lui administrai ensuite *bryon.* 3 contre ses maux de reins, qui diminuèrent bientôt et guérirent en deux jours.

421ᵉ OBSERVATION, PAR LE DOCTEUR HARTLAUB (1).

Une jeune fille de quinze ans, qui n'était pas encore réglée, souffrait des douleurs suivantes :

Maux de tête du côté gauche, se manifestant par des douleurs violentes au sommet de la tête, qui était comme brisée à coups de marteau, ensorte que la malade ne pouvait la tenir tranquille, mais devait la remuer sans cesse de droite et de gauche. Il lui semblait que son crâne allait éclater. Le mouvement, surtout la marche, les augmentait au plus haut point. En outre, l'œil gauche douloureux, le côté gauche du cou douloureux et raide, l'humeur triste et abattue. Ces maux de tête duraient depuis six mois, avec des interruptions plus ou moins longues. *Rhus* ne produisit rien. Une demi-goutte *china* 12 les diminua en peu de temps, et les fit disparaître en trois ou quatre heures. Mais, cinq ou six heures après, ils reparurent, moins forts, il est vrai, d'abord ; cependant, au bout de douze heures, ils avaient toute leur ancienne violence. Je lui administrai donc, vingt-quatre heures après, une seconde dose *china*, ███ me paraissait encore être le remède le plus convenable, en dose encore plus faible. La céphalalgie disparut entièrement. La malade put, dès lors, se livrer aux mouvemens les plus violens sans en ressentir de douleurs. Cependant, six semaines après, elle eut une légère rechute, que *china* guérit promptement.

(1) Correspondances pratiques; pag. 36, 1827.

422ᵉ OBSERVATION, PAR LE DOCTEUR SCHULER (1).

Fr., qui travaillait journellement le plomb et l'étain, et qui, en outre, s'occupait de peindre et de vernir, souffrait, depuis quelques années, d'une espèce de céphalalgie périodique. Tous les dimanches, il se sentait une pression, un tiraillement et un engourdissement dans la tête, qui duraient toute la journée, et qui étaient accompagnés de malaise et de manque d'appétit. Les six autres jours, il n'éprouvait rien de pareil. Je lui fis prendre *bryon.*, puis *nux vomic.*, qui ne produisirent pas tout l'effet que j'en attendais. Une dose *pulv. sulph.* 3, toutes les six semaines, le guérit complétement.

423ᵉ OBSERVATION, PAR LE DOCTEUR BETHMANN (2).

Une femme robuste, de trente-deux ans, éprouvait depuis quelques mois un tiraillement et un tressaillement désagréables dans la tempe gauche. Ils cessaient le jour; mais ils revenaient avec ponctualité chaque soir, et la privaient de tout repos la nuit. Bourdonnemens et bruissemens continuels dans la tête, le jour comme la nuit, dans l'agitation comme dans le repos, mais plus forts le soir et accompagnés d'une sensation, comme si le côté gauche du sinciput s'était soulevé et disjoint. Ces maux de tête et surtout l'insomnie l'avaient beaucoup affaiblie; sa mémoire principalement était très-faible. Tiraillemens dans l'oreille gauche; vue trouble. Depuis six semaines, écoulement douloureux de sang par les parties génitales; pouls petit, soixante pulsations par minute; humeur paisible, patiente. Si elle fermait les yeux à cause de sa grande faiblesse, elle tombait aussitôt dans des rêveries pénibles.

Un chirurgien lui avait pratiqué une saignée, qui n'avait servi qu'à la rendre plus malade.

Quinze jours après, elle s'adressa à moi. Je lui fis prendre une

(1) Correspondances pratiques, pag. 90; 1827.
(2) *Ibid.*, pag. 24; 1828.

goutte *pulsat.* 3. Dans l'espace de six jours, son mal diminua au point qu'elle ne voulut plus rien prendre, quoiqu'elle ne se sentît pas encore tout-à-fait bien le soir. Trois semaines après, la maladie reparut aussi violente que jamais à la suite d'un réfroidissement; mais *toxicod.* 6 la fit disparaître entièrement en neuf jours.

424° OBSERVATION, PAR LE DOCTEUR JUNGHANEL (1).

M. R..., instituteur, âgé de vingt-sept ans, souffrait, depuis long-temps déjà, de violens maux de tête, qui l'empêchaient quelquefois de se livrer à ses occupations, en lui ôtant la faculté de penser. Fréquentes éructations avec envies de vomir, et même vomissemens, quelquefois de glaires, d'autres fois des alimens, ce qui le soulageait plus ou moins. Ces douleurs étaient surtout violentes dans la matinée. Fumeur passionné, il avait dû renoncer à la pipe, qui augmentait ses maux de tête et son malaise. Souvent manque d'appétit.

Ces maux de tête étaient un symptôme de dispepsie, à en juger par différentes circonstances et par ce fait que *kali tartar.* les avait déjà guéris plusieurs fois. Mais, comme ils revenaient très-fréquemment et que les purgatifs paraissaient affaiblir le malade, je résolus de le traiter par la méthode homœopathique. Je lui prescrivis donc la diète convenable, et lui fis prendre *nux vomic.* 24.

Je le revis le second jour. Il m'assura qu'il était parfaitement guéri depuis la veille.

425° OBSERVATION, PAR LE DOCTEUR HARTLAUB (2).

Une femme de vingt-trois ans souffrait, depuis plusieurs années, d'un mal de tête qui se manifestait par des élancemens dans les tempes et des tiraillemens dans le front, et qui la prenait presque chaque matin, mais diminuait et cessait l'après-midi. Ces dou-

(1) *Correspondances pratiques,* pag. 34; 1828.
(2) *Ibid.,* pag. 85; 1828.

leurs étaient particulièrement violentes à l'époque de la menstruation ; elles la forçaient à se mettre au lit, et étaient accompagnées de vomissemens. Règles toujours trop peu abondantes.
Selles dures, souvent constipation pendant plusieurs jours. Sentiment d'angoisse et battemens de cœur presque tous les soirs, en
se couchant.

Elle ne se souvenait pas d'avoir eu jamais d'éruption cutanée.

Je lui fis prendre, le 19 août, *magnes. carbon.* 6/30. Aussitôt
parurent ses règles, quelques jours plus tôt qu'à l'ordinaire et
plus abondantes que jamais, sans maux de tête ni vomissemens ;
mais en même temps se déclarèrent des maux de dents déchirans
et une tension du bas-ventre qui dura jusqu'à la période suivante,
et disparut. Du 6 au 13 septembre, la malade eut de fréquens
saignemens de nez. Plus d'accès d'angoisse, selles régulières ; de
temps en temps encore, légers maux de tête et vomissemens,
mais une seule fois, six jours après la période. Je lui fis prendre,
le 10 octobre, *lycopod.* 30. Dès lors, elle est délivrée de toutes
ses souffrances.

426ᵉ OBSERVATION, PAR LE DOCTEUR HARTLAUB [1].

Madame L...s, veuve, âgée de trente ans, était sujette, depuis
trois ans, à des maux de tête. Le docteur D...e lui ordonna des
bains de pieds et des sinapismes, l'exhorta, du reste, à la patience, ajoutant qu'il souffrait du même mal sans pouvoir s'en
délivrer.

La douleur se faisait sentir une fois par semaine à jour fixe,
toujours d'un seul côté de la tête, tantôt à droite, tantôt à gauche ; elle commençait à la tempe, s'étendait vers le sommet de
la tête ; elle était lancinante et accompagnée de chaleur ; quelquefois il y avait des élancemens vers les deux côtés de la tête ;
les yeux étaient douloureux au point de ne pouvoir s'ouvrir. La
malade était obligée de rester couchée toute la journée ; elle avait
des maux de cœur et vomissait de la bile ; l'exercice augmentait

[1] Annales homœop., vol. I, pag. 1 ; 1830.

la douleur. Les menstrues étaient régulières ; à leur approche, la malade avait un accès de mal de tête.

On lui administra, le 17 mai 1830 , *calcar. carb.* 2/30.

Le second jour de l'accès , la douleur revint, mais beaucoup moins intense , accompagnée de maux de cœur, mais sans vomissemens. Le 29 mai, il y eut encore un accès très-violent ; le 7 juin , un accès très-faible sans maux de cœur et sans vomissemens.

Depuis cette époque jusqu'au 14 juin , il n'y eut pas de douleur. La semaine suivante , survinrent deux accès peu violens sans vomissemens ; la malade n'avait plus besoin de se coucher, ou du moins pendant peu de temps.

Le 22 juin , elle reçut *sepia* 2/30.

Jusqu'au 2 août , pas de douleur. A cette époque, les règles avaient commencé , et, le troisième jour, la malade avait eu un petit accès de céphalalgie.

Le 2 août , *silic.* 1/30.

Le 10 août , survint un petit accès ; du 15 au 17 août, il y eu douleur intense sans discontinuation , mais sans vomissemens et sans que la malade fût obligée de se coucher.

Le 28 août , nouvel accès semblable.

Le 30 août , *magnes. carb.* 3/30.

Le 6 et 12 septembre , accès très-violent , sans maux de cœur et sans vomissemens.

Le 16 septembre , *phosphor.* 2/30.

Le 18 septembre , douleur intense , et de même du 25 au 27 septembre.

Le 4 octobre , *sepia* 2/30.

Ce ne fut que le 18 du même mois, qu'il y eut un nouvel accès ; on administra encore *sepia* 1/30.

Le 2 novembre , commencement des règles et mal de tête très-léger.

Le 7 et le 14 du même mois , retour des maux de tête.

Le 16 novembre , *murias magnes.* 2/12.

Dans le courant de la semaine, du 6 au 13 décembre, deux accès assez violens accompagnés de frissons.

Le 26 décembre, un accès accompagné de quelques maux de cœur ; la malade prit, ce jour-là, *silic.* 4/30.

Ce ne fut que le 31 janvier 1831, qu'elle éprouva, à l'époque des règles, quelque douleur, mais sans maux de cœur.

Le 9 février, elle éprouvait une douleur intense ; on lui donna *silic.* 2/30.

Le 8 mars, peu de douleur à l'époque des règles ; le 15, douleur très-forte.

Au mois d'avril, les règles parurent sans maux de tête.

Le 18 avril, un accès violent, mais sans maux de cœur ; on fit prendre à la malade *silic.* 2/30.

Le 9 et le 13 juin, douleurs assez fortes, la première fois accompagnées de maux de cœur.

Le 13 juin, *silic.* 1/30.

Le 19 juin, la malade vomit, en toussant, une livre de sang environ, accident surprenant chez elle, qui n'avait jamais souffert de la poitrine. Une toux légère continua, et, le 27 juin, à l'approche de ses règles, elle eut encore un mal de tête accompagné de maux de cœur, et elle souffrait comme si on lui eût remué quelque chose dans le creux de l'estomac.

La malade reçut, ce jour-là, *calcar. carb.* 1/30.

Les règles ne parurent pas ; la malade se plaignit d'une toux sèche et d'une douleur sous le sternum, comme si quelque chose s'y était attaché.

On lui donna *pulsat.* 2/12, et la toux ne cessant pas, on lui donna, le 11 du même mois, *ignat.* 5/12, et, le 4 août, *nux vomica* 1/30.

La toux cessa enfin ; les vomissemens de sang ne s'étaient pas renouvelés, et la poitrine était restée libre. Ce ne fut que le 3 octobre que le mal de tête revint et continua pendant trois jours, ce qui me décida à administrer, le 6 octobre, *petrol.* 1/18.

Depuis cette époque jusqu'à présent (14 décembre 1831), il n'y a pas eu le plus léger soupçon de mal de tête.

Ce récit est un peu long ; mais j'ai cru ces détails nécessaires. Je ne prétends pas assurer que le mal de tête soit chassé pour toujours ; mais le cours de cette maladie montre du moins que le traitement homœopathique a réussi à amener de plus grands intervalles entre les accès, et, qu'après la dose de *petrol.*, la douleur ne s'est pas fait sentir pendant dix semaines ; résultat heureux que certainement on n'aurait pu attendre des bains de pieds du docteur D...e.

427ᵉ OBSERVATION, PAR LE DOCTEUR BETHMANN [1].

X. G., jeune femme de vingt-trois ans, parfaitement bien portante auparavant, mariée depuis deux ans et demi, était accouchée depuis douze jours de son deuxième enfant. Aussitôt après son premier enfantement, elle avait éprouvé une migraine qui revenait chaque jour, et qui l'avait tourmentée sans cesse pendant plusieurs semaines. Cependant elle avait fini par disparaître après l'administration de plusieurs remèdes. Peu d'heures après le second enfantement, la migraine reparut, et toutes les après-dînées, elle revenait avec une nouvelle violence. Pendant douze jours, loin de céder aux remèdes les plus célèbres de la sage-femme, la maladie ne cessa de gagner en intensité et en durée ; enfin, on me pria de donner *une petite poudre.* L'autopsie me parut nécessaire, et je me rendis auprès de la malade ; je la trouvai dans l'état suivant :

Toutes les vingt-quatre heures, à des intervalles subits, elle éprouvait un horrible mal de tête, avec des élancemens dans le sommet de la tête et des brûlemens dans les yeux. Elle ressentait alors des nausées ; sa bouche était sèche, et son visage devenait d'un rouge ardent. Elle devait rester couchée, et n'osait faire aucun mouvement. Chaque mouvement, surtout en avant, la faisait beaucoup souffrir ; il lui semblait, disait-elle, que son cerveau allait se briser. Chaque jour, ces douleurs étaient devenues plus vives, et duraient chaque fois de six à dix heures. Elle

(1) Annales homœop., vol. III, pag. 73 ; 1830.

ne pouvait rester levée que le matin. Au commencement, la douleur diminuait lorsqu'elle se serrait la tête d'un mouchoir ; mais alors ce moyen ne produisait plus aucun effet, et, pour qu'elle éprouvât quelque soulagement dans les accès les plus violens, il fallait qu'un homme assez robuste se plaçât à la tête de son lit, et que, de là, il lui pressât la tête des deux mains, aussi fortement et aussi long-temps qu'il lui était possible. L'accès était-il passé, elle se sentait fatiguée et affaiblie.

Tel était son état, le 20 août 1828. Je lui administrai une dose de *pulsatille*.

Le 21, elle n'eut aucun accès. A l'heure accoutumée, elle ressentait bien quelque embarras dans la tête, mais c'était si peu de chose, qu'elle n'eut pas besoin de se mettre au lit, et qu'elle put vaquer à ses occupations domestiques. Le 22, elle n'éprouva plus rien, et, depuis ce jour, elle a été parfaitement guérie.

428ᵉ OBSERVATION, PAR LE DOCTEUR SCHRETER (1).

S. W., jeune fille de vingt-trois ans, maladive dès son enfance, avait eu pendant un an la teigne, et avait beaucoup souffert de toux, de pleurésie et d'enflure des glandes. Elle avait été réglée à douze ans ; mais ses menstrues étaient peu copieuses, accompagnées de douleurs, et si peu régulières, qu'elles étaient quelquefois six semaines sans paraître. Elle était très-sujette, en outre, à la diarrhée. Depuis deux ans, elle se plaignait de maux de tête, pour lesquels on me consulta le 18 août 1828. Je trouvai la malade dans l'état suivant :

Embarras dans la tête ; douleurs perçantes dans le front, comme si sa tête allait éclater. Quand elle était en plein air : battemens douloureux dans la tête, qui la forçaient à se coucher ; quelquefois aussi, bourdonnemens avec chaleur des joues. Chute des cheveux ; vue trouble, surtout en lisant ; deux fois par jour, selles copieuses, quelquefois diarrhée ; pendant ses règles, tran-

(1) Annales homœop., vol. I, pag. 74 ; 1830.

chées dans le bas-ventre, avec douleurs dans les reins ; souvent elle se réveillait la nuit. Rêves pénibles ; disposition à pleurer, tristesse.

Calcar. répondant parfaitement à ces symptômes, je lui en administrai, le 24 août, une dose 1/30, en lui demandant de revenir me voir. Le 6 septembre, tous les symptômes avaient disparu, et depuis elle jouit d'une bonne santé.

429ᵉ OBSERVATION, PAR LE DOCTEUR GASPARY [1].

Madame R., âgée de cinquante-quatre ans, d'une humeur très-irritable, toujours grondeuse et inquiète, éclatant souvent en reproches pour des bagatelles, supportant impatiemment la plus légère indisposition, ne voulant jamais être seule, criant, tempêtant quand on la laissait, autrefois d'une constitution robuste, forte et grosse, fut prise, à la suite d'un réfroidissement, d'un violent mal de tête qu'elle ne pouvait bien décrire. Tout ce que j'en pus tirer, c'est qu'elle avait des maux de tête à devenir folle. Ces douleurs duraient déjà depuis vingt-quatre heures, lui ôtaient l'appétit, la privaient de sommeil, et la tourmentaient horriblement. Elle avait déjà eu plusieurs céphalalgies pareilles, à la suite de réfroidissemens ; après quelques jours, elles avaient toujours disparu sans remède.

N'ayant égard qu'à son état moral, je lui fis prendre *aconit.*, et j'eus le plaisir de la voir guérie quatre heures après.

430ᵉ OBSERVATION, PAR LE DOCTEUR GASPARI [2].

Madame K., de K., forte, toujours bien portante jusque-là, âgée de quarante ans et mère de sept enfans, avait été le dimanche à l'église, après avoir copieusement dîné. Le matin même, elle n'avait ressenti aucune indisposition ; mais elle était à peine assise à l'église depuis une demi-heure, qu'elle devint tout à

(1) Annales homœop., vol. I, p. 234 ; 1830.
(2) *Ibid.*

coup excessivement pâle ; elle eut des vertiges, et tomba sans connaissance à terre. On la crut morte, et on la reporta à la maison. En la déshabillant, on remarqua cependant qu'elle respirait encore, et que le creux de son estomac était encore chaud. Aussitôt on m'envoya un exprès. A mon arrivée, je la trouvai au lit, très-faible ; elle avait pris, dans l'intervalle, une tasse de café chaud. Je déclarai que cette maladie n'était point une attaque d'apoplexie comme on le croyait, et que, par conséquent, la saignée qu'on demandait n'était pas nécessaire ; c'était seulement une faiblesse, et tout ce qu'il fallait pour le moment, c'était de laisser la malade tranquille. Au reste, ne pouvant découvrir ni cause prochaine ni cause éloignée à cette maladie, je dus me borner à interroger les symptômes actuels, et me régler en conséquence.

Elle avait alors des maux de tête semblables à une violente cuisson perçante dans le front et le sommet de la tête, avec fourmillemens dans le cerveau du dedans au dehors ; il lui semblait qu'une planche comprimait les fourmillemens dans le front. A chaque mouvement, même quand elle parlait, les douleurs augmentaient de violence, et il s'y joignait un sentiment de pesanteur dans la tête ; sa bouche ne cessait de se remplir de salive, ce qui la forçait à cracher fréquemment. Elle se plaignait, en outre, de sécheresse de la langue et d'une soif ardente. Pouls dur et tendu, faiblesse et abattement dans tous les membres, tels qu'on craignait à chaque instant qu'elle n'expirât.

Ces symptômes et l'humidité de l'air me firent supposer qu'un réfroidissement était la cause de la maladie, et, en conséquence, je lui fis prendre *dulcam.* 8.

Dix minutes après, il se déclara une légère crise homœopathique ; mais elle diminua peu à peu, au bout d'une demi-heure.

Une heure après avoir pris le remède, la malade s'endormit, et transpira légèrement. Elle se réveilla trois heures après, n'éprouvant plus que de la pesanteur dans la tête. La nuit fut tranquille ; le lendemain, elle se leva, et, depuis trois ans, elle n'a pas cessé de jouir d'une bonne santé.

431e OBSERVATION, PAR M. NESCHK (1).

Madame N. me fit appeler le 10 février 1829 ; elle souffrait, depuis neuf jours , de maux de tête. Violens déchiremens dans le côté gauche , qui s'étendaient jusque dans les dents et les muscles du cou ; élancemens dans l'oreille gauche.

Les boissons chaudes et froides , et même le plus léger mouvement, augmentaient ces douleurs, qui la prenaient tous les matins entre dix et onze heures , toutes les après-midi, de trois à quatre, et le soir, de sept à huit , et qui étaient accompagnées de frissons , sans chaleur ni soif.

Elle souffrait moins au lit. Il n'était pas rare qu'elle tombât à terre en voulant marcher. Le huitième et le neuvième jour, elle avait même déliré à chaque accès. Sueur dans l'intérieur des mains ; pas d'appétit ni de sommeil ; frissons depuis plusieurs jours , et surtout la nuit ; elle tombait souvent comme en faiblesse ; selles chaque jour ; humeur chagrine et disposition à pleurer.

Sa famille était fort inquiète de ce qu'un vomitif, qu'elle avait pris trois jours auparavant, n'avait fait qu'empirer son état. Dans les intervalles, la malade restait couchée comme morte. J'allai la voir à six heures du soir, et , comme un nouveau paroxysme ne devait pas tarder à se déclarer, je lui laissai *bryon.* 1/30 à prendre à onze heures , quand elle serait plus tranquille. Dans la nuit, elle eut pendant une heure mal à la tête et aux dents, et froid, plus fortement, croyait-elle, qu'auparavant. Mais le mieux ne tarda pas à se montrer ; cependant elle eut encore un accès le matin.

Le 24 au soir, nouvel accès violent de douleurs déchirantes dans le front, qui s'étendirent, avec la rapidité de l'éclair, dans les dents, et la forcèrent à se lever. Grande quantité de salive dans la bouche , et, lorsque les maux de dents eurent cessé, violens frissons. Cependant elle put prendre des boissons chaudes et

(1) Annales homœop., vol I, p. 235 ; 1830.

froides sans que la douleur augmentât. Cet accès l'affaiblit beaucoup, et la rendit très-irritable et très-colérique.

On me fit appeler le lendemain matin. J'administrai *merc. oxyd. nigr.* 12. Non seulement la malade fut promptement délivrée de ses souffrances, mais elle n'a pas cessé de se bien porter depuis.

432ᵉ OBSERVATION, PAR LE DOCTEUR SCHRÆTER (1).

M. J. de K., employé à N., âgé de quarante ans, d'un tempérament sanguin, robuste, de stature moyenne, avait eu la gale dans son enfance, et avait beaucoup souffert plus tard des vers. Du plus loin qu'il pouvait se souvenir, il avait des maux de tête qu'aucun remède n'avait encore pu guérir. Il en avait cependant pris beaucoup dans le temps; mais, voyant qu'ils lui faisaient plus de mal que de bien, il avait discontinué depuis six ans, et n'avait pas eu à s'en repentir.

Le 1ᵉʳ septembre 1828, il s'adressa à moi. Je trouvai les symptômes suivans :

Tension douloureuse depuis les tempes jusqu'au sommet de la tête, qui était brûlant. Quand la douleur était plus violente, il y éprouvait des battemens qu'augmentaient encore tout effort d'esprit, toute boisson spiritueuse. Tous les mois, elle paraissait devenir périodiquement plus forte, et s'il mangeait quelque chose le soir pour apaiser sa faim, il était attaqué de crampes d'estomac et vomissait ce qu'il avait pris. Cuisson dans les yeux; écoulement d'un pus clair par l'oreille gauche. Depuis l'âge de sept ans, où il avait eu la petite vérole, il entendait mal de cette oreille là. En lisant, quelquefois sa tête lui semblait couverte de nuages. Ordinairement la moitié de la tête seulement lui faisait mal; elle était couverte de sueur le soir. La violence des douleurs lui faisait tomber les cheveux. Nez bouché en grande partie par un pus fétide. Râlement produit par les glaires. Constipation. Elancemens dans le côté gauche de la poitrine, quand il se remuait.

(1) Annales homœop., vol. I, pag. 236; 1830.

I.   36

Manque de respiration en se baissant, en montant ou en marchant vite. Douleurs la nuit dans le dos et les bras. Prostration des forces, surtout quand les maux de tête étaient violens, ce qui arrivait souvent quand il parlait. Assoupissement le soir; réveils fréquens la nuit, et par suite humeur triste, chagrine, irritable.

Depuis quatre ans, il se faisait saigner chaque année, et comme le moment de la saignée approchait, je lui fis prendre, le 12 septembre, *aconit.* 2/30, et, le 14, *nux vom.* 1/30. Me proposant de le traiter antipsoriquement, je lui administrai, le 24, *calcar.* 1/30. *Nux vom.* produisit quelque amélioration, mais *calcar.* opéra de la manière la plus énergique; en sorte qu'au bout de cinq semaines, il fut délivré de toutes ses souffrances. Je voulais lui donner encore quelque médicament, mais il refusa de rien prendre. Depuis dix-huit mois, il n'a plus eu de maux de tête.

433ᵉ OBSERVATION, PAR LE DOCTEUR RUCKERT (1).

Madame H., de N., âgée de trente-deux ans, d'une excellente constitution, souffrait depuis assez long-temps, sans qu'elle en sût la cause, d'une maladie qui l'avait réduite à une grande misère en l'empêchant de travailler. Cette maladie présentait les symptômes suivans :

Maux de tête presque continuels; tension, tintemens, bruissemens dans la tête; ouïe dure; la tête comme fortement serrée au dessus des yeux; élancemens de l'extérieur à l'intérieur; vertiges en marchant ou en étant assise. De la tête, ces douleurs s'étendaient dans les dents, d'abord dans une qui était creuse, puis dans les autres, et consistaient en contractions, en battemens. Quand la douleur était très-violente, tous ses membres étaient agités de mouvemens convulsifs, et aussi froids que de la glace. Difficulté à avaler; tiraillemens dans le cou avec chaleur. Face et cou enflés; battemens des carotides. Envies de vomir,

____
(1) Annales homœop., vol. I, pag. 237; 1831.

mais sans vomissemens. Tiraillemens et rongemens dans les seins, qui étaient durs. Elle avait de l'appétit ; mais, aussitôt qu'elle avait mangé, plénitude et tension dans le creux de l'estomac, malaise, efforts pour vomir. Constipation depuis plusieurs jours ; ses selles, auparavant, étaient très-dures. Douleurs aiguës à l'anus. Epreintes, mais sans selles. Menstruation tous les quinze jours ; auparavant elle éprouvait, à l'apparition de ses règles, des tranchées et des douleurs aiguës dans la cuisse droite et dans les reins, comme dans les maux d'enfantement. Fleurs blanches, sans douleurs. Pendant l'accès, oppression. Beaucoup de glaires ; râle en respirant, moins fort après avoir toussé. Palpitations de cœur en marchant ; congestion à la poitrine.

Aucun remède ne répondant mieux à ces symptômes que *nux vomica*, je lui en fis prendre, le soir même, une goutte 12.

Elle vint me revoir le 2 mai, c'est-à-dire vingt jours après sa première visite. Elle était ravie de ce que ses douleurs avaient beaucoup diminué. Les deux premiers jours, elle s'était déjà sentie mieux ; le troisième, il y avait eu crise ; mais, les jours suivans, l'amélioration avait fait de nouveaux progrès. Ses règles avaient paru sans douleur, et avaient duré deux jours. Elle se plaignait surtout encore des douleurs suivantes :

Vertiges dès le matin ; battemens dans la tête, principalement après avoir marché ou s'être échauffée. Après avoir pris des alimens chauds, tiraillemens dans les dents, sécheresse dans le cou avec tension. Elle devait souvent avaler. Constipation. Quelquefois une espèce de tension et de cuisson dans le côté droit. Je lui fis prendre *bryon.* 9.

Je ne la revis que le 1ᵉʳ octobre. Elle me raconta qu'après la poudre, elle avait été parfaitement guérie ; mais que, depuis peu, elle souffrait de nouveau.

Froid dans la tête, puis cuisson dans la tête et le cou ; bruissemens dans la tête, plus forts quand elle se baissait ; battemens dans le cou et dans tout le corps ; le sang comme en ébullition ; goût putride ; soif ; suppression des règles.

Je lui administrai aussitôt *aconit.* 6, et, trois jours après, *bellad.* 12.

Le 15, elle allait mieux en général ; seulement la congestion du sang à la tête n'avait pas encore diminué. Je lui donnai donc, le lendemain matin à jeûn, *pulsat.* 6.

Je la revis au commencement de 1829. Elle me dit ne s'être jamais mieux portée.

434e OBSERVATION, PAR LE DOCTEUR ATTOMYR (1).

Une femme d'une cinquantaine d'années souffrait, depuis plusieurs années, de douleurs de tête chroniques, périodiques, qui la prenaient tous les jours à cinq heures de l'après-midi, et ne lui attaquaient que le côté gauche. L'allopathie n'ayant pu la guérir, on eut recours à l'homœopathie. J'étais alors très-malade par suite d'un essai que j'avais fait du corail rouge ; mais on me décrivit l'espèce de maladie qu'elle avait, et je prescrivis *asarum* et *coloquinth. Asarum* produisit peu d'effet, mais *coloq.* la guérit en peu de jours.

435e OBSERVATION, PAR LE DOCTEUR HOFFENDAHL (2).

Une dame d'environ quarante ans était tellement affaiblie, qu'elle pouvait à peine faire vingt pas, et qu'elle ne pouvait rester un instant debout sans avoir des vertiges. Elle souffrait, en outre, continuellement de maux de tête, surtout à l'occiput, qui ne diminuaient qu'autant qu'elle appuyait la tête ou allait en voiture en plein air. Elle déclarait elle-même qu'elle ne s'attendait nullement à être guérie par l'homœopathie, puisque les plus célèbres médecins de l'Allemagne n'avaient pu la soulager ; c'était simplement un essai qu'elle voulait faire. Ses souffrances ayant une origine psorique, je commençai par lui faire prendre *sulphur* 3/30, qui produisit quelques changemens dans l'orga-

<hr>

(1) Archives homœop., vol. XI, cah. 2, pag. 114 ; 1832.
(2) *Ibid.*, vol. XII, cah. 1, page 175 ; 1831.

nisme, mais dont les effets furent moins remarquables que ceux de *sepia*, *phosphor.* et *natrum muriat.* 3o. La cure marchait lentement néanmoins; mais j'avais heureusement affaire à une malade douce et patiente, qui était contente pour peu qu'elle aperçût d'amélioration dans son état. Six mois après, elle alla faire un voyage dans la Nouvelle-Marche; mais elle n'en continua pas moins le traitement, et, quelque temps après, je reçus le billet suivant :

« Je continue à prendre vos remèdes, qui font vraiment merveille. Je reprends des forces d'une manière étonnante, et je puis marcher deux heures sans me fatiguer. »

Jusqu'à présent, le traitement a continué à produire les plus heureux résultats.

436ᵉ OBSERVATION, PAR LE DOCTEUR HARTLAUB (1).

Mademoiselle K...e, âgée de vingt-quatre ans, avait souffert souvent d'un gonflement de glandes du cou, et, l'année précédente, d'une éruption cutanée. Dès sa première jeunesse, elle avait été sujette à un mal de tête, contre lequel le docteur D...e, de ce pays, lui conseilla des bains de pieds, en lui disant qu'il n'y avait pas d'autre remède à employer. On les continua long-temps, mais sans succès, comme on peut bien le penser. La malade vint chez moi le 8 juillet 1830, espérant qu'un médecin homœopathe ne traiterait pas aussi légèrement de telles souffrances, et qu'il trouverait un remède plus efficace. La malade souffrait continuellement d'un léger mal de tête; mais des accès violens, qui se prolongeaient jour et nuit, se répétaient plusieurs fois par semaine, surtout si elle avait été exposée à un courant d'air, ce qui lui causait toujours des souffrances à la tête. A l'approche de ces accès violens, la douleur était lancinante, d'abord vers le front, et s'étendait vers la tempe droite jusqu'à l'occiput, accompagnée de tiraillemens. La tête était lourde; la malade, obligée de se coucher, se trouvait alors un peu soulagée. Quand elle avait

(1) Annales homœop., vol. III, pag. 3 ; 1832.

mangé, la douleur augmentait. Elle ne pouvait se baisser, ou alors sa vue se troublait. Le sang lui montait souvent à la tête. Elle avait, en général, peu d'appétit, et quelquefois elle en manquait tout-à-fait. Ses selles étaient régulières ; les règles avaient toujours été faibles, et duraient huit jours ; pendant ce temps, le mal de tête augmentait.

La malade reçut, le 8 juillet 1830, *sepia* 2/30, et, comme alors il n'y eut pas d'amélioration, le 12 août, elle prit *calcar. carb.* 2/30.

Douze jours après seulement, il y eut quelque amélioration ; les accès se répétaient moins souvent et avec moins de violence.

Le 15 octobre, elle reçut *phosphor.* 2/30.

Le 20 novembre, elle me dit n'avoir plus de mal de tête ; elle n'éprouvait qu'un léger tiraillement quand elle avait froid ; le sang ne lui montait plus à la tête, et elle pouvait se baisser sans éprouver d'éblouissemens.

Voilà où nous en sommes au mois de décembre 1831.

437ᵉ OBSERVATION, PAR LE DOCTEUR HARTLAUB (1).

Mademoiselle N...e, âgée de 26 ans, souffrait depuis quelques nnées d'un mal de tête périodique, dont les accès duraient des semaines entières. Elle n'avait employé que quelques remèdes domestiques. Le docteur H...s...r, de ce pays, consulté par elle, lui répondit qu'il ne pouvait pas la guérir, qu'elle eût seulement à prendre patience.

La douleur présentait les symptômes suivans :

Elle était lancinante, accompagnée de tiraillemens ; elle commençait vers une tempe, quelquefois vers les deux en même temps, et s'étendait en bas vers les os de la face jusqu'à la mâchoire inférieure, où elle atteignait ordinairement le plus haut degré d'intensité. Dans le menton, la douleur était lancinante ; elle se communiquait aux dents, qui étaient, du reste, dans un mauvais état. Elle se faisait sentir le jour, souvent même la nuit,

(1) Annales homœop., vol. III, p. 4 ; 1832.

et réveillait la malade ordinairement après minuit. Les changemens de temps n'avaient aucune influence sur ce mal de tête; mais
un courant d'air, qui frappait la tête, augmentait la douleur.
Quelquefois les endroits souffrans étaient très-sensibles au moindre
toucher; d'autres fois, au contraire, la pression extérieure diminuait la douleur. Etant enfant, elle avait souvent souffert de
maux de dents. Elle n'était pas d'une constitution maladive, et
se récriait quand on lui demandait si elle avait eu quelque éruption
à la peau.

Le 31 décembre 1830, elle reçut *belladona* 2/30.

Les douleurs étaient presque les mêmes, si ce n'est dans la
première semaine, où elles étaient un peu moins intenses.

Le 15 janvier 1831, je donnai *silic.* 2/30.

Dans la première quinzaine, il y eut une amélioration plus
ou moins grande; cependant il y avait amélioration, et les nuits
étaient plus tranquilles. Pendant la seconde quinzaine, la douleur
diminua encore, et n'éveilla plus la malade. C'est ainsi que la
guérison a fait des progrès peu rapides; mais le résultat fut que
la demoiselle ne souffrit point pendant tout l'été et l'automne
suivant.

438ᵉ OBSERVATION, PAR M. NG. (1).

Jean D., âgé de cinquante-deux ans, homme trapu, ayant un
air de bonne santé, avec un visage plein et très-coloré, n'avait
jamais été malade; il eut soudain des maux de tête vers le côté
gauche, avec des élancemens et des tiraillemens, sans pouvoir en
indiquer la cause. Attribuant ce mal à quelque excès ou à un
réfroidissement subit, il n'y fit pas grande attention; mais,
voyant que la douleur revenait tous les jours, à heure fixe, et
de plus en plus violente, et que sa santé était généralement altérée, il me demanda un remède homœopathique. Après un examen attentif, je remarquai que cette douleur de la tête se faisait
sentir tous les jours après le dîner, et qu'elle continuait jusqu'à

(1) Annales homœop., vol. III, pag. 4; 1833.

trois heures. Pendant l'accès, l'appétit manquait tout-à-fait. Il survenait une chaleur générale ; le pouls était accéléré, et la figure devenait rouge ; le malade était forcé de se coucher. Vers la fin de l'accès, il suait un peu ; il avait dans la bouche un goût amer et désagréable ; il n'avait que peu d'appétit, pas de soif. Ses selles étaient régulières, et il urinait bien. La maladie durait depuis dix jours. Le malade était habituellement doux et patient, mais, de temps en temps, il éprouvait des impatiences. Sachant que, dans des cas pareils, *nux vomica* est le remède indiqué, je lui en administrai, aussitôt après l'accès, une goutte 24. Le lendemain, à l'heure ordinaire, il eut un accès qui dura moins longtemps ; le surlendemain, un accès plus faible encore, qui ne se manifesta que par une légère chaleur, et c'est ainsi que disparut ce mal de tête pénible. Depuis six mois, il n'y a pas eu de rechute. La santé du malade s'est aussi améliorée sous tous les rapports.

439ᵉ OBSERVATION, PAR LE DOCTEUR HARTLAUB (1).

Ottilie W., jeune fille de onze ans, qui n'avait jamais eu d'autre efflorescence que la petite vérole, mais était née de parens malsains, souffrait depuis deux ans de maux de tête, qui, après une rémission de quelques mois, avaient reparu depuis trois mois.

La douleur avait son siége dans le front et dans tout le devant de la tête. C'était une pression qui commençait à se faire sentir le matin, dès qu'elle se réveillait, continuait toute la journée, et rendait l'enfant incapable de penser et de rien apprendre.

La marche la fatiguait bientôt ; du reste, on n'apercevait en elle rien d'anormal.

Spirit. sulphur., teinture-mère, guérit ces maux de tête en trois semaines. Dans l'intervalle, il s'était formé à la bouche des dartres petites et insensibles, qui disparurent cependant bientôt.

____

(1) Annales homœopathiques, vol. III, pag. 271; 1832.

Neuf mois se sont écoulés sans que les douleurs aient reparu.

440ᵉ OBSERVATION, PAR LE DOCTEUR HERMANN (1).

M. Spilloff, employé auprès de l'inspecteur des hôpitaux, le major-général Tischin, fut atteint, sans cause connue, en novembre 1831, d'une violente migraine, qui commençait tous les matins à huit heures par des déchiremens, des élancemens, des cuissons dans la région de la tempe gauche et de l'os frontal, augmentait peu à peu de violence et devenait enfin horrible. C'était au point que cet homme, d'ailleurs fort et robuste, pleurait et se désespérait comme un enfant. A midi, la douleur commençait à diminuer; à une heure, elle avait disparu. Le reste de la journée, le malade n'était que faible et tourmenté par l'idée de voir la même scène se renouveler le lendemain. Quand la douleur avait atteint un haut degré, son œil gauche ne pouvait supporter la lumière; il était rouge et plein de larmes; la région du front devenait aussi facilement rouge. Pendant l'accès, il ne cessait de lui couler une eau corrosive, semblable à celle qui sort du nez dans un catarrhe, de la narine gauche, qui se bouchait aussitôt que la douleur avait cessé, et qui ne laissait pas passer d'air jusqu'à un nouvel accès. Du reste, la malade avait un air bien portant; seulement, depuis plusieurs années, son pouls était irrégulier, souvent interrompu; l'accès même ne l'accélérait pas. Manque d'appétit, prostration des forces, grande sensibilité à l'air froid.

Le malade s'était adressé d'abord au médecin en chef d'un hôpital militaire, lequel lui avait fait appliquer plusieurs fois des sangsues aux tempes et autour de l'orbite de l'œil, des vésicatoires à la nuque, et lui avait administré intérieurement des antispasmodiques, des antharthritiques, etc.; mais tout cela sans lui procurer le moindre soulagement. Enfin, il eut recours à moi en janvier 1832. Je lui promis de le guérir.

____

(1) Archives homœop., vol. XII, cah. 3, pag. 112 ; 1833.

Je lui donnai, le 26, une dose *china* 3/12. Il n'eut pas d'accès le 28; mais il en eut un le 29, tout aussi violent qu'auparavant. Je lui fis donc respirer, le lendemain, *bellad.* 30. Le 31, l'accès fut plus faible, mais dura plus long-temps que de coutume.

Du 1er au 3 février, pas d'accès. Je permis au malade d'aller se promener un peu en plein air. Le 4, léger accès, plus fort le 5. L'écoulement par la narine gauche, au lieu d'être clair comme auparavant, fut épais, purulent, pendant ce dernier accès. A peine fut-il passé, elle se reboucha comme à l'ordinaire. Le 6, nouvel accès pendant lequel il sortit du nez un gros morceau dur que je ne pus voir, mais que je supposai être un morceau de mucosité durcie. Le 7, nouvel accès et écoulement de matière que je reconnus pour être du pus. Je lui donnai *arsenic* 2/30.

Le lendemain, j'allai le revoir à midi. Il vint à ma rencontre, un air de satisfaction sur le visage, et me raconta que l'accès avait commencé avec autant de violence que de coutume, et que du pus était de nouveau sorti de son nez. Il lui avait semblé sentir alors quelque chose de lourd peser sur la racine de son nez; il s'était mouché à plusieurs reprises, et avait enfin amené un morceau gros et dur. A l'instant, les douleurs et l'écoulement avaient cessé. J'examinai ce singulier *corpus delicti*, et je trouvai une masse polypeuse, presque cartilagineuse, membraneuse, de la grosseur d'une petite noix, à laquelle elle ressemblait d'ailleurs assez par la forme, et entourée d'une quantité considérable de pus épais et fétide.

La guérison fit, dès lors, des progrès d'heure en heure, et le malade jouit maintenant d'une bonne santé.

441e OBSERVATION, PAR LE DOCTEUR WIDENMANN (1).

Un jeune homme éprouvait dans la tête, par suite d'une trop grande application au travail, des pressions douloureuses chroniques si violentes, qu'il ne savait pas souvent qui il était et ce qu'il faisait; il allait, venait, agissait comme une personne qui

(1) Gazette homœop., vol. II., pag. 27; 1833.

rêve, qui n'entend et qui ne voit rien. Deux doses *helleb. nigr.*
n'opérèrent pas comme je l'espérais. Je lui avais fait prendre la
première à la dose 1/30. Après deux ou trois jours de repos, il
était retombé aussi mal qu'auparavant. J'avais cru alors que
helleb. agirait avec plus d'énergie à plus forte dose, et je lui en
avais donné une 1/12; mais, loin de le guérir, le remède n'avait
fait qu'empirer son état, en sorte que je m'étais vu forcé à administrer l'antidote *camphr.*

442ᵉ OBSERVATION, PAR LE DOCTEUR GROSS (1).

Madame de ..., sujette de tout temps aux maux de tête, avait
encore, à l'âge de quarante-huit ans, ses règles, avec une abondance extraordinaire, et aussitôt qu'elles avaient cessé, elle était
prise de douleurs dans la tête, de malaise, d'envies de vomir, de
frissons, de froid aux pieds et d'une grande faiblesse.

China répondant homœopathiquement à ces symptômes, je lui
fis prendre, toutes les deux heures, 1/6 de grain de *sulfate* de
quinine en poudre dans du cacao et du sucre de lait. Une demi-
heure après, les douleurs avaient déjà diminué, sans crise. La
malade se sentait si bien du remède, qu'elle en prit six doses pareilles, qui lui rendirent les forces et la santé.

443ᵉ OBSERVATION, PAR LE DOCTEUR HARTLAUB (2).]

Une femme de vingt-huit ans souffrait, depuis plusieurs années, d'un mal de tête qui se manifestait par des élancemens dans
les tempes, et des déchiremens dans le front. Il lui prenait presque chaque matin, mais diminuait ou cessait l'après-midi. A l'é-
poque de ses règles, la douleur était toujours plus violente; elle
la forçait à se coucher, et était accompagnée de vomissemens.
Menstrues beaucoup trop peu copieuses. Selles dures, constipation souvent pendant un ou plusieurs jours.

(1) Gazette homœop., vol. II, pag. 130; 1833.
(2) Annales homœop., vol. IV, pag. 450; 1833.

Presque tous les jours, après s'être mise au lit, sentiment
d'angoisses et palpitations de cœur. Elle ne se souvenait pas d'a-
voir jamais eu d'éruption cutanée.

Je lui fis prendre, le 19 août, *magnes. carb.* 3o. Aussitôt ses
règles parurent, quelques jours trop tôt, plus fortes que jamais,
et sans maux de tête ni vomissemens; mais, en même temps, elle
ressentit des maux de dents déchirans, et une tension du bas-
ventre qui continua jusqu'à la période suivante, où elle disparut.
Du 6 au 13 septembre, elle eut plusieurs fois de forts saignemens
de nez. Plus d'accès d'angoisses; selles régulières; de temps en
temps encore, maux de tête, mais plus faibles. Vomissemens,
mais une seule fois, six jours après ses règles. Je lui administrai,
le 10 octobre, *lycopod.* 3o, qui acheva de la guérir.

444ᵉ **OBSERVATION** (1).

Jules Léonhardt, petit garçon de douze ans, d'une constitution
maladive et scrophuleuse, avait pris la gale de son père et eu
toutes les maladies de l'enfance. Dix-huit mois auparavant, une
frayeur lui avait donné la maladie de Saint-Guy, dont le traitement allopathique l'avait guéri en un mois. Il se plaignait alors
d'élancemens dans le milieu du front, quand il avait trop tendu
son esprit, cessant quand il se donnait du mouvement, mais,
dans le cas contraire, ne lui laissant aucun repos; de tiraillemens
dans le bras droit, dans la région du coude, quand il écrivait;
d'une tension douloureuse dans les genoux, quand il avait beaucoup marché; de vertiges, quand il avait beaucoup lu ou parlé,
ce qui faisait qu'il se trompait souvent en parlant.

On lui fit prendre d'abord trois doses *sulphur.* à des intervalles
de quinze jours environ, et deux doses *caustic.*, à un mois de
distance l'une de l'autre. Ses douleurs diminuèrent peu à peu, et,
au bout de dix semaines, on put cesser le traitement.

(1) Annuaire de l'Institut homœop., vol. I, cah. 1, p. 185; 1833.

445ᵉ **OBSERVATION** (1).

Christiane Sophie Frenzel, âgée de trente-sept ans, mariée et mère de deux enfans qu'elle avait nourris, avait été sujette de tout temps aux maux de tête ; mais, depuis deux mois surtout, ils ne lui laissaient pas de répit, quoiqu'ils fussent tantôt plus forts, tantôt plus faibles.

Ces maux de tête se manifestaient par des battemens, des pressions, des déchiremens ; ils étaient le plus forts tantôt au sommet de la tête, tantôt aux deux tempes, et accompagnés parfois d'un tremblement général. Le matin, ils étaient plus violens que le soir. Menstruation régulière. On n'apercevait, du reste, rien d'anormal en elle. Elle s'était toujours bien portée jusque-là.

Une dose *bryon.* fit beaucoup diminuer les douleurs, qui ne revenaient plus que de temps à autre. Au bout de huit jours, elle n'éprouvait plus de maux de tête, violens, il est vrai, que le matin en se levant ; ils disparaissaient dans [le courant de la journée.

Rhus toxicod. détermina une exacerbation de quelques jours, qui fut suivie d'une amélioration de plus en plus sensible, en sorte qu'au bout de cinq semaines, on n'apercevait plus de traces de sa maladie.

446ᵉ **OBSERVATION, PAR LE DOCTEUR ŒGIDI** (2).

Une migraine arrivant par accès d'une violence extraordinaire, commençant le matin, augmentant sans cesse jusqu'à la nuit, et disparaissant le lendemain en laissant après elle de sourdes douleurs dans la tête, ne pouvait être guérie par aucun remède ; mais *nux vomic.* 30, respirée seulement, déterminait chaque fois non seulement une exacerbation violente, mais faisait aussi durer

(1) Annuaire de l'Institut homœop., vol. I, cah. 3, pag. 90, 1834.
(2) Archives homœop., vol. XIV, cah. 3, pag. 79; 1834.

l'accès plus long-temps. Un jour, pendant un paroxysme, j'en fis respirer un petit flacon au malade. Ce flacon contenait des globules 1500. Quel fut mon étonnement en voyant les douleurs diminuer à l'instant, et disparaître bientôt entièrement après que je le lui eus fait respirer encore quelquefois pendant deux heures !

447 OBSERVATION?, PAR LE DOCTEUR MULLER (1).

Une dame de trente-six ans, d'un tempérament sanguin, souffrait, depuis plusieurs années, de maux de tête périodiques, surtout à l'époque de ses règles. Pendant l'accès, face brûlante, rouge, enflée ; tête brûlante ; battemens dans la tête. Pendant des années, elle s'était fait traiter par différens médecins. Ni leurs médicamens ni leurs bains n'avaient pu la guérir. Je lui fis prendre, pendant un pareil accès, *bellad.* 2/30.

Les maux de tête allèrent jusqu'au délire. Six heures après environ, elle tomba dans le sommeil ; en se réveillant, elle était guérie. Cependant ces douleurs continuent à revenir chaque fois qu'elle a ses règles ; elle croit cependant qu'elles sont moins fortes qu'auparavant.

448ᵉ OBSERVATION, PAR LE DOCTEUR KRAMER (2).

Une dame d'une cinquantaine d'années souffrait, depuis long-temps, d'une pression douloureuse et violente sur le côté gauche du vertex. Cette douleur la prenait périodiquement, et était accompagnée de rougeur de la face, de chaleur, d'agitation, d'insomnie, de pressions et de crampes d'estomac, de vomissemens périodiques et de constipation. L'allopathie n'avait pu la guérir. Je lui fis prendre *lycopod.* 1/30, et, 21 jours après, *nux* 1/30. Depuis trois mois, elle n'a plus ressenti la moindre douleur.

(1) Hygea, vol. I, pag. 34 ; 1834.
(2) *Ibid.*, pag. 37.

FIN DU PREMIER VOLUME.

TABLE

DU TOME PREMIER.

FIN DE LA TABLE DU PREMIER VOLUME.

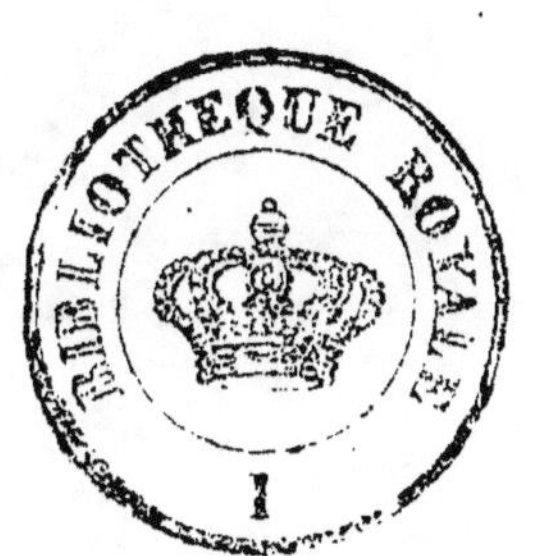